Thieme

RRK

Referenz-Reihe Kardiologie

Kardiologische Rehabilitation

Standards für die Praxis nach den Leitlinien der Deutschen Gesellschaft für Prävention und Rehabilitation von Herz-Kreislauferkrankungen e.V. (DGPR)

Herausgegeben von

Bernhard Rauch
Martin Middeke
Gerd Bönner
Marthin Karoff
Klaus Held

Mit Beiträgen von

A. Batra
U. Beckmann
J. Bengel
B. Bjarnason-Wehrens
S. Böhmen
G. Bönner
A. Boscheri
S. Brüggemann
G. Buchkremer
R. Buschmann-Steinhage
U. Buss
S. Fischer
I.-W. Franz
B. Fromm
S. George
S. Gielen
M. Glattacker
N. Gödecker-Geenen
H. Gohlke
C. Gohlke-Bärwolf
D. Gysan
T. Haak
H. W. Hahmann
M. Halle
R. Hambrecht
K. Harms
K. Held
C. Herrmann-Lingen
E. Hoberg
C. J. F. Holubarsch
M. Holzgraefe
W. H. Jäckel
J. Jordan
W. Kamke
M. Karoff
M. Keck
J. Kittel
B. Kluthe
W. Knisel
C. Korsukéwitz
E. Kuhlmann
K.-H. Ladwig
W. Mayer-Berger
A. Merklin
E. Miche
M. Middeke
O. Mittag
W. Müller-Fahrnow
F. Niroomand
A. Radzewitz
H. Raspe
B. Rauch
R. K. Reibis
M. Rohwetter
W. Saggau
G. Sauer
B. Schwaab
K. Spyra
R. H. Strasser
H. Teschler
H. Völler
K. Wegscheider
C. Werling
C. Wilhelm
A. Wirth
C. Zugck

73 Abbildungen
74 Tabellen

Georg Thieme Verlag
Stuttgart · New York

Bibliografische Information
der Deutschen Nationalbibliothek

Die Deutsche Nationalbibliothek verzeichnet diese Publikation in der Deutschen Nationalbibliographie; detaillierte bibliographische Daten sind im Internet über http://dnb.ddb.de abrufbar

Wichtiger Hinweis: Wie jede Wissenschaft ist die Medizin ständigen Entwicklungen unterworfen. Forschung und klinische Erfahrung erweitern unsere Erkenntnisse, insbesondere was Behandlung und medikamentöse Therapie anbelangt. Soweit in diesem Werk eine Dosierung oder eine Applikation erwähnt wird, darf der Leser zwar darauf vertrauen, dass Autoren, Herausgeber und Verlag große Sorgfalt darauf verwandt haben, dass diese Angabe **dem Wissensstand bei Fertigstellung des Werkes** entspricht.
Für Angaben über Dosierungsanweisungen und Applikationsformen kann vom Verlag jedoch keine Gewähr übernommen werden. **Jeder Benutzer ist angehalten**, durch sorgfältige Prüfung der Beipackzettel der verwendeten Präparate und gegebenenfalls nach Konsultation eines Spezialisten festzustellen, ob die dort gegebene Empfehlung für Dosierungen oder die Beachtung von Kontraindikationen gegenüber der Angabe in diesem Buch abweicht. Eine solche Prüfung ist besonders wichtig bei selten verwendeten Präparaten oder solchen, die neu auf den Markt gebracht worden sind. **Jede Dosierung oder Applikation erfolgt auf eigene Gefahr des Benutzers.** Autoren und Verlag appellieren an jeden Benutzer, ihm etwa auffallende Ungenauigkeiten dem Verlag mitzuteilen.

Rüdigerstraße 14
70469 Stuttgart
Deutschland
Telefon: +49/(0)711/8931-0
Unsere Homepage: http://www.thieme.de

Printed in Germany

Zeichnungen: Angelika Schnitzler, Innsbruck
Umschlaggestaltung: Thieme Verlagsgruppe
Umschlaggrafik: Martina Berge unter Verwendung eines Fotos von Ohotdisc, Inc.
Satz: Fotosatz Buck, 84036 Kumhausen gesetzt in QuarkXPress
Druck: Firmengruppe APPL, aprinta druck, Wemding

ISBN 978-3-13-143141-7 1 2 3 4 5 6

Geleitwort

Inhalt und Struktur dieses Buches machen deutlich, dass es sich um das Standardwerk der Rehabilitation in der Kardiologie handelt: Kein wichtiges Thema, kein wichtiger Teilaspekt fehlt. Die Autoren gehören zu den namhaften Vertretern der modernen kardiologischen Rehabilitation. Niemand, der sich im deutschsprachigen Raum mit der kardiologischen Rehabilitation befasst – praktisch, klinisch oder wissenschaftlich – wird ohne dieses Buch auskommen.

Stand in den letzten Jahrzehnten die „Akutkardiologie“ im Fokus unseres Faches, so wird seit einiger Zeit die Bedeutung der Prävention der koronaren Herzkrankheiten immer mehr betont.

Was nutzen die besten Ergebnisse der interventionellen und operativen Therapie, wenn der Progress der Grundkrankheit nicht unter Kontrolle gebracht wird? So entstehen durch die erfolgreiche „Akutkardiologie“ der koronaren Herzkrankheit keine von ihrer Krankheit geheilte Patienten, sondern immer mehr chronisch Kranke, die einer dauerhaften Betreuung bedürfen. Diese dauerhafte Betreuung kann nicht nur in einer medikamentösen Therapie bestehen, sie muss vielmehr für eine Anleitung zu einer veränderten Lebensführung Sorge tragen. Dieses kann der Hausarzt oder Facharzt allein nicht leisten, auch nicht der niedergelassene Kardiologe.

Langfristig steht die Änderung der Lebensführung sogar im Zentrum der Therapie der chronischen Koronarkrankheit. Diese Änderung der Lebensführung gelingt am ehesten im Anschluss an dramatische Zuspitzungen der koronaren Herzkrankheit (z.B. akutes Koronarsyndrom, Bypass-Operation, Koronarintervention). Offensichtlich bedarf es bei der Mehrzahl der Patienten einer derartigen existenziellen Bedrohung oder einer eingreifenden Therapie, um überhaupt offen für eine Änderung des Lebensstils zu sein.

Während früher nach derartigen Zuspitzungen der koronaren Herzkrankheit eine Rehabilitation wesentlich der Besserung der körperlichen Leistungsfähigkeit und der Arbeitsfähigkeit diente, hat die Rehabilitation heute zusätzliche Funktionen: Einleitung einer dauerhaften Änderung der Lebensführung, insbesondere die Beeinflussung der Risikofaktoren und Risikokrankheiten sowie das Erlernen eines regelmäßigen körperlichen Ausdauertrainings und einer optimalen Ernährung. So sind die Ziele dessen, was wir heute als Rehabilitation bezeichnen, komplexer und vielschichtiger als ursprünglich intendiert: Heute geht es darum, den Patienten mit koronarer Herzkrankheit in seiner Lebenseinstellung und -führung umzuorientieren. Und dies nicht nur für Wochen im Anschluss an ein akutes Koronarereignis oder einen operativ/interventionellen Eingriff, sondern langfristig. Dies auf allen Ebenen: Lebenseinstellung, Lebensführung, psychische Verfassung, körperliche Leistungsfähigkeit und insbesondere die Nachhaltigkeit dieser Maßnahmen sind unverzichtbarer Bestandteil einer moderner Rehabilitation.

Rehabilitation, ein Begriff, der aus heutiger Sicht nicht unproblematisch ist und bei vielen zu falschen Schlussfolgerungen führt: Die Rehabilitation – im Sinne einer Wiedererneuerung oder Wiedereinordnung in den normalen Lebensprozess nach einem kardialen Ereignis, steht dabei weniger im Zentrum als die langfristige Änderung der Lebensführung. Die häufig geäußerte Kritik an der Rehabilitation trifft daher eher das vielleicht unglücklich gewählte Wort als dessen richtig verstandenen begrifflichen Inhalt.

Bemerkenswert: Eine ähnlich umfassende und trotzdem gut lesbare Darstellung gibt es bislang weder im deutschen noch im europäischen Sprachraum.

Prof. Dr. med. Thomas Meinertz, Hamburg

Vorwort

Die kardiologische Rehabilitation ist integraler Bestandteil einer am langfristigen Erfolg orientierten, umfassenden Versorgung von Patienten mit Herzkreislauferkrankungen (1, 2). Über die Unterstützung der Rekonvaleszenz und der Wiederherstellung der Leistungsfähigkeit der Patienten nach schwerer akuter Erkrankung hinaus bereitet die kardiologische Rehabilitation die Basis für die langfristige und nachhaltige Therapie der zugrunde liegenden, meist chronischen Herzkreislauferkrankungen. Die kardiologische Rehabilitation liefert damit auch die Basis für eine langfristige Absicherung der gesellschaftlichen Teilhabe der Patienten.

Die kardiologische Rehabilitation und Prävention hat nicht nur wegen der ihr vom Gesetzgeber zugemessenen Rolle an Bedeutung gewonnen. Es sind gerade die großen Erfolge der Akut-Kardiologie und der Herzchirurgie, durch die über immer kürzere Liegezeiten im Krankenhaus die beratende und präventive Medizin in die nachfolgenden Institutionen verlagert wird. In diesem Zusammenhang nimmt die kardiologische Rehabilitation eine wichtige Brückenfunktion zwischen dem Akut-Krankenhaus und der ambulanten Versorgung durch die niedergelassenen Ärzte ein.

Die Bedeutung und die Effektivität der deutschen Form der kardiologischen Rehabilitation waren nicht immer unumstritten. Allzu lange war die kardiologische Rehabilitation in Deutschland starren und nicht Evidenz-basierten Strukturen unterworfen und führte neben den anderen etablierten medizinischen Einrichtungen ein Eigenleben. Zudem wurde eine international konkurrenzfähige Rehabilitationsforschung in Deutschland über lange Zeit vernachlässigt. Diese Defizite sind in den neunziger Jahren erkannt worden, und die Diskussionen hierüber haben mit Unterstützung des Bundes und der Kostenträger zu einer deutlichen Belebung der Rehabilitationsforschung im eigenen Lande geführt. Den Bemühungen um eine kritische (und selbstkritische) wissenschaftliche Standortbestimmung der kardiologischen Rehabilitation sowie um deren feste (Re)Integration in die allgemeine medizinische Versorgung des Herzpatienten wurde in den ersten deutschen Leitlinien zur Behandlung der chronischen koronaren Herzkrankheit Rechnung getragen (1, 2). Auf Initiative der Deutschen Rentenversicherung Bund (damals Bundesversicherungsanstalt für Angestellte, Berlin) führte die Standortbestimmung der kardiologischen Rehabilitation darüber hinaus zur Implementierung eines umfangreichen Qualitätssicherungsprogramms.

Wie das gesamte deutsche Gesundheitswesen ist auch die kardiologische Rehabilitation in einem tiefgreifenden Strukturwandel begriffen, der noch einige Jahre andauern dürfte. Flexibilisierung der Angebote, Zunahme von alten und multimorbiden Patienten, Zunahme der Anzahl von Risikopatienten in der kardiologischen Rehabilitation, ambulante und wohnortnahe Rehabilitation, berufsbegleitende Rehabilitation, Beteiligung an Modellen zur integrierten Versorgung sind nur einige Schlagworte, um diesen Prozess des Wandels zu verdeutlichen.

Vor dem Hintergrund dieser Veränderungen und der wachsenden Bedeutung der kardiologischen Rehabilitation ist eine umfassende, wissenschaftlich fundierte Darstellung und Standortbestimmung dieses Fachgebietes erforderlich. Mit dieser Standortbestimmung ist auch die Aufforderung verknüpft, der kardiologischen Rehabilitation und Prävention in der Ausbildung des Medizinstudenten eine angemessene Stellung einzuräumen. Das vorliegende Lehrbuch versucht die zahlreichen Aspekte der kardiologischen Rehabilitation in einem zusammenhängenden und verständlichen Rahmen darzustellen. Das Buch orientiert sich dabei an der klinischen Praxis und stellt diese Praxis in den Kontext wissenschaftlicher Evidenz. Die klinische Praxis erfordert vom Rehabilitationsmediziner nicht nur den fachgerechten Umgang mit den kardiologischen Krankheitsbildern, sondern darüber hinaus mit zahlreichen Risiko- und Begleiterkrankungen. Ebenso gehören die Psychologie und die Sozialmedizin zum klinischen Alltag der kardiologischen Rehabilitation. Die Herausgeber danken deshalb den zahlreichen Experten, durch deren Engagement dieses Buch erst ermöglicht wurde. Ebenso danken die Herausgeber dem Georg Thieme Verlag für die Vergabe dieses Themas und die umsichtige und professionelle Unterstützung bei der Erarbeitung dieses Lehrbuches.

Bernhard Rauch für die Herausgeber, Juni 2007

1. Dietz R. und Rauch B. Leitlinie zur Diagnose und Behandlung der chronischen koronaren Herzerkrankung der Deutschen Gesellschaft für Kardiologie- Herz- und Kreislaufforschung (DGK). In Kooperation mit der Deutschen Gesellschaft für Prävention und Rehabilitation von Herz-Kreislauferkrankungen (DGPR) und der Deutschen Gesellschaft für Thorax-, Herz- und Gefäßchirurgie (DGTHG). Z Kardiol 2003; 92: 501–521
2. Donner-Banzhoff N, Held K, Laufs U, Trappe HJ, Werdan K and Zerkowski H-R. Nationale Versorgungs-Leitlinie, Chronische koronare Herzkrankheit (2006), Kurzfassung

Anschriften

Prof. Dr. med. Anil Batra
Eberhard-Karls-Universität
Universitätsklinik für Psychiatrie
und Psychotherapie
Osianderstr. 24
72076 Tübingen

Dr. med. Ulrike Beckmann
Deutsche Rentenversicherung Bund
Bereich Reha-Qualitätssicherung, Epidemiologie und Statistik
10704 Berlin

Prof. Dr. phil. Dr. med. Jürgen Bengel
Universität Freiburg
Institut für Psychologie
Abt. für Rehabilitationspsychologie Engelbergerstr. 41
79085 Freiburg i. Br.

Priv.-Doz. Dr. sportwiss. Birna Bjarnason-Wehrens
Deutsche Sporthochschule Köln
Institut für Kreislaufforschung und Sportmedizin
Carl-Diem-Weg 6
50933 Köln

Dr. med. Stephan Böhmen
Reha-Zentrum Oldenburg
Brandenburger Str. 31
26133 Oldenburg

Prof. Dr. med. Gerd Bönner
MEDIAN Kliniken Bad Krozingen
Kliniken Lazariterhof und Baden-Privatklinik
Herbert-Hellmann-Allee 44
79189 Bad Krozingen

Dr. med. Alessandra Boscheri
Technische Universität Dresden
Medizinische Klinik/Kardiologie
Fetscherstr. 76
01309 Dresden

Dr. med. Silke Brüggemann
Deutsche Rentenversicherung Bund
Geschäftsbereich Sozialmedizin und Rehabilitationswissenschaften
Referat 0422/R 4004
Ruhrstr. 2
10709 Berlin

Prof. Dr. med. Gerhard Buchkremer
Eberhard-Karls-Universität
Universitätsklinik für Psychiatrie
und Psychotherapie
Osianderstr. 24
72076 Tübingen

Dr. rer. nat. Rolf Buschmann-Steinhage
Deutsche Rentenversicherung Bund
Geschäftsbereich Sozialmedizin und Rehabilitationswissenschaften
Ruhrstr. 2
10709 Berlin

Dr. med. Dipl.-Psych. Ullrich Buss
Georg August Universität Göttingen
Zentrum Psychosoziale Medizin
Klinik für Psychosomatik und Psychotherapie
von-Siebold-Str. 5
37075 Göttingen

Stephania Fischer
Homburgerstr. 9
61184 Karben

Prof. Dr. med. Ingomar-Werner Franz
Rehabilitationsklinik Wehrawald der
Deutschen Rentenversicherung Bund
Schwarzenbacher Str. 3
79682 Todtmoos

Prof. Dr. med. Bernd Fromm
Sigmund-Weil-Klinik
Fach- und Rehabilitationsklinik für Orthopädie und Rheumatologie
Professor-Kurt-Sauer-Str. 4
76669 Bad Schönborn

Sabine George
Gulbranssonstr. 49
81477 München

Priv.-Doz. Dr. med. Stephan Gielen
Universität Leipzig – Herzzentrum
Klinik für Innere Medizin/Kardiologie
Strümpellstr. 39
04289 Leipzig

Dr. phil. Dipl. Psych. Manuela Glattacker
Universitätsklinikum Freiburg
Abt. Qualitätsmanagement und Sozialmedizin
Breisacher Str. 62
79106 Freiburg i. Br.

Dipl.-Sozialarbeiter Norbert Gödecker-Geenen
Klinik Königsfeld
Holthauser Talstr. 2
58256 Ennepetal

Prof. Dr. med. Helmut Gohlke
Herz-Zentrum Bad Krozingen
Klinische Kardiologie II
Südring 15
79189 Bad Krozingen

Dr. med. Christa Gohlke-Bärwolf
Herz-Zentrum Bad Krozingen
Kardiologie
Südring 15
79189 Bad Krozingen

Dr. med. Detlef B. Gysan
Am Ka Re
Ambulantes Kardiologisches Rehabilitationszentrum
Köln GmbH
Rolshover Str. 526
51105 Köln

Prof. Dr. med. Thomas Haak
Diabetes Zentrum Mergentheim
Theodor-Klotzbücher-Str. 12
97980 Bad Mergentheim

Prof. Dr. med. Harry W. Hahmann
Klinik Schwabenland
Fachklinik für Innere Medizin
Waldburgallee 5
88316 Isny-Neutrauchburg

Prof. Dr. med. Martin Halle
Lehrstuhl und Poliklinik für Präventive und
Rehabilitative Sportmedizin der Technischen
Universität München
Connollystr. 32
80809 München

Prof. Dr. med. Rainer Hambrecht
Klinik für Kardiologie und Angiologie
Senator-Weßling-Str. 1
28277 Bremen

Käte Harms
Sanatoriumstr. 10a
26607 Aurich

Prof. Dr. med. Klaus Held
Grotefendstr. 17
37075 Göttingen

Prof. Dr. Christoph Herrmann-Lingen
Philipps-Universität Marburg
Klinik für Psychosomatische Medizin und
Psychotherapie
Baldingerstraße
35043 Marburg

Prof. Dr. med. Eike Hoberg
Mühlenbergklinik Holsteinische Schweiz
Frahmsallee 1–7
23714 Bad Malente

Prof. Dr. Christian J. F. Holubarsch
MEDIAN Kliniken Bad Krozingen
Kliniken Lazariterhof und Baden-Privatklinik
Herbert-Hellmann-Allee 38
79189 Bad Krozingen

Prof. Dr. med. Manfred Holzgraefe
Klinik für Neurologische Rehabilitation
Karl-Herold-Str. 1
38723 Seesen

Prof. Dr. med. Wilfried H. Jäckel
Universitätsklinikum Freiburg
Abteilung Qualitätsmanagement und Sozialmedizin
Breisacher Str. 62, Haus 4
79106 Freiburg i. Br.

Prof. Dr. rer. med. Dipl.-Psych. Jochen Jordan
Klinik für Psychokardiologie
am Kerckhoff-Rehabilitations-Zentrum
Ludwigstr. 41
61231 Bad Nauheim

Dr. med. Wolfram Kamke
MediClin Reha-Zentrum Spreewald
Zur Spreewaldklinik 14
03096 Burg

Prof. Dr. med. Marthin Karoff
Klinik Königsfeld der Deutschen Rentenversicherung
Westfalen
Klinik an der Universität Witten/Herdecke
Holthauser Talstr. 2
58256 Ennepetal

Dr. med. Michael Keck
Drei-Burgen-Klinik
Zum Wacholder
55583 Bad Münster am Stein

Dr. rer. medic. Dipl. Psych. Jörg Kittel
Institut für Rehabilitationsforschung, Norderney
Abteilung Königsfeld
Holthauser Talstr. 2
58256 Ennepetal

Dr. med. Bertil Kluthe
Klinik Hohenfreudenstadt
Tripsenweg 17
72250 Freudenstadt

Dr. med. Werner Knisel
Klinik Saale am Rehazentrum Bad Kissingen
der Deutschen Rentenversicherung Bund
Pfaffstr. 10
97688 Bad Kissingen

Dr. med. Christiane Korsukewitz
Deutsche Rentenversicherung Bund
GB 0400/R 4016A
Konstanzer Str. 42
10709 Berlin

Priv.-Doz. Dr. Ellen Kuhlmann
Universität Bremen
Zentrum für Sozialpolitik
Parkallee 39
28209 Bremen

Prof. Dr. phil Dr. med. habil. Karl-Heinz Ladwig
GSF-Forschungszentrum für Umwelt und Gesundheit GmbH
Ingolstädter Landstr. 1
85764 Oberschleißheim
und
Technische Universität München
Klinikum rechts der Isar
Klinik und Poliklinik für Psychosomatische Medizin und Psychotherapie
Langerstr. 3
81675 München

Dr. med. Wolfgang Mayer-Berger
Klinik Roderbirken
der Deutschen Rentenversicherung Rheinland
Roderbirken 1
42799 Leichlingen

Dipl. Ing. FH Angelika Merklin
MEDIAN Kliniken Bad Krozingen
Kliniken Lazariterhof und Baden-Privatklinik
Herbert-Hellmann-Allee 38
79189 Bad Krozingen

Priv.-Doz. Dr. med. Eckart Miche
Rehabilitationszentrum
Gernsbach/Schwarzwald
Langer Weg 3
76593 Gernsbach

Prof. Dr. med. Martin Middeke
Blutdruckinstitut München
Osterwaldstr. 69
80805 München

und

HZM Hypertoniezentrum München
in der Kardiologie Alter Hof
Dienerstr. 12
80331 München

Priv.-Doz. Dr. rer. nat. Oskar Mittag
Universitätsklinikum Schleswig-Holstein
Institut für Sozialmedizin
Campus Lübeck
Beckergrube 43–47
23552 Lübeck

Prof. Dr. med. Dipl.-Psych. Werner Müller-Fahrnow
Charité – Universitätsmedizin Berlin
Lehrstuhl Versorgungssystemforschung
Luisenstr. 13a
10098 Berlin

Prof. Dr. med. Feraydoon Niroomand
Evangelisches Krankenhaus
Kardiologische Klinik
Klinik für Herz- und Lungenerkrankungen
Wertgasse 30
45468 Mülheim a. d. Ruhr

Dr. phil. Andrea Radzewitz
Rehabilitationszentrum Gernsbach
Schwarzwald GmbH & Co. KG
Langer Weg 3
76593 Gernsbach

Prof. Dr. med. Dr. phil. Heiner Raspe
Universitätsklinikum Schleswig-Holstein
Institut für Sozialmedizin
Campus Lübeck
Beckergrube 43–47
23552 Lübeck

Prof. Dr. med. Bernhard Rauch
Klinikum der Stadt Ludwigshafen am Rhein
Institut für Herzinfarktforschung
Bremserstr. 79
67063 Ludwigshafen

Dr. med. Rona K. Reibis
Klinik am See
Seebad 84
15562 Rüdersdorf

Dr. med. Dipl.-Pol. Manfred Rohwetter
Deutsche Rentenversicherung Bund
GB 0400 – Bereich Sozialmedizin
Ref. 0441/R6023
Konstanzer Str. 42
10709 Berlin

Prof. Dr. med. Werner Saggau
Klinikum der Stadt Ludwigshafen am Rhein
Klinik für Herzchirurgie
Bremserstr. 79
67063 Ludwigshafen

Dr. med. Gregor Sauer
Rhein-Klinik
Zentrum für kardiologische Rehabilitation und Prävention
Ahrstr. 100
47139 Duisburg

Priv.-Doz. Dr. med. Bernhard Schwaab
Curschmann-Klinik
Rehabilitationskrankenhaus für Kardiologie, Angiologie und Diabetologie
Akademisches Lehrkrankenhaus für die Medizinische Fakultät der Universität zu Lübeck
Saunaring 6
23669 Timmendorfer Strand

Dr. phil. Karla Spyra
Charité – Universitätsmedizin Berlin
Lehrstuhl Versorgungssystemforschung
Luisenstr. 13a
10098 Berlin

Prof. Dr. med. Ruth H. Strasser
Technische Universität Dresden, Herzzentrum, Universitätsklinik
Med. Klinik II/Kardiologie und Intensivmedizin
Fetscherstr. 76
01307 Dresden

Prof. Dr. med. Helmut Teschler
Universitätsklinik
Pneumologie/Schlaf- u. Beatmungsmedizin
Ruhrlandklinik
Tüschener Weg 40
45239 Essen

Prof. Dr. med. Heinz Völler
Klinik am See
Fachklinik für Innere Medizin
Seebad 84
15562 Rüdersdorf

Prof. Dr. rer. pol. Karl Wegscheider
Universitätsklinikum Hamburg-Eppendorf
Institut für Medizinische Biometrie und Epidemiologie
Martinistr. 52
20246 Hamburg

Dr. med. Christiane Werling
Klinikum der Stadt Ludwigshafen am Rhein
Klinik für Herzchirurgie
Bremserstr. 79
67063 Ludwigshafen am Rhein

Dr. med. Claudia Wilhelm
Klinik Falkenburg
Falkenburgstr. 2
76332 Bad Herrenalb

Prof. Dr. med. Alfred Wirth
Klinik Teutoburger Wald
Teutoburger-Wald-Str. 33
49214 Bad Rothenfelde
3364892

Priv.-Doz. Dr. med. Christian Zugck
Medizinische Universitätsklinik Heidelberg
Innere Medizin III (Kardiologie, Angiologie und Pneumologie)
Im Neuenheimer Feld 410
69120 Heidelberg

Inhaltsverzeichnis

11 Sozialer Bereich

12 Indikationsspezifische Besonderheiten

1 Epidemiologie

B. Rauch

Das Wichtigste in Kürze

Herzkreislauferkrankungen stehen in der Bundesrepublik an erster Stelle aller Todesursachen. Kardiovaskuläre Krankheiten sind für einen großen Teil der stationären Aufnahmen von Männern und Frauen ursächlich und machen insgesamt knapp 16% der Kosten im deutschen Gesundheitssystem aus. Die für die Entstehung dieser Krankheiten bedeutsamen Risikofaktoren und Risikoerkrankungen lassen sich durch präventive Maßnahmen stark beeinflussen. Die kardiologische Rehabilitation spielt bei der Implementierung präventiver Maßnamen eine zentrale Rolle. Dennoch nehmen nach einem Herzinfarkt allenfalls die Hälfte der Patienten an entsprechenden Rehabilitationsprogrammen teil. Insbesondere ältere Patienten, Frauen und Patienten mit hohem kardiovaskulären Risiko sind unterrepräsentiert.

Einleitung

Obwohl die Anzahl der Todesfälle durch Herzkreislauferkrankungen seit Jahren rückläufig ist, nehmen sie in der Bundesrepublik mit 45% immer noch mit Abstand den ersten Platz ein (368472 von insgesamt 818271 verstorbenen Patienten im Jahr 2004) (22). Dies gilt für Frauen ebenso wie für Männer.

Allein die Diagnosen ischämische Herzkrankheit, Herzinfarkt oder Herzinsuffizienz waren laut Statistischem Bundesamt im Jahr 2004 für 194083 Todesfälle verantwortlich (109855 Frauen, 84228 Männer) (22). Im Vergleich zu Männern wird der Häufigkeitsgipfel des akuten Herzinfarkts bei Frauen ca. 10 Jahre später erreicht. Diese Zahlen beinhalten nicht die Dunkelziffer der Patienten mit plötzlichem Herztod, die das Krankenhaus nicht mehr lebend erreichen und bei denen häufig ein akuter Herzinfarkt zugrunde liegt.

Chronische ischämische Herzkrankheit, Angina pectoris, Herzinsuffizienz, akuter Myokardinfarkt, Atherosklerose, Vorhofflattern/-flimmern und Hirninfarkt zusammen machten im Jahre 2003 bei Männern 11% (905060) und bei Frauen 6,7% (635537) der Entlassungsdiagnosen aus dem Akutkrankenhaus aus (22). Bei den Entlassungsdiagnosen liegt die chronisch ischämische Herzkrankheit bei Männern mit 246000 Fällen an erster Stelle, bei Frauen rangiert die Herzinsuffizienz nach den Spontangeburten fast gleichauf mit der Diagnose Mammakarzinom an dritter Stelle (150647 Fälle).

Durch Herzkreislauferkrankungen entstanden dem deutschen Gesundheitswesen im Jahr 2002 Kosten in Höhe von 35,4 Mrd Euro. Das sind 15,8% der gesamten Krankheitskosten in Deutschland (21).

Zwar konnte die Krankenhaussterblichkeit **beim akuten Herzinfarkt** im Laufe der letzten 30 Jahre von ca. 30% auf aktuell 6–9% reduziert werden (7, 13, 23) (Abb. 1.**1**), die Anzahl der Patienten, die vor Krankenhauseinlieferung versterben, ist jedoch unverändert hoch (13). Mögliche Folgen des überlebten Herzinfarkts sind vorzeitige Invalidität durch Herzinsuffizienz und/oder Angina pectoris, vorzeitige Berentung, ein erhöhtes Reinfarktrisiko oder der plötzliche Herztod.

Von den Patienten, die einen ST-Hebungsinfarkt zunächst überlebt haben, sterben im Folgejahr abhängig von der Risikokonstellation 3–25% (!), bei Patienten mit Nicht-ST-Hebungsinfarkt sind dies ca. 5–14% (12, 15, 24).

Die Zahl der Todesfälle durch **Herzinsuffizienz** hat sich seit 1968 mehr als vervierfacht. Die 1-Jahres-Sterblichkeit der Patienten mit chronischer Herzinsuffizienz reicht von ca. 10–50%, abhängig vom Schweregrad der Erkrankung und abhängig von der Umsetzung leitliniengerechter therapeutischer Maßnahmen (10, 11) (Abb. 1.**2**). Die Herzinsuffizienz war in Deutschland im Jahre 2004 bei Männern die vierthäufigste Todesursache nach KHK, aku-

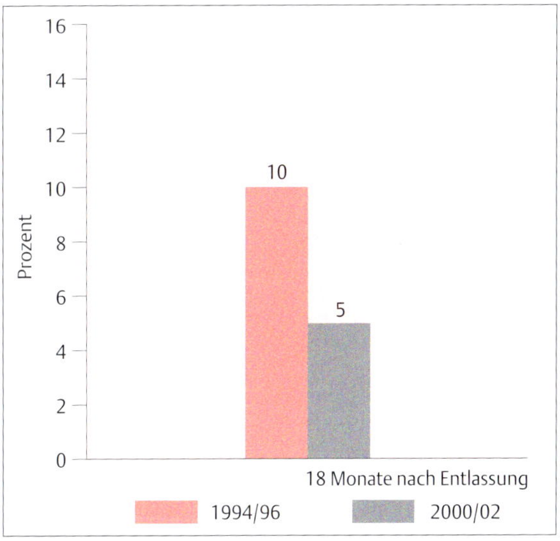

Abb. 1.**1** Die Abbildung zeigt die Entwicklung der Sterblichkeit bei akutem Myokardinfarkt während der ersten 18 Monate nach Entlassung aus dem Krankenhaus. Durch die modernen diagnostischen und therapeutischen Methoden konnte die Sterblichkeit deutlich gesenkt werden (J. Senges, MITRA-Plus-Register, unveröffentliche Daten, 2006).

tem Myokardinfarkt und bösartigen Neubildungen der Bronchien und der Lunge (15053 Todesfälle). Bei Frauen lag die Herzinsuffizienz mit 33131 Todesfällen sogar an zweiter Stelle nach der chronischen KHK (22).

Risikofaktoren für kardiale Erkrankungen

Neben genetischen und nicht beeinflussbaren Risikofaktoren (z.B. Alter und Geschlecht) wird die Entstehung und die Progression der Arteriosklerose und damit auch der koronaren Herzerkrankung (KHK) entscheidend mitbestimmt durch folgende Faktoren:

- die beeinflussbaren Risikofaktoren:
  - Rauchen,
  - Fehlernährung,
  - Übergewicht,
  - Bewegungsmangel und
- Risikoerkrankungen:
  - Hypertonie,
  - Diabetes mellitus,
  - Hypercholesterinämie.

Häufigkeit und Bedeutung dieser Risikofaktoren/-erkrankungen sind nach Geschlecht, Alter und sozialer Schicht unterschiedlich (16, 18). **Psychosoziale Faktoren** sind als zusätzliche Einflussgrößen gesichert (16, 18). Die Kenntnis über die Bedeutung des hormonellen Status und die besondere psychosoziale Situation der Frau bei der Risikoentwicklung und Präsentation ist noch lückenhaft (3).

Risikofaktoren wie Risikoerkrankungen sind in der deutschen Bevölkerung weit verbreitet (**Tab. 1.1**). Ihre Vermeidung und therapeutische Beeinflussung im Rahmen der Prävention stellen eine Herausforderung des Gesundheitswesens dar. Die Umsetzung der zur Verfügung stehenden, nachweislich effektiven Maßnahmen zur Vermeidung der Entstehung und Progression von Herzkreislauferkrankungen ist nach wie vor unzureichend (5, 6, 9).

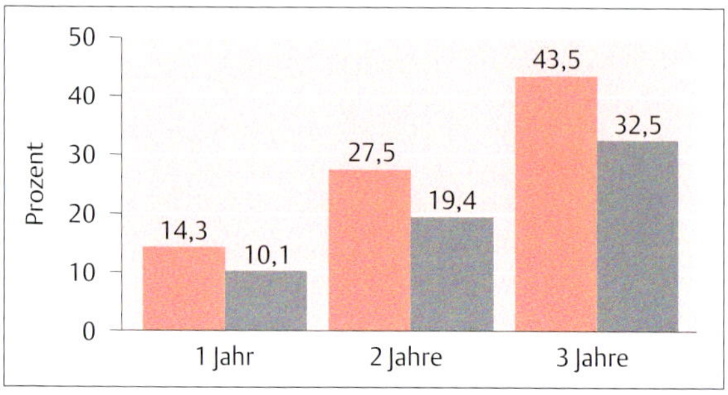

Abb. 1.**2** Sterblichkeit der Patienten mit chronischer Herzinsuffizienz nach Erstdiagnose. Die Zahlen stammen aus einer Erhebung eines großen Herzinsuffizienzregisters. Die grauen Säulen repräsentieren eine Gruppe, bei der die leitliniengerechte medikamentöse Therapie weitgehend umgesetzt wurde, die roten Säulen zeigen die Ergebnisse von Patienten aus dem klinischen Alltag.

Auch bei Patienten mit bereits manifester KHK ist die Behandlung und Kontrolle der Risikofaktoren und Risikoerkrankungen von den Zielvorstellungen entfernt. Ungefähr 1,5 Jahre nach einer stationären Behandlung wegen KHK waren 21 % der Patienten Raucher, 31 % waren adipös (BMI > 30 kg/qm), 50 % hatten einen systolischen Blutdruck > 140 mmHg und 58 % hatten erhöhte Gesamtcholesterinspiegel (5, 6, 9).

Zwischen den Zeiträumen von 1995–1996 und 1999–2000 konnte in der Sekundärprävention nur eine Reduktion der Cholesterinspiegel erreicht werden. Die Prävalenz der anderen Risikofaktoren/Erkrankungen blieb praktisch unverändert (5).

Bedeutung der kardiologischen Rehabilitation

Der gesetzliche Auftrag an die Rehabilitation ist die „Teilhabe" der Patienten nachhaltig zu sichern oder wieder herzustellen. Bei Patienten mit Herzkreislauferkrankungen ist die konsequente Umsetzung der Sekundärprävention die unabdingbare Voraussetzung für

Tabelle 1.**1** Häufigkeit koronarer Risikofaktoren und Risikoerkrankungen in der deutschen Bevölkerung

Risikofaktor/-erkrankung	Häufigkeit
Raucher (21)	Insgesamt ca. 27 % ➤ 15- bis 19-Jährige: 14 % w, 22 % m; ➤ 30- bis 39-Jährige: 35 % w; 48 % m
Übergewicht (21, 22)	Ca. 49 %, 20 % bei 18-Jährigen, 80 % bei 60-Jährigen! Bei Frauen altersbedingter Gewichtsanstieg langsamer
Körperliche Inaktivität (21)	30–40 %, nur 13 % erreichen empfohlenes Aktivitätsniveau!, Frauen weniger aktiv als Männer Niedrige Sozialschichten weniger aktiv als obere Schichten
Arterielle Hypertonie (26)	> 40 % der Bevölkerung im Alter von 35–65 Jahren
Diabetes mellitus (8)	Ca. 5 % und hohe Dunkelziffer Frauen mit Diabetes sind besonders gefährdet

die nachhaltige Sicherung der Teilhabe und somit eine Säule der kardiologischen Rehabilitation.

Auf der Basis einer gut betreuten Register-Population absolvieren nach STEMI und NSTEMI nur 67% bzw. 52% eine kardiologische Rehabilitation (15), und die Teilnahme an ambulanten Herzgruppen liegt bei ca. 10%. In der Gesamtpopulation dürfte der Anteil der Reha-Patienten eher niedriger sein. Insbesondere bei Risikopatienten wird auf eine kardiologische Rehabilitation häufiger verzichtet (15).

Im gleichen Register war das weibliche Geschlecht beim NSTEMI (nicht jedoch beim STEMI) eine unabhängige Determinante für die Nicht-Teilnahme an einer kardiologischen Rehabilitation (15). Auch in einem Kollektiv der USA war das weibliche Geschlecht mit einer hoch-signifikant geringeren Teilnahme an Reha-Programmen assoziiert (25).

Literatur

1. Benecke A, Vogel H. Übergewicht und Adipositas. Gesundheitsberichterstattung des Bundes. Heft 16 2006. http://www.gbe-bund.de/
2. Bergmann KE, Mensink GB. Körpermaße und Übergewicht. Gesundheitswesen 1999; 61(Supplement): S115–S120
3. Bericht zur gesundheitlichen Situation von Frauen in Deutschland. Eine Bestandsaufnahme unter Berücksichtigung der unterschiedlichen Entwicklung in West- und Ostdeutschland (im Auftrag des Bundesministeriums für Familie, Senioren, Frauen und Jugend, 1999, Schriftenreihe Band 209. http://www.bmfsfj.de/Publikationen/genderreport/01-Redaktion/PDF-Anlagen/down-bericht-gesundheit,property=pdf,bereich=genderreport, rwb=true.pdf
4. Deutsche Hochdruckliga and Deutsche Hypertonie Gesellschaft. Leitlinien für die Prävention, Erkennung, Diagnostik und Therapie der arteriellen Hypertonie. AWMF-Leitlinien-Register 2004; 046/001; http://www.uni-duesseldorf.de/AWMF/II/ihypto01.htm
5. EUROASPIRE I and II Group and European Action on Secondary Prevention by Intervention to Reduce Events. Clinical reality of coronary prevention guidelines: a comparison of EUROASPIRE I and II in nine countries. Lancet 2001; 357: 995–1001
6. EUROASPIRE II Study Group. Lifestyle and risk factor management and use of drug therapies in coronary patients from 15 countries, pricipal results from EUROASPIRE II Euro Heart Survey Programme. Eur Heart J 2001; 22: 554–572
7. Fox KAA, Cokkinos DV, Deckers JW, Keil U, Maggioni AP, Steg PG. The ENACT study. A pan-European survey of acute coronary syndromes. European network for acute coronary treatment. Eur Heart J 2000; 21: 1440–1449
8. Giani G, Janka HU, Hauner H, Standl E, Schiel R, Neu A, Rathmann W, Rosenbauer J, 2005. Epidemiologie und Verlauf des Diabetes mellitus in Deutschland. Evidenzbasierte Leitlinie der DGG – Aktualisierung 05/2004. Hrsg. Scherbaum WA, Kiess W, http://www.deutsche-diabetes-gesellschaft.de 2005
9. Heidrich J, Liese AD, Kalic M, et al. Sekundärprävention der koronaren Herzkrankheit – Ergebnisse der Euroaspire I- und II-Studien in der Region Münster, Germany. Secondary prevention of coronary heart disease. Results from EuroASPIRE I and II in the region Munster, Germany. DMW 2002; 127: 667–672
10. Hoppe UC, Erdmann E. Herausgegeben vom Vorstand der Deutschen Gesellschaft für Kardiologie – Herz- und Kreislaufforschung. Bearbeitet im Auftrag der Kommission für Klinische Kardiologie in Zusammenarbeit mit der Arzneimittelkommission der Deutschen Ärzteschaft. Leitlinien zur Therapie der chronischen Herzinsuffizienz. Z Kardiol 2001; 90: 218–237
11. Jost A, Rauch B, Hochadel M, et al. and for the HELUMA-Study group. Beta-blocker treatment of patients with chronic systolic heart failure improves prognosis even in patients meeting one or more exclusion criteria of the MERIT-HF study. Eur Heart J 2005; 26: 2689–2697
12. Lorenz H, Jünger C, Seidl K, et al. Do Statins Influence the Prognostic Impact of Non-Sustained Ventricular Tachycardia After ST-Elevation Myocardial Infarction? Eur Heart J 2005; 26: 1078–1085
13. Löwel H, Meisinger C, Heier M, Hörmann A, von Scheidt W. Herzinfarkt und koronare Sterblichkeit in Süddeutschland. Ergebnisse des bevölkerungsbasierten MONICA/KORA-Herzinfarktregisters 1991 bis 1993 und 2001 bis 2003. Deutsches Ärzteblatt 2006; 103,10: A616–A622
14. Mensink G. Bundesgesundheits-Survey: Körperliche Aktivität. Beiträge zur Gesundheitsberichterstattung des Bundes. Robert Koch-Institut 2003; ISBN 3-89606-139-9.
15. Rauch B, Schneider S, Gitt A, et al. on behalf of the ACOS investigators. Short-term cardiac rehabilitation after myocardial infarction – results from the acute coronary syndrom registry. Eur Heart J 2005; 26 (Abstract Supplement): 503
16. Rosengren A, Hawken S, Ounpuu S, et al. and INTERHEART Investigators. Association of psychosocial risk factors with risk of acute myocardial infarction in 11,119 cases and 13,648 controls from 52 countries (the INTERHEART study): case-control study. Lancet 2004; 364: 953–462
17. Rütten A, Abu-Omar K, Lampert T, Ziese T. Körperliche Aktivität. Gesundheitsberichterstattung des Bundes 2006, Heft 26. http://www.gbe-bund.de/
18. Siegrist J. Was trägt die Stressforschung zur Erklärung des sozialen Gradienten koronarer Herzkrankheiten bei? DMW 2006; 131: 762–766
19. Standl E, Eckert S, Fuchs C, et al. Diabetes-Leitlinie (DDG) „Diabetes und Herz" 2002; ISBN 3-436453-08-x
20. Statistisches Bundesamt Deutschland. 2003. Ergebnisse der Mikrozensus-Befragung; http://www.destatis.de/basis/d/gesu/gesutab7.php
21. Statistisches Bundesamt Deutschland. 2004. Pressemitteilung vom 24.9.2004; http://www.destatis.de/presse/deutsch/pm2004/p4060092.htm
22. Statistisches Bundesamt Deutschland. 2006. Gesundheitswesen http://www.destatis.de/basis/d/gesu/gesutab19.php
23. Tunstall-Pedoe H, Kuulasmaa K, Mahonen M, Tolonen H, Ruokokoski E, Amouyel P. Contribution of trends in survival and coronary-event rates in survival and coronary heart disease mortality: 10-year results from 37 WHO MONICA project populations. Monitoring trends and determinants in cardiovascular disease. Lancet 1999; 353: 1547–1557
24. Wienbergen H, Gitt A, Schiele R, et al. and for the ACOS-study group. Actual clinical Practice of exercise testing in consecutive patients after non ST-elevation myocardial infarction – results of the acute coronary syndromes registry. Eur J Cardiovasc Prev Rehab 2006; 13: 457–463
25. Witt BJ, Jacobsen SJ, Weston SA, et al. Cardiac rehabilitation after myocardial infarction in the community. J Am Coll Cardiol 2004; 44: 988–996
26. Wolf-Maier K, Cooper RS, Banegas JR, et al. Hypertension prevalence and blood pressure levels in 6 European countries, Canady, and the United States. JAMA 2003; 289: 2363–2369

2 Definition und rechtliche Grundlagen der Rehabilitation

Ch. Korsukéwitz, M. Rohwetter, B. Rauch

Das Wichtigste in Kürze:

Die kardiologische Rehabilitation ist der Prozess, bei dem herzkranke Patienten mithilfe eines multidisziplinären Teams darin unterstützt werden, die individuell bestmögliche physische und psychische Gesundheit und die soziale Integration (Teilhabe) wieder zu erlangen und langfristig aufrechtzuerhalten. Die kardiologische Rehabilitation ist dabei integraler Bestandteil einer am langfristigen Erfolg orientierten, umfassenden Versorgung von Herzpatienten. Die rechtlichen Grundlagen der „Rehabilitation und Teilhabe behinderter Menschen" finden sich im SGB IX.

Definition der Rehabilitation

Die kardiologische Rehabilitation ist das multi- und interdisziplinäre, patientenorientierte Management von Funktionsfähigkeit, Behinderung und Gesundheit unter Berücksichtigung von persönlichen und umweltbedingten Kontextfaktoren mit dem Ziel der Optimierung der Teilhabe von Personen mit einer Behinderung.

Dabei handelt es sich um einen Prozess, bei dem verschiedene wirksame Maßnahmen synergistisch koordiniert und langfristig umgesetzt werden, um so die individuell bestmögliche physische und psychische Gesundheit und soziale Integration (Teilhabe) wiederzuerlangen und langfristig zu erhalten. Die Wirksamkeit einer Maßnahme ergibt sich hierbei aus Kriterien wie Reduktion der Morbidität und Mortalität, Verbesserung der physischen und psychischen Lebensqualität durch Reduktion der Beschwerden, Verbesserung der Leistungsfähigkeit und Verbesserung der psychischen Stabilität.

Die **Ziele der kardiologischen Rehabilitation** beschränken sich ausdrücklich nicht allein auf die Kompensation der Folgen von Krankheitsprozessen, sondern sie beziehen sich insbesondere auch auf die Verlangsamung des Krankheitsprozesses und auf die Reduktion des Risikos krankheitsbedingter Folgen und Komplikationen.

Rechtliche Grundlagen der Rehabilitation

Die verschiedenenen Sozialgesetzbücher (SGB) enthalten **trägerübergreifend** gültige Bestimmungen für Leistungen zur Rehabilitation und Teilhabe. Von zentraler Bedeutung ist das SGB IX, das die „Rehabilitation und Teilhabe behinderter Menschen" regelt. Übergeordnetes Ziel ist, dass behinderte oder von Behinderung bedrohte Menschen Leistungen erhalten, um ihre Selbstbestimmung und gleichberechtigte Teilhabe am Leben in der Gesellschaft zu fördern, Benachteiligungen zu vermeiden oder ihnen entgegenzuwirken (§ 1 SGB IX).

> **!** Nach § 2 SGB IX sind Menschen behindert, wenn ihre körperliche Funktion, geistige Fähigkeit oder seelische Gesundheit mit hoher Wahrscheinlichkeit länger als sechs Monate von dem für das Lebensalter typischen Zustand abweichen und daher ihre Teilhabe am Leben in der Gesellschaft beeinträchtigt ist.

Weitere wichtige Regelungen des SGB IX betreffen differenziertere Ziele, Qualitätssicherung, Vorrang von Prävention, Wunsch- und Wahlrecht der Leistungsberechtigten, Zusammenarbeit der Rehabilitationsträger und Zuständigkeitsklärung innerhalb kurzer Fristen sowie die einzelnen Leistungen. Zu den Leistungen gehören:

- Leistungen zur medizinischen Rehabilitation (§§ 26 ff. SGB IX),
- Leistungen zur Teilhabe am Arbeitsleben (§§ 33 ff. SGB IX),
- unterhaltssichernde und andere ergänzende Leistungen (§§ 44 ff. SGB IX) und
- Leistungen zur Teilhabe am Leben in der Gemeinschaft (§§ 55 ff. SGB IX).

Die vorgenannten Vorschriften gelten für alle Träger, soweit sich aus den für den jeweiligen Rehabilitationsträger geltenden Leistungsgesetzen nichts Abweichendes ergibt.

Trägerspezifische Bestimmungen sind im SGB III (Arbeitsförderung), SGB V (Gesetzliche Krankenversicherung), SGB VI (Gesetzliche Rentenversicherung) und SGB VII (Gesetzliche Unfallversicherung) niedergelegt (Tab. 2.**1**). Als Körperschaften des öffentlichen Rechts haben diese Sozialversicherungsträger eine Selbstverwaltung, unterliegen aber der staatlichen Rechtsaufsicht. Weitere Rehabilitationsleistungen können nach SGB VIII (Kinder- und Jugendhilfe), SGB XI (Soziale Pflegeversicherung) oder SGB XII (Sozialhilfe) erfolgen.

Das Prinzip der Risikozuordnung zwischen den einzelnen Trägern erfolgt danach, dass derjenige Sozialleistungsträger zuständig ist, der das finanzielle Risiko eines Scheiterns der Rehabilitationsleistungen zu tragen hat. Entsprechend erbringt die Gesetzliche Rentenversicherung Rehabilitationsleistungen mit dem Ziel, die Versicherten, bei denen eine erhebliche Gefährdung bzw. Minderung der Erwerbsfähigkeit vorliegt, in das Erwerbsleben zu integrieren. Sofern dieses Ziel nicht erreicht werden kann, müsste demnach geprüft werden, ob ein Anspruch auf Rente wegen Erwerbsminderung besteht.

MdE und GdB

Bei den häufig verwendeten Bezeichnungen „Minderung der Erwerbsfähigkeit" (MdE) und „Grad der Behinderung" (GdB) ist zu beachten, dass diese Bezeichnungen bestimmten Sozialleistungsträgern zuzuordnen sind.

Die **„Minderung der Erwerbsfähigkeit" MdE** ist ein leistungsrechtlicher Begriff im Sozialen Entschädigungsrecht oder in der Gesetzlichen Unfallversicherung und kennzeichnet eine infolge gesundheitlicher Beeinträchtigungen entstandene erhebliche und länger andauernde Einschränkung der Leistungsfähigkeit und Erwerbsfähigkeit. Empfehlungen für die Feststellung der Höhe des MdE finden sich in der Verwaltungsvorschrift zum Bundesversorgungsgesetz.

Der **„Grad der Behinderung" (GdB)** ist hingegen ein Begriff des Schwerbehindertenrechts für die Feststellung der Auswirkungen einer Behinderung auf die Teilhabe am Leben in der Gesellschaft. Die quantitative Angabe erfolgt gemäß den vom Bundesministerium für Gesundheit herausgegebenen „Anhaltspunkte(n) für die ärztliche Gutachtertätigkeit im Sozialen Entschädigungsrecht und nach dem Schwerbehindertenrecht".

MdE und GdB werden nach gleichen Grundsätzen bemessen. Nachteilsausgleiche sind beim GdB z.B. ab GdB 30 möglich, eine Schwerbehinderung besteht ab GdB 50. Im Gegensatz zur MdE erfolgt die GdB-Angabe nicht in Prozent. Der wesentliche Unterschied zwischen MdE und GdB besteht darin, dass die MdE kausal auf Schädigungsursachen gerichtet ist und der GdB final unabhängig von Ursachen bestimmt wird.

Beide Begriffe sind unabhängig und unterscheiden sich von leistungsrechtlichen Bezeichnungen der Gesetzlichen Rentenversicherung (wie Erwerbsminderung, Erwerbsunfähigkeit, Berufsunfähigkeit) nach SGB VI oder dem Begriff der Erwerbsfähigkeit im SGB II. Sie sind auch nicht mit der MdE der Privaten Unfallversicherung (Gliedertaxe) identisch.

Antragsverfahren ausgewählter Träger für Leistungen zur Rehabilitation

Jeder Leistung zur medizinischen Rehabilitation und Teilhabe liegt ein Antrag des Versicherten zugrunde. Sofern der Versicherte sich im erwerbsfähigen Alter befindet, wird der Antrag in der Regel direkt beim Träger der Gesetzlichen Rentenversicherung (GRV) gestellt. Der Antrag wird auch von anderen Leistungsträgern (z.B. Krankenkassen, Bundesagentur für Arbeit) oder Servicestellen der Rehabilitationsträger entgegengenommen; er wird dann an den jeweils zuständigen Träger weitergeleitet.

Der Träger prüft anhand der vorliegenden Daten zur Versicherung sowie den Angaben über Diagnosen, Funktionsstörungen sowie Beeinträchtigungen von Aktivitäten und Teilhabe – insbesondere aus dem ärztlichen Befundbericht – die versicherungsrechtlichen und persönlichen Voraussetzungen für Leistungen zur Rehabilitation und Teilhabe. Für Personen außerhalb des erwerbsfähigen Alters ist in der Regel die Gesetzliche Krankenversicherung (GKV) Leistungsträger. Sonderregelungen bestehen für Kinder und Jugendliche oder an Krebs erkrankte Personen, für die sowohl GKV als auch GRV zuständig sein können.

Bei Berufskrankheiten und Arbeitsunfällen tritt grundsätzlich die Gesetzliche Unfallversicherung (GUV) als Leistungsträger ein. In der folgenden Tabelle 2.**1** sind die Anspruchsvoraussetzungen der wichtigsten Rehabilitationsträger für Leistungen zur medizinischen Rehabilitation im Überblick dargestellt.

Bei chronischer Krankheit oder Behinderung im Zusammenhang

- mit Arbeitslosigkeit oder
- mit anhaltender Arbeitsunfähigkeit

können auch die Agentur für Arbeit (nach § 125 Absatz 2 SGB III) bzw. die Krankenkasse (nach § 51 SGB V) den Versicherten auffordern, Leistungen zur medizinischen Rehabilitation zu beantragen.

Ein besonderes Verfahren der Antragstellung ist die **Anschlussheilbehandlung (AHB)** bzw. die **Anschlussrehabilitation (AR)**. Als AHB/AR werden ambulante und stationäre Leistungen zur medizinischen Rehabilitation bezeichnet, die im Rahmen eines vorgegebenen Indikationskatalogs (www.deutsche-rentenversicherung-bund.de) innerhalb von 14 Tagen nach einer Krankenhausbehandlung beginnen. Das Krankenhaus muss prüfen, ob die Hauptdiagnose der Patientin beziehungsweise des Patienten einer der Diagnosen im Indikationskatalog entspricht und eine ambulante oder stationäre Rehabilitation in einer dafür anerkannten Einrichtung erforderlich ist.

Die Rehabilitanden gelten für eine AHB/AR als rehabilitationsfähig, wenn sie ausreichend mobilisiert und in der Lage sind, ohne fremde Hilfe zu essen, sich zu waschen und in der Einrichtung zu bewegen; die Rehabilitanden müssen für effektive rehabilitative Maßnahmen ausreichend belastbar und motiviert sein. Sie sollten aufgrund der geistigen Aufnahmefähigkeit und psychischen Verfassung in der Lage sein, aktiv bei der Rehabilitation mitzuarbeiten. In Detailfragen kann das AHB-/AR-Antragsverfahren bei den verschiedenen Trägern voneinander abweichen.

Im Rahmen einer **Reha-Nachsorge** werden Leistungen erbracht, um während der medizinischen Rehabilitation erreichte Ziele zu stabilisieren und nachhaltig in den Alltag umzusetzen. Noch eingeschränkte Fähigkeiten können weiter verbessert, Lebensstiländerungen verstetigt sowie die persönliche und soziale Kompetenz gefördert werden. Zur Reha-Nachsorge gehören z.B.

Tabelle 2.1 Anspruchsvoraussetzungen für Leistungen zur medizinischen Rehabilitation (5)

Gesetzliche Rentenversicherung	Gesetzliche Krankenversicherung	Gesetzliche Unfallversicherung
Leistungen zur medizinischen Rehabilitation können für Versicherte und Erwerbsminderungsrentner erbracht werden, wenn (§ 10 SGB VI) ➤ die erhebliche Gefährdung der Erwerbsfähigkeit abgewendet, ➤ die bereits geminderte Erwerbsfähigkeit wesentlich gebessert oder wiederhergestellt oder deren wesentliche Verschlechterung abgewendet werden kann. Die versicherungsrechtlichen Voraussetzungen (§ 11 SGB VI) müssen erfüllt sein.	Leistungen zur medizinischen Rehabilitation werden erbracht (§§ 27, 40 SGB V), um Behinderung und/oder Pflegebedürftigkeit ➤ abzuwenden ➤ oder sie nach Eintritt zu beseitigen, zu mindern oder auszugleichen, ➤ eine Verschlimmerung zu verhüten oder Folgen zu mindern.	Leistungen zur medizinischen Rehabilitation werden erbracht (§ 27 SGB VII) ➤ aufgrund eines Arbeitsunfalls oder ➤ nach Eintritt einer anerkannten Berufskrankheit. Die Leistungen sollen den Gesundheitsschaden (§ 26 SGB VII) ➤ beseitigen, ➤ bessern, ➤ eine Verschlimmerung verhüten oder ➤ die Folgen mildern.
Die Leistungen sind vorrangig gegenüber denen der GKV zu erbringen (§ 40 Absatz 4 SGB V, § 14 SGB IX).	Die Leistungen sind nachrangig gegenüber denen der Rentenversicherung zu erbringen (§ 40 Absatz 4 SGB V, § 14 SGB IX).	Werden die Leistungen zur medizinischen Rehabilitation wegen eines Arbeitsunfalls oder einer Berufskrankheit erforderlich, so ist stets die Zuständigkeit der GUV gegeben (§§ 7 ff. SGB VII, § 14 SGB IX).

Leistungen wie die Intensivierte Nachsorge (INA) oder die Intensivierte Reha-Nachsorge (IRENA) der GRV, sowie der Rehabilitationssport in den ambulanten Herzgruppen.

Literatur

1. BAR (Bundesarbeitsgemeinschaft für Rehabilitation, Hrsg.). Rehabilitation und Teilhabe – Wegweiser für Ärzte und andere Fachkräfte der Rehabilitation, 3. völlig neu bearbeitete Aufl. Köln: Deutscher Ärzte-Verlag 2005
2. BfA (Bundesversicherungsanstalt für Angestellte, Hrsg.). Handbuch Rehabilitation. Berlin 2004
3. Pschyrembel Sozialmedizin. Hrsg. in Kooperation mit der Deutschen Rentenversicherung Bund. Berlin-New York: Walter de Gruyter 2007
4. VDR (Verband Deutscher Rentenversicherungsverträger, Hrsg.). Sozialmedizinische Begutachtung für die gesetzliche Rentenversicherung, 6. völlig neu bearbeitete Aufl. Berlin-Heidelberg: Springer-Verlag 2003.
5. www.deutsche-rentenversicherung-bund.de (Rehabilitation/ Infos für Ärzte)

3 Entwicklung der kardiologischen Rehabilitation in Deutschland und international

K. Held

Das Wichtigste in Kürze

Ausgehend von den „Kurstätten“ Ende des 19. Jahrhunderts entwickelte sich die kardiologische Rehabilitation bis heute zu einem integralen Bestandteil der Betreuung und Behandlung von Herzkreislaufpatienten mit dem Schwerpunkt der Bewahrung und Wiederherstellung der Teilhabe der Patienten an der Gesellschaft unter der besonderen Berücksichtigung präventiver Maßnahmen.

Vorgeschichte

Die Entwicklung der kardiologischen Rehabilitation in Deutschland wird durch mehrere Faktoren bestimmt und beeinflusst:

- Die zunehmende Bedeutung der Herzerkrankungen, insbesondere der koronaren Herzkrankheit (KHK) im 20. Jahrhundert und ihre Chronifizierung.
- Das Element der Naturheilkunde und der Kur.
- Die allgemeine Einstellung zur körperlichen Belastung.

Die zunehmende Bedeutung der Herzerkrankungen, insbesondere der koronaren Herzkrankheit im 20. Jahrhundert und ihre Chronifizierung

In einem Lehrbuch der Herzkrankheiten von 1868 werden in Hamburg von insgesamt 5171 Todesfällen nur drei auf eine Angina pectoris zurückgeführt (4), und Osler fand am Ende des 19. Jahrhunderts in den großen Londoner Krankenhäusern kaum einen Fall von Herzinfarkt oder schwerer Angina pectoris. In den Sektionsstatistiken des Allgemeinen Krankenhauses St. Georg in Leipzig wird über eine Herzinfarktinzidenz berichtet, die von 0,46% im Jahre 1926 auf 3,89% im Jahre 1942 anstieg (6). Nach dem 2. Weltkrieg konnte dann allerdings ein steiler Anstieg der Inzidenz der KHK und des Myokardinfarkts verzeichnet werden (1, 3).

Solche Zahlen sind jedoch mit Vorsicht zu bewerten, da sie durch die diagnostischen Möglichkeiten und Krankheitswahrnehmung der jeweiligen Zeit beeinflusst werden. Darüber hinaus ist zu bedenken, dass früher andere Erkrankungen, insbesondere die Infektionserkrankungen (z.B. die Tuberkulose), im Vordergrund standen. Diese Erkrankungen haben oft frühzeitig zum Tode geführt, bevor sich überhaupt eine Arteriosklerose entwickeln konnte. Die aktuelle quantitative Bedeutung der Arteriosklerose und ihrer Folgeerkrankungen ist somit auch die Konsequenz einer inzwischen erfolgreichen Beherrschung früherer potenziell tödlicher Erkrankungen. Der Fortschritt der Akutmedizin ließ somit das 20. Jahrhundert zum „therapeutischen Zeitalter der Medizin“ werden, und befreite damit die Innere Medizin von dem Odium als „Lehre von den unheilbaren Krankheiten“ (14).

Mit dieser Entwicklung assoziiert ist aber auch ein Wandel von den akuten Erkrankungen, an denen um 1900 noch ca. 85% der Krankenhauspatienten litten, hin zu den chronischen Erkrankungen, die 1980 etwa 90% der „Fälle“ ausmachten (5). Bei den chronischen Erkrankungen gilt es einen Zustand „bedingter“ Gesundheit zu erreichen (3), der von Patient und Arzt als solcher akzeptiert werden sollte. Bereits vor 1000 Jahren formulierte der arabische Arzt Al-Gazzali: „Wenn die Krankheit eine chronische ist oder eine unheilbare Wunde, so nimmt dieselbe keine Heilung an, und der Scharfsinn des Arztes besteht darin, dass er dem Kranken klarmacht, mit seiner Krankheit zu leben“ (20).

Das Element der Naturheilkunde und der Kur

Naturheilkundliche Verfahren (insbesondere auch Wasserheilverfahren) fanden besonders bei den Ärzten in Badeorten Verbreitung. An diese Ärzte wandten sich v.a. Patienten mit chronischen Erkrankungen, die vom therapeutischen Nihilismus der damaligen Schulmedizin enttäuscht waren. Es entstanden Sanatorien und Kuranstalten, die infolge der Sozialgesetzgebung des Deutschen Reichs auch für Arbeiter und Angestellte zugänglich wurden. Träger der Rentenversicherung richteten Ende des 19. Jahrhunderts eigene Heilstätten in Kurorten ein und belegten vertraglich private Heime und Sanatorien. Damit wurde der Zugang zu Kuraufenthalten in Badeorten, die bisher den Begüterten vorbehalten waren, einer breiten Bevölkerungsschicht erschlossen. Ortsgebundene Heilmittel, zu denen neben den örtlichen Quellen auch das Klima zählte, führten zu speziellen Indikationen einzelner Badeorte.

Die allgemeine Einstellung zur körperlichen Belastung bei Herzerkrankungen

Herzerkrankungen und Sport standen lange Zeit in einem Spannungsverhältnis, welches erst in jüngerer Zeit durch die zunehmenden wissenschaftlich fundierten Kenntnisse über die präventive und therapeutische Bedeutung des körperlichen Trainings und der „Fitness“ eine positive Lösung fand.

Schon bei Heberden (10), der die Symptomatik der „Angina pectoris" in der noch heute gültigen Form beschrieb, stehen die beiden Prinzipien der „Schonung" und der „Bewegung" einander gegenüber: „sobald der Kranke stillstehe, vergehe die Beklemmung in demselben Augenblick gänzlich, und es gelte, alle Mehrarbeit vom Herzen fernzuhalten", während er andererseits den Patienten beschreibt „who set himself the task of sawing wood for half an hour everyday and was – (6 months later) – nearly cured".

Im Jahre 1887 hielt es Hufeland (12) für eine unumgängliche Bedingung für ein langes Leben, sich „täglich wenigstens eine Stunde Bewegung im Freien zu verschaffen". Wie schon Stokes (21) bei Schwächezuständen des Herzens die Muskelbewegung und selbst Bergsteigen empfahl, entwickelte Oertel (16) in seiner „Terrain-Kur" die Herzgymnastik als Therapie und belegte ihre Wirksamkeit durch systematische Untersuchungen. Dieses v.a. auf Bergsteigen beruhende Verfahren wurde in „Terrain Curorten" der Gebirgsländer Österreich, Schweiz und Bayern übernommen.

Während und nach dem 1. Weltkrieg geriet diese Bewegungstherapie in Vergessenheit. In den folgenden Jahrzehnten bis in die Mitte des vorigen Jahrhunderts dominierte, besonders nach einem Herzinfarkt, das Prinzip der Schonung. Einen Meilenstein in der Akzeptanz körperlicher Bewegung stellte die von Levin und Lown (13) 1952 eingeleitete Lehnstuhlbehandlung dar. Zahlreiche klinische Untersuchungen über die Frühmobilisierung im frühen Infarktstadium bereiteten dann den Weg für das Stufenprogramm der Weltgesundheitsorganisation 1968/70 (19).

Die Entwicklung der kardiologischen Rehabilitation im 20. Jahrhundert

Erste Ansätze einer ganzheitlichen Behandlung zeigte Malten (15) in seiner Schrift „Kuranstalt für Naturheilverfahren", in der er Naturheilkunde und Schulmedizin zu verbinden suchte. Peter Beckmann (2) nahm in seiner 1954 gegründeten Kurklinik für Herzkreislaufkranke die Terrainkuren von Oertel auf und wies die Wirksamkeit dieser aktiven Übungsbehandlung nach.

Die Sozialgesetzgebung, die im Unfallgesetz von 1884 erstmals die Heilbehandlung zur Abwendung einer vorzeitigen Rente vorsah, führte in mehreren Schritten zur Rentenversicherungsreform von 1957. Im Rahmen dieser Reform wurden die „Kuren" zu „Heilverfahren" umbenannt. Diese wurden dann in größerem Umfang von der Rentenversicherung gewährt, sodass nunmehr auch Herzinfarktpatienten – allerdings erst Monate nach dem akuten Ereignis – in Kurkliniken für Herzkranke aufgenommen wurden. Dies führte dazu, dass die Durchführung der Rehabilitation nach Herzinfarkt vorwiegend solchen Kurkliniken, Sanatorien und Ärzten in Badeorten übertragen wurde (3).

Die weitere Entwicklung wurde durch die wissenschaftlichen Ergebnisse der Sportphysiologie und -medizin zu den Auswirkungen körperlichen Trainings beschleunigt. Internationale positive Impulse gab es zudem durch Konferenzen über „Cardiovascular Rehabilitation" (22) und „Preventive Cardiology" (18) sowie durch die von Hellerstein (11) in Cleveland/Ohio aufgebaute Bewegungstherapie für Herzkranke und die Beobachtungen Gottheiners (7), der in Israel Koronarkranke zum Langlauf trainierte. Zudem waren die Erfahrungen aus der Frühmobilisation von Patienten nach Herzinfarkt und nach Herzoperationen durchweg positiv.

Diese Entwicklungen und Erkenntnisse trugen dazu bei, dass 1967 von Rentenversicherungsträgern die ersten modernen und gut ausgestatteten Spezialkliniken für Herzkranke (LVA Oberbayern: Klinik Höhenried am Starnbergersee, damalige Leitung: M. Halhuber) und Gefäßkranke (LVA Rheinprovinz: Aggertalklinik in Engelskirchen, damalige Leitung: Prof. W. Schoop) eingerichtet wurden.

In den Jahren 1968/69 entstanden modellhafte Kooperationen zwischen Akut- und nachsorgenden Reha-Kliniken, um so eine „nahtlose" Verlegung von Infarktpatienten ohne Unterbrechung der Frühmobilisation gewährleisten zu können. Gefördert wurde diese Entwicklung durch die Schaffung der so genannten „Anschlussheilbehandlung" im Jahre 1975, die über vereinfachte Verfahren zur Kostenübernahme durch die Bundesversicherungsanstalt für Angestellte (BfA) eine rasche Fortsetzung der Therapie in geeigneten Rehabilitationseinrichtungen ermöglichte.

Seit dem Rehabilitationsangleichungsgesetz 1974, in dem der Begriff „Rehabilitation" als sozialmedizinische Leistung erstmals Anwendung findet, übernehmen alle Träger der Sozialversicherung, insbesondere auch die Gesetzlichen Krankenkassen, die Rehabilitation als Versorgungsaufgabe.

Ambulante Herzgruppen

Die Entwicklung von Ergometern in den 1950er Jahren durch Knipping und Hollmann machte eine dosierte körperliche Belastung möglich, die Gottheimer 1956 dort kennen lernte. Gottheiner wiederum bestärkte 1965 den Internisten Hartmann (9) darin, Herzinfarktpatienten in seiner Versehrtensportgruppe aufzunehmen und zu trainieren. Hartmann definierte dabei erstmalig Belastbarkeitsbereiche. Er erkannte die „therapeutische Lücke", in die der Infarktpatient nach Entlassung aus stationärer Behandlung fiel: „Daraus ergibt sich m.E., dass wir dem Infarktpatienten eine Betreuung angedeihen lassen, welche nun einmal lebenslang durchzuführen ist, wenn man auf die Dauer eine echte Zweitprävention erreichen will" (9).

Gleichzeitig entstanden 1964–67 in Berlin unter Mellerowicz ambulante „Coronar-Trainingsgruppen", denen in den Folgejahren rasch weitere Modelle in Heidelberg (1967), München (1971), Freiburg (1970) und insbesondere Hamburg (1971) folgten. Bis Ende der 1970er Jahre gab es in nahezu allen Bundesländern erste Herzgruppen, und es wurden in diesen Jahren die inhaltlichen und organisatorischen Grundlagen geschaffen, die für eine weitere rasche Ausbreitung der Herzgruppen auf die aktuelle Anzahl von über 6500 Gruppen sorgten (Abb. 3.**1**, Abb. 3.**2**).

Definition der Herzgruppe durch die DGPR (Zeitschrift Kardiologie 2004; 93: 839–847): Die Herzgruppe ist eine Gruppe von Patienten mit chronischen Herzkreislaufkrankheiten, die sich auf ärztliche Verordnung unter Überwachung und Betreuung des anwesenden Herzgruppenarztes und einer dafür qualifizierten Fachkraft regelmäßig trifft. Gemeinsam werden im Rahmen des ganzheitlichen Konzepts durch Bewegungs- und Sporttherapie, Erlernen von Stressmanagementtechniken, Änderungen im Ess- und Genussverhalten und durch psychosoziale Unterstützung Folgen der Herzkrankheit kompensiert und Sekundärprävention angestrebt.

Im Rehabilitationsangleichungsgesetz von 1974 wurde erstmalig den Krankenkassen die Möglichkeit eröffnet, den Rehabilitationssport als ergänzende Leistung zur Rehabilitation zu fördern. Nach der Übergangsregelung von 1975 wurde mit der „Rahmenvereinbarung über den Rehabilitationssport und das Funktionstraining" die ambulante Herzgruppe zu einer gesetzlich gesicherten Leistung der Rehabilitationsträger. Von dieser Möglichkeit wird bis heute unzureichend Gebrauch gemacht: nur höchstens 30% der Berechtigten nehmen das Angebot der Herzgruppen in Anspruch.

Die Fachgesellschaft zur kardiologischen Rehabilitation

Von Beckmann u.a. wurde 1958 der „Verein für Rehabilitation" gegründet. Dieser wurde 1961 in den „Verein der Ärzte für internistische Übungsbehandlung" umbenannt, löste sich aber im Jahre 1967 auf. Im Jahre 1968 bildete sich eine lose „Arbeitsgemeinschaft für internistische Übungsbehandlung", die wie ihre Vorgängerinnen dem Erfahrungsaustausch von Ärzten aus Akut- und Kurkliniken sowie aus den theoretischen Instituten diente. Es folgte 1973 die „Arbeitsgemeinschaft für Rekonditionsmedizin e.V., Waldkirch" und 1976 die „Deutsche Arbeitsgemeinschaft für kardiologische Prävention und Rehabilitation", die sich einerseits als Dachverband der Landesorganisationen ambulanter Herzgruppen und andererseits als Forum des interdisziplinären Teams verstand.

Im Jahre 1990 wurde diese Arbeitsgemeinschaft in die „Deutsche Gesellschaft für Prävention und Rehabilitation von Herz-Kreislauferkrankungen, e.V." (DGPR) umgewandelt.

Diese Fachgesellschaft(en) haben in Grundsatz- und Positionspapieren zu inhaltlichen und organisatorischen Fragen der stationären und ambulanten kardiologischen Rehabilitation Stellung genommen, und in wissenschaftlichen und interdisziplinären Jahrestagungen regelhaft Standortbestimmungen vorgenommen und erforderliche Weiterentwicklungen angestoßen. Stellvertretend sei M. Halhuber genannt, der die inhaltliche Entwicklung der kardiologischen Rehabilitation in Deutschland als Vordenker entscheidend stimuliert hat („10 Thesen zur Notwendigkeit der kardiologischen Rehabilitation" [8]).

Die Struktur- und Prozessqualität der kardiologischen Rehabilitation wird in den Mitgliedeinrichtungen (derzeit ca. 130) in einem externen Qualitätssicherungsverfahren kontrolliert und zertifiziert. Als wissenschaftliche Fachgesellschaft hat die DGPR zahlreiche Multizentrische Beobachtungsstudien zur kardiologischen Rehabilitation entweder unterstützt oder auch federführend durchgeführt. Weiterhin beteiligt sich die DGPR an der Erstellung wissenschaftlicher Leitlinien und ist für die „Deutsche Leitlinie zur Rehabilitation von Patienten mit Herz-Kreislauferkrankungen" zuständig.

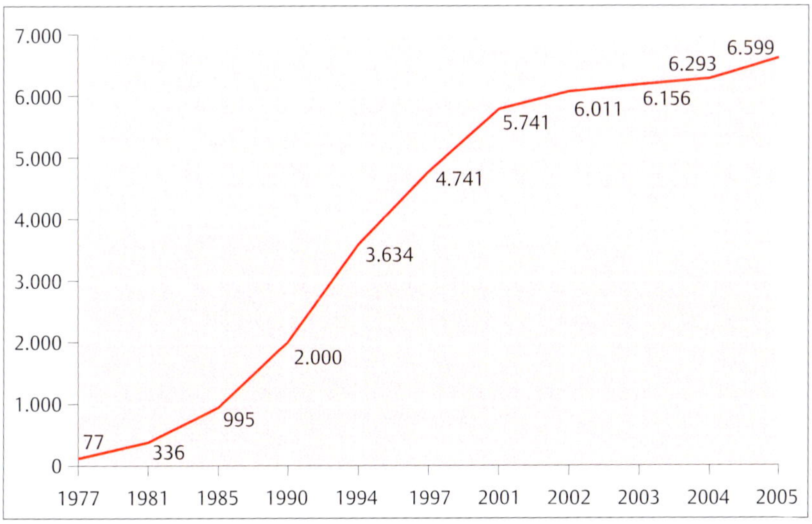

Abb. 3.**1** Entwicklung der ambulanten Herzgruppen.

Anzahl Herzgruppen 2005 nach DGPR-Landesorganisation

Baden-Württemberg	799
Bayern	680
Berlin	460
Brandenburg	125
Bremen	52
Hamburg	155
Hessen*	948
Mecklenburg-Vorpommern	139
Niedersachsen	568
Nordrhein-Westfalen	1.530
Rheinland-Pfalz	340
Saarland	109
Sachsen	308
Sachsen-Anhalt	144
Schleswig-Holstein	131
Thüringen	111
Deutschland gesamt	**6.599**

*inklusive der nicht in der GPR Hessen organisierten Herzgruppen

Herzgruppen in Deutschland 2005
pro 100.000 Einwohner/nach Bundesländern

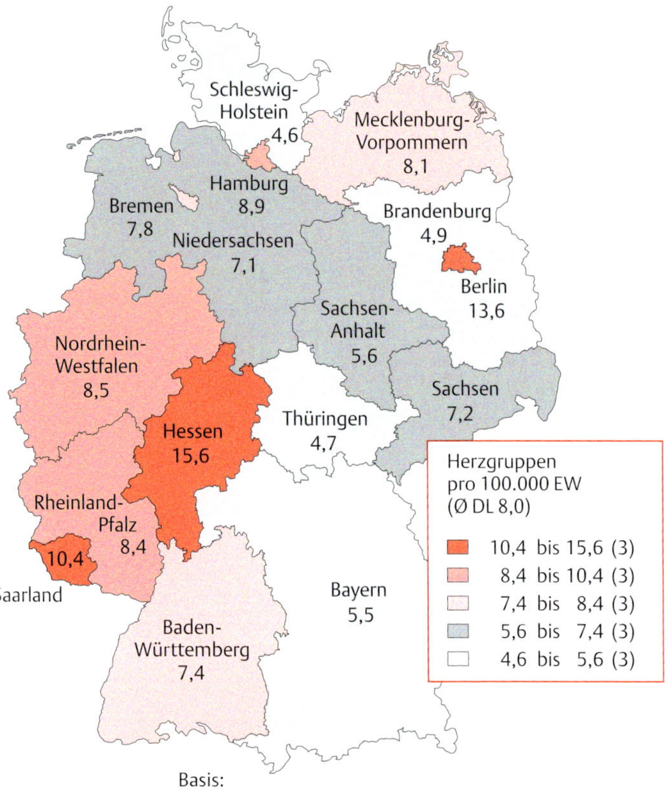

Basis:
StBA, vorläufige EW-Zahlen 30.09.2005
Bestandserhebungen DGPR-LOs 31.12.2005

Abb. 3.**2** Anzahl der Herzgruppen pro 100 000 Einwohner in den Bundesländern.

Literatur

1. Bansi H, Zieger I, Meyer-Fleming A. Die Häufung der Herzinfarkte seit 1948. Med. Klin. 1953; 15: 487
2. Beckmann P. Rehabilitation und Frühheilverfahren des Kreislaufgeschädigten. MMW 1958; 100: 487
3. Donat K. Die historische Entwicklung der stationären kardiologischen Rehabilitation. In: Deutsche Gesellschaft für Prävention und Rehabilitation von Herz-Kreislauferkrankungen e.V., eds. Die Geschichte der kardiologischen Rehabilitation unter besonderer Berücksichtigung der Bewegungstherapie.
4. v. Dusch Th. Lehrbuch der Herzkrankheiten. Leipzig: Engelmann; 1868
5. Eckart W. Geschichte der Medizin. Berlin-Heidelberg-NewYork: Springer; 1990
6. Goder G. Der akute tödliche Myokardinfarkt. Eine Statistik über 31 097 Sektionen. Z. Kreislaufforsch. 1960; 49: 105
7. Gottheiner V. Long range strenuous sports trainng for cardiac reconditioning and rehabilitation. Am J Cardiol 1968; 22: 426
8. Halhuber MJ. 10 Thesen zur kardiologischen Rehabilitation". MMW 1989; 131: Report 1
9. Hartmann KO. Das „Schorndorfer Modell" der Infarkt-Rehabilitation. In: Donat K. Kardiologische Prävention und Rehabilitation am Wohnort. Erlangen: Perimed; 1975
10. Heberden W. Some account of a disorder of the breast. Med. Transact, Royal College Physicians 1772; 2: 59
11. Hellerstein HK. The effect of physical activity. Minn. Med. 1969; 52: 1353
12. Hufeland CW. Makrobiotik oder die Kunst das menschliche Leben zu verlängern, 7. Abdruck. Berlin: Staude-Verlag; 1887
13. Levine SA, Lown B. „Armchair" treatment of acute coronary thrombosis. JAMA 1952;148:1365
14. Lichtenthaeler Ch. Geschichte der Medizin, 3. Aufl. Köln: Dtsch. Ärzteverlag; 1982.
15. Malten H. Angina pectoris. Neue Wege der Therapie. Stuttgart: Hippokrates; 1954.
16. Oertel MJ. Theorie der Kreislaufstörungen. In: v. Ziemsen H, ed. Handbuch der allgemeinen Therapie. IV. Bd., 3. Aufl. Leipzig: F.C.W. Vogel; 1885
17. Raab W. Loafer's Heart. Arch. Int. Med. 1958; 101: 194
18. Raab W. Prevention of Ischemic Heart Disease. Springfield/III: Thomas Publ; 1966
19. Rose G. Early Mobilization and Discharge after Mayocardial Infarction. Modern Concepts. Cardiovasc. Dis. 1972; 41:59
20. Schipperges H. Die Kranken im Mittelalter. München: Beck; 1990
21. Stokes W. Die Krankheiten des Herzens und der Aorta (übersetzt von Lindwurm I). Würzburg: Stahel Verlag 1855
22. White PD, Rusk HA, William B, Lee PR. Cardiovascular Rehabilitation. New York/Toronto/London: McGraw-Hill Book Company; 1957

4 Ziele und Aufgaben der Rehabilitation

Ch. Korsukéwitz, M. Rohwetter, B. Rauch

Das Wichtigste in Kürze

1. Das übergeordnete Ziel der kardiologischen Rehabilitation ist die Wiederherstellung, Verbesserung und/oder Gewährleistung der Teilhabe der Rehabilitanden am privaten, gesellschaftlichen und beruflichen Leben. Wesentlicher Bestandteil hierbei ist die konsequente Umsetzung von Maßnahmen zur Prävention, um die Morbidität und Mortalität der Patienten zu senken und deren körperliche und geistige Leistungsfähigkeit sowie deren psychische Stabilität zu erhalten oder zu verbessern.
2. Die individuellen Therapieziele und die zielführenden Aufgaben der Rehabilitation werden zu Beginn jeder Reha-Leistung anhand der medizinischen Befunde und des individuellen Problem- und Risikoprofils gemeinsam mit dem Patienten festgelegt.

Übergeordnete Ziele der kardiologischen Rehabilitation

Die Definition des Begriffs „Rehabilitation" (siehe Kapitel 2) beinhaltet bereits folgende übergeordnete Ziele:

- die Erlangung der bestmöglichen **physischen und psychischen Gesundheit** des Patienten, sowie
- dessen bestmögliche **soziale Integration**.

Im Sozialgesetzbuch IX („Rehabilitation und Teilhabe behinderter Menschen") wird die Wiedererlangung, Verbesserung oder Aufrechterhaltung der Teilhabe des Patienten, und damit die soziale Integration, in das Zentrum der Rehabilitationsziele gestellt. Die bestmögliche soziale Integration bzw. die bestmögliche „Teilhabe" setzt jedoch die bestmögliche physische und psychische Gesundheit des Patienten voraus.

> Physische und psychische Gesundheit einerseits und Teilhabe andererseits sind somit eng miteinander verknüpft – die bestmögliche physische und psychische Gesundheit muss erzielt werden, um die bestmögliche „Teilhabe" (soziale Integration) zu erreichen.

Unter diesem Gesichtspunkt zählen die Wiederherstellung und Verbesserung der körperlichen und geistigen Leistungsfähigkeit, der Lebensqualität und die Verbesserung der Prognose der Patienten (Reduktion der Morbidität und Mortalität) zu den wichtigsten Zielen der kardiologischen Rehabilitation (Tab. 4.**1**). Die physische und psychische Gesundheit ist auch die Grundlage für die **Selbstständigkeit und Autonomie** jedes Patienten. Die Aufrechterhaltung der Selbstständigkeit und Autonomie ist insbesondere bei älteren Patienten ein zunehmend bedeutendes Rehabilitationsziel. Wichtig in diesem Zusammenhang ist der Abbau individueller Barrieren und Hemmnisse sowie die Förderung eigener Ressourcen.

Von gesellschaftlicher Bedeutung ist es, dass Wirkung und Kosten der Maßnahmen, die für das Erreichen dieser Rehabilitationsziele erforderlich sind, in einem günstigen Verhältnis zueinander stehen. Die **Förderung der Selbstverantwortung des Patienten** im Umgang mit seiner Erkrankung ist hierbei von entscheidender Bedeutung und soll deshalb bei jeder Reha-Maßnahme im Zentrum der Bemühungen stehen.

Je besser und je nachhaltiger die genannten Ziele erreicht werden, desto besser sind die Voraussetzungen und Möglichkeiten einer langfristigen sozialen (Re)Integration des Patienten.

Tabelle 4.**1** Ziele der kardiologischen Rehabilitation

Verbesserung der Lebensqualität	Verbesserung der Prognose	Beitrag zur Kostenstabilität
➤ Reduktion der Beschwerden ➤ Verbesserung der körperlichen Funktion und Leistungsfähigkeit ➤ Stabilisierung des psychischen Befindens (Krankheitsbewältigung, Umgang mit der Erkrankung im Alltag) ➤ Ermöglichung und Gewährleistung der sozialen Wiedereingliederung und Teilhabe (Berufliche Tätigkeit, Familie, Erhaltung der Selbstständigkeit und Autonomie)	➤ Prävention und Risikoreduktion ➤ Reduktion der Morbidität ➤ Reduktion der Mortalität	➤ Verbesserung der Compliance ➤ Reduktion/Verhinderung vermeidbarer Krankenhausaufenthalte ➤ Vermeidung vorzeitiger Berentung und Pflege

> ! Die soziale Integration bedeutet an dieser Stelle die individuell angemessene Teilhabe am privaten, gesellschaftlichen und beruflichen Leben (Familie, Beziehungen, Freizeitgestaltung, Ausübung der beruflichen Tätigkeit und Erhaltung der Möglichkeiten zur beruflichen Entwicklung).

Therapieziele und Aufgaben der kardiologischen Rehabilitation

Die Begriffe „Rehabilitationsziele“, „Therapieziele“ und „Aufgaben der Rehabilitation“ werden im klinischen Alltag oft vermischt und nicht einheitlich angewendet. Diese Begriffe sollen deshalb an folgendem Beispiel erläutert werden:

Fallbeispiel. 75-jährige Patientin nach Nicht-ST-Hebungsinfarkt (NSTEMI) bei koronarer 3-Gefäßerkrankung, mit eingeschränkter linksventrikulärer Pumpfunktion, eingeschränkter körperlicher Leistungsfähigkeit, Hypercholesterinämie, arterieller Hypertonie und reaktiver Depression.

- **Rehabilitationsziele:**
  - Wiederherstellung und Erhaltung der Selbstständigkeit und Selbstversorgung der Patientin,
  - Wiederherstellung und Erhaltung einer guten Lebensqualität,
  - Reduktion des Risikos von Folgeereignissen (Reinfarkt, Herzdekompensation, vorzeitiger Tod, Invalidität).
- **Therapieziele:**
  - Rekompensation der Herzinsuffizienz,
  - Verbesserung der körperlichen Leistungsfähigkeit,
  - Beseitigung der Depression,
  - Reduktion der Risikofaktoren Hypercholesterinämie und Hypertonie.
- **Aufgaben der Rehabilitation:**
  - Leitliniengerechte medikamentöse Behandlung von koronarer Herzkrankheit (KHK) und Herzinsuffizienz,
  - stufenweises, individuell angemessenes körperliches Training,
  - Schulung im Umgang mit KHK und chronischer Herzinsuffizienz,
  - psychologische Unterstützung bei der Krankheitsverarbeitung,
  - Behandlung der Hypercholesterinämie und der arteriellen Hypertonie (Medikation, Lebensstiländerungen, Schulung).

> ! Nach dieser Systematik sind die Rehabilitationsziele übergeordneter Natur und beziehen sich auf die Beeinflussung des klinischen Verlaufs der Erkrankung und die Erhaltung der sozialen Integration.

Therapieziele beziehen sich u.a. auf die Behandlung einzelner Risikoerkrankungen, Risikofaktoren und bedeutender Begleiterkrankungen als Voraussetzung dafür, die Rehabilitationsziele zu erreichen. Sie beziehen sich auch auf die Beseitigung von Fähigkeits- und Funktionsstörungen, die die soziale Integration des Patienten beeinträchtigen.

Die Therapieziele ergeben sich aus dem individuellen Problem- und Risikoprofil des Patienten und werden gemeinsam mit dem Patienten zu Beginn jeder Rehabilitationsmaßnahme vereinbart. Es ist Standard, dass die Therapieziele im ärztlichen Entlassungsbericht genannt werden und der Rehabilitationserfolg an diesen Therapiezielen kritisch gemessen wird.

Unter Berücksichtigung der „Internationalen Klassifikation der Funktionsfähigkeit, Behinderung und Gesundheit“ (ICF; Kapitel 7.1) können die **Therapieziele entsprechend einer Zuordnung nach biopsychosozialen Aspekten** in verschiedene Bereiche unterteilt werden, die die Auswirkungen der Erkrankung auf folgende Punkte beschreiben:

- die Organstruktur (z.B. Infarktnarbe),
- die Organfunktion (z.B. Herzinsuffizienz),
- die Aktivitäten des Patienten (z.B. eingeschränkte körperliche Leistungsfähigkeit, eingeschränkte Gehfähigkeit) und
- die Teilhabe (z.B. verminderte Erwerbsfähigkeit).

Darüber hinaus lassen sich so genannte **„Kontextfaktoren“**, die den Krankheitsverlauf selbst und die psychosozialen Auswirkungen der Erkrankung positiv oder negativ beeinflussen, beschreiben (z.B. Beruf mit starken körperlichen Belastungen als negativer Kontextfaktor; fürsorgliche Familie und/oder finanzielle Unabhängigkeit als positive Kontextfaktoren).

Die Beeinflussung solcher Kontextfaktoren ist naturgemäß nur eingeschränkt möglich. In der Tabelle 4.**2** werden die gängigsten Therapieziele nach dieser Einteilung gelistet. Selbstverständlich kann diese Tabelle keinen Anspruch auf Vollständigkeit erheben.

Um die Therapieziele zu erreichen, müssen während einer Rehabilitationsmaßnahme in der Regel ein ganzes Paket **zielgerichteter, rehabilitationsspezifischer Aufgaben** erfüllt werden. Hierzu gehören:

1. die medizinisch überwachte Remobilisierung der Patienten nach akuter Herzkreislauferkrankung, nach Operation oder sonstigen Eingriffen im Bereich des Herzkreislaufsystems,
2. eine Risikostratifizierung in Bezug auf den zu erwartenden kurz, mittel- und langfristigen Krankheitsverlauf,
3. die Optimierung der individuellen medikamentösen und nichtmedikamentösen Therapie,
4. die ärztliche und psychologische Unterstützung des Patienten bei der Krankheitsverarbeitung,
5. die nachhaltige Vermittlung des grundlegenden Wissens über das Herzkreislaufsystem, dessen Erkrankungen und die therapeutischen Möglichkeiten,

Tabelle 4.2 Individuelle Therapieziele

Bezugspunkt	Therapieziele
Beeinträchtigung von Körperstrukturen und -funktionen	Verbesserung der Koronardurchblutung Verminderung der Angina pectoris Kompensation einer Herzinsuffizienz Verbesserung der Lungenfunktion (z.B. bei COPD, nach Thorakotomie, nach schwerer Lungenembolie) Verminderung der Atemnot (z.B. bei Herzinsuffizienz, bei COPD) Verbesserung der kardiopulmonalen Belastbarkeit (z.B. bei chronischer Herzinsuffizienz, bei koronarer Herzkrankheit, nach Herzinfarkt, nach längerer Immobilisierung, bei Trainingsmangel) Verbesserung der Durchblutung der unteren Extremitäten Reduktion der Claudicatio bei PAVK Optimierung des Stoffwechsels (z.B. leitliniengerechte Senkung des LDL-Cholesterins, Behandlung eines Diabetes) Normalisierung des Blutdrucks Gewichtsreduktion Beseitigung von Ödemen (z.B. nach Venektomie, bei Rechtsherzinsuffizienz) Reduktion postoperativer Schmerzen (z.B. nach Thorakotomie) Beseitigung von Ergüssen (z.B. bei Postthorakotomiesyndrom) Reduktion, Verhinderung, Beseitigung von Herzrhythmusstörungen (z.B. postoperatives Vorhofflimmern) Verbesserung der neuromuskulären Funktion Verminderung, Beseitigung von Schwindel
Beeinträchtigung von Aktivitäten und Teilhabe	Verbesserung der Mobilität, der Ausdauer, der Gehfähigkeit, der Koordination, der Fähigkeit zur Haushaltsführung Verbesserung in den Fähigkeiten und Möglichkeiten bei der Freizeitgestaltung, beim Sport, bei der Haushaltsführung, im Beruf Psychische Stabilisierung (Verminderung und Beseitigung von Ängstlichkeit und/oder Depression; Optimierung der Krankheitsbewältigung) Vermeidung, Beseitigung, Verminderung von Störungen im Partnerverhalten, im Bereich der Motivation, im Umgang mit persönlichen Krisen Verbesserung der sozialen Integration und der sozialen Kompetenz
Kontextfaktoren und Risikofaktoren	Förderung der beruflichen Wiedereingliederung Leistungen zur Teilhabe am Arbeitsleben (berufsfördernde Maßnahmen) Lebensstiländerungen (Beendigung des Rauchens, gesunde Ernährung, ausreichend körperliches Training, Entspannung, Gewichtsregulation) Verbesserung des Informationsstandes zu Krankheit und gesundheitsfördernden Maßnahmen Erlernen von Techniken zur Selbstkontrolle (Antikoagulanzien-Management, Diabetes mellitus, Herzinsuffizienz, Bluthochdruck) Erlernen von Entspannungstechniken, Schulung der Körperwahrnehmung Erlernen des Umgangs mit Notfallsituationen

6. die Schulung und Verhaltenstherapie besonderer Risikopatienten (z.B. bei Adipositas, Nikotinabusus, Herzinsuffizienz, Bluthochdruck, Diabetes, Marcumar-Therapie),
7. die Beratung und Unterstützung des Patienten bei der beruflichen und sozialen Wiedereingliederung, einschließlich der sozialmedizinischen Begutachtung erwerbstätiger Patienten sowie
8. die Einbeziehung der Lebenspartner der Patienten in die Beratungen.

> ! Es ist Standard der kardiologischen Rehabilitationseinrichtungen in Deutschland, dass die zielgerichteten Rehabilitationsaufgaben für jeden Patienten in eigens angefertigten Therapieplänen festgehalten werden.

Diese Therapiepläne dienen dem Patienten und dem betreuenden Personal einerseits als Orientierung, aber auch zur Kontrolle des Rehabilitationsablaufs. Die Therapiepläne werden im Rahmen der Qualitätssicherung der Leistungsträger zusammen mit dem ärztlichen Entlassungsbericht stichprobenhaft überprüft.

5 Voraussetzungen und Indikationen zur Durchführung einer kardiologischen Rehabilitation

Ch. Korsukéwitz, M. Rohwetter, B. Rauch

Das Wichtigste in Kürze

Die Durchführung einer kardiologischen Rehabilitation setzt Rehabilitationsbedürftigkeit, Rehabilitationsfähigkeit und eine positive Rehabilitationsprognose voraus.
Eine Reha-Bedürftigkeit mit günstiger Reha-Prognose besteht in der Regel nach akutem Koronarsyndrom (insbesondere nach STEMI und NSTEMI), nach Herzoperation (insbesondere nach Bypass-Operation, Herzklappenoperation, Herztransplantation) und nach dekompensierter Herzinsuffizienz. Auch andere akute Erkrankungen des Herzkreislaufsystems können zu einer Reha-Bedürftigkeit führen. Darüber hinaus kann bei Patienten mit stabiler koronarer Herzkrankheit (KHK) und nach elektiver perkutaner Koronarintervention (PCI) eine Reha-Bedürftigkeit bestehen, wenn die Risikokonstellation besonders ausgeprägt ist und eine signifikante Einschränkung der Teilhabe droht.

Voraussetzungen für die Durchführung einer kardiologischen Rehabilitation

Zur allgemeinen Klärung der Voraussetzungen für die Durchführung einer kardiologischen Rehabilitation bedarf es der Prüfung

- der Rehabilitationsbedürftigkeit,
- der Rehabilitationsfähigkeit und
- der positiven Rehabilitationsprognose.

Rehabilitationsbedürftigkeit

Die Rehabilitationsbedürftigkeit ist gegeben, wenn durch eine Erkrankung eine Beeinträchtigung der **körperlichen, seelischen und sozialen Integrität (Schädigung)** mit der Folge einer Beeinträchtigung der individuellen Aktivitäten, der individuellen Leistungsfähigkeit und damit auch der **Partizipation (Teilhabe an den verschiedenen Lebensbereichen)** droht oder bereits eingetreten ist. Dies betrifft in besonderem Maße auch Patienten, die mit einem hohen Risiko eines vorzeitigen Todes belastet sind. Die medizinische Rehabilitation hat somit die Aufgabe, diese Beeinträchtigungen und Risiken zu vermeiden, zu reduzieren, zu beseitigen oder eine Verschlimmerung zu verhüten.

In diesem Sinne kommt der **Prävention** in der Rehabilitation von Patienten mit kardiovaskulären Erkrankungen eine herausragende Bedeutung zu. Beseitigung und Behandlung von kardiovaskulären Risikofaktoren und Risikoerkrankungen sind wesentlicher Bestandteil der kardiologischen Rehabilitation, wobei auch die beeinflussenden und beeinflussbaren **Umweltfaktoren (Kontextfaktoren)** der Berücksichtigung bedürfen.

Rehabilitationsfähigkeit

Die Rehabilitationsfähigkeit bezieht sich auf die körperliche, psychische und geistige Verfassung des Rehabilitanden. Rehabilitationsfähig sind Personen, die der Beanspruchung durch die Rehabilitation gewachsen erscheinen, und die der Teilnahme an der Rehabilitationsleistung zustimmen.

Rehabilitationsprognose

Die **Rehabilitationsprognose** bezieht sich auf die Wahrscheinlichkeit, dass durch eine Reha-Maßnahme die in Kapitel 4 beschriebenen **Rehabilitations- und Therapieziele** in einem angemessenen Zeitraum erreicht werden können. Als Beurteilungsbasis dient dabei die Art der Erkrankung, der bisherige Krankheitsverlauf, das auf der Basis bisheriger Befunde zu beurteilende Potenzial zur Kompensation und/oder Rückbildung der Erkrankung sowie die Motivation des Patienten.

Bei der Beurteilung der Reha-Prognose ist auch die wissenschaftliche Evidenz in Bezug auf die Effektivität der medizinischen Rehabilitation bei den unterschiedlichen Krankheitsbildern zu berücksichtigen.

Personelle/apparative Voraussetzungen

Grundsätzlich werden während der kardiologischen Rehabilitation Erkrankungen des Herzens, der Gefäße und des Kreislaufs im **Rekonvaleszenzstadium und im chronischen Stadium** behandelt (Tab. 5.**1**). Schwerwiegende akute Erkrankungen (z.B. akutes Koronarsyndrom, dekompensierte Herzinsuffizienz, akute Endokarditis, andere schwere akute Infektionen) sind Ausschlussindikationen für eine kardiologische Rehabilitation. Ausschlussindikationen sind auch schwere neurologische oder orthopädische Behinderungen, die einer speziellen Fachbehandlung bedürfen, und die die kardiologische Reha-Fähigkeit deutlich einschränken (Tab. 5.**2**).

Akute Verschlechterungen und Komplikationen sind im Indikationsbereich der Herzkreislauferkran-

Tabelle 5.1 Indikationen zur kardiologischen Rehabilitation

Zustand nach akutem Koronarsyndrom mit und ohne PCI (Zustand nach STEMI, NSTEMI und Zustand nach instabiler Angina pectoris mit und ohne PCI)

Zustand nach koronarer Bypass-Operation und anderen Formen der operativen Revaskularisierung

Stabile koronare Herzkrankheit:
- nach PCI bei ausgeprägtem Risikoprofil u./o. kardialer Residualsymptomatik
- bei symptomatischer, stabiler koronarer Herzerkrankung
- bei erschwerter Krankheitsverarbeitung/-bewältigung

Zustand nach dekompensierter Herzinsuffizienz

Zustand nach Herzklappenoperation (auch nach Operation/Teiloperation kongenitaler Vitien)

Zustand nach Herztransplantation

Zustand nach Implantation von komplexen Herzschrittmachersystemen, z.B. ICD, CRT-Systemen

Nach akuten entzündlichen Herzerkrankungen (Endo-, Myo-, Perikarditis)

Erkrankungen der Aorta im chronischen Stadium oder nach operativer oder interventioneller Therapie, z.B. Zustand nach Operation eines Aortenaneurysmas; Zustand nach Operation einer Aortendissektion, konservativ zu behandelnde Aortenaneurysmen mit und ohne Dissektion

Atherosklerose der Extremitätenarterien (Bein-Becken-Typ) mit belastungsinduziertem Ischämieschmerz; Zustand nach arterieller Embolie und Thrombose mit anhaltenden Beeinträchtigungen

Zustand nach Operation peripherer Arterien; Zustand nach interventionellen Eingriffen (Gefäßdilatation und/oder Stent-Implantation) mit anhaltenden Beeinträchtigungen

Z.n. Lungenembolie mit ausgedehntem Perfusionsausfall

Tabelle 5.2 Ausschlussindikationen

Erkrankungen des Herzens und der Gefäße	Akutes Koronarsyndrom/akuter Herzinfarkt (ACS) Akute Myokarditis Akute Perikarditis (außer Postthorakotomiesyndrom) und Akute/subakute Endokarditis Akut dekompensierte Herzinsuffizienz Akutes Cor pulmonale Akute zerebrale Blutung und Durchblutungsstörungen, sowie entzündliche Erkrankungen des ZNS mit schweren Folgeerscheinungen: ➤ Subarachnoidalblutung ➤ intrazerebrale Hämorrhagie ➤ sonstige intrakranielle Blutung ➤ Schlaganfall mit Hemiplegie ➤ Spätfolgen von Hirngefäßerkrankungen mit Hemiplegie ➤ Meningitis/Enzephalitis ➤ apallisches Syndrom
Sonstige Erkrankungen	Schwere bakterielle Lungenentzündung Pleuraempyem Lungen- und Mediastinalabszess
	Komata und Präkomata jeglicher Ursache Akute Thyreotoxikose Mukoviszidose Schwere Ernährungsmangelerkrankung Erkrankung mit Schwächung des Immunsystems (**Ausnahme:** Im chronisch kompensierten Stadium ist nach Einzelfallentscheidung eine Mitbehandlung möglich, sofern die Primärindikation für die Rehabilitation im kardiovaskulären Bereich liegt.)
	Aplastische Anämie Akute Agranulozytose Bösartige Neubildung des lymphatischen oder hämatopoetischen Systems (**Ausnahme:** In der Phase der chronischen Remission ist eine Mitbehandlung möglich, sofern die Primärindikation für die Rehabilitation im kardiovaskulären Bereich liegt.)

Tabelle 5.**3** Häufige mitbehandelbare Erkrankungen

Organsystem	Spezielle Krankheiten/Therapieindikation
Lungenerkrankungen im chronisch kompensierten Stadium, die eine ausreichende Mobilisierung des Patienten zulassen	Akute Infektionen der oberen Atemwege Akute Infektionen der unteren Atemwege (z.B. akute Bronchitis) Chronisch obstruktive Lungenerkrankung (COPD) Lungenemphysem Chronisch restriktive Lungenerkrankungen
Erkrankungen des Stoffwechsels und Endokrinopathien im kompensierten Stadium	Risikofaktoren und -erkrankungen wie Hypercholesterinämie, Adipositas, metabolisches Syndrom und Diabetes mellitus Typ 1 und Typ 2 sind im Rahmen der Hauptindikation grundsätzlich mitzubehandeln. Sonstige Endokrinopathien und Stoffwechselerkrankungen im kompensierten Stadium.
Psychosomatisch geprägte Störungen	Eine die Teilhabe bedrohende (reaktive) Depression oder Angsterkrankung bei Herzkreislaufpatienten.
Erkrankungen der Bewegungsorgane	Erkrankungen der Bewegungsorgane im chronischen Stadium, die eine ausreichende Mobilisierung des Patienten zulassen.
Akute Entzündungen, unkomplizierte Infektionen oder kleine postoperative Blutungen	Akute Entzündungen, unkomplizierte Infektionen oder kleine postoperative Blutungen werden primär und ggf. mit konsiliarischer Unterstützung mitbehandelt, soweit diese sich innerhalb weniger Tage beherrschen lassen, keiner akutstationären Betreuung bedürfen und nur zu einer kurzfristigen Beeinträchtigung der Rehabilitationsmaßnahme führen.

kungen allerdings immer möglich. Kardiologische Reha-Einrichtungen benötigen deshalb die notwendige personelle und apparative Ausrüstung, um solche Verläufe rechtzeitig zu erkennen, präventiv zu behandeln und ggf. auch schwerwiegende Komplikationen überbrückend bis zur Verlegung in das nächste geeignete Akutkrankenhaus oder Herzzentrum zu behandeln.

Die Herzkreislaufpatienten sind in der Regel multimorbide. Das bedeutet, dass im Rahmen einer kardiologischen Rehabilitation sehr häufig **Begleiterkrankungen** mitbehandelt werden müssen (Tab. 5.**3**). Bei schwerwiegenden Begleiterkrankungen oder Grenzindikationen wird die Frage der Reha-Bedürftigkeit und der Reha-Fähigkeit gemeinsam mit den behandelnden Ärzten des Akutkrankenhauses geklärt. Gegebenenfalls muss der jeweilige Leistungsträger zusätzlich eingeschaltet werden. Die Reha-Fähigkeit richtet sich dabei nach dem aktuellen klinischen Zustand, der aktuellen Mobilität und dem Mobilisierungspotenzial des Patienten.

Die wichtigsten Indikationen zur kardiologischen Rehabilitation

Im Folgenden soll auf die häufigsten und im klinischen Alltag wichtigsten Indikationen zur kardiologischen Rehabilitation näher eingegangen werden. Weitere mögliche Rehabilitationsindikationen sind in Tabelle 5.**1** aufgezählt.

Nach akutem Koronarsyndrom

Unter dem Begriff des akuten Koronarsyndroms (ACS) werden folgende Erkrankungen zusammengefasst (Kapitel 12.1):

- ST-Hebungsinfarkt (STEMI),
- Nicht-ST-Hebungsinfarkt (NSTEMI),
- instabile Angina pectoris und
- plötzlicher Herztod.

Dem plötzlichen Herztod liegt häufig ein akuter Herzinfarkt zugrunde. Die Abbildung 5.**1** zeigt die Häufigkeit klinischer Ereignisse durch die KHK in Deutschland.

Während sich die intrahospitale **Mortalität des ACS** durch die moderne Diagnostik und Therapie in den letzten 20 Jahren deutlich reduziert hat, hängt der klinische Verlauf im Folgejahr entscheidend von der Risikokonstellation und der Umsetzung einer leitlinien-

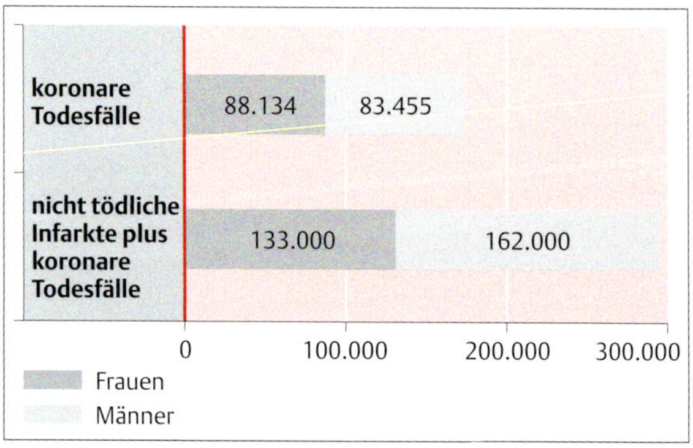

Abb. 5.**1** Häufigkeit klinischer Ereignisse durch die koronare Herzkrankheit (KHK) in Deutschland 2003 (22, 30).

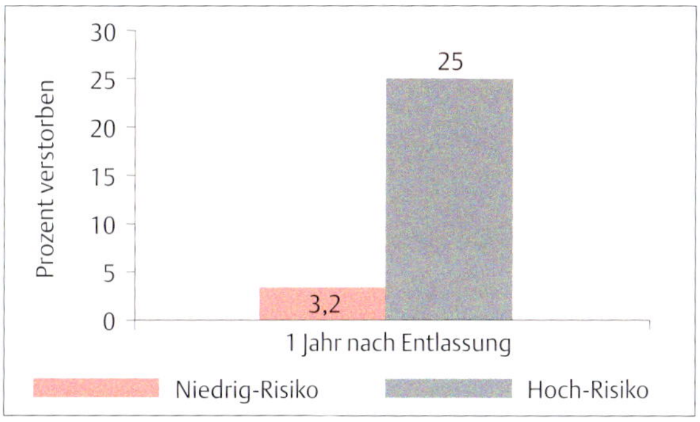

Abb. 5.**2** Das Diagramm zeigt beispielhaft die deutliche Abhängigkeit der Langzeitprognose (1-Jahres-Sterblichkeit nach Entlassung) von der Risikokonstellation und der leitlinienkonformen Behandlung der Patienten (21)!

gerechten Langzeittherapie ab (21, 32) (Abb. 5.**2**). Die durchschnittliche Mortalität im Folgejahr liegt nach STEMI bei ca. 8 % und nach NSTEMI bei ca. 11 %.

Die prähospitale Mortalität liegt trotz eines sehr gut funktionierenden Notarztsystems in Deutschland allerdings mit über 30 % unverändert hoch (22).

Nach einem überlebten ACS ist es deshalb von entscheidender Bedeutung, die individuelle Risikokonstellation der Patienten nachhaltig zu verbessern.

Über intensive Aufklärung und Schulung muss dazu beigetragen werden, dass die Patienten die Maßnahmen zur Prävention konsequent und langfristig durchführen.

Die Symptome einer Progression der Erkrankung müssen die Patienten selbst rechtzeitig erkennen können, um das Risiko eines erneuten Herzinfarkts zu minimieren. Nur unter diesen Voraussetzungen lässt sich die Teilhabe des Patienten am gesellschaftlichen Leben als zentrales, vom Gesetzgeber gefordertes Rehabilitationsziel erreichen.

Studienlage

Bezogen auf eine Nachbeobachtungszeit von ca. 2,5 Jahren verbessern multidisziplinäre Reha-Programme nach akutem Myokardinfarkt die kardiovaskuläre Risikokonstellation, die körperliche Leistungsfähigkeit, die Lebensqualität und die Prognose der Patienten signifikant (15).

Entscheidend für die Verbesserung der Prognose ist ein regelmäßiges und langfristiges körperliches Ausdauertraining (15). Der Überlebensvorteil durch die Teilnahme an Rehabilitationsprogrammen hat im Verlauf seit 1982 eher zugenommen (34).

Auch Frauen und ältere Patienten profitieren von der kardiologischen Rehabilitation (34). Allerdings waren in den meisten der bisherigen Studien Frauen unterrepräsentiert und multimorbide Patienten ebenso wie Patienten mit höherem Risiko in der Regel sogar ausgeschlossen (15). Auch sind die bisherigen Studien in Bezug auf die Anzahl der eingeschlossenen Patienten, die Art der Randomisierung, die Dauer der Nachbeobachtung und die Art und Dauer der Intervention sehr heterogen.

In Deutschland sind bis heute keine prospektiven randomisierten Studien zur Wirksamkeit der hier üblichen Form der kardiologischen Rehabilitation durchgeführt worden.

Prospektive Längsschnittstudien zeigen, dass die kardiovaskulären Risikofaktoren während der in Deutschland üblichen drei- bis vierwöchigen Rehabilitation deutlich reduziert werden (33). Dieser positive Einfluss verringert sich zwar im Langzeitverlauf, dennoch bleibt der Unterschied gegenüber Patienten ohne Rehabilitation auch langfristig erhalten (19). Nach den Ergebnissen des „Acute Coronary Syndromes Registry" (ACOS) mit einer Beteiligung von über 10 000 Patienten und 155 Kliniken in Deutschland ist die Durchführung einer kardiologischen Rehabilitation nach STEMI und nach NSTEMI mit einer signifikant reduzierten Ein-Jahres-Mortalität assoziiert (26). Kein signifikanter Unterschied zeigt sich jedoch innerhalb dieser Zeitspanne in der Rate nichttödlicher Reinfarkte und nichttödlicher Schlaganfälle (26).

Konsequenzen für die Reha-Indikationsstellung

Aus diesen Daten ergeben sich folgende Konsequenzen für die Indikationsstellung einer Reha-Maßnahme:

- **STEMI und NSTEMI** gehören zu den klassischen Indikationen zur Durchführung einer kardiologischen Rehabilitation. Die Effektivität der Rehabilitation in Bezug auf die Verbesserung des Risikoprofils und des langfristigen klinischen Verlaufs ist wissenschaftlich gut belegt.
- Bei Patienten mit **instabiler Angina pectoris und nachgewiesener KHK** kann sich unter folgenden Voraussetzungen eine Reha-Bedürftigkeit ergeben:
  - bei fortbestehenden Beschwerden nach Ausschöpfung interventioneller Maßnahmen (PCI, Bypass-Operation),
  - bei Fortbestehen einer komplexen Risikofaktorenkonstellation,
  - bei signifikanter Einschränkung der körperlichen und/oder psychischen Leistungsfähigkeit,
  - bei einer gefährdeten sozialen Wiedereingliederung und/oder
  - bei besonderem Schulungsbedarf.

Nach Myokardrevaskularisation

Um den langfristigen Erfolg einer koronaren Bypass-Operation oder einer perkutanen Koronarintervention (PCI) zu sichern, bedarf es einer ebenso konsequenten Prävention wie nach einem akuten Koronarsyndrom. Studien belegen, dass die konsequente Behandlung kardiovaskulärer Risikofaktoren wie die Beendigung des

Rauchens und die Senkung des LDL-Cholesterins die Langzeitprognose der Patienten nach PCI und nach koronarer Bypass-Operation signifikant verbessern (6, 11).

Während sich Patienten nach PCI meist sehr rasch wieder subjektiv leistungsfähig erleben, durchschreiten Patienten nach Bypass-Operation eine Rekonvaleszenzphase, die häufig mit Einschränkungen der körperlichen Leistungsfähigkeit und der psychischen Befindlichkeit verknüpft ist. Neben den üblichen Schmerzen im Thoraxbereich kann es zu typischen postoperativen Komplikationen wie Vorhofflimmern, Ergussbildung und Postthorakotomiesyndrom, Wundheilungsstörungen und neurologischen Defiziten kommen. Die kardiologische Reha-Einrichtung muss in der Lage sein, diese Probleme rechtzeitig zu erkennen, in ihrer Bedeutung adäquat einzuschätzen und zu behandeln. Die enge Kooperation mit dem behandelnden Herzzentrum ist dabei eine Voraussetzung.

Studienlage

Nach koronarer Bypass-Operation verbessern sich Lebensqualität, körperliche Leistungsfähigkeit und Langzeitprognose durch die Teilnahme an kardiologischen Reha-Programmen (5, 12, 24). Nach elektiver PCI verbessert die Teilnahme an Reha-Programmen die körperliche Leistungsfähigkeit, das Risikofaktorenprofil und reduziert die kardiovaskuläre Ereignisrate (1, 13, 24).

Konsequenzen für die Reha-Indikationsstellung

Es ergeben sich folgende Konsequenzen für die Indikationsstellung einer Reha-Maßnahme:

- Nach **koronarer Bypass-Operation** ist die Durchführung einer kardiologischen Rehabilitation indiziert. Remobilisierung und Wiederherstellung der körperlichen Leistungsfähigkeit, Überwachung und Therapie möglicher postoperativer Komplikationen und die konsequente Umsetzung präventiver Maßnahmen gehören dabei zu den zentralen Aufgaben.
- Nach **elektiver PCI** orientiert sich die Reha-Indikationsstellung an folgenden Faktoren bzw. Beeinträchtigungen:
  - ausgeprägtes Risikoprofil und besonderer Schulungsbedarf,
  - fortbestehende Beschwerden,
  - eingeschränkte körperliche Leistungsfähigkeit sowie
  - Gefährdung der sozialen Wiedereingliederung und Teilhabe (Beruf, Familie, Selbstständigkeit alter Patienten).

Bei klinisch stabiler KHK

Die stabile Angina pectoris ist bei Frauen ebenso wie bei Männern mit einer etwa 2-fach erhöhten 4-Jahres-Mortalität assoziiert. Bei Frauen < 75 Jahren mit stabiler Angina pectoris ist das Risiko des Koronartodes sogar höher als bei Männern (4). Die Indikation zu einer intensiven, kurzzeitigen Reha-Maßnahme in einer ambulanten oder stationären Einrichtung ergibt sich v.a. bei eingeschränkter oder drohender Einschränkung der Teilhabe.

> ! Nachhaltige Verbesserungen des Risikofaktorenprofils, der Lebensqualität und der Prognose werden bei Patienten mit stabiler KHK v.a. durch langfristig angelegte Programme erreicht (10, 23). Dazu gehört die Reha-Nachsorge u.a. in den in Deutschland seit langem etablierten ambulanten Herzgruppen (2).

Studienlage

Im stabilen Stadium einer KHK wird der Krankheitsverlauf durch die Teilnahme an kardiologischen Rehabilitationsprogrammen mit regelmäßigem körperlichen Training und Unterstützung bei der Reduktion kardiovaskulärer Risikofaktoren verbessert (10, 19, 29). Unter den Krankheitsverlauf fallen Symptomatik, Lebensqualität, Risikofaktoren, kardiale Funktionsparameter und körperliche Leistungsfähigkeit sowie Risiko und Häufigkeit kardiovaskulärer Ereignisse.

> ! Bei Patienten mit stabiler KHK führt die in Deutschland übliche Form der dreiwöchigen Rehabilitation verglichen mit einem Kontrollkollektiv ohne Rehabilitation zu einer deutlichen Verbesserung des Risikofaktorenprofils. Dieser Effekt nimmt jedoch über den Zeitraum eines Jahres wieder ab (33).

Konsequenzen für die Reha-Indikationsstellung

Im klinisch stabilen Stadium der KHK besteht dann eine Indikation zu einer kardiologischen Rehabilitation, wenn eine besondere und schwierig therapierbare kardiovaskuläre Risikokonstellation vorliegt, eine eingeschränkte Belastbarkeit besteht und/oder wenn krankheitsbedingt eine Erwerbsminderung oder Pflegebedürftigkeit (Einschränkung der Teilhabe) droht.

Nach dekompensierter Herzinsuffizienz

Die chronische Herzinsuffizienz ist ein schwerwiegendes Krankheitsbild mit hoher Sterblichkeit (16), dessen Prävalenz (derzeit ca. 2 Mio Patienten in Deutschland) und Inzidenz (derzeit pro Jahr ca. 200 000 Neuerkrankungen) zunimmt (Kap. 12.3). Die Herzinsuffizienz war in Deutschland im Jahre 2004 bei Männern die vierthäufigste Todesursache nach chronischer KHK, akutem Myokardinfarkt und bösartigen Neubildungen der Bronchien und der Lunge (15 053 Todesfälle). Bei Frauen lag die Herzinsuffizienz mit 33 131 Todesfällen sogar an zweiter Stelle nach der chronischen KHK (30).

Die häufigsten **Ursachen** der chronischen Herzinsuffizienz sind die koronare Herzerkrankung und die unkontrollierte arterielle Hypertonie. Neben der hohen Sterblichkeit ist die chronische Herzinsuffizienz durch eine drastische Einschränkung der körperlichen Leistungsfähigkeit mit allen Konsequenzen in Bezug auf die gesellschaftliche Teilhabe charakterisiert. Kompliziert wird die Situation zusätzlich durch die hohe Prävalenz von Begleiterkrankungen.

Studienlage

Angepasstes aerobes körperliches Ausdauertraining verbessert bei Patienten mit chronischer Herzinsuffizienz über neurohumorale Mechanismen und Adaptation der peripheren Zirkulation die körperliche Leistungsfähigkeit und damit auch die Lebensqualität. Durch körperliches Training lässt sich auch eine signifikante Reduktion der Morbidität und wahrscheinlich auch der Mortalität erreichen (25).

Langzeitprogramme zur ambulanten Versorgung von Patienten mit chronischer Herzinsuffizienz reduzieren die Rehospitalisierungsraten und verbessern die Prognose (7, 9) (Abb. 5.**3**). Die in Deutschland übliche kardiologische Rehabilitation über 3–4 Wochen trägt bei Patienten mit Herzinsuffizienz wesentlich zur Implementierung einer leitlinienkonformen medikamentösen Therapie bei (27).

Konsequenzen für die Reha-Indikationsstellung

Es ergeben sich folgende Konsequenzen für die Indikationsstellung einer Reha-Maßnahme:

- Nach dekompensierter Herzinsuffizienz besteht die Indikation zur Durchführung einer kardiologischen Rehabilitation in einer hierfür spezialisierten Einrichtung. Die Hauptaufgaben der Rehabilitation sind die Schulung der Patienten im Umgang mit der Erkrankung, die Einleitung eines individuell angepassten körperlichen Trainings und die stufenweise Anpassung der medikamentösen Therapie.
- Grundsätzlich ist der Aufbau in Deutschland noch nicht routinemäßig etablierter integrierter Langzeitprogramme zur Betreuung von Patienten mit chronischer Herzinsuffizienz anzustreben.

Nach Herzklappenoperation

Die in den letzten Jahren deutliche Verkürzung des Krankenhausaufenthalts nach Herzoperationen und die immer älteren und multimorbiden Patienten, die einer Klappenoperation unterzogen werden, haben den Bedarf an einer hochqualifizierten medizinischen Betreuung während der ersten Wochen nach der Operation erhöht (Kap. 12.6). Somit kommt der postoperativen Rehabilitation eine besondere Bedeutung zu (3).

Studienlage

Trotz langjähriger klinischer Erfahrung in der kardiologischen Rehabilitation von Patienten nach operativer Korrektur von Herzklappenfehlern in Deutschland liegen hierzu nur wenig wissenschaftliche Daten vor.

Bezüglich der Effekte von körperlichem Training nach Herzklappenoperation existieren national und international nur kleine Studien mit ausgewählten Patientengruppen (meist guter Allgemeinzustand und initial nur geringe Einschränkung der körperlichen Belastbarkeit). Sie zeigen eine ähnliche Verbesserung der körperlichen Leistungsfähigkeit wie bei KHK-Patienten. Trainingsprogramme über 1–12 Monate mit 3–7 Trainingseinheiten pro Woche hatten einen positiven Effekt in Bezug auf die Belastbarkeit bei Patienten nach Aortenklappenersatz, nach Mitralklappenvalvuloplastie und nach Mitralklappenersatz (3, 8).

Konsequenzen für die Reha-Indikationsstellung

Nach operativer Korrektur eines Herzklappenfehlers besteht die Indikation zur Durchführung einer kardiologischen Rehabilitation in einer hierfür spezialisierten Einrichtung. Die Aufgaben der Rehabilitation sind die postoperative medizinische Überwachung und Therapie, die Einleitung eines individuell angepassten körperlichen Trainings und die Schulung im Umgang mit der Erkrankung (insbesondere Endokarditisprophylaxe und/oder Dauerantikoagulation).

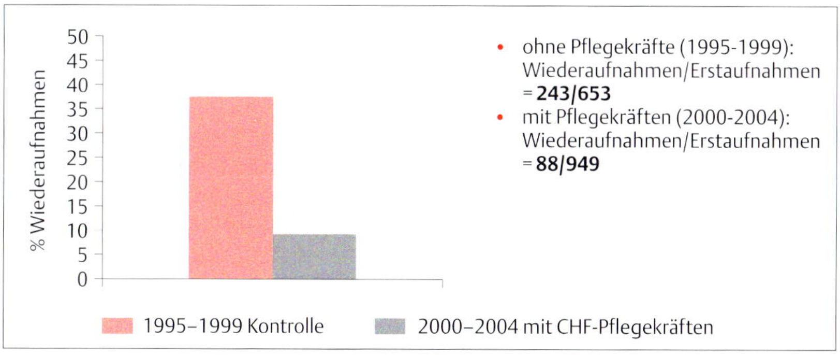

Abb. 5.**3** Einfluss von spezialisierten Pflegekräften bei der langfristigen ambulanten Mitbetreuung von Patienten mit chronischer Herzinsuffizienz auf die Rate der stationären Wiederaufnahmen (Cleuren et al., Persistent positive effect of a dedicated heart failure programme during a follow-up of 5 years. Abstract: 2810; ESC 2005).

Nach Herztransplantation

Bei chronischer Herzinsuffizienz kommt es insbesondere im Endstadium zu einer Dekonditionierung der peripheren Zirkulation und der Skelettmuskulatur. Nach Herztransplantation arbeitet somit ein quasi „gesundes" Herz in einem dekonditionierten, „insuffizienten" Organismus (Kap. 12.4). In Analogie zur chronischen Herzinsuffizienz führt körperliches Ausdauertraining über periphere hämodynamische und metabolische Anpassungserscheinungen zu einer Verbesserung der peripheren Durchblutung, einer Konditionierung der Skelettmuskelfunktion, und damit zu einer Verbesserung der körperlichen Leistungsfähigkeit (17). Die Probleme in den ersten Wochen und Monaten nach Herztransplantation sind komplex und beziehen sich auf folgende Punkte:

- die körperliche Remobilisierung und Rekonditionierung,
- die medikamentöse Therapie mit komplexen Interaktionen und einem hohen Risiko an Nebenwirkungen,
- hygienische Fragen zur Verhinderung von Infektionen des immunsupprimierten Patienten,
- die psychologische Führung und
- die soziale Wiedereingliederung des Patienten (28).

Studienlage

Gemessen an der maximalen Sauerstoffaufnahme liegt der Zuwachs der körperlichen Leistungsfähigkeit durch die Herztransplantation ohne begleitende Rehabilitation nur bei 18 %, mit begleitender Rehabilitation jedoch bei 49 % (18).

Konsequenzen für die Reha-Indikationsstellung

Es ergeben sich folgende Konsequenzen für die Indikationsstellung einer Reha-Maßnahme:

- Nach Herztransplantation soll eine Rehabilitation in einer dafür spezialisierten kardiologischen Rehabilitationseinrichtung durchgeführt werden. Eine enge Kooperation mit dem Transplantationszentrum ist zu gewährleisten.
- Die Aufgaben der Rehabilitation liegen hierbei neben der körperlichen Rekonditionierung und Remobilisierung in einer engmaschigen medizinischen Überwachung (Abstoßung, Infektion, medikamentöse Therapie), einer individuellen Schulung und psychologischen Führung zur Unterstützung bei der Krankheitsverarbeitung und der sozialen Wiedereingliederung.

Nach Implantation von ICD- und CRT-Systemen

Patienten mit ICD (**I**mplantable **C**ardioverter **D**efibrillator) bzw. CRT-Systemen (Systeme zur **C**ardialen **R**esynchronisations-**T**herapie) bedürfen primär einer engen Überwachung und Nachsorge durch ein entsprechend erfahrenes Herzzentrum (14) (Kap. 12.5). Zur Bedeutung und Wirksamkeit einer medizinischen Rehabilitation von Patienten mit ICD/CRT-Systemen stehen nur wenige Studien zur Verfügung.

Patienten mit neu implantierten ICD/CRT-Systemen leiden unter hoher psychischer Anspannung und Stress. Zur Aneignung eines angemessenen Umgangs mit ihrer individuellen Situation und zur Verbesserung der Lebensqualität kann eine multidisziplinäre Rehabilitationsleistung beitragen.

! Unter Berücksichtigung der ICD-Detektionsfrequenz lassen sich bei ICD-Patienten angepasste Trainingsprogramme sicher durchführen (20, 31).

Konsequenzen für die Reha-Indikationsstellung

Es ergeben sich folgende Konsequenzen für die Indikationsstellung einer Reha-Maßnahme:

- Nach erstmaliger Implantation eines ICD/CRT-Systems ist eine kardiologische Rehabilitation in einer Einrichtung mit entsprechendem Fachwissen sinnvoll. Eine enge Kooperation mit dem implantierenden Herzzentrum ist dabei eine zwingende Voraussetzung.
- Die Hauptaufgaben der Rehabilitation sind die klinische Überwachung der Patienten während der Einleitung eines angepassten Trainings, die Optimierung der medikamentösen Therapie und die psychische Stabilisierung.

Literatur

1. Belardinelli R, Paolini I, Cianci G, Piva G, Georgiou D, Purcaro. Exercise training intervention after coronary angioplasty: the ETICA trial. J Am Coll Cardiol 2001; 37: 1891–1900
2. Buchwalsky G, Buchwalsky R, Held K. Langzeitwirkungen der Nachsorge in einer ambulanten Herzgruppe. Eine Fall-/Kontrollstudie. Z Kardiol 2002; 91:139–146
3. Butchart E, Gohlke-Bärwolf C, Antunes MJ, et al. the Working Groups on Valvular Heart Disease, Thrombosis and Cardiac Rehabilitation and Exercise Physiology, European Society of Cardiology. Recommendations for the management of patients after heart valve surgery. Eur Heart J 2005; 26: 2453–2471
4. Daly C, Clemens F, Lopez-Sendon JL, et al. Gender differences in the management and clinical outcome of stable angina. Circulation 2006; 113: 490–498
5. Engblom E, Korpilahti K, Hamalainen H, Ronnemaa T, Puukka P. Quality of life and return to work 5 years after coronary artery bypass surgery. J Cardiopulm Risk 2004; 17: 29–36

6. Flaker GC, Warinca JW, Sacks FM, et al. Pravastatin prevents clinical events in revascularized patients with average cholesterol concentrations. J Am Coll Cardiol 1999; 34: 106–112
7. Georgiou D, Chen Y, Appadoo S, et al. Cost-effectiveness analysis of long-term moderate exercise training in chronic heart failure. Am J Cardiol 2001; 87: 984–988
8. Gohlke-Bärwolf C, Gohlke H. Allgemeine Untersuchung und Behandlung vor und nach herzchirurgischen Eingriffen, 5. Aufl. Herzkrankheiten – Pathophysiologie, Diagnostik, Therapie. Hrsg. Roskamm H. et al. 2004: 1087–1096
9. Gonseth J, Guallar-Castillon P, Banegas JR. The effectiveness of disease management programmes in reducing hospital re-admission in older patients with heart failure: a systematic review and meta-analysis of published reports. Eur Heart J 2004; 25: 1570–1595
10. Hambrecht R, Walther C, Möbius-Winkler S, et al. Percutaneous Coronary Angioplasty Compared With Exercise Training in Patients With Stable Coronary Artery Disease – A Randomized Trial. Circulation 2004; 109: 1371–1378
11. Hasdai D, Garrat KN, Grill DE, Lerman A, Holmes DR Jr. Effect of smoking status on the long-term outcome after successful percutaneous coronary revascularization. New Engl J Med 1997; 336: 755–761
12. Hedbäck B, Perk J, Hörnblad M, Ohlsson U. Cardiac rehabilitation after coronary artery bypass surgery: 10-year results on mortality, morbidity and readmission to hospital. J Cardiovasc Risk 2001; 8: 153–158
13. Hofman-Bang C, Lisspers J, Nordlander R, et al. Two-year results of a controlled study of residential rehabilitation for patients treated with percutaneous transluminal coronary angioplasty. A randomized study of a multifactorial programme. Eur Heart J 1999; 20: 1465–1474
14. Hohnloser SH, Andresen D, Block M, et al. Leitlinien zur Implantation von Defibrillatoren. Z Kardiol 2000; 89: 126–135
15. Jolliffe JA, Rees K, Taylor RS, Thompson D, Oldridge N, Ebrahim S. Exercise-based rehabilitation for coronary heart disease (Cochrane Review). Cochrane Library 2004; Issue 4.
16. Jost A, Rauch B, Hochadel M, et al. and for the HELUMA-Study group. Beta-blocker treatment of patients with chronic systolic heart failure improves prognosis even in patients meeting one or more exclusion criteria of the MERIT-HF study. Eur Heart J 2005; 26: 2689–2697
17. Kavanagh T, Yacoub MH, Mertens DJ, Kennedy J, Campbell RB, Sawyer P. Cardiorespiratory responses to exercise training after orthotopic cardiac transplantation. Circulation 1988; 77: 162–171
18. Kobashigawa JA, Leaf DA, Lee N, et al. A controlled trial of exercise rehabilitation after heart transplantation. New Engl J Med 1999; 340: 272–277
19. Kotseva K, Wood DA, De Baquer D, Heidrich J, De Backer G, and on behalf of the EUROASPIRE II Study Group. Cardiac rehabilitation for coronary patients: lifestyle, risk factor and therapeutic management. Results from ther EURO ASPIRE II survey.Eur Heart J 2004; Supplement J: J17–J26
20. Lewin RJ, Frizelle DJ, Kaye GC. A rehabilitation approach to patients with internal cardioverter-defibrillators. Heart 2001; 85: 371–372
21. Lorenz H, Jünger C, Seidl K, et al. Do Statins Influence the Prognostic Impact of Non-Sustained Ventricular Tachycardia After ST-Elevation Myocardial Infarction? Eur Heart J 2005; 26: 1078–1085
22. Löwel H, Meisinger C, Heier M, Hörmann A, von Scheidt W. Herzinfarkt und koronare Sterblichkeit in Süddeutschland. Ergebnisse des bevölkerungsbasierten MONICA/KORA-Herzinfarktregisters 1991 bis 1993 und 2001 bis 2003. Deutsches Ärzteblatt 2006; 103(10): A616–A622
23. Niebauer J, Hambrecht R, Velich Z, et al. Attenuated progession of coronary artery disease after 6 years of multifactoral risk intervention. Role of physical exercise. Circulation 1997; 96: 2534–2541
24. Pasquali SK, Alexander KP, Coombs LP, Lytle BL, Peterson ED. Effect of cardiac rehabilitation on functional outcomes after coronary revascularization. Am Heart J 2003; 145: 445–451
25. Piepoli MF, Davos C, Francis DP, Coats AJS and Extra-MATCHCollaborative. Exercise training meta-analysis of trials in patients with chronic heart failure (ExTraMATCH). BMJ 2004; 328: 189–195
26. Rauch B. Rehabilitation after myocardial infarction. Eur Heart J 2005; Suppl: 26 (Abstract Supplement): 503
27. Reibis R, Dovifat C, Dissmann R, et al. Implementation of evidence-based therapy in patients with systolic heart failure from 1998–2000. Clin Res Cardiol 2006; 95: 154–161
28. Scheld HH, Deng MC, Hammel D, Schmid C. Leitfaden Herztransplantation 2006
29. Schuler G, Hambrecht R, Schlierf G, et al. Regular physical exercise and low-fat diet: effects of progression of coronary artery disease. Circulation 1992; 86: 1–11
30. Statistisches Bundesamt Deutschland. Gesundheitswesen 2006 http://www.destatis.de/basis/d/gesu/gesutab19.php.
31. Vanhees L, Kornaat M, Defoor J, et al. Effect of exercise training in patients with an implantable cardioverter defibrillator. Eur Heart J 2004; 25: 1120–1126
32. Wienbergen H, Gitt A, Schiele R, et al. and for the ACOS-study group. Actual clinical practice of exercise testing in consecutive patients after non ST-elevation myocardial infarction – results of the Acute Coronary Syndromes Registry (ACOS). Eur J Cardiovasc Prev Rehabil 2006; 13: 457–463
33. Willich SN, Müller-Nordhorn J, Kullig J, et al. and for the PIN Study Group. Cardiac risk factors, medication, and recurrent clinical events after acute coronary disease. A prospective cohort study. Eur Heart J 2001; 22: 307–313
34. Witt BJ, Jacobsen SJ, Weston SA, et al. Cardiac rehabilitation after myocardial infarction in the communityJ Am Coll Cardiol 2004; 44: 988–996

6 Allgemeiner Aufbau und Inhalte der kardiologischen Rehabilitation

M. Karoff, J. Kittel

Das Wichtigste in Kürze

Um den Zielen der kardiologischen Rehabilitation gerecht werden zu können, sind verschiedene Aufgaben zu erfüllen, die sich folgenden Bereichen zuordnen lassen: somatischer, edukativer, psychischer und sozialer Bereich. Wichtig ist ein interdisziplinäres Therapeutenteam, welches diese Aufgabenbereiche abdeckt. Im Anschluss an die kardiologische Rehabilitationmaßnahme sollten langfristige Nachsorgeprogramme folgen.

Allgemeiner Ablauf einer Rehabilitationsbehandlung

Zu Beginn der Rehabilitation erfolgt eine **Eingangsdiagnostik**. Diese Diagnostik dient

- der Risikostratifizierung,
- der Abschätzung der Leistungsfähigkeit des Patienten und
- der Erfassung individueller, für die Rehabilitation relevanter Probleme.

Auf der Basis der Eingangsdiagnostik werden in Abstimmung mit dem Patienten **Therapieziele** festgelegt. Weiterhin wird gemeinsam mit dem Rehabilitationsteam ein individueller **Rehabilitationsplan** erstellt. Der Rehabilitationsplan ist während des Rehabilitationsprozesses an sich ändernde Gegebenheiten anzupassen. Das interdisziplinäre Therapeutenteam führt dabei einen kontinuierlichen Erfahrungsaustausch über Problempatienten.

Bei Abschluss der Rehabilitation erfolgt unter Berücksichtigung der Therapieziele eine **Evaluation des Rehabilitationsprozesses und der Ergebnisse**. Es erfolgen weiterhin eine sozialmedizinische Beurteilung und die Empfehlung und Einleitung von geeigneten Nachsorgemaßnahmen.

Therapiebereiche

Wie bereits in Kapitel 4 erläutert, umfasst das generelle Ziel der kardiologischen Rehabilitation die Verbesserung, Wiederherstellung und langfristige Sicherstellung der Teilhabe des Patienten im privaten und beruflichen Alltag. Voraussetzung hierfür ist die konsequente Ausschöpfung und nachhaltige Umsetzung der Prävention, um das Fortschreiten der Erkrankung mit den Folgen der Invalidität und dem Risiko eines vorzeitigen Todes zu verhindern. Die Patienten sollen dabei in ihrer Mitverantwortung im Umgang mit der chronischen Herzerkrankung unterstützt werden. Um diese Ziele zu erreichen, muss die kardiologische Rehabilitation unterschiedliche **Aufgaben** erfüllen, die sich in **vier Bereiche** unterteilen lassen (siehe auch Kap. 7.3):

- somatischer Bereich,
- edukativer Bereich,
- psychischer Bereich und
- sozialer Bereich.

Somatischer Bereich (Kapitel 8). Der somatische Bereich umfasst die oben beschriebene Eingangsuntersuchung (**Basiserhebung**: Anamnese und Befund, Würdigung bisheriger Arztberichte und medizinischer Befunde, Ruhe-Ekg, Echokardiogramm mit Doppler, Belastungs-Ekg, Labor), die Abschlussuntersuchung, die medikamentöse Therapie, die individuelle, kombinierte Trainingstherapie und die physikalische Therapie.

Edukativer Bereich (Kapitel 9). Der edukative Bereich umfasst die Gesundheitsbildung und das Gesundheitstraining. Die Rehabilitanden sollen hierbei zu individuell notwendigen oder sinnvollen Lebensstiländerungen motiviert werden (z.B. Beendigung des Rauchens, Aneignung gesunder Ernährungsweisen, Gewichtsregulation und Training). Zur Unterstützung der edukativen Maßnahmen stellt die Deutsche Rentenversicherung ein umfangreiches Schulungsmaterial zur Verfügung (1, 2, 3, 4, 9).

Psychischer Bereich (Kapitel 10). Psychologische (Depression, Angst) und psychosoziale Faktoren (soziale Isolation, niedrige Schicht) haben einen erheblichen Einfluss auf den Krankheitsverlauf und bestimmen auch den Rehabilitationsprozess. Zu Beginn der Rehabilitation werden deshalb evaluierte Fragebögen (z.B. HADS: Angst und Depressivität; SF36: Lebensqualität; F-SoZu: soziale Unterstützung) eingesetzt, um die Patienten mit relevanten psychologischen Problemen rechtzeitig zu erfassen und einer geeigneten psychologischen Betreuung zuzuführen. Bei Bedarf muss die Möglichkeit zu einer weiterführenden psychologischen Diagnostik bestehen. Ebenso kann im Einzelfall eine Fortsetzung der psychologischen/psychotherapeutischen Betreuung nach der Rehabilitationsmaßnahme erforderlich sein.

Sozialer Bereich (Kapitel 11). Die berufliche und soziale Integration ist nicht nur von somatischen, sondern insbesondere auch von psychischen und sozialen Faktoren abhängig. Im Rahmen der Sozialarbeit wird der Patient bei der beruflichen Wiedereingliederung, aber auch bei sozialen Problemen im privaten Umfeld beraten und unterstützt.

Nachsorge (Kapitel 14.3)

Die langfristige Verstetigung des Rehabilitationserfolges ist entscheidend, um die Rehabilitationsziele zu erreichen. Aus diesem Grunde haben sich Nachsorgekonzepte etabliert, dies sich direkt an die Rehabilitationsmaßnahme anschließen. Hierzu gehören die Programme „IRENA" und „INA", KARENA und die ambulanten Herzgruppen (7, 10; siehe Kap. 14).

Rehabilitationsteam

Um den Anforderungen der verschiedenen Therapiebereiche gerecht zu werden, bedarf es eines **interdisziplinären Therapeutenteams**, bestehend aus Ärzten, Psychologen, Sporttherapeuten, Ergotherapeuten, Diätassistenten, Pflegekräften und Sozialarbeitern. Für die ambulanten kardiologischen Rehabilitationseinrichtungen sind hierzu von der Bundesarbeitsgemeinschaft für Rehabilitation (BAR) Stellenschlüssel empfohlen worden.

Literatur

1. Deutsche Gesellschaft für Prävention und Rehabilitation von Herz-Kreislauferkrankungen e.V. Empfehlungen zu Standards der Prozessqualität in der kardiologischen Rehabilitation (Teil 1). Herz Kreislauf 2000; 32: 141–5
2. Deutsche Gesellschaft für Prävention und Rehabilitation von Herz-Kreislauferkrankungen e.V. Empfehlungen zu Standards der Prozessqualität in der kardiologischen Rehabilitation (Teil 2). Herz Kreislauf 2000; 32: 294–7
3. Deutsche Gesellschaft für Prävention und Rehabilitation von Herz-Kreislauferkrankungen e.V. Empfehlungen zu Standards der Prozessqualität in der kardiologischen Rehabilitation (Teil 3). Herz Kreislauf 2000; 32: 378–80
4. Deutsche Gesellschaft für Prävention und Rehabilitation von Herz-Kreislauferkrankungen e.V. Empfehlungen zu Standards der Prozessqualität in der kardiologischen Rehabilitation (Teil 4). Z Kardiol 2002; 91: 99–102
5. Dietz R, Rauch B. Leitlinie zur Diagnose und Therapie der chronischen Koronaren Herzerkrankung der Deutschen Gesellschaft für Kardiologie-Herz- und Kreislaufforschung Z Kardiol 2003; 92: 501–521
6. Internationale Klassifikation der Funktionsfähigkeit, Behinderung und Gesundheit (ICF). World Health Organisation Genf. Stand Oktober 2005. (http://www.dimdi.de/dynamic/de/klassi/downloadcenter/icf/endfassung/icf_endfassung-2005-10-01.pdf. Letzter Zugriff 26.10.2006)
7. Karoff M, Röseler S, Lorenz Ch, Kittel J. Intensivierte Nachsorge (INA) – ein Verfahren zur Verbesserung der beruflichen Reintegration nach Herzinfarkt und/oder Bypassoperation Z Kardiol 2000; 89(5): 423–433
8. Karoff M, Müller-Fahrnow W, Kittel J, Vetter H, Gülker H, Spyra C. Teilstationäre kardiologische rehabilitation-Akzeptanz und Bedingungskonfiguration für die Settingentscheidung Rehabilitation 2002; 41: 167–174
9. Karoff M. Behandlungsstandards in der kardiologischen Rehabilitation. Frankfurt a.M., München, New York: Hänsel-Hohenhausen Egelsbach 1999
10. Wille G, Buschmann H-J. Kardiologische Rehabilitation im Wandel. Dang Vers 1998; 9: 342–352

7 Planung des Rehabilitationsprozesses

7.1 Schädigungen und Funktionsstörungen

M. Karoff, B. Rauch, J. Kittel

Das Wichtigste in Kürze

Zur Diagnoseverschlüsselung in der Rehabilitation wird die internationale Klassifikation der Krankheiten ICD-10-GM genutzt. Die Internationale Klassifikation der Funktionsfähigkeit, Behinderung und Gesundheit ICF wurde von der WHO 2001 verabschiedet und beschreibt die funktionale Gesundheit sowie mögliche Beeinträchtigungen eines Menschen. Die ICF ist für die Rehabilitation von großer Bedeutung; ihr Gedankengut sollte hier noch weiter Eingang finden.

Die internationale Klassifikation der Krankheiten (ICD = **I**nternational Statistical **C**lassification of **D**iseases and Related Health Problems) wird zur Diagnoseverschlüsselung genutzt. In der ambulanten und stationären Versorgung und somit auch in der Rehabilitation kommt die ICD-10-GM zum Einsatz.

In der Internationalen Klassifikation der Schädigungen, Fähigkeitsstörungen und Beeinträchtigungen (ICIDH) sind „impairment", „disability" und „handicap" die wesentlichen Begriffe. Die Internationale Klassifikation der Funktionsfähigkeit, Behinderung und Gesundheit (ICF), die im Jahre 2001 durch die WHO verabschiedet wurde, ist im Prinzip eine Weiterentwicklung der ICIDH. Die ICF ist als länder- und indikationsübergreifendes Instrument zu verstehen, um den funktionalen Gesundheitszustand, eine Behinderung, eine mögliche soziale Beeinträchtigung und bedeutsame Kontextfaktoren (Umwelt- und Personenbezogene Faktoren) eines Menschen zu beschreiben (2). Der Begriff „Funktionale Gesundheit" hat in der ICF besondere Bedeutung, das SGB IX bildet die wesentlichen Intentionen der ICF ab.

Die Internationale Klassifikation der Funktionsfähigkeit, Behinderung und Gesundheit (ICF)

Derzeit befindet sich die ICF in Deutschland in der Implementierungsphase. Sie hat sich insgesamt noch nicht durchgesetzt oder noch nicht überall Akzeptanz erreicht. Dies gilt v.a. für den Bereich der Akutmedizin.

Der § 92 SGB V regelt die Verordnung von Rehabilitationsmaßnahmen im Bereich der Krankenversicherung. Im Jahre 2004 sind Richtlinien zur Verordnung von Rehabilitationsleistungen im Bereich der gesetzlichen Krankenversicherungen (GKV) in Kraft getreten. Diese Richtlinien wurden auf Basis der ICF erstellt. Die Ärztekammern bieten hierzu entsprechende Schulungen an.

Vertiefendes Wissen und kritische Bewertung

Der ICF-Praxisleitfaden der Bundesarbeitsgemeinschaft für Rehabilitation (BAR) sagt, dass „die ICF vor dem Hintergrund ihres biomedizinischen Modells als eine international anerkannte und einheitliche Sprache aufgefasst werden kann, mit der Krankheitsphänomene in einer für alle professionellen Gruppen im Gesundheitswesen gleichen Weise benannt und verstanden werden. Erst hierdurch wird eine eindeutige Kommunikation über Krankheiten innerhalb und zwischen Professionen und Institutionen möglich" (1).

Diese Auffassung kann jedoch nicht allgemein geteilt werden, denn das medizinische Wissen über Ursachen, Entstehung und Folgen von Krankheiten einerseits sowie über Schutzmechanismen zur Bewahrung der Gesundheit andererseits sind seit jeher international auf der Basis einer gemeinsamen Sprache kommuniziert.

Nach der Philosophie des ICF gilt eine Person dann als „funktional gesund", wenn vor ihrem gesamten Lebenshintergrund (Konzept der Kontextfaktoren, s.u.)

- ihre körperlichen Funktionen (einschl. des geistigen und seelischen Bereichs) und ihre Körperstrukturen allgemein anerkannten (statistischen) Normen entsprechen **(Konzept der Körperfunktion und Strukturen)**,
- sie all das tut oder tun kann, was von einem Menschen ohne Gesundheitsproblem (ICD) erwartet wird **(Konzept der Aktivitäten)**
- sie ihr Dasein in allen Lebensbereichen, die ihr wichtig sind, in der Weise und dem Umfang entfalten kann, wie es von einem Menschen ohne Beeinträchtigung der Körperfunktionen oder -strukturen oder der Aktivitäten erwartet wird **(Konzept der Teilhabe an Lebensbereichen)**.

Kritische Bewertung

Der Begriff der „funktionalen Gesundheit" ist kritisch zu sehen, denn Gesundheit und Krankheit sind nicht allein aus der Funktion und Funktionsfähigkeit einer Person oder eines Organismus herzuleiten. Zahlreiche kardiovaskuläre Erkrankungen, insbesondere jedoch die Arteriosklerose und einige der bekannten Risikoerkrankungen wie die arterielle Hypertonie, die Hypercholesterinämie und der beginnende Diabetes mellitus bleiben gerade wegen der zunächst fehlenden Symptomatik und fehlenden Funktionseinschränkung nicht nur lange unentdeckt, sondern sind gerade deshalb von besonderer Gefährlichkeit für den Patienten.

Solche Personen sind also trotz „funktionaler Gesundheit" krank, und Leben und Teilhabe dieser Personen sind höchst gefährdet. Herzinfarkt, Schlaganfall, plötzlicher Herztod sind Beispiele dafür, wie eine bisher „funktional" scheinbar gesunde Person plötzlich eine massive Einschränkung eben dieser Funktion bis hin zum Tode erlebt. Entsprechend sind in der Kardiologie die Maßnahmen zur Prävention eine grundlegende Voraussetzung, um die „Funktionsfähigkeit" einer Person zu bewahren, zu schützen oder wieder zu verbessern (Kapitel 7.2 und 8.5).

Die ICF ist ein System zur Klassifikation. Grundsätzlich kann eine „Klassifikation" weder die wissenschaftliche Sprache noch die wissenschaftliche Denkweise von Ursache und Wirkung und weiteren Konsequenzen ersetzen. Eine Klassifikation ermöglicht v.a. eine Momentaufnahme der zu klassifizierenden Objekte und Zustände, erlaubt jedoch in der Regel keine Aussage über die Dynamik der zugrundeliegenden Prozesse.

> ! Eine Klassifikation ist somit v.a. ein Ordnungssystem, welches z.B. statistische Erhebungen erleichtern und aktuelle Gegebenheiten und Zustände beschreiben kann.

Neben diesen Einschränkungen bringt die ICF jedoch auch eine Erweiterung des bisherigen Krankheitsverständnisses, indem die psychosozialen Auswirkungen einer Erkrankung berücksichtigt werden. Ebenso finden die so genannten „Kontextfaktoren" Berücksichtigung. Kontextfaktoren sind personenbezogene Faktoren oder Umweltfaktoren, die die Entwicklung einer Erkrankung und derer psychosozialen Auswirkung positiv oder negativ beeinflussen können.

Die ICF erweitert somit die Erfassung und das Verständnis kardiovaskulärer Erkrankungen in Bezug auf die Auswirkungen auf die Teilhabe (Beruf, Privatleben) der betroffenen Patienten und in Bezug auf die Kontextfaktoren (positive Faktoren: z.B. Unterstützung durch Freunde, Familie, soziale Dienste, Wohnort, sicherer Arbeitsplatz; negative Faktoren: z.B. finanzielle Belastungen, soziale Isolation, eingeschränkte Ausbildung).

In der ICF nicht abgebildet ist jedoch die gesamte Pathophysiologie der Herkreislauferkrankungen. Dies betrifft insbesondere auch die Einbeziehung der Risikofaktoren und der Risikoerkrankungen. Die Risikofaktoren sind jedoch Umwelt- und Kontextfaktoren, die die Entstehung und den Verlauf der Erkrankung entscheidend beeinflussen (3).

> ! Damit bleibt die ICF trotz des extensiven Umfangs der gelisteten Merkmale teilweise unvollständig und in sich widersprüchlich.

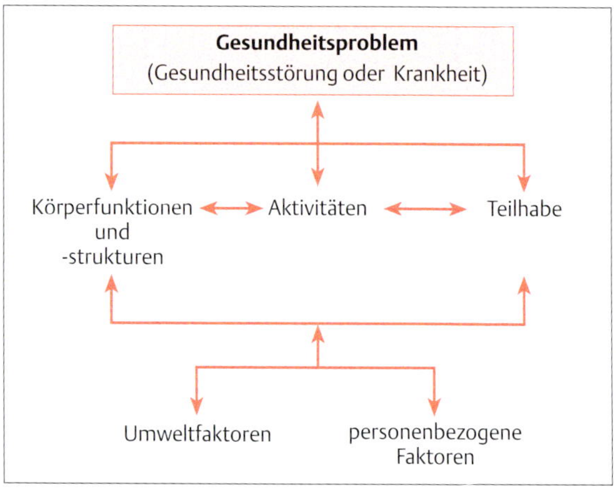

Abb. 7.**1** Das biopsychosoziale Modell der ICF mit den Wechselwirkungen der Komponenten der ICF (BAR, ICF-Praxisleitfaden).

Trotz dieser offensichtlichen Mängel der ICF ist dieses Klassifizierungssystem für die kardiologische Rehabilitation von Bedeutung. Insbesondere bei der Evaluation und Feststellung des Rehabilitationsbedarfs wird die ICF durch den medizinischen Dienst der Krankenkassen (MDK) und die verordnenden Ärzte in der Praxis genutzt. Dies begründet sich v.a. durch die Tatsache, dass Rehabilitation den Auftrag hat, auf der Ebene der Aktivitäten die Leistungsfähigkeit zu bessern oder wieder herzustellen. Dies gilt v.a. bei bedrohter oder eingeschränkter Teilhabe am sozialen Leben.

Die Betrachtung eines Patienten unter den Aspekten der ICF bedeutet, dass stärker als bisher auf die Probleme in psychosozialen Bereichen eingegangen werden muss. Mehr als bisher müssen umweltbezogene Faktoren, wie Wohnsituation und ärztliche und pflegerische Betreuung zu Hause, sowie auch personenbezogene Faktoren, wie die persönlichen Lebensumstände der Betroffenen, berücksichtigt werden (4) (Abb. 7.**1**).

Fallbeispiel

In dem in Abbildung 7.**2** gezeigten Fallbeispiel wird deutlich, dass die Folgen eines Herzinfarkts sehr stark in Körperfunktionen und -strukturen, die Aktivitäten des täglichen Lebens sowie auch in Teilhabebereiche eingreifen können. Bezieht man die umwelt- und personenbezogenen Faktoren mit ein, so ergibt sich eine relativ vollständige Darstellung der Lebensumstände des betroffenen Patienten nach dem Herzinfarkt.

Bei einem Patienten im noch berufsfähigen Alter mit schwerer körperlicher Arbeit liegt dann nicht nur eine Einschränkung der Beteiligung am gesellschaftlichen, sondern auch am beruflichen Leben vor. Die Prognose bezüglich der beruflichen Integration ist damit eingeschränkt. Die Indikation zur Durchführung einer Rehabilitation zur Sicherung der Teilhabe ist gegeben.

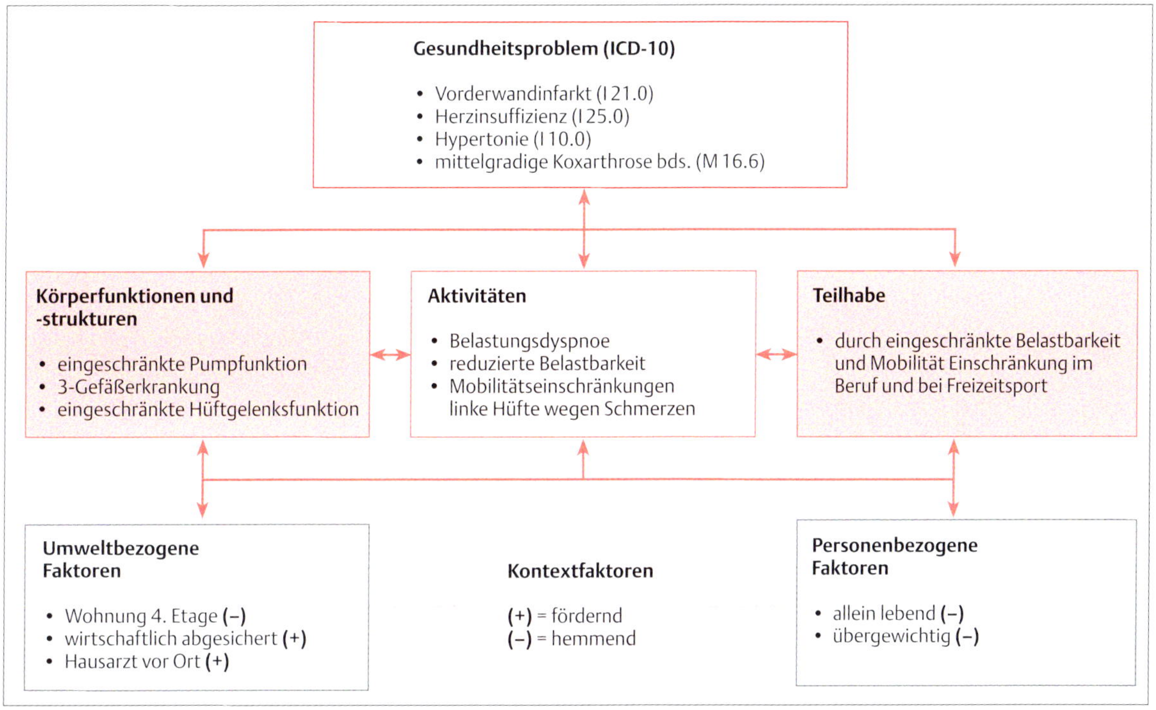

Abb. 7.**2** Fallbeispiel

ICF „Core Sets“

In der Vollversion der ICF werden Körperstrukturen, Körperfunktionen, Aktivitäten und Umweltfaktoren mit insgesamt 1424 Merkmalen charakterisiert und beschrieben. Jedes Merkmal kann darüber hinaus in Bezug auf seine Ausprägung graduiert werden, sodass ein 5- bis 9-stelliger Code entsteht. Es ist inzwischen allgemein akzeptiert, dass eine Codierung der Krankheiten nach der Vollversion der ICF wegen des unübersehbaren zeitlichen und bürokratischen Aufwands im medizinischen Alltag nicht praktikabel ist. Deshalb wurden **indikationsspezifische Kurzversionen**, so genannte „Core sets“ entwickelt. Im Bereich der kardiologischen Rehabilitation sind zwei Core Sets entwickelt und veröffentlicht:

- „ICF Core Set for chronic ischemic heart disease“
- „ICF Core for patients with Cardiopulmonary conditions in early post-acute rehabilitation facilities“ (entspricht der Situation im Anschlussheilverfahren; AHB; bzw. Anschlussrehabilitation, AR)

Zur Verdeutlichung der ICF-Sprache werden in Tabelle 7.**1** bis Tabelle 7.**3** exemplarisch Teile der „Core Set“ passend für das AHB/AR-Verfahren und die chronische KHK wiedergegeben (3).

Zusammenfassung

Die ICF ist ein Klassifizierungssystem,welches die „biopsychosozialen“ Auswirkungen einer Erkrankung beschreibt. Trotz des erheblichen Umfangs hat die ICF im Bereich der kardiovaskulären Erkrankungen erhebliche Lücken (Risikofaktoren als wichtige Kontextfaktoren) und als Klassifikationssystem wird sie der Dynamik einer Erkrankung naturgemäß kaum gerecht. Dennoch hat die ICF für die Rehabilitation eine Bedeutung, insbesondere bei der Indikationsstellung für Rehabilitationsmaßnahmen, beim Rehabilitationsmanagement, bei der Planung von Interventionen und auch bei der Evaluation von therapeutischen und rehabilitativen Leistungen. Darüber hinaus könnte die ICF bei speziellen wissenschaftlichen Fragestellungen eine Rolle spielen.

Die ICF wird jedoch als zu aufwendig und wenig praktikabel für eine darüber hinausgehende Nutzung angesehen. Dies betrifft insbesondere eine Codierung der Patienten nach ICF im klinischen Alltag.

Für eine breitere Anwendung wird eine praxisorientierte und indikationsbezogene Anpassung notwendig sein. Insbesondere im Bereich der kardiovaskulären Erkrankungen betrifft dies auch die Inhalte und die Berücksichtigung pathophysiologischer Zusammenhänge.

Tabelle 7.**1** Core Sets für das AHB/AR-Verfahren und die chronische KHK (gekürzt nach 3): **Komponente Körperfunktionen**

ICF-Code	ICF-Komponente Körperfunktionen
z.B. Kapitel 1: Mentale Funktionen	
B110	Funktion des Bewusstseins
B130	Funktion der psychischen Energie und des Antriebs
B152	Emotionale Faktoren
z.B. Kapitel 2: Sinnesfunktionen und Schmerz	
B160	Die Propriorezeptor betreffende Funktion
B280	Schmerz
z.B. Kapitel 4: Funktionen des kardiovaskulären, hämatologischen, Immun- und Atmungssystems	
B410	Herzfunktionen
B415	Blutgefäßfunktionen
B420	Blutdruckfunktionen
B430	Funktionen des hämatologischen Systems
B440	Atmungsfunktionen
B445	Funktionen der Atemmuskulatur
B455	Funktionen der kardiorespiratorischen Belastbarkeit
z.B. Kapitel 5: Funktionen des Verdauungs-, des Stoffwechsel- und des endokrinen Systems	
B530	Funktionen der Aufrechterhaltung des Körpergewichts
z.B. Kapitel 7: Neuromuskuloskelettale und bewegungsbezogene Funktionen	
B740	Funktionen der Muskelausdauer
z.B. Kapitel 8: Funktionen der Haut und der Hautanhangsgebilde	
B820	Heilfunktion der Haut

Tabelle 7.**2** Core Sets für das AHB/AR-Verfahren und die chronische KHK (gekürzt nach 3): **Komponente Körperstrukturen**

ICF-Code	ICF-Komponente Körperstrukturen
z.B. Kapitel 4: des kardiovaskulären, hämatologischen, Immun- und Atmungssystems	
S410	Struktur des kardiovaskulären Systems
S430	Struktur des Atmungssystems
ICF-Code	ICF-Komponente Aktivitäten und Teilhabe
z.B. Kapitel 2: Allgemeine Aufgaben und Anforderungen	
T230	Die tägliche Routine durchführen
T177	Entscheidungen treffen
z.B. Kapitel 4: Mobilität	
d430	Gegenstände anheben und tragen
d440	Feinmotorischer Handgebrauch
d450	Gehen
d475	Ein Fahrzeug fahren
z.B. Kapitel 5: Selbstversorgung	
D570	Auf seine Gesundheit achten
z.B. Kapitel 6: Häusliches Leben	
D640	Hausarbeiten erledigen
z.B. Kapitel 7: Interpersonelle Interaktionen und Beziehungen	
d760	Familienbeziehungen
D770	Intime Beziehungen
z.B. Kapitel 8: Bedeutende Lebensbereiche	
D850	Bezahlte Tätigkeit
D870	Wirtschaftliche Eigenständigkeit
z.B. Kapitel 9: Gemeinschafts-, soziales staatsbürgerliches Leben	
D920	Erholung und Freizeit

Tabelle 7.**3** Core Sets für das AHB/AR-Verfahren und die chronisch KHK (gekürzt nach 3): **Komponente Umweltfaktoren**

ICF-Code	ICF-Komponente Umweltfaktoren
z.B. Kapitel 1: Produkte und Technologien	
E110	Produkte und Substanzen für den persönlichen Gebrauch
E120	Produkte und Technologien zur persönlichen Mobilität drinnen, draußen und zum Transport
E140	Produkte und Technologien für Freizeit Kultur und Sport
z.B. Kapitel 2: Natürliche und vom Menschen veränderte Umwelt	
E225	Klima
E250	Laute und Geräusche
z.B. Kapitel 3: Unterstützung und Beziehungen	
E310	Engster Familienkreis
e320	Freunde
E340	Persönliche Hilfs- und Pflegepersonen
E355	Fachleute der Gesundheitsberufe
z.B. Kapitel 4: Einstellungen	
E410	... der Mitglieder des engsten Familienkreises
E415	... von Freunden
E460	Gesellschaftliche Einstellungen
E465	Gesellschaftliche Normen, Konventionen und Weltanschauungen
z.B. Kapitel 5: Dienste, Systeme und Handlungsgrundsätze	
E580	... des Gesundheitswesens
E570	... der sozialen Sicherheit
E590	... des Arbeits- und Beschäftigungswesens

Literatur

1. http://www.bar-frankfurt.de/upload/ICF-Praxisleitfaden-2.Aufl_1545.pdf. Letzter Zugriff 21.10.2006
2. Internationale Klassifikation der Funktionsfähigkeit, Behinderung und Gesundheit (ICF). World Health Organisation Genf. Stand Oktober 2005. http://www.dimdi.de/dynamic/de/klassi/downloadcenter/icf/endfassung/icf_endfassung-2005-10-01.pdf. Letzter Zugriff 26.10.2006
3. Knoglinger E. ICF und Konzept der funktionalen Gesundheit – eine Bereicherung für die kardioogische Rehabilitation? In: Bruckenberger E (Hrsg). Herzbericht 2005 ISBN-10: 3-00-019729-X; 149–154
4. Schliehe F. Das Klassifikationssystem der ICF. Rehabilitation 2006; 45: 258–271

7.2 Risikostratifizierung und Prävention

H. Gohlke

Das Wichtigste in Kürze

Die individuelle Risikoeinschätzung ist eine wichtige Aufgabe der kardiologischen Rehabilitation. Auf der Grundlage dieser Einschätzung werden individuelle Maßnahmen für die Prävention von Folgeerkrankungen festgelegt. Die Prävention ist Grundlage und Voraussetzung für die Aufrechterhaltung der so genannten „funktionalen" Gesundheit und damit auch „Teilhabe" der Patienten.

Es bestehen vielfache nichtmedikamentöse und medikamentöse Möglichkeiten, das kardiovaskuläre Risiko nach einem Ereignis zu senken. Bei der multifaktoriellen Genese der KHK ist es deshalb für eine umfassende Prävention wichtig, alle Risikofaktoren zu berücksichtigen und möglichst entsprechend zu mindern. Körperliche Aktivität und eine günstige Ernährung sind häufig vernachlässigte, aber sehr wirksame Komponenten einer umfassenden Sekundärprävention.

Vorbemerkungen

Eine Risikostratifikation bei oder nach einem Infarkt hat zum Ziel, die Entscheidung für die bestmögliche und auch kosteneffektivste Therapie zu erleichtern. Neben den Risikofaktoren, die primär zum Infarkt geführt haben, spielen für den Verlauf nach dem akuten Koronarsyndrom folgende Parameter eine bedeutsame Rolle:

- die klinische Präsentation im akuten Stadium,
- Laborwerte,
- das Ausmaß des Gefäßbefalls mit der daraus potenziell resultierenden Ischämie,
- die linksventrikuläre Funktion,
- evtl. vorhandene Rhythmusstörungen und
- nach der Akutphase die körperliche Leistungsfähigkeit mit evtl. auftretenden Zeichen von Ischämie in Ruhe oder unter Belastung.

Risikostratifizierung in der Akutphase (akutes Koronarsyndrom; „acute coronary syndrome", ACS)

Für die Patienten mit akutem Koronarsyndrom sind für die Untergruppen nach ST-Hebungsinfarkt (STEMI), nach Nicht-ST-Hebungsinfarkt (NSTEMI) und nach instabiler Angina pectoris (IAP) unterschiedliche Algorithmen und Schemata zur Risikostratifizierung zu unterschiedlichen Zeitpunkten während oder nach dem Akutereignis erarbeitet worden. Auch wenn zum Zeitpunkt der Rehabilitation die Akutphase erfolgreich überwunden ist, hilft die Einschätzung zum Zeitpunkt des akuten Ereignisses doch, das Gesamtrisiko zu beurteilen.

Nicht-ST-Hebungsinfarkt (NSTEMI), instabile Angina pectoris (IAP)

In der TIMI-Studiengruppe wurden für instabile Angina pectoris/NSTEMI Patienten in der Akutphase 7 Risiko-Indikatoren für akute Ereignisse innerhalb der nächsten 14 Tage identifiziert:

- Alter > 65 Jahre,
- ≧ 3 Risikofaktoren für KHK,
- bekannte Koronarstenose > 50 %,
- ST-Veränderung im Aufnahme-EKG,
- 2 Episoden von AP (Angina pectoris) < 24 h vor Aufnahme,
- Aspiringebrauch während der letzten 7 Tage und/oder
- erhöhte kardiale „Marker" (Troponin, CKMB).

Mit zunehmender Anzahl der Risikoindikatoren erhöhte sich das Risiko für Tod, Herzinfarkt oder für die Notwendigkeit für eine Revaskularisation wegen schwerer Ischämie innerhalb von 14 Tagen von 4,7 % mit 0–1 Risikoindikator bis 41 % mit 6–7 Risiko-Indikatoren (3).

ST-Hebungsinfarkt (STEMI)

Aus der gleichen Arbeitsgruppe wurden auch Risikoscores aufgrund einfach zu erhaltender klinischer Parameter für Patienten mit STEMI in der Akutphase für die 30-Tage-Letalität erarbeitet (Abb. 7.**3**) (17).

Risikostratifikation in der Nachbeobachtungsphase (chronische Phase)

Zeitraum von 10 Tagen nach ACS

Myokardnarben, Myokardischämie: Mithilfe einer technisch aufwendigen Adenosin-Sestamibi-SPECT-Untersuchung innerhalb von 10 Tagen nach stationärer Aufnahme wegen eines akuten Koronarsyndroms konnten die Patienten bezüglich ihrer 1-Jahres-Letalität in eine

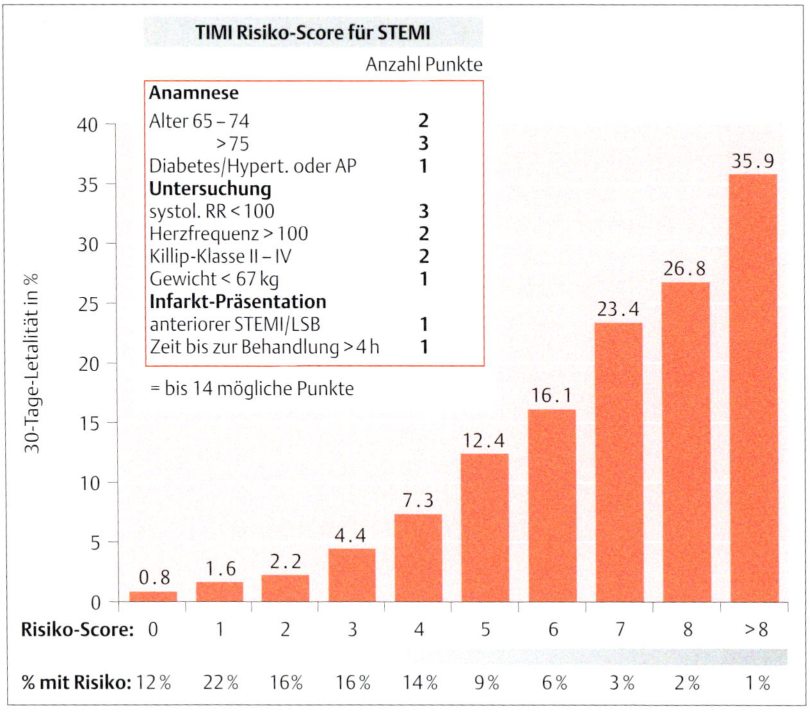

Abb. 7.**3** TIMI-Risiko-Score für STEMI zur Beurteilung des 30-Tage-Letalitäts-Risiko.

Niedrig- und in eine Hochrisikogruppe stratifiziert werden. Die Risikostratifikation erfolgte dabei auf der Basis des Ausmaßes von Perfusionsdefekten unter Ruhebedingungen (= Myokardnarben) und unter Belastung (= Myokardnarben + reversible, belastungsinduzierte Ischämiezonen) (13).

In der therapeutischen Konsequenz solcher Risikostratifizierungen zeichnet sich inzwischen ein Paradigmenwechsel ab.

Dieser Paradigmenwechsel zeigt sich an folgenden Punkten:

- Bislang bestand weitgehend Konsens, dass bei Nachweis einer Ischämie eine Revaskularisation (koronare Bypass-Operation; perkutane Koronarintervention („percutaneous coronary intervention", PCI) zu bevorzugen ist, um die Perfusion des Myokards zu verbessern.
- Inzwischen konnten die gleichen Autoren zeigen, dass unter konsequenter medikamentöser Therapie auch bei Hochrisikopatienten sich die Myokardperfusion vergleichbar gut verbessert wie nach einer Revaskularisationsmaßnahme (14).

Entzündungsmarker: Den Entzündungsmarkern, gemessen als HsCRP („high sensitive C-reactive protein"), wird im chronischen Stadium der KHK eine eigenständige Bedeutung zugemessen. Aber auch bei einer Strategie der sehr frühen Revaskularisierung bei akutem Koronarsyndrom mittels PCI und Stent war die initiale Höhe des Entzündungsmarkers HsCRP für den weiteren Verlauf von prognostischer Bedeutung (18).

Risikostratifikation nach 30 Tagen

Aus der TIMI-Arbeitsgruppe wurde mit den gleichen Parametern, die in der Akutphase Anwendung fanden, für die Überlebenden der ersten 30 Tage ein Risiko-Score zur Beurteilung der 1-Jahres-Letalität erarbeitet (Abb. 7.**4**, Tab. 7.**4**). Auch in diesem Zeitraum waren dieselben Parameter von hoher Aussagekraft (17).

Risikostratifikation innerhalb von 3 Monaten nach STEMI

In dem großen Kollektiv der GISSI-Studie wurde an 11 324 Patienten ohne ungünstige Kurzzeitprognose innerhalb von 3 Monaten nach STEMI das Risiko der 4-Jahres-Letalität beurteilt. Die Patienten hatten zur Hälfte je Vitamin E und 850 mg Omega-3-Fettsäuren erhalten. Zur Risikobewertung wurden in einen entsprechenden Algorithmus mehrere Faktoren integriert, darunter folgende:

- Ruheherzfrequenz,
- linksventrikuläre Dysfunktion,
- Myokardischämie,
- Rhythmusstörungen,
- Fibrinogenspiegel,
- Leukozyten
- eine Anamnese von Claudicatio.

Die Bestimmung des Risikos mit Beurteilung dieser Faktoren nimmt nur einige Minuten in Anspruch (15).

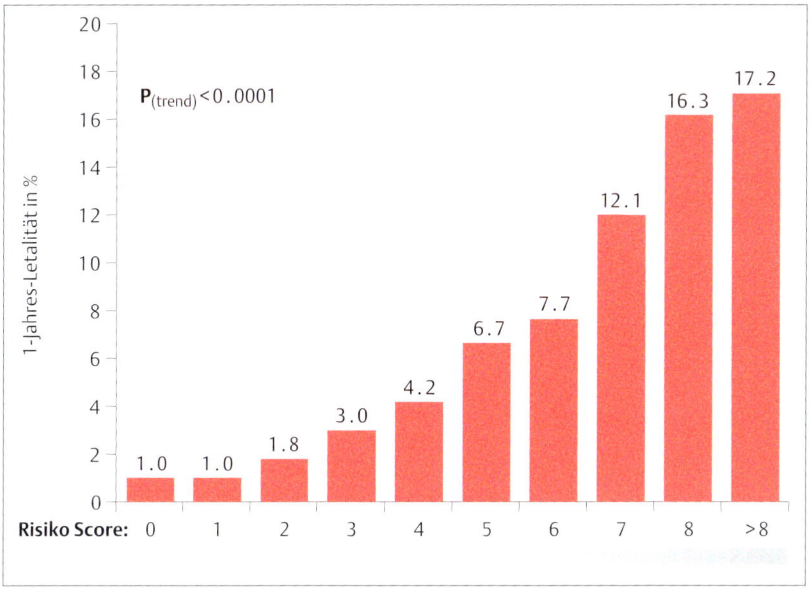

Abb. 7.4 TIMI-Risiko-Score für Patienten 30 Tage nach STEMI zur Beurteilung des 1-Jahres-Risikos.

Tabelle 7.4 TIMI-Risiko-Score für ST-Hebungsinfarkt: Relatives Risiko im Vergleich zur durchschnittlichen 30-Tage-Mortalität in Abhängigkeit von der Punktzahl

Anzahl Punkte	Relatives Risiko für Tod < 30 Tagen
1	0,1 (0,1–0,2)
2	0,3 (0,2–0,3)
3	0,4 (0,3–0,5)
4	0,7 (0,6–0,9)
5	1,2 (1,0–1,5)
6	2,2 (1,9–2,6)
7	4,8 (3,6–5,8)
8	5,8 (4,2–7,8)
>8	8,8 (6,3–12)

Risikostratifikation zur Indikation eines implantierbaren Cardioverter-Defibrillator-Systems (ICD)

Die Indikation für eine ICD-Implantation lässt sich bei stark eingeschränkter Ventrikelfunktion bei asymptomatischen Patienten frühestens einen Monat nach dem Infarkt bzw. 3 Monate nach einer Bypass-Operation stellen.

Bedeutung der Risikostratifizierung für die kardiologische Rehabilitation

> Die Risikostratifizierung ist die Voraussetzung für eine effektive und individuell gestaltete Prävention und damit auch eine wichtige Maßnahme zu Beginn der kardiologischen Rehabilitation.

Aus der Risikostratifizierung ergibt sich die Gestaltung des Rehabilitationsplans mit den individuellen Schwerpunkten und den einzelnen Maßnahmen zur Prävention, die während der Rehabilitationsmaßnahme eingeleitet, fortgesetzt oder intensiviert werden.

Verbesserte Wirkung der konservativen Therapie

Retrospektive und prospektive Studien haben gezeigt, dass das Ausmaß der koronaren Herzerkrankung und die linksventrikuläre Funktion die Prognose des Patienten mit koronarer Herzerkrankung bestimmen. Nicht in jedem Fall ergeben sich aus der Risikostratifikation jedoch eindeutige Hinweise für die geeignete Therapie. Neuere Untersuchungen zeigen, dass ohne Nachweis einer Myokardischämie die interventionelle Rekanalisation von verschlossenen Infarktgefäßen mit Stent-Implantation weder zur Besserung der kardialen Pumpfunktion (TOSCA, 6) noch zur Verbesserung der Prognose beitragen. Das gilt selbst dann, wenn das Gefäß einen bedeutenden Anteil des linken Ventrikels versorgt (OAT-Trial, 11).

Darüber hinaus konnte in einer randomisierten Studie gezeigt werden, dass ein systematisches körperliches Training bei Patienten mit stabiler Angina pectoris mit einer stärkeren Verbesserung der Leistungsfähigkeit und einer geringeren Rate klinischer Ereignisse einhergeht als eine Ballondilatation mit Stent-Implantation (10).

> Insgesamt ist die Bedeutung und Wirkung einer konsequent durchgeführten modernen medikamentösen Therapie bezüglich Perfusionsverbesserung und Verbesserung der Prognose bisher wohl erheblich unterschätzt worden (8).

Prävention

Trotz aller Fortschritte in der Akutbehandlung des Herzinfarkts liegt die 30-Tage-Letalität des akuten Infarkts einschließlich der Prähospital-Letalität bei 50%. Ein Drittel der Todesfälle tritt ein, bevor ärztliche Hilfe in Anspruch genommen werden kann (12). Diese Zahlen verdeutlichen die Notwendigkeit konsequenter präventiver Maßnahmen, um besonders bei Patienten nach einem koronaren Ereignis einen (weiteren) Herzinfarkt mit möglicher Todesfolge zu verhindern.

! Die klassischen Risikofaktoren und der Lebensstil sind in den westlichen Industriestaaten für 90–93% der Krankheitslast und für 82–87% der Mortalität durch koronare Herzerkrankung in der Bevölkerung verantwortlich.

Die Maßnahmen zur Prävention und die Therapie der wesentlichen Risikoerkrankungen werden in den Folgekapiteln im Detail beschrieben (Kap. 8.5). An dieser Stelle sollen einige übergeordnete Aspekte dargestellt werden.

Tabakkonsum (Kap. 10.4)

Rauchen in jeder Form ist einer der bedeutendsten Risikofaktoren und in USA für 18% aller Todesfälle und für etwa 40% aller vermeidbaren Todesfälle verantwortlich (4, 16). Neuere Daten aus der MONICA-Studie zeigen, dass durch „Nie"-Rauchen 60% der Herzinfarkte bei Männern und 75% der Herzinfarkte bei Frauen verhindert werden könnten (12). Die Aufgabe des Rauchens ist die wirksamste Einzelmaßnahme bei Rauchern nach koronarem Ereignis.

Die Empfehlung zum Rauchverzicht gilt deshalb als eine Klasse-I-Empfehlung (Evidenzgrad B).

Ernährung (Kap. 9.3)

Mit einer an der mediterranen Kost orientierten Ernährung wird die kardiovaskuläre Ereignisrate unabhängig von den erreichten Cholesterinwerten bei Patienten nach Herzinfarkt um bis zu 45% reduziert (Klasse-I-Empfehlung, Evidenzgrad B). Neuere Studienergebnisse zeigen, dass ebenfalls das venöse Thromboembolierisiko mit einer solchen Ernährung reduziert ist (20).

Körperliche Aktivität (Kap. 8.6)

Bei Patienten mit angiographisch dokumentierter KHK führte ein 12-monatiges Fahrradergometer-Training für 20 min täglich bei 70% der maximalen Herzfrequenz und eine zusätzliche einmal wöchentliche Teilnahme an einer Koronargruppe, entsprechend einem Kalorienverbrauch von etwa 920 kcal/Woche, zu einer Risikoreduktion (ereignisfreie Überlebensrate) von ~60% im Vergleich zu Patienten, die sich einer PTCA unterzogen hatten (10).

Jeder Patient mit einer kardiovaskulären Erkrankung sollte dauerhaft täglich mindestens 30 min körperliche Aktivität auf mittlerer Belastungsstufe in seinen Tagesablauf integrieren (Klasse-I-Empfehlung, Evidenzgrad A).

Medikamentöse Sekundärprophylaxe nach Herzinfarkt und bei Gefäßerkrankung

(Kap. 8.2 und Kap. 8.5)

Obwohl die Lebensstiländerung einen wichtigen Beitrag zur Verbesserung der Prognose und der Lebensqualität leistet, sind zusätzliche medikamentöse Maßnahmen notwendig, um die Prognose bestmöglich zu beinflussen.

Acetylsalicylsäure bei koronarer Herzkrankheit und nach Myokardinfarkt: In einer Metaanalyse reduziert ASS bei Risikopatienten schwerwiegende vaskuläre Ereignisse insgesamt um 25%, nichttödliche Infarkte um ein Drittel, nichttödliche Schlaganfälle um ein Viertel und die vaskuläre Gesamtmortalität um ein Sechstel – ohne negative Auswirkungen auf andere Todesursachen. Die relative Verminderung der Ereignisrate war in unterschiedlicher Dosierung nicht signifikant verschieden (2).

Patienten mit koronarer Herzerkrankung ohne Kontraindikationen sollten somit ASS in einer Dosierung von etwa 100 mg/Tag nehmen, unabhängig von kardialen Beschwerden. Patienten mit KHK, die aus anderen Gründen eine orale Antikoagulation mit Marcumar benötigen (z.B. Vorhofflimmern), haben damit ebenfalls einen adäquaten Schutz.

Aggregationshemmer nach PCI und STENT-Implantation:

- Bei Patienten mit stabiler Angina pectoris und elektiver PCI mit Implantation eines unbeschichteten STENTs („bare metal stents" = BMS) besteht neben der Gabe von 100 mg ASS die Indikation zur Medikation mit 75 mg/Tag Clopidogrel für insgesamt 4 Wochen nach dem Eingriff (I-A).
- Bei Patienten mit stabiler Angina pectoris und elektiver PCI mit Implantation von medikamentös beschichteten Stents (z.B. Sirolimus oder Tacrolimus) besteht neben 100 mg ASS/Tag die Indikation einer zusätzlichen Gabe von 75 mg/Tag Clopidogrel für mindestens 12 Monate. Durch die Hemmung des Endothelwachstums besteht bei beschichteten STENTs ein länger anhaltendes Risiko der STENT-Thrombose. Bei Veröffentlichung dieses Buchs kann zu diesem Problem noch kein abschließendes Urteil abgegeben werden, sodass der Leser an die aktuelle Literatur verwiesen wird.
- Bei Patienten mit akutem Coronarsyndrom (ACS), bei denen im Rahmen des akuten Ereignisses eine PCI mit STENT-Implantation durchgeführt wird, be-

steht die Indikation für eine kombinierte Medikation mit ASS (100 mg/Tag) und Clopidogrel (75 mg/Tag) für mindestens 9 Monate (unbeschichteter STENT) oder mindestens 12 Monate (beschichteter STENT)

Beta-Rezeptorenblocker: Beta-Rezeptorenblocker ohne eigene sympathische Aktivität reduzieren bei Patienten nach einem Herzinfarkt die Gesamtsterblichkeit um 25–40 %. Die Datenlage für den Gebrauch von Betablockern in der chronischen Postinfarktphase ist sehr überzeugend. Auch bei Patienten mit relativen Kontraindikationen wie COPD (Kap. 13.3), Diabetes (Kap. 8.5.4), peripherer arterieller Verschlusserkrankung (Kap. 12.8) und AV-Block ersten Grades übersteigt der Nutzen im Sinne einer Reduktion der Mortalität und des Re-Infarkte deutlich das Risiko. Bei Patienten mit chronischer Myokardinsuffizienz gehören die Betablocker (Bisoprolol, Carvedilol, Metoprolol-Succinat oder Nebivolol) neben den ACE-Hemmern oder Angiotensin-Rezeptorenblockern zur Basistherapie, da hierdurch ebenso wie bei Patienten nach Infarkt die Prognose signifikant verbessert wird (7).

ACE-Hemmer: Der Einsatz von ACE-Hemmern nach Herzinfarkt hat sich zu einer Standardtherapie entwickelt. Eine langfristige Therapie ist insbesondere bei Patienten mit eingeschränkter Myokardfunktion, mit arterieller Hypertonie und/oder mit Diabetes mellitus sinnvoll (1).

Bei Patienten mit stabiler Angina pectoris und guter linksventrikulärer Funktion (ohne Diabetes) ist kein zusätzlicher Nutzen durch ACE-Hemmer-Therapie gegeben, sofern eine optimale Standard-Sekundärprävention durchgeführt wird (21).

Aldosteronantagonisten: Bei Patienten mit akutem Infarkt und linksventrikulärer Dysfunktion führt die zusätzliche Gabe des Aldosteronantagonisten Eplerenone zu einer weiteren signifikanten Reduktion der Gesamtsterblichkeit um 15 % ($P < 0{,}008$) innerhalb einer Beobachtungszeit von 16 Monaten. Die Reduktion der kardiovaskulären Letalität war in erster Linie Folge einer Reduktion des plötzlichen Herztodes um 21 % in der Eplerenone-Gruppe im Vergleich zur Kontrollgruppe (19).

Medikamentöse Therapie der Risikoerkrankungen: Die medikamentöse Therapie der Hyper- und Dyslipoproteinämie, der arteriellen Hypertonie, des Diabetes mellitus und des metabolischen Syndroms werden im Kapitel 8.5 im Detail beschrieben.

Grippe-Schutzimpfung: Patienten nach koronarem Ereignis sollten regelmäßig im Herbst gegen Influenzaviren geimpft werden (Klasse I B). In einer prospektiven randomisierten Studie wurde hierdurch eine Risikoreduktion von etwa 40 % nach 1 Jahr erreicht. Der Nutzen ist besonders bei Hochrisikopatienten deutlich (5, 9).

Medikamentöse Therapie in der kardiologischen Rehabilitation: Sehr viele Patienten haben wenig oder keine Kenntnisse über die Bedeutung, Wirkungen und Nebenwirkungen ihrer Medikamente. Zahlreiche Patienten können ihre Medikamente auch bei der Anamnese-Erhebung nicht nennen. Die Kenntnis der Patienten ist jedoch die Voraussetzung für die Compliance bei der Medikamenteneinnahme und eine nachhaltig wirksame Therapie. Während der kardiologischen Rehabilitation soll deshalb nicht nur die medikamentöse Therapie optimiert und eingestellt werden; vielmehr ist es wichtig, die Patienten über die medikamentöse Therapie zu schulen und jeden einzelnen Patienten, am besten in Anwesenheit des Angehörigen, mehrfach intensiv zu beraten.

Zusammenfassung und Bedeutung für die Rehabilitation

Die individuelle Risikoeinschätzung ist eine wichtige Aufgabe der kardiologischen Rehabilitation. Eine Risikostratifikation muss im Verlauf des akuten Koronarsyndroms wiederholt erfolgen, um die jeweils beste Behandlungsstrategie festzulegen. Aus der Risikoeinschätzung folgt die Festlegung der individuellen Maßnahmen und Schwerpunkte zur Prävention eines Reinfarkts, einer kardialen Dekompensation, eines vorzeitigen Todes oder eines anderen klinischen Ereignisses.

> Die Prävention ist Grundlage und Voraussetzung für die Aufrechterhaltung der so genannten „funktionalen“ Gesundheit und damit auch „Teilhabe“ der Patienten.

Es bestehen vielfache nichtmedikamentöse und medikamentöse Möglichkeiten, das kardiovaskuläre Risiko nach einem Ereignis zu senken. Bei der multifaktoriellen Genese der KHK ist es deshalb nicht sinnvoll, sich auf einen einzelnen Risikofaktor (z.B. ein LDL-Ziel von < 70 mg/dl bzw. 1,8 mmol/l) zu fixieren, um evtl. schwer erreichbare Idealziele anzustreben. Jeder einzelne Risikofaktor ist wichtig und die Gesamtheit der Risikofaktoren bzw. ihre optimale Einstellung bestimmt die Progression der Erkrankung. Körperliche Aktivität und eine günstige Ernährung sind häufig vernachlässigte, aber sehr wirksame Komponenten einer umfassenden Sekundärprävention.

Literatur

1. Al-Mallah MH, Tleyjeh IM, Abdel-Latif AA, Weaver WD. Angiotensin-Converting Enzyme Inhibitors in Coronary Artery Disease and Preserved Left Ventricular Systolic Function. A Systemic Review and Meta-Analysis of Randomized Controlled Trials. JACC 2006; 47: 1576–83.
2. Antithrombotic Trialists' Collaboration. Collaborative meta-analysis of randomised trials of antiplatelet therapy for prevention of death, myocardial infarction, and stroke in high risk patients. BMJ 2002; 324: 71–86.

3. Antman EM, Cohen M, Bernink PJLM, et al. The TIMI Risk Score for Unstable Angina/Non-ST Elevation MI: A Method for Prognostication and Therapeutic Decision Making. JAMA 2000; 284: 835–42.
4. Bartecchi CE, MacKenzie TD, Schrier RW. The human costs of Tobacco use (first of two parts). N Engl J Med 1994; 330: 907–12.
5. Davis MM, Taubert K, Benin AL, et al. Influenza Vaccination as Secondary Prevention for Cardiovascular Disease: A Science Advisory From the American Heart Association/American College of Cardiology: This science advisory is consistent with the recommendations of the Centers for Disease Control and Prevention and the Advisory Committee on Immunization Practices. Circulation 2006; 114: 1549–53.
6. Dzavík V, Buller CE, Lamas GA, et al. for the TOSCA-2 Investigators. Randomized Trial of Percutaneous Coronary Intervention for Subacute Infarct-Related Coronary Artery Occlusion to Achieve Long-Term Patency and Improve Ventricular Function: The Total Occlusion Study of Canada (TOSCA)-2 Trial. Circulation 2006; 114: 2449–57.
7. Gibbons RJ, Abrams J, Chatterjee K, et al. American College of Cardiology; American Heart Association Task Force on Practice Guidelines. Committee on the Management of Patients With Chronic Stable Angina. ACC/AHA 2002 guideline update for the management of patients with chronic stable angina – summary article: a report of the American College of Cardiology/American Heart Association Task Force on Practice. Guidelines (Committee on the Management of Patients With Chronic Stable Angina). Circulation 2003; 107: 149–58.
8. Gibbons RJ, Miller TD. Noninvasive Risk Stratification After Myocardial Infarction: New Evidence, New Questions. JACC 2006; 48: 2468–70.
9. Gurfinkel EP, Leon de la Fuente R, Mendiz O, Mautner B. Flu vaccination in acute coronary syndromes and planned percutaneous coronary interventions (FLUVACS) Study. Eur Heart J 2004; 25: 25–31.
10. Hambrecht R, Walther C, Möbius-Winkler S, et al. Percutaneous Coronary Angioplasty Compared With Exercise Training in Patients With Stable Coronary Artery Disease – A Randomized Trial. Circulation 2004; 109: 1371–8.
11. Hochman JS, Lamas GA, Buller CE, et al. For the Occluded Artery Trial Investigators. Coronary Intervention for Persistent Occlusion after Myocardial Infarction. N Engl J Med 2006; 355: 2395–407.
12. Löwel H, Döring A, Schneider A, Heier M, Thorand B, Meisinger C, for the MONICA/KORA Study Group. The MONICA Augsburg surveys – basis for prospective cohort studies. Die MONICA Augsburg Surveys - Grundlage für prospektive Kohortenstudien. Gesundheitswesen 2005; 67: 13–8.
13. Mahmarian JJ, Shaw LJ, Filipchuk NG, et al. for the INSPIRE Investigators. A Multinational Study to Establish the Value of Early Adenosine Technetium-99m Sestamibi Myocardial Perfusion Imaging in Identifying a Low-Risk Group for Early Hospital Discharge After Acute Myocardial Infarction. JACC 2006; 48: 2448–57.
14. Mahmarian JJ, Dakik HA, Filipchuk NG, et al. for the INSPIRE Investigators. An Initial Strategy of Intensive Medical Therapy Is Comparable to That of Coronary Revascularization for Suppression of Scintigraphic Ischemia in High-Risk But Stable Survivors of Acute Myocardial Infarction. JACC 2006; 48: 2458–67.
15. Marchioli R, Avanzini F, Barzi F, et al. on behalf of GISSI-Prevenzione Investigators. Assessment of absolute risk of death after myocardial infarction by use of multiple-risk-factor assessment equations; GISSI-Prevenzione mortality risk chart. Eur. Heart J 2001; 22: 2085–103.
16. Mokdad AH, Marks JS, Stroup DF, Gerberding JL. Actual Causes of Death in the United States, 2000. JAMA 2004; 291: 1238–45.
17. Morrow DA, Antman EM, Charlesworth A, et al. TIMI Risk Score for ST-Elevation Myocardial Infarction: A Convenient, Bedside, Clinical Score for Risk Assessment at Presentation. An Intravenous nPA for Treatment of Infarcting Myocardium Early II Trial Substudy. Circulation 2000; 102: 2031–7.
18. Mueller C, Buettner HJ, Hodgson JM, Marsch S, Perruchoud AP, Roskamm H, Neumann F-J. Inflammation and Long-Term Mortality After Non-ST Elevation Acute Coronary Syndrome Treated With a Very Early Invasive Strategy in 1042 Consecutive Patients. Circulation 2002; 105: 1412–5
19. Pitt B, Remme W, Zannad F, et al. for the Eplerenone Post-Acute Myocardial Infarction Heart Failure Efficacy and Survival Study Investigators. Eplerenone, a selective aldosterone blocker, in patients with left ventricular dysfunction after myocardial infarction. N Engl J Med. 2003; 348: 1309–21.
20. Steffen LM, Folsom AR, Cushman M, et al. Greater Fish, Fruit, and Vegetable Intakes Are Related to Lower Incidence of Venous Thromboembolism. The Longitudinal Investigation of Thromboembolism Etiology. Circulation 2007; 115: in press. Published online before print December 18, 2006.
21. The PEACE Trial Investigators. Angiotensin-converting-enzyme inhibition in stable coronary artery disease. N Engl J Med 2004; 351: 2058–68.

7.3 Individuelle Therapieplanung

G. Bönner

Das Wichtigste in Kürze

Die Behandlung des einzelnen Rehabilitationspatienten kann in vier Bereiche gegliedert werden:

a) den somatischen Bereich, der das Training, die medizinische Überwachung und die medikamentöse Therapie umfasst,
b) den edukativen Bereich, der die Schulung und Motivation der Patienten insbesondere in Bezug auf nachhaltige Lebensstiländerungen beinhaltet,
c) den psychologischen Bereich, der sich mit der Krankheitsverarbeitung der Patienten beschäftigt, aber auch unterstützend bei Schulungsprogrammen beteiligt ist (z.B. Beendigung des Rauchens, Gewichtsreduktion)
d) den sozialen Bereich. Dieser Bereich betrifft vor allem die berufliche und soziale Wiedereingliederung des Patienten.

Der Therapieplan muss den individuellen Gesundheitszustand des Patienten berücksichtigen und ist mit dem Patienten gemeinsam zu entwickeln. Häufig ist es sinnvoll, die Angehörigen angemessen in den Rehabilitationsprozess einzubeziehen.

Die Behandlung des einzelnen Rehabilitationspatienten basiert auf den 4 grundlegenden Elementen der Rehabilitation (Abb. 7.**5**).

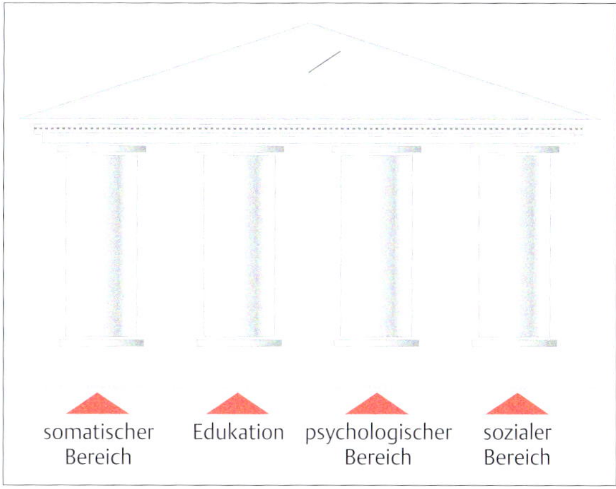

Abb. 7.**5** Die 4 grundlegenden Elemente der Rehabilitation.

Für einzelne Diagnosen können standardisierte ausgewogene Basistherapiepläne erstellt werden, die alle krankheitsspezifischen Komponenten von der Akutmedizin bis zur Prävention erfassen (1, 3, 4).

Die Intensität, Häufigkeit und Art jeder einzelnen Therapie richtet sich aber nach dem Gesundheitszustand des betroffenen Patienten und muss die Einschränkungen seiner Funktionsfähigkeit (Aktivitäten) und seine spezifischen Behinderungen mit allen Kontextfaktoren berücksichtigen (1). **Hauptziel** ist es, die Teilhabe des Patienten am alltäglichen, sozialen und beruflichen Leben wiederherzustellen oder zu sichern (2). Um dieses Ziel zu erreichen, müssen die einzelnen Therapieansätze auf einem ganzheitlichen, biopsychosozialen Konzept aufbauen und genau auf den Patienten abgestimmt werden. Hierzu zählt auch, dass die Therapie mit dem Patienten gemeinsam festgelegt wird und die zu erreichenden Ziele mit ihm abgestimmt sind.

Der **Therapieplan** muss umfassend und interdisziplinär sein (Mustertherapiepläne Kapitel 17). Er sollte sich in seinem Umfang der individuellen Belastbarkeit des Patienten anpassen. Dies erscheint wichtig, damit der Patient nicht wegen einer evtl. Überforderung seine Motivation verliert. Intermittierende Ergebniskontrollen, z.B. bei den Visiten oder den Teambesprechungen, stellen sicher, dass der Therapieplan an die Probleme oder Fortschritte des Patienten angepasst wird (3).

Das **Informationsangebot an den Patienten** sollte seinem Gesundheitszustand entsprechen und seinem Wissensstand angepasst sein. So können Einzelgespräche, Gruppenvorträge oder krankheitsspezifische Schulungen sinnvoll sein.

Die **soziale und arbeitsmedizinische Beratung** muss den Problemen des Patienten am Arbeitsplatz gerecht werden. Bei unklarer Belastbarkeit des Patienten kann unter Umständen auch einmal eine berufliche Leistungsbeurteilung, eine Arbeitserprobung oder auch eine stufenweise Wiedereingliederung notwendig werden. Bei älteren Patienten sind nicht selten auch Hilfestellungen für die häusliche Versorgung erforderlich (1).

Kardiale Patienten bieten einige Besonderheiten, die in der individuellen Therapieplanung Bedeutung haben. Bei Postinfarktpatienten z.B. liegen nicht selten Störungen der Krankheitsbewältigung vor, die z.T. mit reaktiv depressiven Verstimmungen verbunden sind. Es besteht eine erhebliche Angst vor neuen Ereignissen und kein Vertrauen mehr in die eigene Belastbarkeit. In solchen Fällen sollte die depressive Verstimmung aufgedeckt und die Patienten in Einzelgesprächen oder Gruppensitzung psychotherapeutisch behandelt werden.

Herzinsuffiziente oder operierte Patienten leiden nicht selten an einem Kräfteverfall, der vorrangig behandelt werden muss. Bei ihnen steht dann das körperliche Aufbau- und Ausdauertraining ganz im Vordergrund. Sind nach Reanimationen oder operativen Komplikationen zerebrale Defizite erkennbar, so können Ergotherapie, logopädische Übungen und neuropsychologisches Training erforderlich werden.

Bei Lebensstiländerungen oder schweren Behinderungen ist es sinnvoll, auch die **Angehörigen** in das Behandlungskonzept zu integrieren, damit sie die Patienten nach Beendigung der Rehamaßnahme im Alltag besser unterstützen können. Verbessert wird die Nachhaltigkeit der Rehabilitation durch Nachsorgeprogramme in der Klinik oder mit langfristiger telefonischer Nachbetreuung.

Literatur

1. Bundesarbeitsgemeinschaft für Rehabilitation (BAR). ICF-Praxisleitfaden. Frankfurt 2006
2. Delbrück H, Haupt E. Rehabilitationsmedizin. München: Urban u. Schwarzenberg Verlag 1996
3. Deutsche Gesellschaft für Prävention und Rehabilitation von Herz-Kreislauferkrankungen. Empfehlungen zu Standards der Prozessqualität in der kardiologischen Rehabilitation (Teil I bis IV). Koblenz 2002
4. Deutsche Rentenversicherung Bund. Leitlinie für die Rehabilitation bei koronarer Herzkrankheit. Berlin 2005

8 Somatischer Bereich

8.1 Allgemeine Gesichtspunkte zur Diagnostik und Überwachung

E. Hoberg

Das Wichtigste in Kürze

Die internistisch-kardiologische Funktionsdiagnostik während der Rehabilitation soll an anderer Stelle erhobene Vorbefunde lediglich ergänzen und sich dabei an den speziellen Zielen der Rehabilitation orientieren. Gerade im Rahmen der Anschlussrehabilitationen von zunehmend multimorbiden Patienten ist allerdings häufig eine engmaschige klinische und diagnostische Überwachung erforderlich. Neben Laborbefunden und EKG-Diagnostik kommt dabei der Echokardiographie eine zentrale Rolle zu. Klinische Untersuchung, Belastungs-EKG und Laborkontrollen sind obligater Bestandteil der Abschlussdiagnostik, die eine Basis für die Beurteilung des Rehabilitationserfolgs und die abschließende Beratung des Patienten bilden.

Vorbemerkungen

Die medizinische Diagnostik soll die zur Verfügung stehenden Vorbefunde im erforderlichen Umfang ergänzen, nicht aber im Vordergrund der Rehabilitationsmaßnahme stehen. Die jüngere Entwicklung in der Kardiologie mit Einführung der DRG und Weiterentwicklung der Techniken zur Myokardrevaskularisation hat allerdings dazu geführt, dass zunehmend ältere und multimorbide Patienten immer früher aus den Akutkliniken zur Anschlussrehabilitation (AR) verlegt werden. Im Einzelfall kann daher eine engmaschige Überwachung auch mit Einsatz einer speziellen kardiologischen Diagnostik erforderlich sein, um eine Gefährdung des Patienten zu vermeiden. In den kardiologischen Rehabilitationseinrichtungen in Deutschland wird technisch und personell die Struktur vorgehalten, die für eine adäquate Versorgung auch solcher Patienten Voraussetzung ist (Tab. 8.**1**). Dazu tragen Überprüfungen der Vorgaben durch die Kostenträger und die verbreitete Teilnahme an internen sowie externen Qualitätssicherungsprogrammen bei.

Risikostratifizierung und Erfassung der Leistungsfähigkeit zu Beginn der Rehabilitation

Risikostratifizierung und Identifikation von Hochrisikopatienten sind Ziele, denen in der kardiologischen Rehabilitation eine besondere und auch zunehmende große Rolle zukommt.

Valide Studienergebnisse als Basis eines allgemein gültigen diagnostischen Vorgehens in der diagnostischen Rehabilitation liegen nicht vor. Entscheidend sind das individuelle Krankheitsbild und die individuellen Ziele der Rehabilitation.

So spielt die Risikostratifizierung nach Herzinfarkt zwar bereits im Akutkrankenhaus eine wichtige Rolle. Häufig werden jedoch Risiken wie eine persistierende Myokardischämie oder Rhythmusstörungen erst im Rahmen der Anschlussrehabilitation in der Phase der Remobilisierung deutlich. Auch das Ausmaß einer myokardialen Dysfunktion kann oft erst in der Postinfarktphase unter kontrollierter Belastung richtig eingeschätzt werden. Der Verlauf nach einer Bypass-Operation kann in den ersten Wochen durch Rhythmusstörungen, Myokardinsuffizienz, Postthorakotomiesyndrom, Wundheilungsstörungen, Infektionen oder psychische Störungen kompliziert sein. Im Rahmen einer Anschlussrehabilitation müssen solche Komplikationen rechtzeitig erkannt und mitbehandelt werden.

Bei der **Abschätzung der Leistungsfähigkeit und individueller, rehabilitationsrelevanter Probleme** sind in Anlehnung an die „Internationale Klassifikation der Funktionsfähigkeit, Behinderung und Gesundheit“ (ICF) krankheitsbedingte Funktionseinschränkungen und deren Auswirkungen auf die Alltagsaktivitäten und Teilhabe des Patienten zu beachten. Von Bedeutung sind auch die so genannten „Kontextfaktoren“, d.h. umweltbezogene und personenbezogene Interaktionen.

Eingangsdiagnostik, Festlegung der Rehabilitations- und Therapieziele, Therapieplan

Auf der Basis langjähriger Erfahrung lässt sich ein diagnostischer Standard festlegen, der optional zu ergänzen ist. Danach umfasst die Eingangsdiagnostik die Anamnese, die körperliche Untersuchung sowie die technische und psychologische Diagnostik. Der detaillierten Erhebung der Sozialanamnese kommt besondere Bedeutung zu. Außerdem werden zwischen Arzt und Patienten Rehabilitationsziele vereinbart. Zur Routine gehören:

Tabelle 8.1 Diagnostische Ausrüstung von kardiologischen Rehabilitationseinrichtungen

Ausrüstung	Bemerkung
Ruhe-Ekg	
Belastungs-Ekg (Fahrradergometer, Laufband-Ergometer)	
Stressechokardiographie	auch in Kooperation
Myokardszintigraphie	in Kooperation
Echokardiographie mit Doppler/Farbdoppler, Farbduplexsonographie	
Gefäß-Doppler	
Abdomensonographie	
Langzeit-Blutdruckmessung	
Langzeit-Ekg	
Spirometrie	
Bodyplethysmographie	in Kooperation
Leistungsdiagnostik (Laktat)	
Spiroergometrie	auch in Kooperation
Notfalllabor (CK, Troponin T/I, Hb, INR, O_2-Sättigung)	
Labor	in Kooperation
Röntgendiagnostik (Röntgen-Thorax)	auch in Kooperation
Psychologische Diagnostik (Fragebögen)	

Technisch aufwendige Diagnostik erfolgt in Kooperation mit entsprechenden Herzzentren, Krankenhäusern oder Arztpraxen (z.B. Herzkatheter, Angiographie, Computertomographie, Magnetresonanztomographie)

- 12-Kanal-Ruhe-EKG,
- Belastungs-EKG,
- Farbdoppler-Echokardiographie und
- laborchemische Untersuchungen einschließlich Differenzierung zwischen HDL- und LDL-Cholesterin.

Untersuchungszeitpunkte. Das Ruhe-EKG sollte möglichst rasch nach der Ankunft des Patienten, auf jeden Fall am Aufnahmetag aufgezeichnet werden. Der Zeitpunkt der Laborkontrollen richtet sich auch nach den vorhandenen Vorbefunden. Auf jeden Fall sollten die Laborkontrollen die Beurteilung des Rehabilitationserfolgs gewährleisten. Das Belastungs-EKG sollte direkt zu Beginn der Rehabilitation stattfinden. Nur in Ausnahmefällen, insbesondere nach Eingriffen an der Aorta oder beim Vorliegen limitierender Begleitkrankheiten, sollte auf das initiale Belastungs-EKG verzichtet werden.

Für das **Belastungs-EKG** hat sich eine Fahrradergometrie im Sitzen mit stufenweisem Anstieg der Belastung in 25-W-Schritten über jeweils 2 min bewährt. Begonnen wird mit 50 W, bei geringer Leistungsfähigkeit mit 25 W. Insbesondere bei Patienten mit stark eingeschränkter linksventrikulärer Funktion kann die Fahrradergometrie auch als Rampentest mit raschem Anstieg der Leistungsstufe in kleinen Schritten (10 W) mit kleinen Zeitintervallen für die Steigerung der Leistung (10 s) durchgeführt werden. Dem Belastungs-EKG kommt in jedem Fall besondere Bedeutung für die kardiologische Rehabilitation zu, denn es dient nicht nur dem Ausschluss oder Nachweis induzierbarer Myokardischämien oder komplexer Arrhythmien, sondern es stellt auch die Basis für die Planung der Bewegungstherapie und die Überprüfung einer in der Regel angestrebten Steigerung der körperlichen Leistungsfähigkeit dar.

> Der durch das Belastungs-EKG ermittelte Trainingspuls ist Richtwert für die individuelle Trainingsintensität während der Rehabilitation, insbesondere bei der EKG-überwachten Gruppenergometrie.

Postoperativ, aber auch direkt nach Herzinfarkt, ist das Belastungs-EKG zur Ischämiediagnositik oft nur eingeschränkt geeignet (häufig bestehen Erregungsrückbildungsstörungen, Linksschenkelblock, Vorhofflimmern). Die **Stressechokardiographie** hat sich in diesen Fällen als EKG-unabhängige Methode zur Ischämiedetektion auch im Rahmen der kardiologischen Rehabilitation sehr bewährt. Da sie zudem eine Aussage über die regionale Motilität erlaubt, kann ihr Ergebnis für die Behandlungsstrategie bei Mehrgefäßerkrankungen von großer Bedeutung sein. Alternativ kommen szintigraphische Verfahren in Frage, deren Einsatz aber mit höherem logistischen und materiellen Aufwand verbunden ist und die damit in der Routinediagnostik der kardiologischen Rehabilitation eine untergeordnete Rolle spielen.

Die **Farbdopplerechokardiographie** zählt bei Patienten in der Anschlussrehabilitation zu den obligaten Untersuchungen. Sie sollte möglichst frühzeitig, bei gefährdet erscheinenden Patienten vor dem Belastungs-EKG durchgeführt werden. Wichtig sind hier v.a. die Bestimmung der Pumpfunktion des Herzens, der Ausschluss eines Perikardergusses insbesondere nach Herzoperation und die Bestimmung der Herzklappenfunktion.

Auf der Basis der Ergebnisse der Eingangsuntersuchungen und der vereinbarten Rehabilitationsziele wird der **individuelle Therapieplan** erstellt. Die genannten Untersuchungen werden nach Bedarf ergänzt und wiederholt. Im Rahmen der ergänzenden Untersuchungen kommen folgenden Untersuchungen besondere Bedeutung zu:

- Spirometrie,
- Farbduplexsonographie der peripheren Gefäße
- Gefäßdoppler,
- Langzeit-Blutdruckmonitoring.
- Langzeit-EKG,
- Abdomensonographie

Rehabilitationsverlauf

Der Rehabilitationsverlauf wird durch regelmäßige ärztliche Visiten und Sprechstunden überprüft. In diesem Rahmen werden die medikamentöse Therapie und der Therapieplan angepasst, eine ergänzende Diagnostik eingeleitet. Möglicherweise sind auch die Therapieziele in Abstimmung mit dem Patienten zu modifizieren. Die ärztlichen Visiten werden durch multidisziplinäre Stationsbesprechungen ergänzt, in deren Rahmen psychosoziale Aspekte besondere Berücksichtigungen finden.

Abschlussdiagnostik

Am Ende Rehabilitation erfolgt eine Abschlussdiagnostik, die in der Regel ein erneutes Belastungs-EKG und die Bestimmung laborchemischer Parameter, insbesondere der Serumlipide, umfasst. Der behandelnde Arzt führt eine Abschlussuntersuchung durch. Auf der Basis der erhobenen Befunde berät er den Patienten über den zukünftigen Umgang mit der Erkrankung in der individuellen Alltagssituation. Es wird gemeinsam überprüft, inwieweit die Rehabilitationsziele erreicht wurden.

Wichtiger Bestandteil des Abschlussgesprächs ist die Information über geeignete Nachsorgeprogramme, z.B. IRENA der Deutschen Rentenversicherung Bund und vergleichbare Konzepte regionaler Rentenversicherungsträger, oder KARENA, einem Programm zur Auffrischung der Rehabilitationsinhalte. In der Regel erhält der Patient den Ratschlag, sich einer ambulanten Herzgruppe anzuschließen.

> ! Es empfiehlt sich, die Abschlussuntersuchung einen oder zwei Werktage vor der geplanten Entlassung durchzuführen, damit die Gelegenheit zu einer evtl. noch erforderlichen Ergänzung der Diagnostik gegeben ist.

8.2 Allgemeine Gesichtspunkte zur Pharmakotherapie

A. Boscheri, R.H. Strasser

Das Wichtigste in Kürze

Basis aller Maßnahmen zur Behandlung arteriosklerotisch bedingter kardiovaskulärer Erkrankungen und prognostisch von herausragender Bedeutung ist die Anpassung des Lebensstils. Auf dieser Basis lässt sich durch die moderne Pharmakotherapie die Langzeitprognose zusätzlich signifikant verbessern. Prognostisch relevant ist v.a. die Therapie mit Acetylsalizylsäure (plus Clopidogrel bei gezielter Indikation), Betablockern, ACE-Hemmern oder Angiotensin-Rezeptorenblockern und Statinen. In besonderen Fällen (nach Herzinfarkt und bei schwerer Herzinsuffizienz) trifft dies auch für Aldosteronantagonisten zu.

Bedeutung und Umsetzung der Pharmakotherapie

In zahlreichen Studien konnte nachgewiesen werden, dass durch eine adäquate medikamentöse Therapie Mortalität ebenso wie Morbidität der betroffenen Patienten signifikant gesenkt werden können. Die begleitende Pharmakotherapie ist Eckpfeiler insbesondere bei Patienten

- mit koronarer Herzkrankheit (KHK) oder generalisierter Arteriosklerose,
- nach akutem Myokardinfarkt,
- nach arterieller Revaskularisierung (PTCA, STENT, Bypass-Operation),
- mit chronischer Herzinsuffizienz gleich welcher Ursache und
- nach Herztransplantation.

Vertiefendes Wissen

Umsetzung der Empfehlungen zur Sekundärprävention in der klinischen Praxis: Trotz der unumstrittenen Bedeutung der Pharmakotherapie zeigen die Ergebnisse der EUROASPIRE-II-Studie, bei der über 8000 Patienten aus 15 europäischen Staaten nach einem kardiovaskulären Ereignis (z.B. Herzinfarkt) über durchschnittlich 1,4 Jahre verfolgt wurden, unabhängig vom Geschlecht enttäuschende Ergebnisse (13):

Die Umstellung zum gesundheitsbewussten Leben war mangelhaft.

Nur in 40–60 % wurde eine leitlinienkonforme medikamentöse Therapie mit Betablockern, ACE-Hemmern und lipidsenkenden Medikamenten fortgeführt.

Auch 1,4 Jahre nach überlebtem kardiovaskulärem Ereignis hatte ein hoher Anteil von 31–72 % noch einen oder mehrere unzureichend therapierte Risikoerkrankungen, wie arterielle Hypertonie, Hyperlipidämie, Übergewicht oder Diabetes mellitus.

Kontrollierte klinische Studien und klinische Praxis: Kontrollierte randomisierte Studien zur Wirksamkeit und Verträglichkeit von Medikamenten sind eine Grundvoraussetzung für deren Einsatz im klinischen Alltag. Solche Studien werden in der Regel an hochselektionierten Patientenpopulationen durchgeführt. Die Charakteristik der Studienpatienten stimmt aus diesem Grunde mit den Charakateristika der Patienten aus dem klinischen Alltag oft nur teilweise überein. Häufig sind die Patienten im klinischen Alltag älter und multimorbider als die Studienpatienten.

Es ist deshalb sinnvoll, die Ergebnisse kontrollierter und randomisierter Studien im klinischen Alltag zu prüfen und zu evaluieren, ob die Studienergebnisse auch auf eine breitere Patientenpopulation übertragbar sind. Hierzu eignen sich in besonderem Maße Registerstudien (Kapitel 15.8).

Die Abbildung 8.**1** zeigt an einem Beispiel, dass die Wirksamkeit der Betablocker bei der Behandlung von Patienten mit chronischer Herzinsuffizienz nicht nur bei Patienten nachweisbar ist, die den Charakteristika der Studienpopulation der MERIT-HF-Studie (eine der großer Betablocker-Studien bei chronischer Herzinsuffizienz) entsprechen, sondern dass Betablocker auch bei einer breit gestreuten Patientenpopulation mit Komorbiditäten, z.B. einer chronisch obstruktiven Lungenerkrankung (COPD), hoch effektiv sind. Da die COPD bei Patienten mit chronischer Herzinsuffizienz eine häufige Begleiterkrankung ist, sind solche Ergebnisse von erheblicher Relevanz (18, 24).

Es ist zu beachten, dass die medikamentöse Sekundärprävention auf den grundlegenden Maßnahmen eines gesunden Lebensstils wie körperliches Training, Nikotinabstinenz, kalorienreduzierte und fettmodifizierte Ernährung und Gewichtsregulation aufbaut. Die Maßnahmen zur Sekundärprävention von Patienten mit KHK und zur Langzeitbetreuung von Patienten mit chronischer Herzinsuffizienz sind in den Leitlinien der American Heart Association (AHA) und der European Society of Cardiology (ESC) im Detail beschrieben (2, 16, 22, 27, 33).

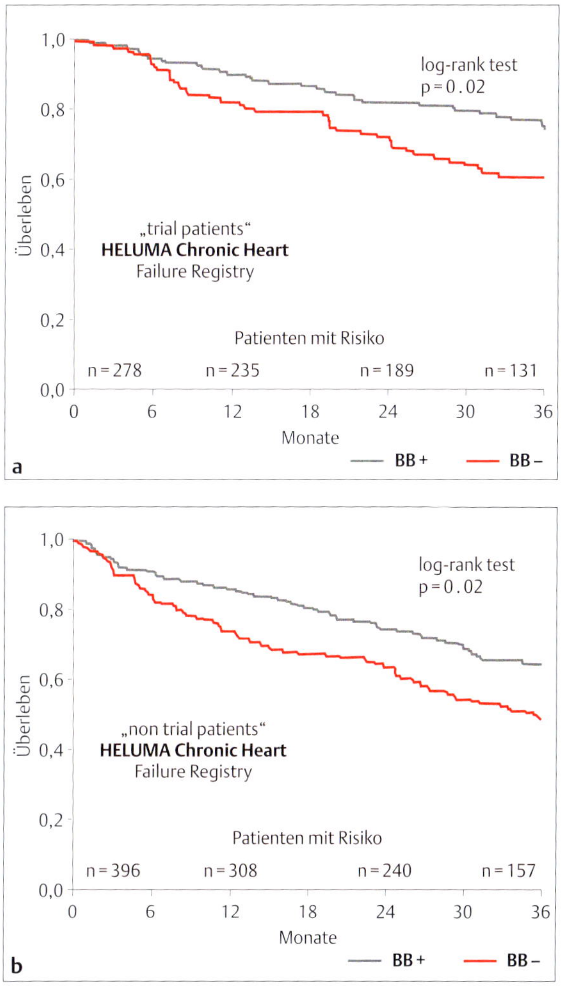

Abb. 8.**1** Überlebensrate und Betablockertherapie.
a Kaplan-Meier-Kurven der Überlebensraten von Patienten mit chronischer Herzinsuffizienz mit (graue Linie, BB+) und ohne (rote Linie, BB−) Betablockertherapie. Die Patientenpopulation entspricht der der MERIT-HF-Studie (24).
b Kaplan-Meier-Kurven der Überlebensraten von Patienten mit chronischer Herzinsuffizienz mit (graue Linie, BB+) und ohne (rote Linie, BB−) Betablockertherapie, die nicht mit den Patienten-Charakteristika der MERIT-HF-Studie übereinstimmen. Es wird deutlich, dass Betablocker auch bei dieser Patientengruppe hoch effektiv sind (18, 24).

Medikamentöse Behandlung der Risikofaktoren und Risikoerkrankungen

Hyperlipidämie (Kap. 8.5.2)

Mit steigenden LDL-Cholesterinspiegeln nimmt das Risiko für die Entstehung einer KHK zu (30). Auch erhöhte Trigyzerid- und erniedrigte HDL-Cholesterinwerte sind mit einem erhöhten kardiovaskulären Risiko verbunden (3). Die Senkung des LDL-Cholesterins mit Statinen führt bei Patienten mit KHK zu:

- einer Verlangsamung der Progression der Atherosklerose,
- einer Reduktion kardiovaskulärer Ereignisse um 30–40 % und
- einer Reduktion der Gesamtmortalität um bis zu 34 % innerhalb von 4,5 Jahren (21).

Zielwerte für LDL-Cholesterin im Serum: Bei Patienten mit KHK und äquivalenten Risikoerkrankungen (z.B. Diabetes mellitus) ist die Senkung des LDL-Cholesterins unter 100 mg/dl primäres Therapieziel (Empfehlungsgrad I, Evidenzlevel A). Statine sind hierbei die Medikamente der ersten Wahl.

Neuere Studien mit Statinen zeigen, dass eine weitere Absenkung des LDL-Spiegels unter 70 mg/dl bei Patienten nach Manifestation einer koronaren Herzkrankheit eine zusätzliche Senkung der kardiovaskulären Ereignisrate bewirkt. Eine signifikante Senkung der Gesamtmortalität allein konnte jedoch für die intensivere LDL-Absenkung bisher nicht nachgewiesen werden (20).

Aufgrund dieser Datenlage ist für Patienten mit besonders hohem Risiko (frühe Manifestation einer Arterioskleroseerkrankung oder deren rasche Progredienz) die LDL-Senkung < 70 mg/dl zu erwägen.

Statine: Neben der effektiven Senkung des LDL-Cholesterins haben die Statine eine Reihe zusätzlicher Effekte (so genannte **pleiotrope Effekte**), die auch in der klinischen Praxis von prognostischer Relevanz sein könnten. Hierzu zählen:

- die Stabilisierung atherosklerotischer Plaques,
- die Senkung der lokalen Gerinnungsneigung,
- die Verbesserung der Endothelfunktion
- möglicherweise auch die Erhöhung der elektrischen Stabilität des Herzens (Kap. 8.5.2) (1).

Andere Lipid-Senker: Fibrate oder Niacin haben bisher in keiner Studie einen deutlichen Überlebensvorteil gezeigt. Bei der Kombination von Statinen mit Fibraten (insbesondere mit Gemfibrozil, weniger mit Fenofibrat) ist das erhöhte Risiko der Skelettmuskel-Toxizität zu beachten. Aufgrund des additiven Effekts und der guten Verträglichkeit hat sich die Kombination von Statinen mit dem Cholesterin-Resorptionshemmer Ezetimib in die klinische Praxis eingebürgert.

Geschlechtsspezifische Überlegungen: In den großen Studien waren Frauen nur zu ca. 25% beteiligt. Meta-Analysen ergeben, dass die prognostische Wirksamkeit der Statine bei Frauen ebenfalls signifikant ist. Dennoch werden Statine in der klinischen Praxis bei Frauen weniger häufig verabreicht.

Zu beachten ist, dass bei Frauen wegen generell höherer Plasmakonzentrationen das Risiko von Nebenwirkungen einer Statin-Therapie höher ist (17).

Arterielle Hypertonie (Kap. 8.5.1)

Das kardiovaskuläre Risiko (Tod durch KHK oder Schlaganfall) steigt kontinuierlich bereits ab Blutdruckwerten von 115 mmHg systolisch und 75 mmHg diastolisch (29). **Lebensstiländerungen** (Gewichtsreduktion, Training, gesunde Ernährung, Alkoholrestriktion) tragen wesentlich zur Blutdrucksenkung bei und können die Entwicklung einer arteriellen Hypertonie verhindern (9). Durch adäquate medikamentöse Behandlung der Hypertonie kann das kardiovaskuläre Risiko signifikant gesenkt werden (6, 8).

Zielwerte für die Hochdruckbehandlung: Als Therapieziel gilt die zuverlässige Senkung der Ruhe-Blutdruckwerte < 140/90 mmHg (Empfehlungsgrad I, Evidenz-Level A). Bei Patienten mit Diabetes mellitus, Niereninsuffizienz (insbesondere mit Proteinurie/Mikroalbuminurie) und bei Patienten mit chronischer Herzinsuffizienz werden Ruheblutdruckwerte < 130/80 mmHg empfohlen, bei Proteinurie über 1 g pro Tag < 125/75 mmHg (Empfehlungsgrad I, Evidenz-Level B).

Differentialtherapie der arteriellen Hypertonie: Meta-Analysen kontrollierter Studien zur Behandlung der arteriellen Hypertonie zeigen bezüglich der Risikoreduktion keine signifikanten Unterschiede zwischen ACE-Hemmern, Betablockern, Kalziumkanalblockern oder Thiazid-Diuretika. Zwei neuere Studien haben bezüglich einer Reduktion der Inzidenz des zerebralen Insults für eine Kombinationstherapie aus Kalziumantagonisten und ACE-Hemmern bzw. für eine Therapie mit AT1-Blockern eine Überlegenheit gegenüber Diuretika und Betablockern nachgewiesen (4, 31).

Abhängig von **Begleit- und Folgeerkrankungen** (nach Herzinfarkt, chronische Myokardinsuffizienz, Diabetes mellitus, chronische Niereninsuffizienz) sind jedoch Unterschiede in der prognostischen Wirkung sowie besondere Indikationen und Kontraindikationen zu berücksichtigen.

ACE-Hemmer (bei Unverträglichkeit Angiotensin-I-Rezeptorenblocker) und **Betablocker** stellen bei Patienten mit chronischer Myokardinsuffizienz, nach akutem Herzinfarkt und bei hohem koronarem Risiko die Basistherapie dar (27).

Bei manifestem Diabetes, aber auch deutlich erhöhtem Risiko für die Entwicklung eines Diabetes, bei diabetischer Nephropathie und bei nichtdiabetischer Nephropathie mit Proteinurie Proteinurie/Mikroalbuminurie sind ACE-Hemmer (bei Unverträglichkeit AT1-Blocker) die Medikamente erster Wahl (28).

Geschlechtsspezifische Überlegungen: Der häufig verwendete beta1-selektive Betablocker Metoprolol wird über das Cytochrom-System CYP2D6 abgebaut, welches bei Frauen eine geringere Aktivität aufweist als bei Männern. Somit sind bei Frauen höhere Plasmaspiegel zu erwarten. Durch orale Kontrazeptiva wird dieser Effekt noch verstärkt (6).

Die antihypertensive Wirksamkeit der ACE-Hemmer und der AT1-Blocker zeigt keine wesentlichen Geschlechtsunterschiede (6). Bei der Therapie der Herzinsuffizienz ist die prognostische Wirksamkeit der ACE-Hemmer bei Frauen jedoch tendenziell geringer ausgeprägt als bei Männern. Husten tritt als Nebenwirkung bei Frauen etwa doppelt so häufig auf wie bei Männern. Die pharmakologische Hemmung des fetalen Renin-Angiotensin-Systems durch die antihypertensive Therapie der Mutter mit ACE-Hemmern oder AT1-Rezeptoren-Blockern führt möglicherweise zu Minderperfusion und Nierenfunktionsstörung des Fetus.

Während der Schwangerschaft sollte deshalb auf die Medikation mit ACE-Hemmern oder AT1-Rezeptorenblockern verzichtet werden (26).

Die großen Hochdruckstudien mit Kalziumantagonisten schlossen eine vergleichbare Anzahl von Frauen und Männern ein. Relevante Unterschiede in Bezug auf den klinischen Effekt der Therapie ergaben sich nicht.

Diabetes mellitus (Kap. 8.5.4)

Neben genetischer Belastung, sowie Alter und Geschlecht sind v.a. lebensstilbedingte Risikofaktoren wie Übergewicht und körperliche Inaktivität die wichtigsten Ursachen für die Entwicklung eines Typ-2 Diabetes. Patienten mit Typ-2 Diabetes haben ein 2- bis 4-fach erhöhtes kardiovaskuläres Risiko, und kardiovaskuläre Erkrankungen sind mit einem Anteil von ca. 75% die mit Abstand häufigste Todesursache dieser Patienten. Bei Frauen mit Diabetes-Typ 2 ist das Risiko, an einer KHK zu sterben, fast doppelt so hoch wie bei Männern mit Diabetes (11, 25).

Therapieziele: Neben der Einstellung der Glukosewerte (nüchtern 90–120 mg/dl, HbA1c < 6,5/dl) sind bei Diabetikern die strikte Blutdruckeinstellung (Ruhe-Blutdruck < 130/80 mmHg) und die Senkung der LDL-Cholesterinwerte (< 100 mg/dl) mit Statinen von großer Bedeutung.

Gemäß den Leitlinien der Deutschen Diabetes-Gesellschaft sollte der medikamentösen Therapie eine 3-monatige Phase mit intensiven Lebensstiländerungen (Gewichtsnormalisierung, körperliches Training, Ernährung) vorausgehen.

Bei **Übergewichtigen** sollen Medikamente bevorzugt werden, die den Insulinspiegel nicht erhöhen (Biguanide wie Metformin; Acarbose; Glitazone). Glitazone verbessern u.a. die Insulinsensitivität und die Endothelfunktion. Die prognostische Bedeutung der Glitazone ist Gegenstand aktueller Studien.

Bei **normalgewichtigen Diabetikern** geht man davon aus, dass die Insulinsekretion selbst gestört ist. In diesen Fällen ist dann eher ein Sekretagogum indiziert (Glibenclamid, Glimepirid, Repaginid, Nateglinid). Bei der Indikation zur Insulintherapie ist darauf zu achten, dass eine zu hohe Gabe von Insulin vermieden wird.

Die ProACtive Studie zeigt bei Patienten mit Diabetes mellitus-Typ 2 und vaskulären Begleiterkrankungen unter Pioglitazon (zusätzlich zur Standardtherapie mit Thrombozytenaggregationshemmern, Statinen, ACE-Hemmern oder Sartanen, Betablockern) eine signifikante, 16%-ige Reduktion kardiovaskulärer Ereignisse. Dies unterstützt die Annahme, dass ein kausaler Therapieansatz durch Senkung der Insulinresistenz sich positiv auf die Häufigkeit kardiovaskulärer Komplikationen auswirkt (5).

Die Therapie mit dem Alpha-Glucosidase-Inhibitor Acarbose (Hemmung der Resorption von Kohlehydraten im Darm) ist mit einer Verbesserung der kardiovaskulären Risikokonstellation und einer signifikanten Reduktion kardiovaskulärer Ereignisse assoziiert (12).

Metabolisches Syndrom (Kap. 8.5.3)

Im Vordergrund der Behandlung des Metabolischen Syndroms stehen die Lebensstiländerungen, v.a. tägliches körperliches Training und eine kontrollierte nachhaltige Gewichtsreduktion. Allein durch diese Maßnahmen wird das kardiovaskuläre Risiko dieser Patienten signifikant gesenkt.

Medikamentöse Therapieansätze: Das endogene Cannabinoid-System ist ein differenziertes Signal-Transduktions-System, welches im zentralen Nervensystem und in peripheren Organen, insbesondere auch im viszeralen Fettgewebe lokalisiert ist. Das endogene Cannabinoid-System reguliert unterschiedliche biologische Funktionen, einschließlich der Kontrolle der Nahrungsaufnahme, des Energieverbrauchs, der neuroendokrinen Regulation des „Stress"-Systems und des Stoffwechsels.

Nach bisheriger Kenntnis spielt bei diesen Regulationsmechanismen der CB1-Rezeptor eine zentrale Rolle. Inzwischen wurde ein selektiver CB1-Rezeptor-Antagonist entwickelt, der auf der Basis positiver Ergebnisse nicht nur in Bezug auf eine Unterstützung der Gewichtsabnahme, sondern auch in Bezug auf die Verbesserung metabolischer Risikofaktoren (z.B. Insulinresistenz, Dyslipidämie) zur Mitbehandlung des Metabolischen Syndroms zugelassen ist (Rimonabant). Der Einsatz dieser Substanz ist bei Patienten mit nachgewiesener Compliance zur Unterstützung der Gewichtsreduktion auf der Basis notwendiger Lebensstiländerungen (Ernährung, Training) zu erwägen. Der Einfluss dieser Therapie auf die Langzeitprognose ist Gegenstand aktueller Studien (10, 19).

Thrombozytenaggregationshemmung

Eine Langzeittherapie mit Acetylsalicylsäure (Aspirin) reduziert das Risiko eines Re-Infarkts oder erneuten Schlaganfalls signifikant (14). Die Dosierung beträgt 75–325 mg pro Tag (in der Regel 100 mg/Tag nach Myokardinfarkt; 325 mg nach ischämischem zerebralem Insult). In dieser Dosierung besteht kein erhöhtes Blutungsrisiko. Bei Aspirinunverträglichkeit kann alternativ Clopidogrel (75 mg/Tag) verordnet werden.

Eine kombinierte Thrombozytenagggregationshemmung mit Aspirin plus Clopidogrel ist indiziert:

- bei Patienten nach akuter interventioneller Revaskularisierung bei akutem Myokardinfarkt (PTCA mit und ohne Stent-Implantation)
- nach elektiver PTCA mit Stent-Implantation (7).

Chronische Herzinsuffizienz (Kap. 12.3)

Bei der Behandlung der chronischen Herzinsuffizienz (Myokardinsuffizienz) spielt die Pharmakotherapie eine zentrale Rolle. Die Entwicklung der **ACE-Hemmer** war hierbei ein Meilenstein, konnte doch mit dieser Therapie erstmals nachweislich die Sterblichkeit dieser Patienten signifikant gesenkt werden. Dasselbe gilt für **Betablocker der neueren Generation** (Bisoprolol, Carvediolol, Metoprolol-Succinat, sowie Nebivolol bei Patienten > 70 Jahre; Abb. 8.**2**).

In Tabelle 8.**2** sind die Indikationen für die verschiedenen Substanzen nach NYHA-Klassifikation aufgelistet (14). Je nach Bestehen und Ausmaß einer Flüssigkeitsretention wird die Therapie mit ACE-Hemmern/Angiotensin-Rezeptorenblockern und Betablockern mit **Diuretika** kombiniert. Bei Patienten mit fortgeschrittener Myokardinsuffizienz oder nach akutem Myokardinfarkt besteht zusätzlich die Indikation zur Gabe eines Aldosteronantagonsiten (Cave: Kontrolle der Nierenfunktionswerte und des Serumkaliumspiegels!).

Digitalispräparate sind nur als Ergänzung zur Frequenzkontrolle insbesondere bei tachykardem Vorhofflimmern oder bei stark symptomatischen Patienten indiziert. Ein Überlebensvorteil durch die Therapie mit Digitalis besteht nicht.

Der Verlauf der Herzinsuffizienz ist bei **Frauen** durch ein im Vergleich zu Männern häufigeres Auftreten einer diastolischen Funktionsstörung charakterisiert. Die wichtigsten Risikofaktoren einer diastolischen Herzinsuffizienz sind die arterielle Hypertonie und der Diabetes mellitus (23). Auch die diastolische Herzinsuffizienz geht mit einer 4-fach erhöhten Mortalität einher und ist deshalb therapiebedürftig. Therapiestudien zur spezifischen pharmakologischen Behandlung der diastolischen Herzinsuffizienz stehen noch aus. Vorbehaltlich neuer Daten entspricht die Pharmakotherapie der diastolischen Herzinsuffizienz deshalb der Therapie der systolischen Myokardinsuffizienz.

Frauen und Hormonersatztherapie

> Eine Hormonersatztherapie kann weder zur Primär- noch zur Sekundärprävention kardiovaskulärer Erkrankungen empfohlen werden (15, 32).

Die augenscheinliche Diskrepanz zwischen dem „hormonellen Schutz" vor der Menopause und dem „hormonellen Risiko" nach der Menpause ist bisher nicht hinreichend geklärt. Bei Patientinnen mit mittelschweren und schweren postmenopausalen Beschwerden kann eine vorübergehende Therapie mit Östrogen- oder Östroprogestinderivaten erwogen werden. In diesen Fällen sollte die niedrigst mögliche Dosis für den kürzest möglichen Zeitraum verordnet werden.

Tabelle 8.**2** Medikamentöse Stufentherapie bei systolischer linksventrikulärer Dysfunktion (EF < 40 %)

Medikament	Asymptomatische LV-Dysfunktion NYHA I	NYHA II	NYHA III	NYHA IV
ACE-Hemmer	indiziert	indiziert	indiziert	indiziert
Betablocker (ohne ISA)	nach Myokardinfarkt bei Hypertonie	indiziert*	indiziert*	indiziert*
Diuretika				
Thiazide	bei Hypertonie	bei Flüssigkeitsretention oder ehemals vorgelegener Flüssigkeitsretention	indiziert zur Potenzierung der Schleifendiuretikawirkung	indiziert zur Potenzierung der Schleifendiuretikawirkung
Schleifendiuretika	–	bei Flüssigkeitsretention oder ehemals vorgelegener Flüssigkeitsretention	indiziert	indiziert
Aldosteron-Antagonisten	nach Myokardinfarkt	nach Myokardinfarkt	indiziert	indiziert
AT1-Rezeptorblocker	bei ACE-Hemmer-Intoleranz	bei ACE-Hemmer-Intoleranz	bei ACE-Hemmer-Intoleranz	
Herzglykoside	bei tachysystolischem Vorhofflimmern	bei tachysystolischem Vorhofflimmern im Sinusrhythmus nach Besserung von schwerer Symptomatik#	indiziert#	indiziert#

ISA= intrinsische sympathomimetische Aktivität
*nur bei stabilen Patienten, langsam einschleichend unter Kontrolle
mit niedrigen Zielserumspiegeln

Geschlechtsspezifische Probleme bei der Pharmakotherapie

Die meisten pharmakologischen Studien sind nicht geschlechtsspezifisch ausgelegt, und der Anteil der Männer beträgt in der Regel 70–75%. Unser Wissen zur Pharmakotherapie beruht deshalb in wesentlichen Teilen auf Daten von Männern. Die Extrapolation dieser Daten auf Frauen bnedarf deshalb einer kritischen Evaluation. Beispielhaft sollen folgende geschlechtsspezifische Unterschiede genannt werden:

- Unterschiedliches Verteilungsvolumen bei Mann und Frau,
- zyklusbedingte Schwankungen des Körperwassers bei der Frau,
- unterschiedliche Enzymausstattung bei der Verstoffwechslung und beim Abbau der Medikamente,
- besondere Problematik der Schwangeschaft und Laktation und
- mögliche Unterschiede in der Verstoffwechslung von Medikamenten vor und nach der Menopause.

Studiendaten: Bezüglich Betablockern zeigen Post-hoc-Analysen eine vergleichbare Reduktion der kardiovaskulären Mortalität bei Frauen und bei Männern. Bei der Therapie mit ACE-Hemmern profitieren jedoch v.a. die Männer mit Herzinsuffizienz, bei Frauen zeigt sich der Vorteil nur im Trend. Während der Gravidität sollten ACE-Hemmer grundsätzlich vermieden werden. Bei Frauen mit Herzinsuffizienz und Sinusrhythmus konnte unter **Digitalistherapie** eher eine Übersterblichkeit nachgewisen werden.

Zusammenfassung

Die medikamentöse Therapie spielt in der Sekundärprävention und Langzeitbehandlung kardiovaskulärer Erkrankungen eine entscheidende Rolle. Die Basis jeder Pharmakotherapie bleibt jedoch die Anpassung der Patienten an einen **gesunden Lebensstil** (Niktonabstinenz, körperliches Training, Mittelmeerkost und Gewichtsnormalisierung). Jede Pharmakotherapie kann nur bei entsprechender Kenntnis und verlässlicher Compliance der betroffenen Patienten nachhaltig effektiv sein.

> Die Verbesserung der Kenntnis und die nachhaltige Förderung der Compliance ist eine der wichtigen Aufgaben der kardiologischen Rehabilitation bei der Betreuung der Herzkreislaufpatienten.

Literatur

1. Bellosta S, Ferri N, Bernini F, Paoletti R, Corsini A. Nonlipid-related effects of statins. Ann Med 2000; 32: 164–176
2. Bertrand ME, Simoons MC, Fox K, et al. Management of acute coronary syndromes in patients presenting without persistent ST-segment elevation. The Task Force on the Management of Acute Coronary Syndromes of the European Society of Cardiology. Eur Heart J 2002; 23: 1809–1840
3. Cullen P, Funke H, Schulte H, Assmann G. Lipoproteins and cardiovascular risk – from genetics to CHD prevention. Eur Heart J 1998; 19(Suppl C): C5–C11
4. Dahlöf B, Sever PS, Poulter NR, et al. Prevention of cardiovascular events with an antihypertensive regimen of amlodipine adding perindopril as required versus atenolol adding bendroflumethiazide as required, in the Anglo-Scandinavian Cardiac Outsomes Trial – Blood Pressure Lowering Arm (ASCOT-BPLA): a multicentre randomized controlled trial. Lancet 2005; 366: 895–906
5. Dormandy JA, Charbonnel B, Eckland DJA, et al. for the PROactive investigators. Secondary prevention of macrovascular events in patients with type 2 diabetes in the PROactive Study (PROspective pioglitAzone Clinical Trial In macroVascular Events): a randomized controlled trial. Lancet 2005; 366: 1279–1289
6. European Society of Hypertension – European Society of Cardiology Guidelines Committee. European Society of Hypertension – European Society of Cardiology Guidelines for the Management of Arterial Hypertension. J Hypertens 2003; 21: 1011–1053
7. Fox KA, Mehta SR, Peters R, et al. Benefits and risks of the combination of clopidogrel and aspirin in patients undergoing surgical revascularization for non-ST-elevation acute coronary syndrome: the Clopidogrel in Unstable angina to prevent Recurrent ischemic Events (CURE) Trial. Circulation 2004; 110: 1202–1208
8. Franco V, Oparil S, Carretero OA. Hypertensive Therapy: Part I. Circulation 2004; 109: 2953–2958
9. Franco V, Oparil S, Carretero OA. Hypertensive Therapy: Part II. Circulation 2004; 109: 3081–3088
10. Gelfand EV, Cannon CP. Rimonabant: a cannabinoid receptor type 1 blocker for management of multiple cardiometabolic risk factors. J Am Coll Cardiol 2006; 47: 1919–1926
11. Grundy SM, Benjamin EJ, Burke GL, et al. Diabetes and Cardiovascular Disease. A Statement for healthcare Professionals From the American Heart Association. Circulation 1999; 100: 1134–1146
12. Hanefeld M, Cagatay M, Petrowitsch T, Neuser D, Petzinna D, Rupp M. Acarbose reduces the risk for myocardial infarction in type 2 diabetic patients: meta-analysis of seven longterm studies. Eur Heart J 2004; 25: 10–16
13. Heidrich J, Liese AD, Kalic M, et al. Sekundärprävention der koronaren Herzkrankheit – Ergebnisse der Euroaspire I- und II-Studien in der Region Münster, Germany. Secondary prevention of coronary heart disease. Results from EuroASPIRE I and II in the region Munster, Germany. DMW 2002; 127: 667–672
14. Hoppe UC, Erdmann E, herausgegeben vom Vorstand der Deutschen Gesellschaft für Kardiologie – Herz- und Kreislaufforschung. Bearbeitet im Auftrag der Kommission für Klinische Kardiologie in Zusammenarbeit mit der Arzneimittelkommission der Deutschen Ärzteschaft. Leitlinien zur Therapie der chronischen Herzinsuffizienz. Z Kardiol 2001; 90: 218–237
15. Hulley S, Grady D, Bush T, et al. Randomized trial of estrogen plus progestin for secondary prevention of coronary heart disease in postmenopausal women. Heart and estrogen/progestin Replacement Study (HERS) Research Group. JAMA 1998; 280: 605–613
16. Hunt SA, Baker DW, Chin MH, et al. ACC/AHA Guidelines for the Evaluation and Management of Chronic Heart Failure in the Adult: Executive Summary. A Report of the American College of Cardiology/American Heart Association Task Force on Practice Guidelines (Committee to Revise the 1995 Guidelines for the Evaluation and Management of Heart Failure). Circulation 2001; 104: 2996–3007
17. Jochmann N, Stangl K, Garbe E, Baumann G, Stangl V. Female-specific aspects in the phyarmacotherapy of chronic cardiovascular diseases. Eur Heart J 2005; 26: 1585–1595
18. Jost A, Rauch B, Hochadel M, et al. Beta-blocker treatment of patients with chronic systolic heart failure improves

prognosis even in patients meeting one or more exclusion criteria of the MERIT-HF study. Eur Heart J 2005; 26: 2689–2697
19. Kyrou I, Valsamakis G, Tsigos C. The endocannabinoid system as a target for the treatment of visceral obesity and metabolic syndrome. Annals of the New York Academic of Sciences 2006; 1083: 270–305
20. LaRosa JC, Grundy SM, Waters DD, et al. for the Treating to New Targets (TNT) Investigators. Intensive Lipid Lowering with Atorvastatin in Patients with Stable Coronary Disease. New Engl J Med 2005; 352: 1425–1435
21. LaRosa JC, He J, Vupputuri S. Effect of Statins on Risk of Coronary Disease – a metaanalysis of randomized controlled trials. JAMA 1999; 282: 2340–2346
22. Leon AS, Franklin BA, Costa F, et al. Cardiac Rehabilitation and Secondary Prevention of Coronary Heart Disease. An American Heart Associations Scientific Statement From the Counsil on Clinical Cardiology (Subcommittee on Exercise, Cardiac Rehabilitation and Prevention) and the Counsil on Nutrition, Physical Activity, and Metabolism (Subcommitte on Physical Activity), in Collaboration with the American Association of Cardiovascular and Pulmonary Rehabilitation. Circulation 2005; 111: 369–376
23. Masoudi FA, Havranek EP, Smith G, et al. Gender, age, and heart failure with preserved left ventricular sysolic function. J Am Coll Cardiol 2003; 41: 217–223
24. MERIT-HF Study Group. Effect of metoprolol CR/XL in chronic heart failure: Metoprolol CR/XL Randomized Intervention Trial in Congestive Heart Failure (MERIT-HF). Lancet 1999; 353: 2001–7
25. Standl E, Eckert S, Fuchs C, et al. Diabetes-Leitlinie (DDG) „Diabetes und Herz" 2002; ISBN 3-436453-08-x
26. Tabacova S, Little R, Tsong Y, Vega A, Kimmel CA. Adverse pregnancy outcomes associated with maternal enalapril antihypertensive treatment. Pharmacoepidemiology and drug safety 2003; 12: 633–646
27. Task Force for the Diagnosis and Treatment of Chronic Heart Failure of the European Society of Cardiology, Swedberg K, Metra M, Cleland J, et al. Guidelines for the diagnosis and treatment of chronic heart failure. Eur Heart J 2005; 26: 1115–1140
28. UK Prospective Diabetes Study Group. UKPDS 39. Efficacy of atenolol and captopril in reducing risk of macrovascular and microvascular complications in type 2 diabetes: UKPDS 39. BMJ 1998; 317: 713–720
29. Van den Hoogen PC, Feskens EJ, Nagelkerke NJ, Menotti A, Nissinen A, Kromhout D. The relation between blood pressure and mortality due to coronary heart disease among men in different parts of the world. Seven countries study research group. New Engl J Med 2000; 342: 1–8
30. Verschuren WM, Jacobs DR, Bloemberg BP, et al. Serum total cholesterol and long-term coronary heart disease mortality in different cultures. Twenty-five-year follow-up of the seven countries study. JAMA 1995; 274: 131–136
31. Wachtell K, Lehto M, Gerdts E, et al. Angiotensin II receptor blockade reduces new-onset atrial fibrillation and subsequent stroke compared to atenolol. The Losartan Intervention For End point reduction in hypertension (LIFE) study. J Am Coll Cardiol 2005; 45: 712–719
32. Waters DD, Alderman EI, Haia J, et al. Effects of hormone replacement therapy and antioxidant vitamin supplements on coronary atherosclerosis in postmenopausal women: a randomized controlled trial: JAMA 2002; 288: 2432–2440
33. Williams MA, Fleg JL, Ades PA, et al. Secondary prevention of coronary heart disease in the elderly (with emphasis on patients &größergleich; 75 years of age): an American Heart Association scientific statement from the Council on Clinical Cardiology Subcommittee on Exercise, Cardiac rehabilitation, and Prevention. Circulation 2002; 105: 1735–1743

8.3 Allgemeine Gesichtspunkte zur Pflege/Pflege nach Herzinfarkt

S. Fischer, K. Harms, B. Rauch

Das Wichtigste in Kürze

Bei den Patienten in der Rehabilitation ist die Akutversorgung abgeschlossen. Für die Pflege in der Rehabilitation spielen deshalb v.a folgende Punkte eine Rolle: medizinische Überwachung, Patientenfürsorge, Unterstützung der Patientenschulung, spezielle Aufgaben (z.B. Wundversorgung) und Unterstützung bei der Diagnostik.

Patienten im Anschlussheilverfahren sind mobilisiert und die akute Erkrankung oder Operation liegt bereits mehrere Tage bis Wochen zurück. Noch deutlicher wird der Unterschied bei Patienten, die eine medizinische Rehabilitation im Antragsverfahren absolvieren. Bei ihnen liegt das Akutereignis oft Jahre zurück, und sie befinden sich im chronischen Stadium der Erkrankung. Daraus folgt, dass sich auch die Probleme dieser Patienten von denen im Akutkrankenhaus unterscheiden. Folgende Problemschwerpunkte spielen im Pflegebereich der kardiologischen Rehabilitation eine besondere Rolle:

Medizinische Überwachung: Hierzu zählen die Kontrolle von Blutdruck, Puls, Gewicht, Laborwerten nach Anordnung des Arztes, Beachtung von Beschwerden wie Angina pectoris, Atemnot, Schwindel, Beachtung von Symptomen wie die allgemeine Befindlichkeit, Gesichtsfarbe, Ödeme.

Der Pflegekraft obliegt es, wie allen anderen Mitarbeitern der Rehabilitationseinrichtung, rechtzeitig zu erkennen, wenn Patienten Probleme haben und wenn es Patienten schlechter geht. Solche Beobachtungen müssen dann umgehend dem verantwortlichen Rehabilitationsarzt gemeldet werden.

Patientenfürsorge und Hilfe bei der praktischen Krankheitsbewältigung und im Umgang mit der Erkrankung: Die Patienten in der Rehabilitation sind oft sehr verunsichert, fühlen sich uninformiert, haben Angst vor der Zukunft, Angst beispielsweise vor einem erneuten Herzinfarkt. Oft können sie Ihre Beschwerden nicht richtig einordnen. Andere Patienten wiederum kämpfen mit einer reaktiven Depression. Hier spielt der Pflegedienst eine wichtige Rolle in der rein menschlichen Unterstützung der Patienten. Die Pflegekraft ist die Begleiterin des Patienten im Rehabilitationsalltag.

Unterstützung der Patientenschulung: Die Pflegekräfte spielen auch bei der praktischen Umsetzung von Schulungsinhalten eine zentrale Rolle. Dies betrifft die Unterrichtung in der Bedeutung und Wirkung der Medikamente, den Umgang mit Medikamenten und auch die praktische Umsetzung von Lebensstiländerungen.

Tabelle 8.**3** Pflegeaufgaben im Detail nach Herzinfarkt (die Einzelmaßnahmen sind abhängig von der Form der Rehabilitation – stationär oder ambulant)

Wach sein und schlafen	Schlaflosigkeit: evtl. als Reaktion auf aktuelles Geschehen (Zeichen der Angst), auch als Folge von Herzinsuffizienz oder als Folge von Schmerzen ➤ Gesprächsbereitschaft signalisieren ➤ Arzt melden ➤ Für ausreichende Abwechslung von Aktivität und Ruhe sorgen ➤ Medikamentöse Unterstützung nach ärztlicher Anordnung.
Sich bewegen	Unterstützung der Physiotherapeuten insbesondere bei noch nicht voll mobilisierten, oder leicht behinderten Patienten. Hierbei evtl. Hilfsmittel wie Rollator oder Gehstock zur Mobilisation einsetzen. Belastungskontrolle (Blutdruck und Herzfrequenz vor, während und nach Belastung; Erkennen von Symptomen der Überlastung wie z.B: Blässe, Tachypnoe, Schweißausbruch, Dyspnoe, Schmerzen)
Selbstversorgung	Selbstversorgungsdefizite erkennen und beheben: ➤ Gewichtskontrolle, Pulskontrolle ➤ Erkennung und Kontrolle von Zeichen einer Herzinsuffizienz ➤ Selbsteinschätzung von Beschwerden und klinischen Zeichen
Essen und trinken	Unterstützung bei der Ernährungsberatung, Gewichtsabnahme, Nikotinentwöhnung
Medizinische Kontrolle, Vitalparameter	Täglich Kontrolle von Vitalparametern: ➤ Blutdruck, Herzfrequenz, Gewicht, Atmung ➤ Anleitung zur Patientenselbstkontrolle. ➤ Erfragung des Allgemeinbefindens, Beschwerden (Atemnot? Schwindel? Angina pectoris?) ➤ Krankenbeobachtung, Symptome (Ödeme? Schweres Atmen? Unklarer Husten? Rhythmusstörungen? Angina pectoris? Schmerzen?)
Für Behandlungssicherheit sorgen	Überwachung der medikamentösen Therapie: ➤ Hilfe bei der Bereitstellen der Tagesration ➤ Information zur Einnahme (wann welches Medikament) ➤ Wirkung und Nebenwirkung benennen ➤ mögliche Nebenwirkung erkennen (Beobachtung, Patientenaussage). Anleitung zur Blutzuckermessung: ➤ Normwerte ➤ Symptome der Hypo-/Hyperglykämie erläutern ➤ ggf. Insulinberechnung und Insulininjektion ➤ Ernährungsberatung Spezielle Überwachung von Patienten mit chronischer Herzinsuffizienz: ➤ Gewichtskontrolle ➤ Kontrolle der Ausscheidung ➤ Beschwerden ➤ Zeichen der Herzinsuffizienz? ➤ Unterstützung der Kenntnis des Patienten
Erkennung psychischer Belastungen	Aufregung/psychische Erregung im Reha-Alltag vermeiden, Erkennen von Stressfaktoren, Ängstlichkeit und Depression, Psychologische Unterstützung des Patienten und Mitteilung an Arzt und Psychologen
Kommunizieren und Unterstützung der Krankheitsverarbeitung	Unterstützung der Gesundheitsberatung: ➤ Zuwendung bzw. auf persönliche Bedürfnisse der Patienten eingehen, Denkanstöße geben, Unterstützung bei Bewältigung/Verarbeitung des akuten Ereignisses ➤ Zukunftsängste erkennen ➤ Arzt, Psychologe, Sozialdienst einschalten

Gliederung in Anlehnung an die „activities of daily living" nach Nancy Roper

Spezielle Aufgaben: Eine besondere Verantwortlichkeit haben die Pflegekräfte bei der Versorgung von Wunden nach Operation oder bei Wunden im Rahmen von Erkrankungen wie der peripheren, arteriellen Verschlusserkrankung oder des Diabetes (Gangrän, diabetischer Fuß). Die Wundbehandlung bedarf einer besonderen Schulung und Ausbildung der Pflegekraft. Die enge Zusammenarbeit mit dem Arzt ist eine zwingende Voraussetzung.

Diagnostik: Je nach Organisation der Einrichtung beteiligen sich die Pflegekräfte in der Rehabilitation auch an der Diagnostik. Die betrifft das Anfertigen von Ruhe-Ekgs, Belastungs-Ekgs, das Anlegen von Langzeit-Ekgs und Langzeit-Blutdruckmessgeräten, Schnelltests wie Troponin T oder Troponin I, Messung von INR und Blutzucker.

In Tabelle 8.**3** sind beispielhaft Standards für die Pflege von Reha-Patienten nach einem Herzinfarkt angegeben.

Literatur

1. Doenges ME, Moorhouse MF, Geissler-Murr AC. Pflegediagnosen und Maßnahmen, 3. Aufl. Bern, Göttingen, Toronto, Seattle: Verlag Hans Huber 2002, ISBN 3-456-82960-4.
2. Maletzki W, Stegmayer A. Klinikleitfaden Pflege, 2. Aufl. Lübeck, Stuttgart, Jena, Ulm: Gustaf Fischer 1996. ISBN 3-437-45020-4
3. Schäffler A, Menche N. Pflege Konkret Innere Medizin, Lehrbuch & Atlas für die Pflegeberufe, 2. Aufl. Ulm, Stuttgart, Jena, Lübeck: Gustav Fischer 1997. ISBN 3-437-55210-4.
4. Hartmeyer M, Maasch M. Standardisierte Pflegeplanung Station MB08, Klinikum Ludwigshafen, erstellt 2005.
5. Darling M. Multiprofessioneller Teilbehandlungspfad bei diagnostischen Eingriffen, Medizinische Klinik B, Klinikum Ludwigshafen, Version 2.0, 10/2004

8.4 Besonderheiten bei der postoperativen Nachsorge und nach Thorakotomie

C. Werling, W. Saggau

Das Wichtigste in Kürze

Aufgrund der kurzen Liegezeiten von Patienten nach herzchirurgischen Eingriffen hat sich das Intervall zwischen Operation und Begin einer Rehabilitationsmaßnahme in den letzten 10 Jahren stark verkürzt. Dies hat zur Folge, dass postoperative Komplikationen wie das Postthorakotomie-Syndrom oder Wundheilungsstörungen erst während der Rehabilitation auftreten und dort die Entscheidung über das weitere Procedere fallen muss.

Postthorakotomie-Syndrom

Die Inzidenz des Postthorakotomie-Syndroms nach einem herzchirurgischen Eingriff wird mit 10–40 % angegeben (6, 13, 14, 16). Das Krankheitsbild kann zwischen 2 Wochen und mehreren Monaten nach der herzchirurgischen Intervention auftreten. Die **typische Symptomatik** ist unterschiedlich stark ausgeprägt und besteht aus Fieber, Tachykardie, thorakalen Schmerzen, Perikarditis, Pleuritis und Arthralgien (Abb. 8.**4**). Häufig kommt es zu einer Beschleunigung der Blutsenkung und zu einer geringgradigen Leukozytose.

Röntgenologisch findet sich im **Thoraxbild** sehr häufig ein Pleuraerguss und evtl. eine Herzverbreiterung (Vorsicht: Perikarderguss!). Perikardergüsse lassen sich echokardiographisch nachweisen und quantifizieren. Die Echokardiographie dient ebenso zur zwingend erforderlichen Verlaufskontrolle der Perikardergüsse wie die regelmäßige Kontrolle von Blutdruck und Puls. Auch Pleuraergüsse lassen sich sonographisch gut kontrollieren.

Patienten mit ausgeprägtem Postthorakotomie-Syndrom und Pleura- und/oder Perikardergüssen, die nicht auf Diuretika oder nichtsteroidale Antiphlogistika ansprechen, sollten mit Steroiden behandelt werden (50–100 mg/Tag die ersten 3 Tage, dann Reduktion um 5 mg alle 3 Tage) (Tab. 8.**4**). Der Erfahrung nach hat die Steroidtherapie eine sehr hohe Ansprechrate und sollte unter Beachtung der Kontraindikationen und möglicher Komplikationen (prophylaktisch: Magenschutz durch H_2-Blocker! Vorsicht bei Diabetikern: Risiko der Blutzuckerentgleisung!) nicht zu lange hinausgezögert werden.

Bei hämodynamisch bedeutsamen Perikardergüssen ist die **rasche Perikardpunktion** zwingend. Auch eine **Pleurapunktion** kann bei großen Ergüssen und starker Symptomatik (Dyspnoe) erforderlich sein. Ohne begleitende medikamentöse Therapie ist mit einem Nachlaufen der Ergüsse zu rechnen. Während wiederholte Punktionen durchaus notwendig werden können, ist eine Perikardfensterung fast nie erforderlich.

! Inwieweit rehabilitative Maßnahmen beim Auftreten eines Postthorakotomiesyndroms fortgesetzt oder unterbrochen werden müssen, ist weitgehend vom Schweregrad des Krankheitsbildes abhängig. Bei Patienten, die noch während des Aufenthalts in der Herzchirurgie ein Postthorakotomiesyndrom mit ausgeprägten Pleuraergüsse entwickeln, ist mit einer Verzögerung der Mobilisierung zu rechnen.

Komplikationen im Bereich der Sternotomienarbe

Komplikationen im Bereich der Sternotomienarbe können mit klinisch unterschiedlicher Wertigkeit in folgenden Formen auftreten:

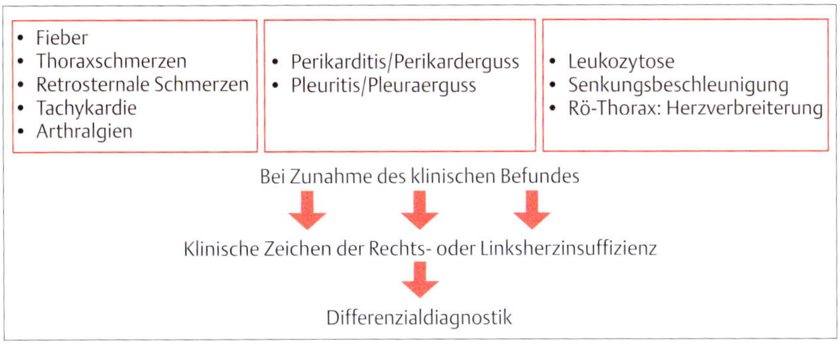

Abb. 8.**2** Klinik des Postkardiotomiesyndroms.

Tabelle 8.**4** Therapie des Postkardiotomiesyndroms

Medikamente/Maßnahmen	Dosierung	Bemerkung
Indomethazin	100–200 mg/Tag	nicht bei Nieren und/oder Herzinsuffizienz nicht bei Magen-Darm ulcera
Steroide	50–100 mg über 5–10 Tage (Reduktion um 5 mg alle 3 Tage)	(CHVE: Magenschutz! Gefahr der Blutzuckerentgleisung bei Diabetikern)
Diuretika		
Analgetika	bei Bedarf	
Perikardpunktion und/oder Pleurapunktion		bei großen, klinisch bedeutsamen Ergüssen oder bei rezidivierenden Ergüssen
Chirurgische Fensterung des Perikards		bei großen, klinisch bedeutsamen Ergüssen oder bei rezidivierenden Ergüssen

- Narbenschmerzen,
- Wundinfektionen,
- Sternuminstabilität ohne Infektion
- Sternuminstabilität mit Infektion.

Narbenschmerzen

In den ersten Wochen leiden sehr viele Patienten unter Narbenschmerzen. Häufig beschränken sich die Beschwerden auf einzelne Narbenabschnitte. Die Schmerzen bilden sich in der Regel nach unterschiedlich langen Zeitspannen zurück. In Abhängigkeit von der Intensität der Schmerzen benötigen die Patienten Analgetika.

Bestehen die Schmerzen trotz der Gabe von Analgetika unverändert fort und nehmen die Beschwerden tendenziell zu, ist an eine **organische Ursache** zu denken. Differenzialdiagnostisch kommt hier eine Infektion oder eine Sternuminstabilität in Frage. Nach Ausschluss solcher organischen Ursachen ist bei hartnäckigen, in der Intensität und Lokalisation ungewöhnlichen Schmerzen auch eine psychoreaktive Störung in Betracht zu ziehen.

Wundinfektion

Eine Wundinfektion kann in Abhängigkeit von der Lokalisation und der Schwere des Befundes eine folgenschwere Komplikation sein. Die Inzidenz einer Wundinfektion liegt nach einem kardiochirurgischen Eingriff bei 1,7 bis 19 %. Die Letalität solcher Infektionen liegt bei 5–70 % (!) (3, 4, 17).

Die Häufigkeit einer Wundinfektion ist somit zwar begrenzt – in Abhängigkeit vom Schweregrad der Infektion besteht jedoch eine hohe Letalität! Dies gilt insbesondere bei Nachweis von MRSA-Erregern in der Blutkultur.

Die mit Abstand häufigsten Erreger von Wundinfektionen in der Herzchirurgie sind Staphylokokkenspezies. Sie sind in 50–75 % aller positiven Wundabstriche nachweisbar.

Inwieweit Patienten mit einer Wundinfektion in einer Rehabilitationseinrichtung behandelt werden können, hängt von den Behandlungsmöglichkeiten dieser Institution und von Schweregrad der Infektion ab. Die therapeutischen Maßnahmen sind dabei von der Ausdehnung der Wunde und der Schwere des Infekts abhängig. Die Wundheilungsstörung kann folgende **Schweregrade** umfassen:

- oberflächliche maximal bis zur Subcutis reichende reaktionslose Dehiszenzen,
- Infektion der Haut bis zur Subcutis,
- Infektion bis zum Sternum reichend
- Sternumosteomyelitis.

Zur **Therapie** akuter infizierter bzw. kolonisierter Wunden gelten Octenidin- und PVP-Jod basierte **Antisepti-**

ka aufgrund evidenzbasierter Konsensusempfehlungen als Mittel der Wahl (10). Unbedingt ist bei jeder Wunde ein **Wundabstrich** zum Nachweis oder Ausschluss einer bakteriellen Besiedlung durchzuführen. Empfohlen werden mehrmals **tägliche Verbandswechsel** und Spülungen mit diesen Antiseptika.

Bei manifesten Infektionszeichen der Wunde und Wundumgebung sowie CRP-Anstieg, Leukozytose und Fieber ist eine **systemische Antibiotikatherapie** nach Resistenzbestimmung indiziert. Der systemische Einsatz von Antibiotika bei nachweisbarer Wundkolonisation ohne Infektionszeichen wird kontrovers beurteilt. Eine Verbesserung der Wundheilung durch systemische Antibiotikagabe im Vergleich zur lokalen antiseptischen Therapie mit Debridement konnte durch keine Studie nachgewiesen werden.

Wenn Zeichen einer lokalen Infektion (geröteter Wundrand, schmieriger Belag, Foetor, Schmerzen) nicht mehr vorliegen, ist die so genannte **feuchte Wundbehandlung** indiziert (Tab. 8.**5**). Die heute zur Verfügung stehenden Wundauflagen bewahren als semipermeabler Wundabschluss ein feuchtes Milieu und schützen die Wunde vor Kontamination bzw. Infektion. In Abhängigkeit von dem verwendeten Präparat findet sich eine unterschiedlich stark ausgeprägte Absorptionskapazität für das Wundexsudat. Die Wundauflagen enthalten Hydrokolloid, Alginate und hydropolymere Schaumstoffe.

Welche Produktgruppe für die feuchte Wundbehandlung in Frage kommt, ist von der Ausdehnung (oberflächlich, tief), der Beschaffenheit (nicht belegt, belegt) und vom Grad der Exsudation (schwach, stark) abhängig.

Sternuminstabilität ohne Infektion

Eine Sternuminstabilität findet sich häufiger bei Patienten mit vorbestehender Lungenerkrankung oder nach längerer mechanischer Beatmung wegen protrahierter respiratorischer Insuffizienz. Abhusten und Absaugen führt zu einer großen mechanischen Beanspruchung des Sternums. Die Drahtcerclagen oder auch das Sternum selbst können diesen Belastungen (insbesondere bei athletischen oder adipösen Patienten) nicht gewachsen sein, so dass eine akute Sternumdehiszenz auftreten kann.

Diagnostik. Postoperativ zunehmende und v.a. bewegungsabhängige Schmerzen im Sternalbereich weisen auf eine Sternumdehiszenz hin. Die klinische Beurteilung ist allerdings bei inkompletten Dehiszenzen oder auch bei sehr schmerzempfindlichen Patienten schwierig. Auf der konventionellen Röntgen-Thorax-Aufnahme können diskrete Lageveränderungen der Drähte Hinweis auf eine Sternumdehiszenz geben. Hierzu sind jedoch die unmittelbar postoperativ angefertigen Röntgenbilder des Thorax zum Vergleich notwendig (2, 9, 12). Eine CT-Untersuchung ist nicht beweisend, da bis zu mehreren Monaten postoperativ immer ein Spalt im Sternalbereich erkennbar ist (Abb. 8.**3**).

Eine einfache Methode stellt die Untersuchung mittels Sonographie dar (1, 15). Nach Aufsetzen des Schallkopfs auf das Sternum lässt sich bei Erhöhung des intrathorakalen Drucks durch Pressen oder Husten des Patienten darstellen, dass die Sternalhälften auseinanderweichen (Abb. 8.**4**).

Therapie. Eine Sternumdehiszenz mit klinischer Symptomatik macht eine Reosteosynthese erforderlich, da allein schon wegen der Schmerzen eine normale Mobilisation und Rehabilitation in den meisten Fällen nicht möglich ist. Die frühzeitige Refixation eines instabilen Sternums ist auch die beste Infektionsprophylaxe, da es über das instabile Sternum mit Ausbildung eines subcutanen Ergusses zu einer Infektion des Gewebes kommen kann.

Sternuminstabilität mit Infektion

Die Inzidenz schwerer Sternuminfektionen liegt bei 0,9–1,9 % (5, 7, 8). Die Diagnose ergibt sich aus dem Lokalbefund und den klinischen Zeichen einer schweren Infektion mit erhöhten Entzündungsparametern.

> ! Das Auftreten eines tiefen Sternuminfekts mit Osteomyelitis und/oder Mediastinitis macht die sofortige Rückverlegung in die kardiochirurgische Klinik zur operativen Sanierung notwendig.

Tabelle 8.**5** Feuchte Wundbehandlung in Abhängigkeit vom Lokalbefund

Ausdehnung	tief				oberflächlich			
Beschaffenheit	belegt		nicht belegt		belegt		nicht belegt	
Exsudation	stark	schwach	stark	schwach	stark	schwach	stark	schwach
Wundauflage	Sorbalgon Tenderwet Allevyn	Suprasorb	Sorbalgon Allevyn	Suprasorb	Allevyn	Suprasorb ggf. nur Suprasorb H ohne Sekundärverband	Allevyn	Granulation: Suprasor; Epithelisierung: Hydrosor oder Folie
Sekundärverband	Folie oder Gaze und Kompressen							

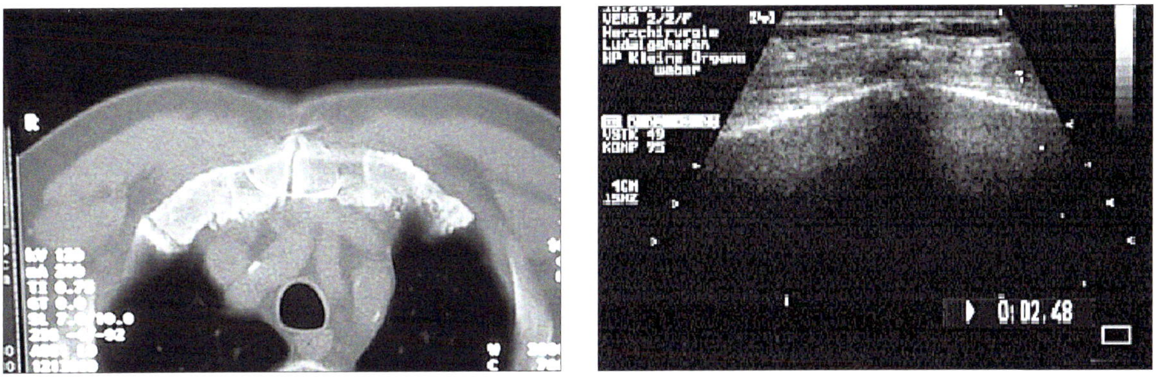

Abb. 8.**3** Darstellung des Sternums 10 Monate postoperativ. Links: CT-Thorax: deutliche Darstellung eines Spalts trotz knöcherner Überbauung. Rechts (gleiche Schnitthöhe): Sonographie: Kein Spalt nachweisbar, keine Schallverstärkung substernal, keine Beweglichkeit bei Erhöhung des intrathorakalen Drucks, somit besteht keine Dehiszenz.

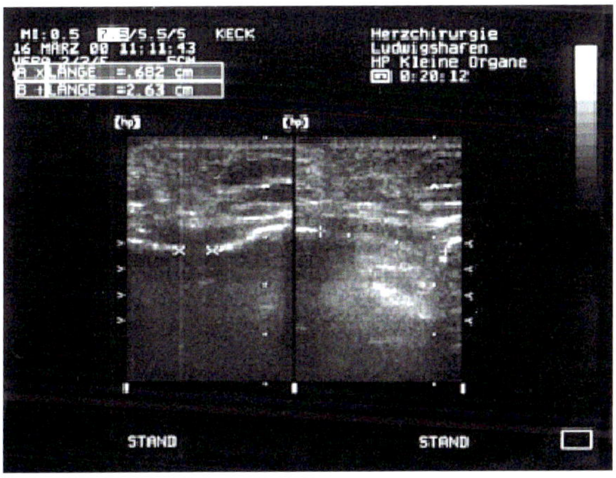

Abb. 8.**4** Sonographie des Sternums. Darstellung der Sternalhälften (markiert) bei Sternumdehiszenz. Links: Spalt von 6 mm bei normaler Atemexkursion; Rechts: Erweiterung des Spalts auf 26 mm bei Erhöhung des intrathorakalen Drucks durch Husten.

Da für die Prognose einer Sternuminstabilität oder einer Sternuminfektion der Beginn der Behandlung entscheidend ist, muss eine enge Kooperation zwischen der herzchirurgischen Klinik und der nachbehandelnden Rehabilitationsklinik bestehen, um eine zügige Rückverlegung zu gewährleisten.

Literatur

1. Bitschau R, Gehmacher O, Kopf A, Scheier M, Mathis G. Ultraschalldiagnostik von Rippen- und Sternumfrakturen. Ultraschall in Med 1997; 18: 158–161
2. Boiselle PM, Mansilla AV, White CS, Fisher MS. Sternal dehiscence in patients with and without mediastinitis. I Thorac Imaging 2001; 16(2): 106–10
3. Dagan O, Cox PN, Ford Jones L, Ponsonby I, Bohn DJ. Nosocomial infection following cardiovascular surgery: comparison of two periods, 1987 vs. 1992. Crit Care Med 1999; 27: 104–108
4. Demmy IL, Park SB, Leibler GH, et al. Recent experience with major sternal wound complications. Ann Thorac Surg 1990; 49: 458–463
5. De Feo M. Renzulli A, Ismeno G, et al. Variables predicting adverse outcome in patients with deep sternal wound infection. Ann Thorax Surg 2001; 71: 324–331
6. Engle MA, Mc Cabe JC, Ebert PA. Postpericardiotomy syndrome and antiheart antibiodics. Circulation 1974; 69: 401–406
7. Fritsche D, Krakov R, Widera R, Lindenau KF. Häufigkeit in Wundheilungsstörungen in der Herzchirurgie, Zentrabl Chir 1992; 117: 389–392
8. Grossi EA, Culliford AT, Krieger KH. A survey off 77 major infections complications of median sternotomy: a review of 7949 consecutive operative procedures. Ann Thorac Surg 1985; 40: 214–218
9. Hayward RH, Knight UL, Reiter CG. Sternal deshiscense. Early detection by radiography. I Thorac Cardiovasc Surg. 1994; 108(4): 619–9
10. Krame A, Daeschlein G, Kammerlander G. Konsensusempfehlung zur Auswahl von Wirkstoffen für die Wundantiseptik. ZfW a 2004; 110–120
11. Maisch B, Berg PA, Kochsiek K. Clinical significance of immunopathological findings in patients with postpericardiotomy syndrome. Clin Exp Immunol 1979; 38: 189–197
12. Peivandi AA, Vogel N, Opfmann VT, et al. Early detection of sternal dehiscence by conventional chest x-ray. I Thorac Cardiovasc Surg 2006; 54(2): 108–11
13. Roses DF, Rose MR, Rapaport FT. Febrile respones associated with cardiac surgery. Relationships to the postpericardiotomy syndrome and to altered host immunologic reactivity. D. Thorac Cardiovasc Surg 1974; 67: 251–256
14. Uricchio JF. The postcommissurotomy (postpericardiotomy) syndrome. Ann J Cardiol 1963; 12: 436–441
15. Werling C, Khalil M, Saggau W, Early diagnosis and functional assessment of median sternotomy deshiscence with ultrasonography. Vortrag Jahrestagung Deutsche Gesellschaft für Thorax-, Herz- und Gefäßchirurgie, Feb. 2002 Leipzig
16. Williams JF Jr, Morrow Hg, Braunwald E. The incidence and management of medical complications following cardiac operations. Circulation 1965; 32: 608–614
17. Zacharias A, Habib RH. Factors predisposing to median sternotomy complications. Deep vs. superficial infection. Chest 1996; 110(5): 1173–1178

8.5 Bedeutung und Behandlung von Risikoerkrankungen

8.5.1 Arterielle Hypertonie

G. Bönner

Das Wichtigste in Kürze

Die arterielle Hypertonie gehört zu den 6 wichtigsten Risikofaktoren für Herzkreislauferkrankungen. Neben den bekannten Schweregraden der Hypertonie wurde der Begriff der Prähypertonie geprägt: ein Blutdruckbereich mit hohem Risiko für eine Hypertoniemanifestation und zunehmende kardiovaskuläre Komplikationen.
Diagnostisch wichtig sind die Langzeitblutdruckmessung sowie die Patientenselbstmessung zu Hause. Entscheidend ist es, Ursachen für eine sekundäre Hypertonie zu finden bzw. auszuschließen. Für die Abschätzung des Risikos spielen die Höhe des Blutdrucks, aber auch begleitende Erkrankungen und Endorganschäden eine Rolle. Therapeutisch gilt es v.a. in der kardiologischen Rehabilitation, den Blutdruck streng in den Normbereich zu senken. Dazu eignen sich Pharmakotherapie sowie Schulungen/Beratungen der Patienten hinsichtlich Ernährung, Sport, psychischer Aspekte.

Bedeutung

Die arterielle Hypertonie ist weltweit einer der 6 wichtigsten Risikofaktoren für Herzkreislaufkrankheiten und in Mitteleuropa verantwortlich für ungefähr 25 % aller Herzinfarkte und 42 % aller Schlaganfälle. Die Häufigkeit der Hypertonie nimmt mit dem Alter zu, ohne an Gefährlichkeit zu verlieren. Besonders kritisch wird im Alter die isoliert systolische Hypertonie bewertet.

Definition und Diagnostik

Die letzten Leitlinien der europäischen Fachgesellschaften (5, 6, 7) wie der ESC, der ESH und auch der Deutschen Hochdruckliga haben die in Tabelle 8.6 gezeigte Graduierung der Blutdruckwerte festgelegt.

! Das Joint National Committee der USA (5) hat zuletzt den Begriff der **Prähypertonie** für den Blutdruckbereich von 120–139 mmHg systolisch und 80–89 mmHg diastolisch eingeführt und weist auf das in diesem Bereich bereits deutlich erhöhte Risiko bei Patienten mit assoziierten Erkrankungen, Diabetes mellitus oder Endorganschäden hin.

Die Blutdruckmessung in der Praxis ist nicht selten wegen des so genannten Weißkitteleffekts falsch hoch (Praxishypertonie). Realistischere Werte ergibt die **Langzeitblutdruckmessung** (ABDM = ambulantes Blutdruckmonitoring) oder die **Patientenselbstmessung unter häuslichen Bedingungen**. Bei der Patientenselbstmessung ist der Morgenwert vor der Tabletteneinnahme der wichtigste Wert, da er am engsten mit dem Herzkreislaufrisiko des Patienten korreliert. Dies gilt selbstverständlich auch für die Patienten in der Rehabilitation. Ergänzend können Blutdruckmessungen bei der Ergometrie durchgeführt werden, die die Belastungsreaktion des Blutdrucks aufzeigen.

Die **Grenzwerte zur arteriellen Hypertonie** variieren zwischen diesen Messverfahren. Es gelten folgende Grenzen:

- Gelegenheitsmessung: 140/90 mmHg.
- ABDM (Tagesmittelwert): 135/85 mmHg.
- Blutdruckselbstmessung: 135/85 mmHg.
- Belastungsreaktion nach Franz (100 W): maximal 200/100 mmHg (+10/+5 mmHg je Dekade über 50 Jahre).
- Belastungsreaktion nach Rost (syst.): maximal $^1/_3$ Alter + $^1/_3$ Watt + 145 mmHg.

Der **Ausschluss einer sekundären Hypertonie** kann durch einfache Screeninguntersuchungen erfolgen:

Tabelle 8.**6** Graduierung der Blutdruckwerte

Wertung	systolisch (mmHg)	diastolisch (mmHg)
Normotonie		
optimal	unter 120	unter 80
normal	unter 130	unter 85
noch normal	130–139	85–89
Hypertonie	**ab 140**	**ab 90**
Grad-1 Hypertonie	140–159	90–99
Grad-2 Hypertonie	160–179	100–109
Grad-3 Hypertonie	180 und mehr	110 und mehr
Isolierte systolische Hypertonie	ab 140	unter 90

- **Nierenarterienstenose**: Farbduplexsonographie.
- **Conn-Syndrom**:
  - Aldosteron im 24-h-Urin nach NaCl-Belastung oder
  - PA/PRA-Q > 300 (PA/PRA = Plasmaaldosteron/Plasmareninaktivität) oder
  - PA/PRC-Q > 50 bei PA absolut über 150 pg/ml (PA/PRC = Plasmaaldosteron/Plasmareninkonzentration).
- **Cushing-Syndrom**: Dexamethason-Suppressionstest.
- **Phäochromozytom**: Katecholamine/Metanephrine im 24-h-Urin (dreimal).
- **Hyperthyreose**: TSH-Spiegel.

Ein **Hinweis** auf eine sekundäre Hypertonie ist gegeben, wenn eine unklare Hypokaliämie besteht, Nierenerkrankungen vorliegen oder die Hypertonie schwer einstellbar ist und sich rasch verschlechtert. Auch eine nächtliche Hypertonie gilt als Hinweis.

Die **nächtliche Blutdruckerhöhung** kann aber auch andere Ursachen haben wie:

- sekundäre Hypertonie,
- linksventrikuläre Hypertrophie,
- obstruktives Schlafapnoe-Syndrom,
- autonome kardiale Neuropathie bei Diabetes mellitus,
- Zustand nach Apoplex
- Schwangerschaftsgestose.

Risikowertung

Das Herzkreislaufrisiko einer arteriellen Hypertonie ist primär von der absoluten Blutdruckhöhe abhängig. In den Risikoberechnungen verschiedener Scores findet jedoch nur der systolische Blutdruck Berücksichtigung, da er mit zunehmendem Alter für das Risiko des Patienten entscheidend wird.

Der diastolische Blutdruck fällt im Alter wieder ab und korreliert kaum mehr mit dem Risiko.

Zusätzlich zum Blutdruckwert bestimmen weitere Faktoren das Herzkreislaufrisiko der Patienten. Neben den klassischen Risikofaktoren sind dies die hypertoniebedingten Endorganschäden, hypertonieassoziierte Erkrankungen oder auch ein Diabetes mellitus. Aus diesem Grunde haben die Hypertoniegesellschaften (7) eine spezielle Risikostratifizierung für Hypertoniker entwickelt (Tab. 8.**7**).

Die **Endorganschäden** sind wie in Tabelle 8.**8** dargestellt definiert.

Endorganschäden gelten in der Hypertoniebehandlung als entscheidende Surrogatparameter, die die Wahrscheinlichkeit von assoziierten Erkrankungen wie Myokardinfarkt, Apoplex und Niereninsuffizienz bestens widerspiegeln.

Tabelle 8.**7** ESH/ESC-Leitlinien 2003: Risikostratifizierung bei Hypertonie (5, 6, 7)

	Blutdruck				
Zusatzrisiken	Normaler Blutdruck	hochnormaler Blutdruck	Grad-1-Hypertonie	Grad-2-Hypertonie	Grad-3-Hypertonie
Keine Risikofaktoren	normal	normal	niedrig	mittel	hoch
1 bis 2 Risikofaktoren	niedrig	niedrig	mittel	mittel	sehr hoch
mind. 3 Risikofaktoren oder EOS oder Diabetes	mittel	hoch	hoch	hoch	sehr hoch
assoziierte Erkrankungen	hoch	sehr hoch	sehr hoch	sehr hoch	sehr hoch

normal = < 10 %; niedrig = 10–15 %; mittel = 15–20 %; hoch = 20–30 %; sehr hoch > 30 % CVE in 10 Jahren, EOS = Endorganschäden

Tabelle 8.**8** Endorganschäden

Nephropathie

- Kreatinin: m: < 1,5 mg/dl; w: < 1,4 mg/dl
- Mikroalbuminurie: absolut: 30–300 mg/d oder spontan: m: 22 mg/g Krea; w: 31 mg/g Krea

Linksventrikuläre Hypertrophie

- Sokolow-Lyon-Index: > 38 mm
- Cornell-Index: > 2440 mm × ms
- LVMI: m: 125 g/m²; w: 110 g/m²

Intima-Media-Hypertrophie

- Intima-Media-Dicke über 0,9 mm (A. carotis com.)
- Plaques-Nachweis

Die Erfassung dieser Surrogatparameter ist für die kardiale Rehabilitation von besonderer Bedeutung. Denn nur bei ihrer Kenntnis können das kardiovaskuläre Risiko des Patienten korrekt erfasst und die Therapieziele optimal formuliert werden.

Therapieziele

Die Therapieziele bei arterieller Hypertonie umfassen neben der Blutdrucksenkung auch die Reduktion von Endorganschäden und die Prävention von assoziierten Erkrankungen. In der kardialen Rehabilitation werden in der Regel Patienten betreut, die bereits an Herzerkrankungen im Sinne von assoziierten Erkrankungen leiden. Zur wirklichen Risikoreduktion müssen deshalb die Blutdruckwerte in den optimalen Bereich gesenkt werden (Abb. 8.**5**). Zudem ist bei der Auswahl der Medikamente auf Pharmakagruppen mit besonderer Kardioprotektion zurückzugreifen. Neue Herzkreislaufrisikofaktoren wie ein Diabetes mellitus oder eine Dyslipoproteinämie dürfen nicht induziert werden.

Der Erfolg einer antihypertensiven Therapie (10) lässt sich gut an der Blutdrucksenkung und der hierdurch bewirkten Regression der Folgeschäden messen (Abb. 8.**5**) (11).

Therapie

Nach den Leitlinien der Europäischen Hypertonie-Gesellschaft und der Deutschen Hochdruckliga umfasst die Behandlung der Hypertonie sowohl Lebensstiländerungen als auch Pharmakotherapien. Lebensstiländerungen sind bezüglich der Blutdrucksenkung sehr wirksam und mindestens mit einer medikamentösen Monotherapie vergleichbar (Abb. 8.**6**) (9). Sie konzentrieren sich auf die in Tabelle 8.**9** zusammengefassten Maßnahmen (2).

Unterstützt werden die Lebensstiländerungen durch **Informationen in Vorträgen und Gesprächkreisen** sowie **praktische Übungen**, die in der Rehabilitation regelmäßig angeboten werden sollten. Hierzu zählen in der Ernährungsmedizin spezifische Schulungen (Kap. 9), Kurse in der Lehrküche und tägliches Buffettraining. Sportmedizinisch sollte der Patient an ein regelmäßiges Ausdauertraining herangeführt werden. Entspannung können die Patienten im autogenen Training oder durch Relaxationsverfahren erlernen. Die Einbeziehung von Angehörigen erhöht die Akzeptanz der Patienten gegenüber solchen Maßnahmen.

Eine **Pharmakotherapie** ist dann erforderlich, wenn der Blutdruck mit Lebensstiländerungen nicht normalisiert werden kann. Nach den Leitlinien stehen Diuretika,

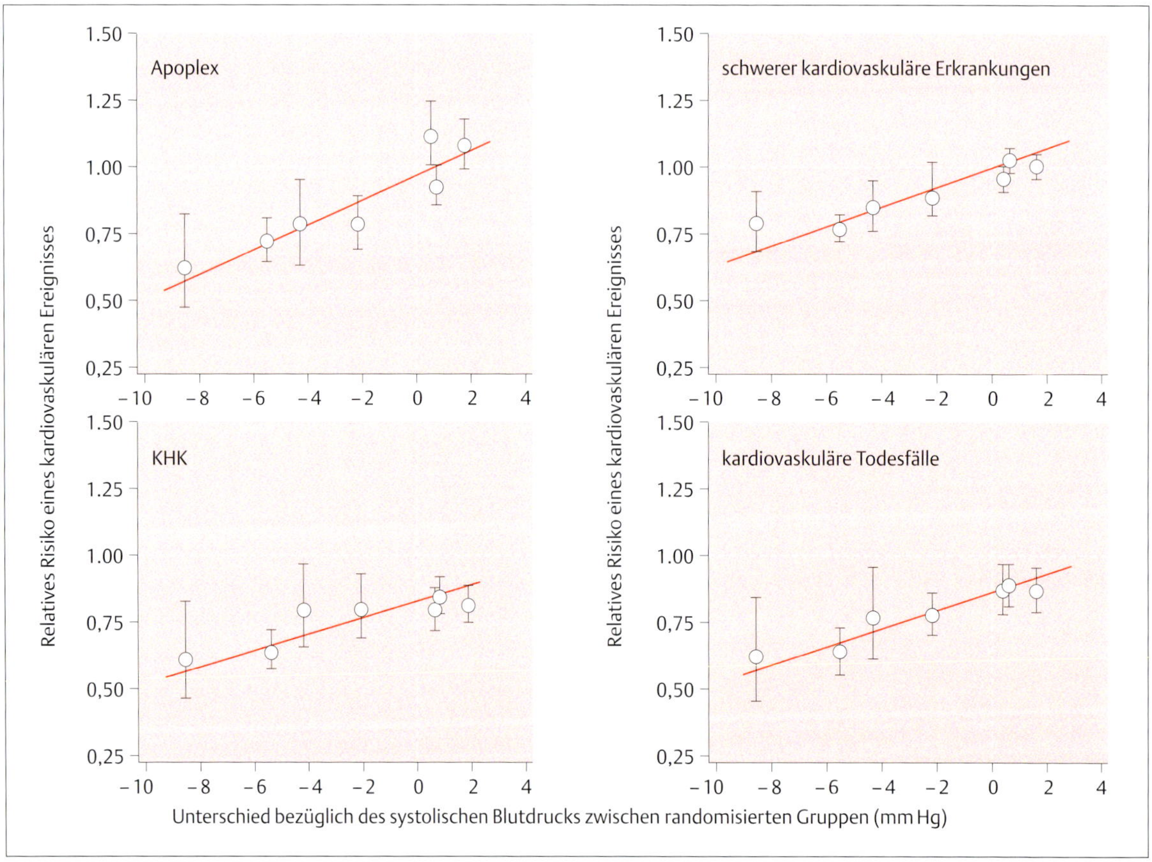

Abb. 8.**5** Einfluss von Antihypertensiva auf die Häufigkeit kardiovaskulärer Ereignisse. Metaanalyse aus 29 Studien mit 162 341 Patienten (aus 11).

Anstiege bis zur dreifachen Normgrenze gelten als noch tolerabel). In seltenen Fällen kann dies zu gefährlichen Rabdomyolysen führen. Die Therapie mit Statinen sollte deshalb einschleichend unter Kontrolle der CK begonnen werden. Auch langfristig sollten unter einer Statintherapie CK-Kontrollen erfolgen.

Kontraindiziert sind Statine bei Kindern, Schwangeren und bei schweren Leberfunktionsstörungen. Bei der Kombination mit anderen Medikamenten sind etwaige gemeinsame Abbauwege über das Cytochrom-P450-System (CYP) zwingend zu beachten.

Vertiefendes Wissen

Alle Statine werden durch Proteine des CYP-Systems verstoffwechselt, die insbesondere in der Leber und in der Darmwand exprimiert werden. Für die Metabolisierung der Statine sind v.a. die Isoenzyme CYP3A4, CYP2C9 und CY2D6 verantwortlich. Nur Pravastatin wird hauptsächlich über eine Sulfatierung in der Leber abgebaut, sodass der Abbau von Pravastatin von den CYP-Systemen vergleichsweise unabhängig ist. Ein autosomal-rezessiv vererbter Polymorphismus im Gen für das CYP2D6 führt zudem zu **so genannten „langsamen" Metabolisierern**. 5–10% der Bevölkerung zählen zu den langsamen Metabolisierern. Bei ihnen kann es insbesondere bei der Gabe von Lovastatin, Simvastatin oder Fluvastatin (die alle über CYP2D6 abgebaut werden) zu erhöhten Serumspiegeln kommen. Zu erhöhten Serumspiegeln kann es auch kommen, wenn gleichzeitig andere Medikamente eingenommen werden, die ebenfalls über die CYP-Systeme abgebaut werden, und/oder die die Aktivität der CYP-Systeme hemmen (Pravastatin ist hier wegen des zusätzlichen CYP-unabhängigen Abbauweges weitgehend ausgenommen).

Interaktionen, die zu einer Akkumulation von Statinen und damit zu einem erhöhten Myopathierisiko führen können, betreffen u.a. die in Tabelle 8.**11** genannten Medikamente.

Fibrate (insbesondere Gemfibrozil) können für sich alleine Rabdomyolysen auslösen. Eine Verschlechterung der Leberfunktion ist eine weitere potenzielle Nebenwirkung der Fibrate, die darüber hinaus auch bei eingeschränkter Nierenfunktion akkumulieren können. Dies alles sind Mechanismen, die das Risiko einer Kombination von Fibraten mit Statinen erhöhen. Da ein prognostischer Vorteil für die Kombination von Statinen mit Fibraten nicht erwiesen ist, ist diese in der Regel zu vermeiden und bleibt speziellen Indikationen unter strenger ärztlicher Aufsicht vorbehalten.

Die Wirksamkeit der verschiedenen Statine auf die LDL-Cholesterinsenkung ist unterschiedlich stark. Äquivalenzdosen sind etwa 10 mg Atorvastatin, 15 mg Simvastatin, 40 mg Pravastatin und 80 mg Fluvostatin retardiert. Sind die o.g. Therapieziele unter der maximal möglichen bzw. verträglichen CSE-Hemmer-Dosis nicht zu erreichen, ist die Kombination mit dem Resorptionshemmer Ezetimibe indiziert (Klasse-I-Empfehlung, Evidenzgrad C), ebenso wie die Zugabe von Nikotinsäure (Klasse-I-Empfehlung, Evidenzgrad B).

Obwohl triglyzeridreiche Dyslipoproteinämien und Diabetes mellitus durch Statine nicht direkt beeinflusst werden, haben Statine auch bei diesen Patientengruppen einen prognostisch günstigen Effekt und sind als Basistherapie indiziert (5).

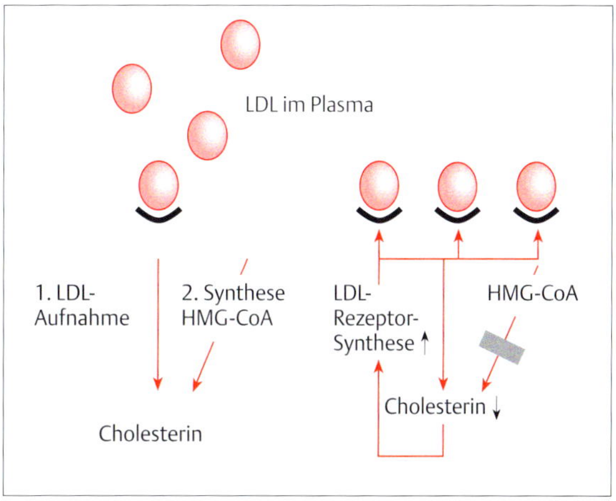

a

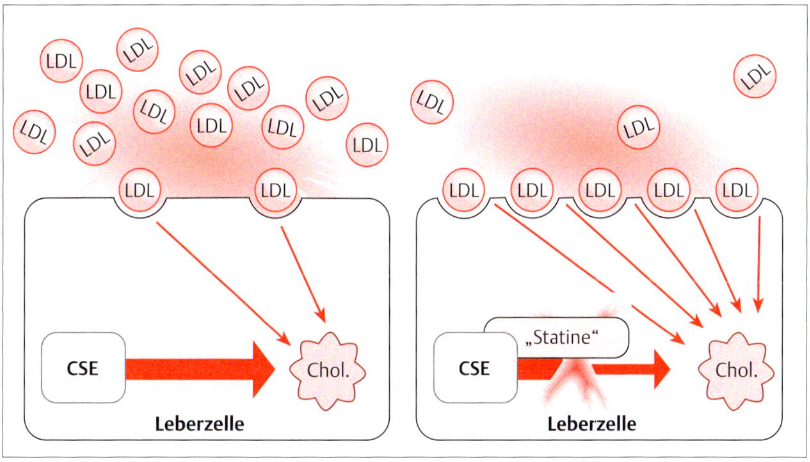

b

Abb. 8.**8a, b** Die Wirkungsweise der Statine (CSE-Hemmer)
Die Aufnahme von exogenem Cholesterin aus dem Plasma durch einen spezifischen („LDL"-) Rezeptor-vermittelten Mechanismus wird bei voller CSE-Aktivität herunter reguliert. Wirkmechanismus der Statine ist die CSE-Hemmung. Bei verminderter Eigenproduktion des Cholesterins wird die rezeptorabhängige Elimination von LDL aus dem Plasma gesteigert und so der Plasma-LDL-Spiegel gesenkt.

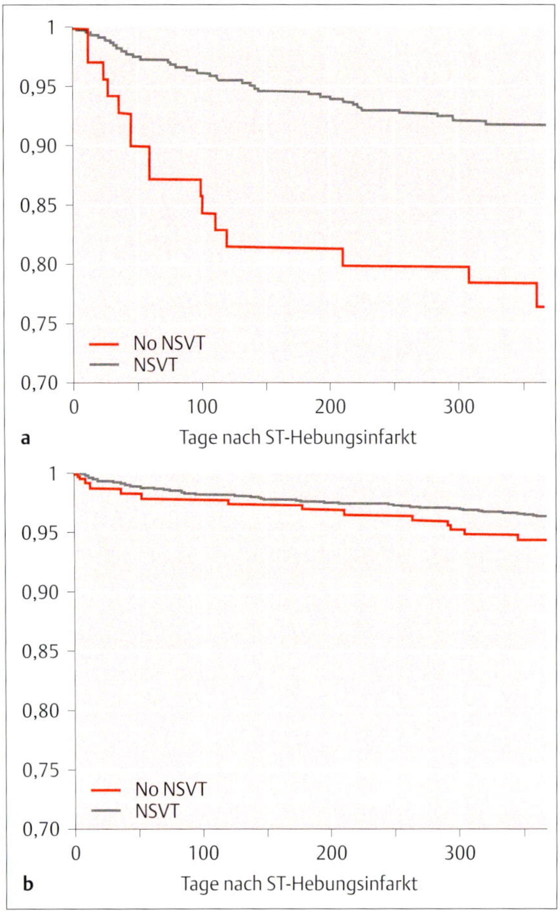

Abb. 8.**9a**, **b** Kaplan-Meier-Diagramme der Überlebensraten von Patienten nach primär überlebtem ST-Hebungsinfarkt in Abhängigkeit vom Nachweis nicht anhaltender ventrikulärer Tachykardien (NSVT) im Langzeit-Ekg und der Therapie mit Statinen.

a Ohne Statintherapie ist die Mortalität im Folgejahr nach Entlassung aus dem Akutkrankenhaus bei Patienten mit NSVT im Langzeit-Ekg (rote Kurven) um ein Mehrfaches höher als bei Patienten ohne NSVT (graue Kurven; oberes Diagramm).

b Erhalten die Patienten Statine, geht der negative prognostische Effekt der NSVT komplett verloren – die 1-Jahres-Prognose ist für beide Gruppen (mit oder ohne NSVT im Langzeit-Ekg) gut (4).

Aufgaben und Möglichkeiten der Rehabilitation

Zu Beginn und am Ende einer Rehabilitationsmaßnahme ist die Bestimmung eines kompletten Lipoproteinprofils (Gesamtcholesterin, LDL-Cholesterin, HDL-Cholesterin und Triglyzeride) erforderlich. Die Berechnung von LDL-Cholesterin aus dem Gesamtcholesterin, den Triglyzeriden und dem HDL-Cholesterin mittels Friedewald-Formel ist zulässig, wenn Triglyzeride < 400mg/dl (4,57 mmol/l) liegen. Die Blutentnahme erfolgt nach zwölfstündiger Nahrungs- und Alkoholkarenz. Erhöhte Triglyzeride (< 200 mg/dl) sind wegen der hohen Variabilität kurzfristig, z.B. wöchentlich, zu kontrollieren. Besteht eine medikamentöse Lipidtherapie oder wird sie erwogen, sind CK, gamma-GT und GPT zu kontrollieren.

Tabelle 8.**11** Medikamente, die über eine Interaktion mit Statinen das Myopathierisiko erhöhen (Auswahl)

- Azol-Anti-Mykotika
- Einige Benzodiazepine
- Einige Glukokortikoide
- Grapefruitsaft
- Ciclosporin A und Tacrolimus (bei Patienten nach Herztransplantation deshalb Pravastatin bevorzugen)
- Makrolid-Antibiotika
- SSRI-Antidepressiva (Citalopram, Escitolopram)
- Amiodaron
- Trizyklische Antidepressiva
- Cimetidin und Omeprazol
- Fibrate

Die Friedewald-Formel lautet:
LDL-C [mg/dl] = Cholesterin [mg/dl] – HDL-C [mg/dl] – (Triglyzeride [mg/dl]))//5

Ernährungsberatung, Lehrküche

In kardiologischen Rehabilitationseinrichtungen sollen neben fachgerechten Ernährungsschulungen (allgemeine Information, individuelle Beratung durch Diätassistenten oder Ökotrophologen, Beteiligung an Lehrküche) die zur Therapie der Fettstoffwechselstörungen erforderlichen Kostformen integraler Bestandteil sein (Kapitel 9.5) (Klasse-I-Empfehlung; Evidenz C).

Schulung Medikamente

Im Rahmen der Patientenschulung muss zudem eine umfassende Unterweisung aller Patienten über die synergistische Wirkung einer krankheitsbezogenen Ernährungsweise und der wichtigsten Medikamente erfolgen. Patienten müssen über Therapieziele, den dauerhaften Charakter der Medikation und deren wichtigsten Nebenwirkungen informiert und zur Therapietreue motiviert werden.

Fazit für die Praxis

Zusammenfassend gilt:

- Primäres Behandlungsziel: Bei Patienten mit KHK oder äquivalenten Risikoerkrankungen (extrakardiale Arteriosklerose, Diabetes mellitus) ist die Senkung des LDL-Cholesterins < 100 mg/dl (< 2,6 mol/l) primäres Behandlungsziel (I, A).

- **Sekundäre Behandlungsziele** sind die Normalisierung der Triglyceride (< 150 mg/dl; < 1,7 mmol/l) und des HDL-Cholesterins (Männer: >35 mg%; >0,9 mmol/l; Frauen: > 45 mg/dl; > 1,2 mmol/l) (I, B).
- **Lebensstiländerungen** wie Anpassung der Ernährung (Kapitel 9.3), Gewichtsreduktion und regelmäßiges körperliches Training (Kapitel 8.6.1, Kapitel 8.6.2) sind die Basis der Therapie von Fettstoffwechselstörungen (I, A).
- Bei **Patienten mit KHK** sollen die erforderlichen Lebensstiländerungen durch eine medikamentöse Therapie ergänzt werden. Medikamente der ersten Wahl sind HMG-CoA-Reduktase-Hemmer (Statine) (I A). Bei nicht ausreichender Wirkung oder Unverträglichkeit höherer Statindosen kann eine Kombination mit Ezetimib oder Nikotinsäure erfolgen (I, B). Im ersten Jahr nach akutem Herzinfarkt ist eine ergänzende Therapie mit hochkonzentrierten Omega-3-Fettsäuren zu erwägen (IIa, B).
- Bei **erhöhten Triglyzeriden** bilden Gewichtsnormalisierung, Ausdauertraining, Alkoholrestriktion und eine Restriktion kurzkettiger Kohlenhydrate die therapeutische Basis (I, A). Die ergänzende Therapie mit Nikotinsäure, Fibraten bleibt derzeit besonderen Indikationsstellungen vorbehalten (IIa, B). Vorsicht insbesondere bei der Kombination von Fibraten mit Statinen!.
- Bei **erniedrigtem HDL-Cholesterin** stehen Lebensstiländerungen (Ausdauertraining, Gewichtsnormalisierung, Nikotinabstinenz) und Senkung des LDL-Cholesterins im Vordergrund (I B).

Literatur

1. Buchwald H, Bourdages HR, Campos CT, Nguyen P, Williams SE, Boen JR. Impact of cholesterol reduction on peripheral arterial disease in the Program on the Surgical Control of the Hyperlipidemias (POSCH). Surgery 1996; 120: 672–79
2. Davies MJ. Stability and instability: two faces of coronary atherosclerosis: the Paul Dudley White Lecture. Circulation 1996; 94: 2013–20
3. Falk E, Shah PK, Fuster V. Coronary plaque disruption. Circulation. 1995; 92: 657–71
4. Lorenz H, Jünger C, Seidl K, et al. Do Statins Influence the Prognostic Impact of Non-Sustained Ventricular Tachycardia After ST-Elevation Myocardial Infarction? Eur Heart J 2005; 26: 1078–1085
5. Pedersen TR, Kjekshus J, Pyörälä K. Effect of simvastatin on ischemic signs and symptoms in the Scandinavian Simvastatin Survival Study (4S). Am J Cardiol 1998: 81; 333–35
6. Ridker PM, Rifai N, Pfeffer MA, Sacks F, Braunwald E. Long-term Effects of Pravastatin on Plasma Concentration of C-reactive Protein. Circulation 1999; 100: 230–35
7. Rosenson RS, Tangney CC. Antiatherothrombotic Properties of Statins. JAMA 1998: 279; 1643–50
8. Sacks FM, Pfeffer MA, Moye LA for the Cholesterol and Recurrent Events Trial Investigators. The Effect of Pravastatin on Coronary Events after Myocardial Infarction in Patients with Average Cholesterol Levels. N Engl J Med 1996; 335: 1001–09
9. Scandinavian Simvastatin Survival Study Group. Randomised Trial of Cholesterol Lowering in 4444 Patients with Coronary Heart Disease: The Scandinavian Simvastatin Survival Study (4S). Lancet 1994; 344: 1383–89.
10. Shepherd J, Cobbe SM, Fort I, et al. Prevention of Coronary Heart Disease with Pravastatin in Men with Hypercholesterolemia. West of Scotland Coronary Prevention Study Group. N Engl J Med 1995; 333: 1303–07.
11. The LIPID Study Group. Prevention of Cardiovascular Events and Death with Pravastatin in Patients with Coronary Heart Disease and Broad Range of Initial Cholesterol Levels. N Engl J Med 1998; 339: 1349–57
12. Treasure CB, Klein JL, William S, et al. Beneficial effects of cholesterol-lowering therapy on the coronary endothelium in patients with coronoary artery disease. N Engl J Med 1995: 332; 481–87
13. Vaughan CJ, Murphy MB, Buckley BM. Statins do more than just lower cholesterol. Lancet 1996; 348: 1079–1082

8.5.3 Adipositas und Metabolisches Syndrom: Bedeutung und Behandlung

A. Wirth

Das Wichtigste in Kürze

Das Metabolische Syndrom (MetS) wird über Taillenumfang (abdominelle Adipositas), Blutglukosespiegel, Blutdruck und Blutfettspiegel (insbesondere HDL-Cholesterin und Triglyzeride) definiert. Gesamtmortalität und Risiko für kardiovaskuläre Krankheiten sind beim MetS signifikant erhöht. Eine Gewichtsabnahme wirkt sich auf zahlreiche Parameter günstig aus, z.B. Blutzucker und Glukosetoleranz, Blutfette und Blutdruck. Neben der Reduktionskost ist das regelmäßige körperliche Training von entscheidender Bedeutung.

Das Metabolische Syndrom als Hochrisikoerkrankung

Die Häufigkeit der koronaren Herzkrankheit hat in Deutschland in den letzten Jahren nur geringgradig abgenommen, obwohl der therapeutische Aufwand bei Pharmaka und Interventionen erheblich ist. Hauptgrund hierfür ist eine dramatische Zunahme von metabolischen Problemen, die sich gut mit dem Begriff „Metabolisches Syndrom" (MetS) charakterisieren lassen. Obwohl inzwischen 20–25 % unserer Bevölkerung ein MetS aufweisen, sind bei Diagnostik und Therapie noch große Defizite vorhanden.

Weltweit sind inzwischen 4 verschiedene Definitionen des MetS gebräuchlich. Die ältere Definition wurde durch die WHO 1999, eine neuere aus dem Jahr 2001 durch ein Expertengremium des National Cholesterol Education Program, Adult Treatment Panel III (NCEP ATP III), eine im Frühjahr 2005 durch die International Diabetes Federation (IDF) und eine geringfügige Revision der NCEP-Definition durch ein Statement der American Heart Association (AHA) im November 2005 (1) eingeführt. Aktuell gängig ist die NCEP-Definition; durchsetzen wird sich die geringfügige Modifikation durch die AHA (Tab. 8.**12**).

Tabelle 8.**12** Definition des metabolischen Syndroms nach einem Statement der American Heart Association/National Lung, Heart, and Blood Institut und der International Diabetes Federation (6)

Risikofaktoren	**AHA/NHLBI***	**IDF Consensus nn**
Bewertung der Komponenten	**≥ 3 der unten stehenden Risikofaktoren**	**Abdominale Adipositas plus 2 der unten stehenden Risikofaktoren**
Taillenumfang	Männer: > 102 cm Frauen: > 88 cm	≥ 94 cm ≥ 80 cm
Triglyzeride	≥ 150 mg % oder Lipidsenker	≥ 150 mg % (1,7 mmol/l)
HDL-Cholesterin	Männer: < 40 mg % Frauen: < 50 mg % oder Medikament	< 40 mg % (1,03 mmol/l) < 50 mg % (1,29 mmol/l)
Blutdruck	≥ 130 mmHg SBP ≥ 85 mmHg DBP oder Antihypertensiva	≥ 130 mmHg ≥ 85 mmHg
Nüchternblutglukose	≥ 100 mg % oder Anti-Diabetika	≥ 100 mg % (5,6 mmol/l)

Ein Metabolisches Syndrom liegt vor, wenn 3 der 5 Kriterien erfüllt sind.
* Circulation 2005; 112: 2735–52; Lancet 2005; 366: 1059–1062

Da sich die Komponenten des MetS aus kardiovaskulären Risikofaktoren zusammensetzen, wundert es nicht, dass arteriosklerotische Erkrankungen, vorwiegend die koronare Herzkrankheit (KHK) und der Herzinfarkt, bei Patienten mit MetS gehäuft auftreten. Auch ist die Mortalität der Patienten mit MetS deutlich erhöht (Gesamtsterblichkeit 1,7-fach, KHK-bedingte Mortalität 3,4-fach) (8).

Kardiovaskuläre Mortalität und Morbidität beim Metabolischen Syndrom

Die Korrelation eines metabolischen Syndroms mit kardiovaskulärer Morbidität und Mortalität zeigte eine Studie von 2002: 1209 finnische Männer im Alter von 42 bis 60 Jahren, die zu Beginn weder an einer kardiovaskulären Erkrankung noch an Diabetes mellitus oder einem MetS litten, wurden rund 11 Jahre beoachtet (8). Im Verlauf starben 109 Probanden, davon 27 wegen einer KHK und 46 wegen eines anderen kardiovaskulären Ereignisses; bei rund 10 % entwickelte sich ein MetS. Probanden, die nach der Definition der WHO an einem MetS litten, starben im Vergleich 2,9- bis 3,3-mal häufiger an einer KHK, 2,6- bis 3,0-mal häufiger an einer anderen kardiovaskulären Erkrankung. Die Gesamtmortalität dieser Patienten war um den Faktor 1,9 bis 2,1 erhöht.

Bedeutung der Adipositas in der Kardiologie und in der kardiologischen Rehabilitation

In der Framingham-Study wurde 1983 erstmals überzeugend nachgewiesen, dass die Adipositas ein unabhängiger kardiovaskulärer Risikofaktor ist. Die Bedeutung der Fettverteilung für die Entstehung einer Koronarsklerose wurde jedoch erst viele Jahre später in der Nurses' Health Study eruiert (1). Ein Taillenumfang von > 96,5 cm erhöhte bei Frauen das KHK-Risiko um das 3-Fache im Vergleich zu einem Taillenumfang < 74 cm. Die Art der Fettverteilung hatte für die Entwicklung einer KHK eine größere Bedeutung als die Fettmasse (beurteilt nach dem „Body Mass Index"; BMI).

! Die beste Datenbasis liegt inzwischen von der INTERHEART-Studie vor (17). Dort war die abdominale Adipositas der bedeutsamste Risikofaktor für die Entstehung eines Myokardinfarkts.

Vertiefendes Wissen

Adipositas, koronare Bypass-Operation und Re-Infarkt: Die perioperative Mortalität nach Bypass-Operationen ist bei Adipösen wahrscheinlich nicht erhöht; es kommen jedoch etwas häufiger sternale Wundinfektionen vor. Über die Mortalität in den Folgejahren wird unterschiedlich berichtet. Die Adipositas erhöht die Re-Infarktrate. Eine 10-jährige Beobachtung von 2541 Herzinfarktpatienten zeigte einen klaren Zusammenhang zwischen dem BMI und der Inzidenz eines Re-Infarkts (10).

Adipositas und Herzinsuffizienz: Das Herzinsuffizienz-Risiko ist bei Übergewichtigen im Vergleich zu Normalgewichtigen um ca. 50 % erhöht, bei Adipösen ist es verdoppelt. Die Adipositas trug zur Entwicklung einer Herzinsuffizienz bei Männern zu 14 % und bei Frauen zu 8,8 % bei (7).

Wirkung der Gewichtsabnahme

Wirkung auf den Stoffwechsel: Durch Gewichtsabnahme sinken die oft erhöhten Plasmaspiegel von Insulin

Tabelle 8.**13** Wirkungen der Gewichtsabnahme: Effekte einer Gewichtsabnahme von 10 kg bei einem Patienten mit metabolischem Syndrom

- Senkung des Blutdrucks um 10/6 mmHg
- Senkung des HbA_{1c}-Werts um 1–2 %
- Senkung der Triglyzeride um 30 %
- Erhöhung des HDL-C um 8 %
- Steigerung der Fibrinolyse um 20 %
- Beseitigung der Schlafapnoe mit 33 %-iger Wahrscheinlichkeit
- Reduktion der LV-Muskelmasse um 25 %
- Steigerung der Leistungsfähigkeit um 10 %
- Verbesserung der Lebensqualität
- Senkung des Sterblichkeitsrisikos um 25 %
- Verlängerung des Lebens um 3 Jahre
- Verursachung von 15 % weniger Krankheitskosten

Die Änderungen sind vom Ausgangswert abhängig, sie können demzufolge größer oder kleiner sein!

und Glukose bzw. glykosyliertem Hämoglobin; die hepatische Glukoseproduktion nimmt ab und die muskuläre Glukoseaufnahme steigt; auch die Glukosetoleranz verbessert sich und grenzwertige Glukosespiegel werden normalisiert. Durch eine Gewichtsabnahme von 10 kg sinkt das HbA_{1c} um ca. 1 % – bei hohem Ausgangswert mehr, bei niedrigem weniger (Tab. 8.**13**).

Durch eine Gewichtsreduktion verbessern sich also viele Parameter des metabolischen Syndroms gleichzeitig.

Die Triglyzeridspiegel sinken unter Gewichtsabnahme oft dramatisch, und Abnahmen von 1000 mg% auf 200 mg% sind eher die Regel als eine Seltenheit. Die Gewichtsabnahme führt zu einer Zunahme des HDL-Cholesterins. Darüber hinaus ändert sich die Partikelgröße der LDL – sie werden größer und damit weniger atherogen. Auch die freien Fettsäuren sinken, weniger jedoch das Gesamt- und LDL-Cholesterin.

Wirkung auf den Blutdruck: Der systolische und diastolische Blutdruck sinken in Abhängigkeit von der Abnahme des Gewichts; 10 kg Gewichtsabnahme reduzieren den systolischen Blutdruck um 10 mmHg und den diastolischen um 6 mmHg. Die Abnahme des Blutdrucks korreliert mit der Abnahme des viszeralen Fetts. Auch die linksventrikuläre Muskelmasse (LVM) nimmt ab; eine effektive Reduktionskost vermindert die LVM stärker als jedes Antihypertensivum (Tab. 8.**12**).

Therapie der Adipositas und des Metabolischen Syndroms

Bei der Adipositas und beim MetS geht es therapeutisch vorwiegend um die Abnahme der Körperfettmasse durch eine langfristige Negativierung der Energiebilanz. Pharmaka sollen die einzelnen Risikokomponenten des MetS verbessern, ohne andere negativ zu beeinflussen.

Lebensstiländerungen

Lebensstiländerung zur Prophylaxe und Therapie des metabolischen Syndroms umfassen:

1. Gewichtsreduktion (negative Energiebilanz!) durch
   - Reduktionskost,
   - vermehrte körperliche Aktivität,
2. Vermehrte Bewegung (auch unabhängig von Gewichtsabnahme),
3. Ernährungsumstellung (auch unabhängig von Gewichtsabnahme),
4. Rauchstopp
5. Stressminderung/Entspannung.

Reduktionskost: Um eine Gewichtsabnahme von 5–10 % des Ausgangsgewichts zu bewirken (übliches Therapieziel), beginnt man normalerweise mit einer Fettreduktion (60–80 g/d). Damit nehmen Übergewichtige im Durchschnitt 4 kg ab (1). Ist das Therapieziel höher, muss auch die Kohlenhydrat- bzw. Eiweißaufnahme reduziert werden. Führt auch diese Maßnahme nicht zum Therapieziel, empfiehlt sich eine Formuladiät als Ersatz für eine oder zwei Hauptmahlzeiten; diese Behandlung kann auch langfristig durchgeführt werden (4).

Die nichtmedikamentöse Therapie ist eine ursächliche Therapie! Im Vordergrund steht die Gewichtsreduktion durch eine Reduktionskost und vermehrte körperliche Aktivität.

Körperliches Training (16): Eine vermehrte körperliche Aktivität hat positive Auswirkungen auf das Gewicht und alle Parameter des MetS. Körperliches Training verbessert die Insulinsensitivität und reduziert das kardiovaskuläre Risiko des MetS auch ohne Gewichtsabnahme (Einzelheiten in Kapitel 8.6).

Vermehrte körperliche Bewegung hat folgende Auswirkungen:

- Reduktion des viszeralen Fetts,
- Zunahme der Kapillardichte, des Glukosetransports, der Glykogenbildung und der Fettsäureoxidation im Skelettmuskel sowie
- Abnahme der Glukoseproduktion in der Leber.

Verbesserungen beim MetS sind ab einem Energieverbrauch von 1500 kcal/Woche festzustellen. Betroffene sollten demzufolge mindestens 3–4 h pro Woche Sport treiben oder ihre Alltagsaktivitäten um > 5 h pro Woche steigern (16).

Pharmakotherapie

Therapie der Adipositas: Eine Gewichtsreduktion ist grundsätzlich durch eine Lebensstiländerung möglich, die meisten Adipösen erreichen jedoch das übliche Therapieziel einer Gewichtsminderung von 5–10% nach 3–6 Monaten nicht. In diesem Fall ist der Einsatz von Anti-Adiposita gemäß den Leitlinien nationaler und internationaler Fachgesellschaften indiziert (Tab. 8.**14**) (4).

Orlistat vermindert das Gewicht durch Hemmung intestinaler Lipasen, wodurch ca. 30% des Nahrungsfetts nicht verdaut und im Stuhl ausgeschieden werden. In der XENDOS-Studie hatten Patienten mit einer Störung der Glukosetoleranz nach 4 Jahren einen Gewichtsverlust von 5,8 kg mit Orlistat und von 3,0 kg mit alleiniger Lebensstiländerung (14). Die Neuerkrankungsrate eines Diabetes war unter Orlistat um 52% geringer, was auf einen positiven Einfluss auf die Insulinresistenz zurückzuführen ist.

Sibutramin verstärkt die Sättigung (Haupteffekt) und steigert den Energieverbrauch, indem es die Wiederaufnahme von Serotonin und Noradrenalin hemmt. Im Mittel ist eine Gewichtsreduktion von 4–5 kg zu erwarten, die Insulinsensitivät steigt dadurch um ca. 20% (5). Aufgrund des Wirkungsmechanismus und der damit verbundenen Nebenwirkungen ist die Therapie mit Sibutramin für Patienten mit kardiovaskulären Erkrankungen weniger geeignet. Bei Patienten mit unzureichender Blutdruckeinstellung, mit KHK oder Herzinsuffizienz ist Sibutramin kontraindiziert.

Rimonabant, ein Endocannabinoid-Rezeptor-1-Antagonist, reduziert das Gewicht um 5 kg durch verschiedene Mechanismen, vorwiegend jedoch durch Hemmung verschiedener Neuromodulatoren. In der RIO-EUROPE wurde unter Rimonabant das Gewicht um 8,6 kg, und unter alleiniger Reduktionskost um 3,6 kg innerhalb von einem Jahr reduziert, die Prävalenz eines MetS nahm um 54% ab (15).

> ! Antiadiposita reduzieren nicht nur das Gewicht; sie verbessern alle Komponenten des MetS; der Nachweis einer Verbesserung der Prognose ist bislang nicht erbracht.

Therapie der Dyslipidämie (Kapitel 8.5.2): Typische Lipidveränderungen beim MetS sind die Erhöhung der Triglyzeride, des Apo B und der freien Fettsäuren sowie die Vermehrung von kleinen dichten Low-Density-Partikeln („small dense LDL") und die Erniedrigung des HDL-Cholesterins.

> ! Eine Erhöhung des LDL-Cholesterins gehört nicht zum MetS.

Statine: Diese Lipidsenker hemmen die Cholesterinsynthese in der Leber und regeln den LDL-Rezeptor herauf. Wenngleich Statine vorwiegend das LDL-Cholesterin senken, haben sie hinsichtlich klinischer Endpunkte bei Patienten mit MetS dennoch positive Auswirkungen

Tabelle 8.**14** Modifizierte Pharmakotherapie im Rahmen der medikamentösen Therapie des metabolischen Syndroms

Statine (bei Atherosklerose und/oder Diabetes, LDL-Chol < 100mg %)

Direkte medikamentöse Unterstützung der Gewichtsreduktion ist nur indiziert bei Patienten mit hoher Compliance und nachweislicher Umsetzung von Training und Ernährungsumstellung!

- Rimonabant (Endocannabinoid-Rezeptor-1-Antagonist)
- evtl. Orlistat (Lipaseinhibitor)
- Sibutramin (Wiederaufnahmehemmer von Serotonin und Noradrenalin; für Herzkreislaufpatienten nicht geeignet!)
- hohe Triglyzeride: Nikotinsäure, hochkonzentrierte Omega-3 Fettsäuren, (evtl. Fibrate, CAVE bei Kombination mit Statinen)
- niedriges HDL-Cholesterin: Nikotinsäure (evtl. Fibrate, CAVE bei Kombination mit Statinen; prognostischer Vorteil bei Fibraten und Nikotinsäure nicht nachgewiesen)

Hypertonie

- Antihypertensiva: ACE-Hemmer, AT-1-Blocker, Calciumkanalblocker
- Diuretika: Indapamid
- Betablocker und Thiazidiuretika verstärken die Insulinresistenz und fördern die Entwicklung eines Diabetes; sie sind jedoch bei Myokardinsuffizienz und nach akutem Koronarsyndrom leitliniengerecht einzusetzen

Diabetes mellitus Typ 2 (Sulfonylharnstoffe und Insulin erhöhen die viszerale Fettmasse)

- Biguanide (Metformin)
- Thiazolindione (Glitazone)
- Alpha-Glucosidasehemmer
- GLP-1-Agonisten (Gliptine) bzw. GLP-1-Analoga

Krankheiten des MetS bedürfen, wenn sie im Rahmen eines MetS auftreten, oft einer anderen Therapie, als wenn sie singulär vorhanden sind!

(3). Statine reduzieren auch mittelgradig die Triglyzeride, erhöhen jedoch das HDL-Cholesterin nur marginal. In der Sekundärprävention sind Statine grundsätzlich indiziert.

Fibrate binden an „persoxisome proliferator-activated receptor-γ" (PPAR-γ), einen Zellkernrezeptor, der die Expression von Genen des Fett- und Kohlenhydratstoffwechsels regelt. Sowohl in der Helsinki-Heart-Study (Primärprävention) als auch in der VA-HIT-Study hatte Gemfibrozil bei Patienten mit erhöhten Triglyzeriden und niedrigem HDL-Cholesterin (Sekundärprävention) die besten kardiovaskulären Effekte (kardiale Endpunkte, Schlaganfall), sofern Parameter des MetS präsent waren (12).

Nikotinsäure (Niacin) beeinflusst den Lipidstoffwechsel über mehrere Mechanismen; im Vergleich zu den Fibraten wird das HDL-Cholesterin deutlicher (ca. 25 %) angehoben und die Triglyzeride geringgradiger (ca. 15 %) gesenkt. Im „Coronary Drug Projekt" wurde nach 15 Jahren die kardiovaskuläre Mortalität um 14 % und die Gesamtmortalität um 16 % gesenkt (2).

Omega-3-Fettsäuren senken die Triglyzeride und haben weitere metabolische und wahrscheinlich auch klinisch relevante elektrophysiologische Wirkungen. In der GISSI-Prevenzione-Studie sank unter 1 g hochgereinigten Omega-3-Fettsäuren die kardiovaskuläre Mortalität innerhalb von 42 Monaten um 30 % und die Gesamtmortalität um 20 % (9).

Therapie der Hypertonie (Kapitel 8.5.1): Antihypertensiva und Diuretika können die Ausprägung eines MetS begünstigen. Von Beta-Blockern, nicht jedoch von den vasodilatierenden Carvedilol und Nebivolol, sind folgende metabolischen Effekte bekannt:

- Gewichtszunahme,
- Reduktion des Grundumsatzes,
- Verschlechterung der Insulinwirkung,
- Erhöhung der Triglyzeride und
- Verminderung des HDL-Cholesterins.

Innerhalb von wenigen Jahren begünstigen kardioselektive Beta-Blocker die Neuerkrankungsrate eines Diabetes mellitus Typ 2 um 34 %, Thiazid-Diuretika um 26 % (13).

Die AT1-Blocker – v.a. Telmisartan – aktivieren den „persoxisome proliferator-activated receptor-γ", Moxonidin und Alpha-Blocker haben ebenfalls positive Effekte auf Parameter des MetS, ebenso das Diuretikum Indapamid.

> Patienten mit einem MetS sollten daher grundsätzlich mit metabolisch neutralen Anithypertensiva behandelt werden: ACE-Hemmer, AT-1-Blocker und Kalziumantagonisten.

Therapie des Diabetes mellitus (Kapitel 8.5.4): Insulin und alle insulinotropen Antidiabetika (Sulfonylharnstoffe, Glinide) erhöhen das Körpergewicht. Ob kurzwirksame Insulinanaloga diesen Effekt nicht aufweisen, ist bisher nicht schlüssig gezeigt worden. Zu Einzelheiten der medikamentösen Therapie des Diabetes und der Insulintherapie sei auf Kapitel 8.5.4 verwiesen.

Literatur

1. Astrup A, Grunwald GK, Melanson EL, Saris WH, Hill JO. The role of low-fat diets in body weight control: a meta-analysis of ad libitum dietary intervention studies. Int. J. Obes. 2000; 24: 1545–1552
2. Canner PL, Furberg CD, Terrin ML, McGovern ME. Benefits of niacin by glycemic status in patients with healed myocardial infarction (from the Coronary Drug Project). Am J Cardiol 2005; 95: 254–257
3. Colhoun HM, Betteridge DJ, Durrington PN, et al. on behalf of the CARDS investigators. Primary prevention of cardiovascular disease with atorvastatin in type 2 diabetes in the Collaborate Atorvastatin Diabetes Study (CARDS): multicentre randomised placebo controlled. Lancet 2004; 364: 685–696
4. Deutsche Adipositas-Gesellschaft: Leitlinien der Deutschen Adipositas-Gesellschaft, www.adipositas-gesellschaft.de 2006;
5. Griffiths J, Brynes AE, Frost G, et al. Sibutramine in the treatment of overweight non-insulin dependent diabetics. Int. J. Obes. 1995; 19 (Suppl.2): 41
6. Grundy SM, Cleeman JI, Daniels SR, et al. Diagnosis and management of the metabolic syndrome. An American Heart Association/National Heart, Lund, and Blood Institute Scientific Statement. Executive Summary. Circulation 2005; 112: 2735–2752
7. Kenchaiah S, Evans JC, Levy D, et al. Obesity and the risk of heart failure. N Engl J Med 2002; 347: 305–313
8. Lakka HM, Laaksonen CE, Lakka TA, et al. The metabolic syndrome and total and cardiovascular disease mortality in middle-aged men. JAMA 2002; 288: 2709–2716
9. Marchioli R, Barzi F, Bomba E, et al. on behalf of the GISSI-Prevenzione Investigators. Early protection against sudden death by n-3 polyunsaturated fatty acids after myocardial infarction. Time-course analysis of the results of the Gruppo Italiano per lo Studio della Sopravivenza nell'Infarto Miocardio (GISSI-Prenzione). Circulation 2002; 105: 1897–1903
10. Rea Th.D, Heckbert SR, Kaplan RC, et al. Body mass index and the risk of recurrent coronary events following acute myocardial infarction. Am J Cardiol. 2001; 88: 467–472
11. Rexrode KM, Carey VJ, Hennekens Ch.H, et al. Abdominal adiposity and coronary heart disease in women. JAMA 1998; 280: 1843–1848
12. Robins SJ, Elam MB, Rubins HB, et al. on behalf of the VA-HIT Study Group. Insulin resistance and cardiovascular events with low HDL cholesterol. The Veterans Affairs HDL Intervention trial (VA-HIT). Diabetes Care 2003; 26: 1513–1517
13. Taylor EN, Hu FB, Curhan GC. Antihypertensive medications and the risk of incident type 2 diabetes. Diabetes Care 2006; 29: 1065–1070
14. Togerson JS, Boldrin MN, Hauptmann J, Sjöström L. XENical in the Prevention of Diabetes in the Obese Subjects (XENDOS) Study. A randomized study of orlistat as an adjunct to lifestyle changes for the prevention of type 2 diabetes in obese subjects. Diabetes Care 2004; 27: 155–161
15. van Gaal L, Rissanen AM, Scheen A, Ziegler O, Rössner S, for the RIO-Europe-Study Group. Effects fo the cannabinoid-1 receptor blocker rimonabant on weight reduction and cardiovascular risk factors in overweight patients: 1-year experience from the RIO-Europe study. Lancet 2005; 365: 1389–1397

16. Wirth A, Haunrer H. Das metabolische Syndrom. München: Urban und Vogel 2007.
17. Yusuf S, Hawken S, Ounpuu S, et al. on behalf of the INTERHEART Study Investigators. Effect of potentially modifiable risk factors associated with myocardial infarction in 52 countries (the INTERHEART study): case-control study. Lancet 2004; 364: 937–952

8.5.4 Diabetes mellitus

W. Knisel

Das Wichtigste in Kürze

Der Diabetes mellitus galt lange primär als Stoffwechselerkrankung, bei der die Wiederherstellung und Erhaltung einer optimalen Blutzuckereinstellung als oberstes Therapieprinzip angesehen wurde. Die erhöhte Morbidität und Mortalität ist jedoch insbesondere beim Typ-2-Diabetes v.a. durch eine erhöhte Inzidenz und Prävalenz kardiovaskulärer Erkrankungen bedingt. Bereits frühe Störungen des Glukosestoffwechsels (prädiabetisches Stadium) beschleunigen die Entstehung der Arteriosklerose, insbesondere der koronaren Herzkrankheit (KHK). Der **Typ-2-Diabetes wird deshalb als KHK-Äquivalent** aufgefasst, und Diabetiker sind grundsätzlich als kardiovaskuläre Hochrisikopatienten einzustufen. Dies erfordert über eine optimale Blutzuckereinstellung hinaus ein **umfassendes kardiovaskuläres Risikofaktoren-Management** (1).

Definition und Diagnostik

Der Begriff Diabetes mellitus umfasst eine heterogene Gruppe von Störungen des Kohlenhydratstoffwechsels, welche durch das Leitsymptom Hyperglykämie gekennzeichnet ist. Zugrunde liegen eine Störung der Insulinsekretion und/oder eine Störung der Insulinwirkung. Unterschieden werden primäre Diabetesformen von sekundären Diabetesformen. Letztere können als Begleiterscheinung oder Komplikation von Pankreaserkrankungen mit erheblichem Parenchymverlust, von endokrinen Erkrankungen mit einem Übergewicht kontrainsulinärer Hormone (z.B. während der Schwangerschaft) oder auch medikamentös/toxisch auftreten.

Die beiden mit Abstand wichtigsten Krankheitsbilder sind der Typ-1- und der Typ-2-Diabetes als primäre Diabetesformen. Die charakteristischen klinischen und laborchemischen Unterscheidungsmerkmale sind in Tabelle 8.**15** zusammengefasst (1, 7).

! Die Diagnose eines Diabetes mellitus erfolgt allein aufgrund laborchemischer Kriterien, da leichte und v.a. langsam einsetzende Blutzuckererhöhungen in der Regel asymptomatisch sind.

Akut einsetzende Beschwerden, wie Polydipsie, Polyurie, allgemeine Schwäche und Gewichtsverlust, werden meistens nur bei rascher Krankheitsmanifestation oder bei starker Blutzuckerentgleisung beobachtet. Der für den Typ-2-Diabetes besonders charakteristische langsame Anstieg der Blutzuckerkonzentration ist daher oft mit einem jahrelang völlig asymptomatischen Krankheitsverlauf verbunden. Dementsprechend wird die Diagnose häufig auch nur zufällig gestellt.

Die Blutzuckergrenzwerte (**Nüchternglukose, Glukose-Tagesprofil**) ergeben sich aus epidemiologischen Daten, nach denen bei Überschreitung dieser Grenzwerte mit einer erhöhten Wahrscheinlichkeit diabetischer Folgeerkrankungen zu rechnen ist (2, 7) (Tab. 8.**16**). Pathologische Einzelwerte sind immer durch eine mindestens einmalige Wiederholung zu bestätigen. Wenn einzelne oder im Tagesprofil bestimmte Blutzuckerwerte keine eindeutige Zuordnung erlauben, stellt der **orale Glukosebelastungstest** den Goldstandard der Diabetesdiagnose dar. Neben dem Ausschluss oder der Bestätigung einer diabetischen Stoffwechsellage erlaubt der orale Glukosebelastungstest auch die Feststellung einer so genannten pathologischen Glukosetoleranz („impaired glucose tolerance").

! Der **HbA_{1c}**-Wert als Parameter der mittleren Blutzuckereinstellung über 2–3 Monate dient v.a. der Therapiekontrolle und ist für die Erstdiagnose eines Diabetes mellitus nicht geeignet.

Vertiefendes Wissen

Da der orale Glukosebelastungstest nicht weltweit verfügbar und etabliert ist, wird in einigen Ländern der Graubereich zwischen normaler und erhöhter Nüchternglukose als pathologische Nüchternglukose („impaired fasting glucose") gesondert klassifiziert. Der Begriff ist nicht deckungsgleich mit der pathologischen Glukosetoleranz und wahrscheinlich auch pathophysiologisch unterschiedlich einzuschätzen.

Die manchmal noch zu Beginn der Erkrankung vorhandene Insulinrestsekretion lässt sich zuverlässig mithilfe des so genannten **C-Peptid-Tests** erfassen. Langjährig bekannte Typ-1-Diabetiker sind typischerweise C-Peptid-negativ.

Als Epiphänomen der lymphozytären Betazelldestruktion lassen sich bei Typ-1-Diabetes häufig, aber nicht obligat humorale Immunmarker nachweisen. Die weiteste Verbreitung hat dabei der **GAD-Antikörpertest** (GAD-Antikörper=Antikörper gegen Glutamatdecarboxylase). Auch nach langjährigem Krankheitsverlauf bleiben die einmal vorhandenen Antikörper weitgehend konstant, sodass eine Diagnostik nicht nur zum Zeitpunkt der Krankheitsmanifestation ermöglicht wird.

Aufgrund der C-Peptid-Bestimmung und dem Nachweis von Immunmarkern konnte gezeigt werden, dass es auch jenseits des 35. Lebensjahres zur Erstmanifestation eines Typ-1-Diabetes kommen kann (LADA=**L**atent **A**utoimmune **D**iabetes in **A**dults). Im Vergleich zum klassischen juvenilen Typ-1-Diabetes kann hierbei die endogene Insulinrestsekretion etwas länger erhalten bleiben.

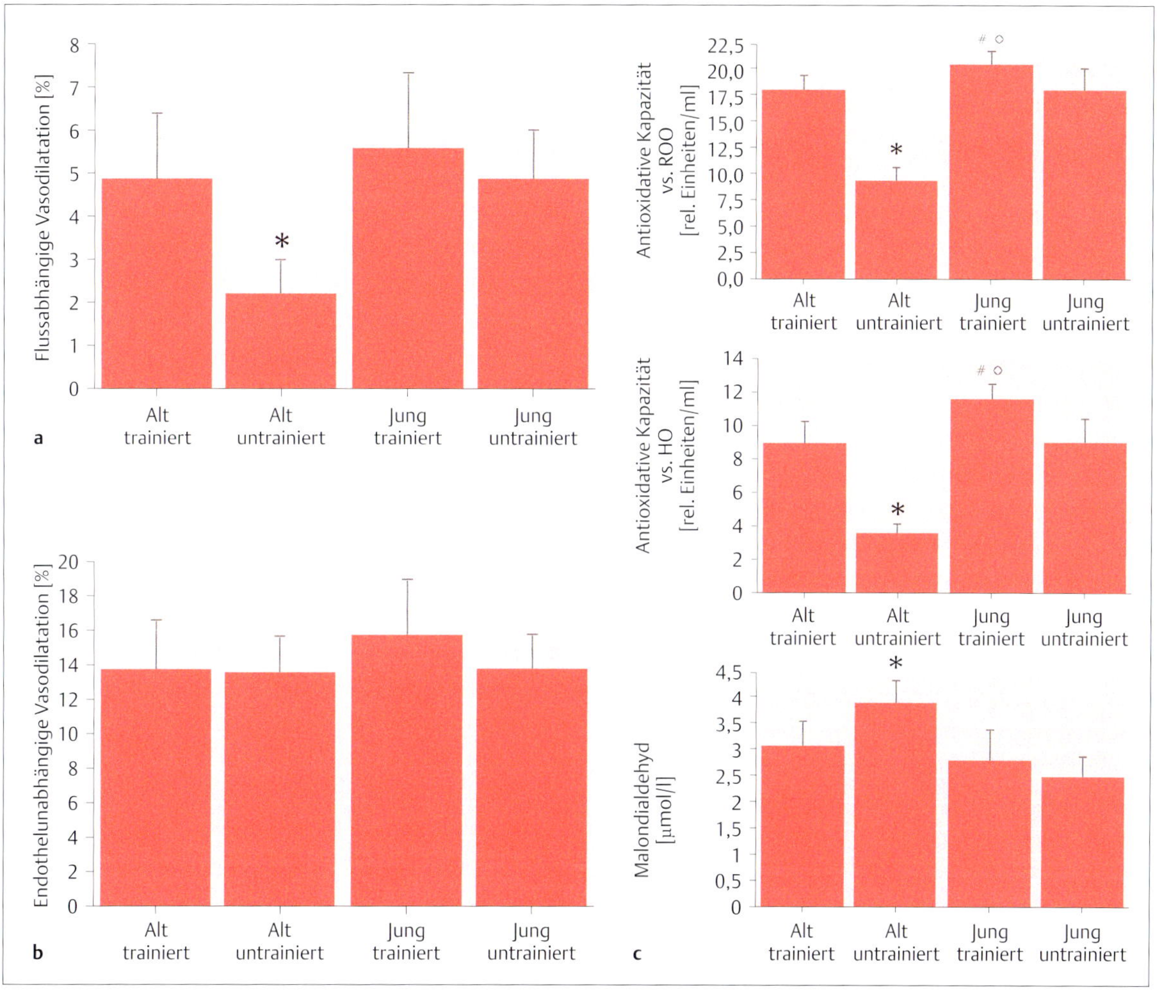

Abb. 8.**11a–c** Die flussabhängige, endothelvermittelte Vasodilatationsfähigkeit nimmt bei untrainierten Menschen im Alter deutlich ab (**a**) während die nitroglycerinvermittelte endothelunabhängige Vasodilatation unverändert bleibt (**b**). Bei Menschen, die bis ins Alter hinein regelmäßig trainieren, bleibt die Abnahme der endothelabhängigen Vasodilatation aus. Dies lässt sich durch die erhaltene antioxidative Kapazität erklären, die gegenüber Peroxylradikalen (ROO) und Hydroxylradikalen (HO) gemessen wurde (**c**). Als Marker für oxidativen Stress wurde Malondialdehyd benutzt (9) (Mittelwert ± Standardabweichung: **a** *P < 0,001 vs andere Subgruppen. **b** *P < 0,001 vs andere Subgruppen, **c** #P < 0,01 vs junge untrainierte Probanden, °P < 0,01 vs ältere trainierte Probanden).

che Aktivität eine entscheidende Rolle. Insbesondere das endokrin aktive viszerale Fettgewebe kann durch körperliche Aktivität reduziert werden.

Unter der Voraussetzung einer adäquaten Kalorienrestriktion führt schon eine moderate Steigerung der Aktivität um 1000 Schritte täglich innerhalb eines Jahres zu folgenden Effekten:

- einer Gewichtsabnahme um 4,5 %,
- einer durchschnittlichen Reduktion des systolischen Blutdrucks um 12,9 mmHg und
- einer gesteigerten Insulinsensitivität.

Aerobes Training und Gewichtsreduktion führten im Vergleich zu einem Kontrollkollektiv mit „usual care" zu einer Reduktion der Diabeteshäufigkeit um 58 % innerhalb von 4 Jahren (Diabetes Inzidenz Kontrollgruppe: 23 % versus Trainingsgruppe: 11 %). Auch bei manifestem Diabetes wird die Insulinsensitivität und Blutglukosekontrolle durch Training signifikant verbessert (5, 29).

Hypertonie (Kapitel 8.5.1): Das Risiko eines untrainierten Menschen, eine arterielle Hypertonie zu entwickeln, ist gegenüber einem Trainierten um den Faktor 1,5 erhöht. Dies gilt v.a. für Männer, bei Frauen sind die Daten derzeit noch noch nicht schlüssig. Umgekehrt lässt sich der Blutdruck durch körperliches Ausdauertraining bei normotensiven Personen, und wahrscheinlich noch ausgeprägter bei hypertensiven Patienten, senken (7).

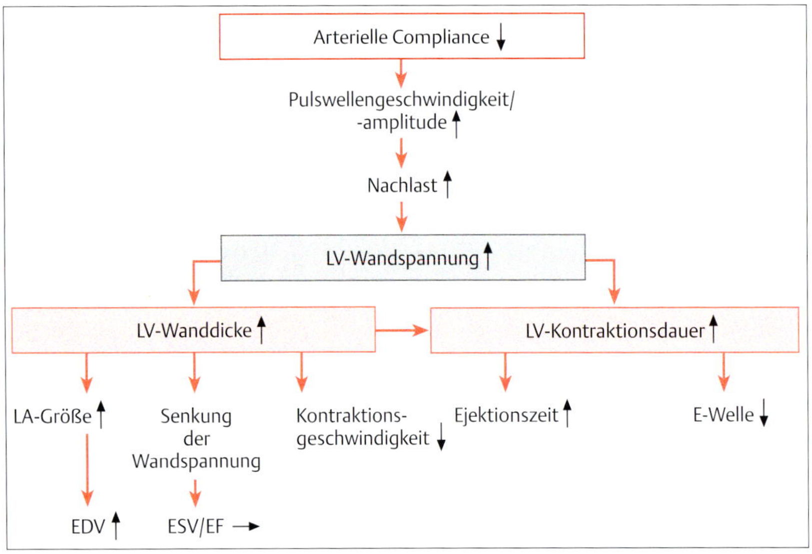

Abb. 8.**12** Die Endotheldysfunktion und die damit abnehmende arterielle Compliance hat für die Alterung des Herzkreislaufsystems eine zentrale Bedeutung: Die daraus resultierende Nachlasterhöhung führt zur Zunahme des linksventrikulären Wandstresses und ist damit ein Stimulus für die Entwicklung einer Hypertrophie. Diese beeinflusst v.a. die diastolischen Eigenschaften des Ventrikel, erschwert die Ventrikelfüllung und führt zu konsekutiver Vorhofdilatation und reduzierter kontraktiler Reserve (modifiziert nach 16).

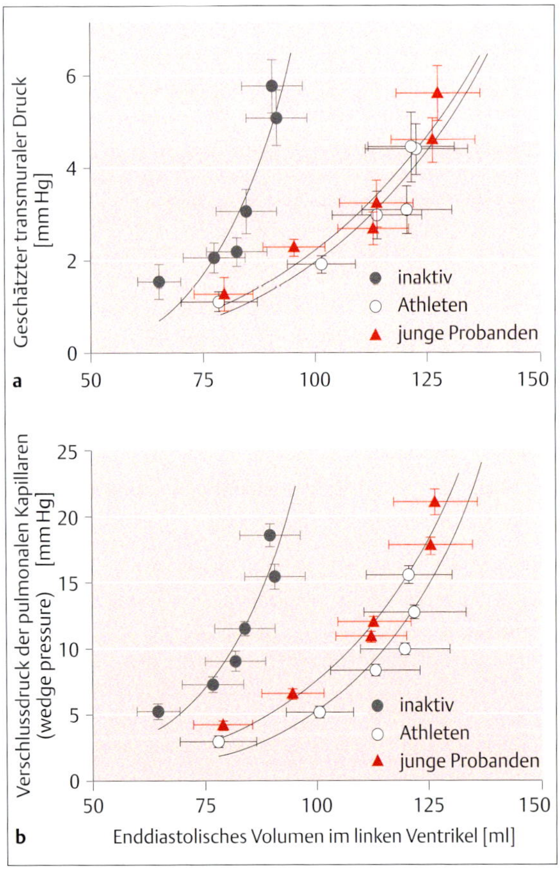

Abb. 8.**13 a, b** An jungen gesunden Probanden („junge Probanden", n = 14), älteren körperlich inaktiven Menschen („inaktiv", n = 12) und gleichaltrigen Athleten („Athleten", n = 12) wurde die linksventrikuläre diastolische Druck-Volumen-Kurven als Maß für die Wandsteifigkeit des linken Ventrikels bestimmt. Zu beachten ist die Linksverschiebung sowie der steile Anstieg der Druck-Volumen-Kurve bei den inaktiven älteren Probanden, bedingt durch einen weniger dehnbaren und steiferen linken Ventrikel (**a**). Diese Linksverschiebung bedeutet, dass bereits geringe Volumenbelastungen z.B. im Rahmen eines erhöhten Herzzeitvolumens bei körperlicher Aktivität zu einem raschen Anstieg des pulmonal-kapillären Drucks und damit zu Dyspnoe führen (**b**, 1).

Vertiefendes Wissen

In einer Metaanalyse aus 54 randomisierten kontrollierten Studien mit zusammen 2419 Patienten hatte aerobes Ausdauertraining im Mittel folgende Effekte: Signifikante Reduktion des systolischen Blutdrucks um −3,8 mmHg und des diastolischen Blutdrucks um −2,6 mmHg (30).

In einer Metaanalyse mit 44 kontrollierten Trainingsinterventionsstudien und insgesamt 2674 Personen (normotensiv oder hypertensiv) fand sich in der Trainingsgruppe eine leichte, aber signifikante Reduktion des systolischen/diastolischen Blutdrucks um durchschnittlich 3,4/2,4 mmHg. Greift man nur die hypertensiven Patientengruppen heraus, dann war der blutdrucksenkende Effekt mit −7,4/5,4 mmHg noch ausgeprägter (7).

Neben dem aeroben Ergometer- oder Terraintraining ist auch für Schwimmen und Kraftausdauertraining ein antihypertensiver Effekt belegt. Als beteiligte Mechanismen konnte eine Verbesserung der Barorezeptorensensitivität unter Training gezeigt werden, darüber hinaus eine Verbesserung der arteriellen Compliance und eine Reduktion des Plasma-Noradrenalinspiegels (25).

Hyperlipidämie: Unter körperlichem Training steigen die HDL-Cholesterinwerte, die Triglyzeridspiegel werden gesenkt. Körperliches Training hat keinen Einfluss auf die LDL-Cholesterinspiegel im Serum, jedoch gibt es Hinweise, dass der Anteil der atherogenen kleinen/dichten LDL-Partikel gesenkt wird (11).

Vertiefendes Wissen

In einer Metaanalyse kardialer Rehabilitationsstudien (15) wurde durch die multifaktorielle Rehabilitation mit Training eine Reduktion des LDL-Cholesterins um −0,51 mmol/l (Konfidenzintervall −0,82 bis −0,19 mmol/l) erreicht, während bei alleinigem Training das LDL-Cholesterin praktisch unverändert blieb.

Bezüglich der HDL-Konzentrationen ließen sich hingegen konsistente Trainingseffekte auf das Lipidprofil belegen: In der HERITAGE Family Study führte eine 5-monatige überwachte Trainingsintervention zu einer 3,6 %igen HDL-Zunahme. Zudem scheinen Triglyzeride durch ein aerobes Trainingsprogramm reduziert werden zu können (18, 19).

Wirkungsmechanismen körperlicher Aktivität bei koronarer Herzerkrankung

Pathophysiologischer Hintergrund: In den letzten Jahrzehnten wurde deutlich, dass auch geringe Koronarstenosen bei gestörter Endothelfunktion zu Angina pectoris führen können. Bei einer Endotheldysfunktion können auch folgende Faktoren zu einer paradoxen Vasokonstriktion und damit zu einer Perfusionsstörung mit Ischämie und Angina pectoris führen:

- endogene Katecholamine,
- eine Sympathikusaktivierung,
- Kälteexposition
- psychischer Stress.

Trainingseffekte auf die Endothelfunktion: Körperliches Training führt bei Patienten mit manifester KHK zu einer erheblichen Verbesserung der koronaren endothelabhängigen Vasodilatation (14). Diese Effekte sind unabhängig von der Modifikation der Risikofaktoren und erklären auch in Abwesenheit einer echten Regression der Koronarstenosen die verbesserte ischämiefreie Maximalbelastung und Myokardperfusion.

Vertiefendes Wissen

In-vitro-Studien zeigen, dass laminare Scherkräfte bei Endothelzellen zu einer vermehrten Expression der endothelialen NO-Synthase (eNOS), der Cyclooxygenase-2, sowie der Superoxiddismutase führen. Diese scherkraftinduzierten Veränderungen sind insgesamt atheroprotektiv und verbessern die Endothelfunktion.

Der Nachweis einer vermehrten Aktivierung von Proteinkinase B (Akt) durch laminare Scherkräfte weist zudem auf einen weiteren Signaltransduktionsweg hin, der zur Verbesserung der Endothelfunktion beizutragen scheint. So konnte gezeigt werden, dass Akt über eine Phosphorylierung zu einer persistierenden, kalziumunabhängigen eNOS-Aktivierung führt. Zusammengefasst deuten diese Experimente darauf hin, dass **intraluminaler laminarer Fluss** (shear stress) ein wichtiges **endogenes atheroprotektives Signal** an den Endothelzellen darstellt. Diese Vermutung wird durch die Beobachtung bekräftigt, dass sich atherosklerotische Veränderung präferenziell an Gefäßabschnitten mit niedrigen oder turbulenten Scherkräften manifestieren.

Im Tierversuch führt körperliches Training bereits nach wenigen Tagen zu einer Verbesserung der endothelabhängigen koronaren Vasodilatationsfähigkeit sowie zu einer Steigerung der eNOS-Expression im Endothel der Aorta. Die klinische Bedeutung dieser Mechanismen wurde in einer Studie zum Effekt eines intensiven körperlichen Trainings auf die endothelabhängige Dilatationsfähigkeit der Koronararterien bei Patienten mit KHK überprüft. Bereits nach 4 Wochen zeigte sich eine deutliche Abschwächung der zuvor paradoxen Vasokonstriktion auf Acetylcholin. Auch die koronare Blutflussgeschwindigkeit unter Acetylcholin, mit deren Hilfe die endothelabhängige Vasodilatationsfähigkeit koronarer Widerstandsgefäße abgeschätzt werden kann, war nach körperlichem Training signifikant angestiegen.

Diese Befunde belegen, dass **körperliches Training** bei Patienten mit koronarer Atherosklerose über eine **Korrektur der manifesten Endotheldysfunktion** zu einer Verbesserung der Myokardperfusion führt (14).

Effekte auf das Gerinnungssystem und Blutviskosität:

> Während akute körperliche Belastungen sogar prothrombogene Risiken bergen, da Plättchenzahl und -aktivität zunehmen, führt langfristiges Ausdauertraining zu einer Reduktion bzw. Hemmung dieser belastungsinduzierten Plättchenreaktion.

Chronische körperliche Aktivität reduziert zudem die Blutkoagulabilität durch Abnahme von Fibrinogen, Faktor VIIIc, von Willebrand Faktor, Faktor VIIc und Thrombin-Antithrombin-III-Komplex und verlängert insgesamt die partiale Thromboplastinzeit (PTT). Insgesamt resultiert somit eine trainingsbedingte Abnahme des thrombogenen Risikos.

Durch regelmäßige körperliche Aktivität wird sowohl bei Gesunden als auch bei Patienten mit peripherer Verschlusskrankheit die Blutviskosität reduziert und damit die Mikrorheologie verbessert. Allerdings war dieser Effekt nicht überall zu beobachten: Bei Patienten mit KHK und eingeschränkter myokardialer Pumpfunktion hatte Training keinerlei Einfluss auf die Blutviskosität. Die Gründe für diese Unterschiede sind noch unklar.

Effekte auf Kollateralisierung und Neovaskularisation: Während sich in angiographischen Studien nach Training keine Zunahme der Kollateralisierung nachweisen ließ, konnte tierexperimentell und klinisch unter Verwendung der Thallium-Szintigraphie und der Messung der dobutamininduzierten Myokardkontraktilität eine Verbesserung der Kollateralisierung gezeigt werden. Da Kollateralen insbesondere unter kardialer Mehrarbeit rekrutiert werden, ist die Angiographie in Ruhebedingungen wahrscheinlich eine zu insensitive Methodik, um Veränderungen zuverlässig zu erfassen.

Neue Aufmerksamkeit erfährt der Zusammenhang zwischen körperlicher Aktivität und Neovaskularisation durch Befunde, nach denen Training zu einer Mobilisierung endothelialer Progenitorzellen aus dem Knochenmark führt (17). Diese Zellen besitzen die Fähigkeit, sich in ischämischen Arealen anzusiedeln und dort eine Gefäßneubildung zu induzieren.

Wirkungsmechanismen körperlichen Trainings bei chronischer Herzinsuffizienz

Zusammenfassend sind folgende Mechanismen sind bei der Pathogenese der Belastungsintoleranz bei Patienten mit chronischer Herzinsuffizienz (CHI) beteiligt:

- die periphere Hypoperfusion aufgrund einer gestörten endothelabhängigen Vasodilatation,
- eine reduzierte Kraft der Atemmuskulatur sowie
- morphologische, metabolische und funktionelle Veränderungen der Skelettmuskulatur.

Demgegenüber führt **Training** zu folgenden Veränderungen, die in der Summe zu einer Erhaltung bzw. Verbesserung der Belastungsintoleranz führen (Abb. 8.**14**):

- Verbesserung der Endothelfunktion und Vasomotorik,
- Verbesserung der zentralen Hämodynamik,
- Reduktion der neurohumoralen und inflammatorischen Aktivierung,
- Verbesserung der Ventilation sowie
- Verbesserung des Skelettmuskelmetabolismus und und der Skelettmuskelfunktion.

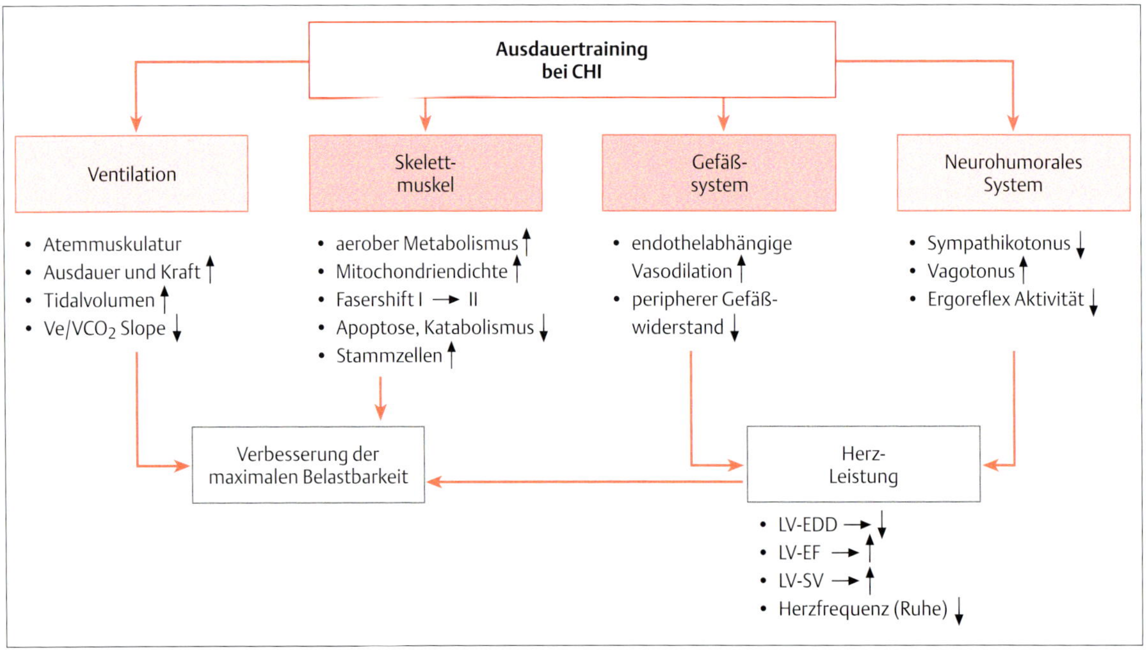

Abb. 8.**14** Flussdiagramm zum Wirkmechanismus körperlicher Aktivität bei Patienten mit chronischer Herzinsuffizienz.

Pathophysiologisch kommen bei Patienten mit CHI folgende Einflüsse in Betracht:

Effekte auf die Endothelfunktion und Vasomotorik: Bei Patienten mit CHI ist die flussabhängige und die agonistenvermittelte Vasodilatation herabgesetzt oder komplett aufgehoben. Durch Ausdauertraining kann die Endothelfunktion wieder deutlich verbessert werden: Die basale NO-Produktion wird gesteigert und die endothelabhängige periphere Vasodilatation nimmt zu (12).

Effekte auf die zentrale Hämodynamik: Aerobes Ausdauertraining führt bereits nach 6 Monaten zu einer moderaten, aber statistisch signifikanten Verbesserung der linksventrikulären Ejektionsfraktion (35 ± 9% nach versus 30 ± 8% vor Training, p = 0,003), und zu einer Abnahme des enddiastolischen Diameters des linken Ventrikels (−4 ± 6 mm in der Trainingsgruppe versus +1 ± 4 mm in der Kontrollgruppe, p < 0,001) (13). Rehabilitationsstudien an Patienten nach Myokardinfarkt mit systolischer Pumpfunktionsstörung dokumentierten ebenfalls einen protektiven Effekt gegenüber dem pathologischen Remodeling und eine leichte Verbesserung der kardialen Pumpfunktion im Verlauf. Auch der totale periphere Widerstand (TPR) und der pulmonale Widerstand nehmen unter Training ab, während sie bei Patienten ohne Training im Verlauf eher zunehmen.

Effekte von Training auf die autonome neurohumorale Regulation und die inflammatorische Aktivierung. Bei CHI-Patienten sind die tonisch-inhibitorischen Baroreflexe unterdrückt. Dies führt zur Erhöhung des Sympathikotonus mit erhöhter Katecholaminfreisetzung. Ausdauertraining steigert die Sensitivität der kardialen und vaskulären Barorezeptorreflexe und reduziert damit die neurohumorale Aktivierung. Körperliches Ausdauertraining führt bei CHI-Patienten zu einer Abnahme der Noradrenalinsekretion um etwa 16% und zu einer Zunahme der Herzfrequenzvariabilität. Auch die Serumspiegel von Angiotensin II, Aldosteron, Arginin-Vasopressin, und atrialem natriuretischen Peptid (ANP) nehmen unter aerobem Training zwischen 25 und 35% ab.

Bei stabilen CHI-Patienten konnte darüber hinaus eine erhöhte lokale Expression von TNF-alpha, IL-1-beta und IL-6 im Skelettmuskel nachgewiesen werden. Sechsmonatiges Ausdauertraining führte zu einer signifikanten Reduktion der lokalen Expression von TNF-alpha, IL-1-beta und IL-6, während die Serumspiegel sich nicht veränderten (10). Bestätigt wurden die antiinflammatorischen Trainingseffekte auf vaskulärer Ebene durch den Nachweis einer Reduktion der endothelialen Inflammationsmarker MCP-1, VCAM-1 und ICAM-1.

Effekte auf die Ventilation: Bei Patienten mit chronischer Herzinsuffizienz besteht eine Dysfunktion der Atemmuskulatur, die mit dem Ausmaß der Luftnot korreliert. Neben der reduzierten maximalen Kontraktionskraft und einer vorzeitigen Ermüdung der Atemmuskulatur kann auch eine Häufung pathologischer Atemmuster (z.B. Cheynes-Stokes-Atmung) beobachtet werden. Man geht daher heute davon aus, dass die Belastungsdyspnoe sowohl Folge einer Atemregulationsstörung als auch einer Atemmuskelfunktionsstörung ist.

Körperliches Ausdauertraining und selektives Atemmuskeltraining tragen zu einer Verbesserung der Ventilationskapazität und körperlichen Belastbarkeit bei. Auch durch Training eines langsameren Atemmusters mit erhöhtem Tidalvolumen lässt sich eine Abnahme der subjektiv empfundenen Atemnot unter Belastung sowie eine verbesserte Ruhe-Sauerstoffsättigung erreichen.

Effekte auf den Skelettmuskelmetabolismus und und die Funktion: Durch körperliche Aktivität nimmt die Volumendichte Cytochrom-C-positiver Mitochondrien zu, sodass eine Steigerung der oxidativen Phosphorylierung möglich wird. Die Verbesserung des aeroben Muskelmetabolismus lässt sich auch histologisch in sequenziellen Skelettmuskelbiopsien über einen Nachweis eines Faser-Shifts von anaeroben schnellen Typ-II-Fasern hin zu aeroben langsamen Typ-I-Fasern belegen.

Es besteht weiterhin eine funktionelle Verknüpfung zwischen lokaler Inflammation im Skelettmuskel und der metabolischen Einschränkung der aeroben Energiegewinnung, die durch Training günstig beeinflusst werden kann (10).

Zu einem neuen Therapieziel bei der Rehabilitation herzinsuffizienter Patienten wird zunehmend die Prävention der kardialen Kachexie. Inflammatorische Zytokine werden als wichtige Faktoren für die Genese der Skelettmuskelatrophie angesehen. Neben den inflammatorischen Zytokinen ist es v.a. das Defizit am anti-katabolen IGF-I, welches bei CHI eine lokale Muskelatrophie begünstigt. Auch diesem IGF-I-Mangel kann durch eine Ausdauertrainingsintervention begegnet werden.

Zusammenfassung

Die günstige Wirkung von körperlichem Training zur Prävention von Herzkreislauferkrankungen ist zweifelsfrei erwiesen (Evidenz-Level A).

Durch die signifikante Verbesserung der Leistungsfähigkeit und der Prognose von Patienten mit bereits bestehenden Herzkreislauferkrankungen (insbesondere von Patienten mit koronarer Herzkrankheit, mit peripherer arterieller Verschlusskrankheit, mit chronisch stabiler Herzinsuffizienz, aber auch nach Herzoperation mit Thorakotomie) stellt das körperliche Training eine zentrale Maßnahme der kardiologischen Rehabilitation dar (Evidenz-Level A, Klasse I Empfehlung für Training in der Rehabilitation).

Der klinisch günstige Effekt des Trainings ist durch die bislang bekannten Mechanismen auf physiologischer, zellbiologischer und biochemischer Ebene gut erklärt. Die praktische Umsetzung des körperlichen Trainings in der Rehabilitation und im Alltag des Patienten wird im nächsten Kapitel (Kapitel 8.6.2) ausführlich diskutiert.

Literatur

1. Arbab-Zadeh A, Dijk E, Prasad, A et al. Effect of aging and physical activity on left ventricular compliance. Circulation 2004; 110: 1799–1805
2. Blair SN, Jackson AS. Physical fitness and activity as separate heart disease risk factors: a metananalysis. Med Sci Sports Exerc 2001; 33: 762–764
3. Blair SN, Kampert JB, Kohl HW, et al. Influences of cardiorespiratory fitness and other precursers on cardiovascular disease and all cause mortality in men and woman. JAMA 1996; 276: 205–210
4. Blair SN, Kohl HW III, Barlow CE, Paffenbarger RS Jr, Gibbons LW, Macera CA. Changes in physical fitness and all-cause mortality. A prospective study of healthy and unhealthy men. JAMA1995; 273: 1093–1098
5. Boule NG, Haddad E, Kenny GP, Wells GA, Sigal RJ. Effects of exercise on glycemic control and body mass in type 2 diabetes mellitus: a meta-analysis of controlled clinical trials. 2001; 286: 1218–1227
6. Coats AJS, Adamopoulos S, Meyer TE, Conway J, Sleight P. Effects of physical training in chronic heart failure. Lancet 1990; 335: 63–66
7. Fagard RH. Effects of exercise, diet and their combination on blood pressure. J Hum Hypertens. 2005; 19 Suppl 3: S20-S24
8. Franklin BA, Roitman JL. Cardiorespiratory adaptations to exercise. In: Franklin BA, editor. ACSM's Resource Manual for Guidelines of Exercise Testing and Prescription. Baltimore, MD: Williams & Wilkins 1998
9. Franzoni F, Ghiadoni L, Galetta F, et al. Physical activity, plasma antioxidant capacity, and endothelium-dependent vasodilation in young and older men. Am J Hypertens 2005; 18: 510–516
10. Gielen S, Adams V, Möbius-Winkler S, et al. Anti-inflammatory effects of exercise training in the skeletal muscle of patients with chronic heart failure. J Am Coll Cardiol 2003; 42: 861–868
11. Halle M, Berg A, Garwers U, et al. Influence of 4 weeks' intervention by exercise and diet on low density lipoprotein subfractions in obese men with type 2 diabetes. Metabolism 1999; 48: 641–644
12. Hambrecht R, Fiehn E, Weigl C et al. Regular physical exercise corrects endothelial dysfunction and improves exercise capacity in patients with chronic heart failure. Circulation 1998; 98: 2709–2715
13. Hambrecht R, Gielen S, Linke A et al. Effects of exercise training on left ventricular function and peripheral resistance in patients with chronic heart failure. A randomised trial. JAMA 2000; 283: 3095–3101
14. Hambrecht R, Wolff A, Gielen S, et al. Effect of exercise on coronary endothelial function in patients with coronary artery disease. N Engl J Med 2000; 342: 454–460
15. Joliffe JA, Rees K, Taylor RS, Thompson D, Oldrige N, Erbrahim S. Exercise-based rehabilitation for coronary heart disease. Cochrane Library, Oxford: Update Software 2002
16. Lakatta EG. Cardiovascular regulatory mechanisms in advanced age. Physiol rev 1993; 73: 413–467
17. Laufs U, Werner N, Link A, et al. Physical training increases endothelial progenitor cells, inhibits neointima formation, and enhances angiogenesis. Circulation 2004; 109: 220–226
18. Leon AS, Rice T, Mandel S, et al. Blood lipid response to 20 weeks of supervised exercise in a large biracial population: the HERITAGE Family Study. Metabolism 2000; 49: 513–520
19. Leon AS, Sanchez OA. Response of blood lipids to exercise training alone or combined with dietary intervention. Med Sci Sports Exerc 2001; 33: S502-S515
20. Morris JN, Everitt MG, Pollard R, et al. Vigorous exercise in leisure-time: protection against coronary heart disease. Lancet 1980; 2: 1207–1210
21. Morris JN, Heady JA, Raffle PAB, et al. Coronary heart disease and physical activity of work. Lancet 1953; 265: 1053–1057.
22. Myers J, Prakash M, Froelicher V, et al. Exercise capacity and mortality among men referred for exercise testing. N Engl J Med 2002; 346: 793–801
23. Paffenbarger RS, Hyde RT, Wing AL, et al. Physical activity, all-cause mortality, and longevity of college alumni. N Engl J Med 1986; 314: 605–613
24. Pate RR, Pratt M, Blair SN, et al. Physical activity and public health. A recommendation from the Centers for Disease Control and Prevention and the American College of Sports Medicine. JAMA 1995; 273: 402–407
25. Pescatello LS, Franklin BA, Fagard R, Farquhar WB, Kelley GA, Ray CA. American College of Sports Medicin position stand. Exercise and hypertension. Med Sci Sports Exerc 2004; 36: 533–553
26. Piepoli MF, Davos C, Francis DP, et al. Exercise training meta-analysis of trials in patients with chronic heart failure (ExTraMATCH). BMJ 2004; 328: 189
27. Schächinger V, Britten MB, Zeiher A. Prognostic impact of coronary vasodilator dysfunction on adverse long-term outcome of coronary heart disease. Circulation 2000; 101: 1899–1906
28. Slattery ML, Jacobs DR, Nichaman ZM. Leisure time physical activity and coronary heart disease death; the us railroad study. Circulation 2001; 79: 304–311
29. Tuomilehto J, Lindstrom J, Eriksson JG, et al. Prevention of type 2 diabetes mellitus by changes in lifestyle among subjects with impaired glucose tolerance. E Engl J Med 2001; 344: 1343–1350
30. Whelton SP, Chin A, Xin X, He J. Effect of aerobic exercise on blood pressure: a meta-analysis of randomized, controlled trials. Ann Intern Med 2002; 136: 493–503

8.6.2 Trainingsformen und ihre Anwendungen

B. Bjarnason-Wehrens

Das Wichtigste in Kürze

Auf der Basis der in Kap. 8.6.1 dargestellten wissenschaftlichen Kenntnis ist ein individuell dosiertes und überwachtes körperliches Training zentraler Baustein der kardiologischen Rehabilitation in der Phase II und III. Dies gilt gleichermaßen für Patienten nach Herzinfarkt, nach Katheterintervention und Herzoperationen sowie bei chronischer stabiler Herzinsuffizienz. Die Bedeutung der Bewegungs- und Sporttherapie wird in allen internationalen und nationalen Empfehlungen zu Rehabilitation hervorgehoben (11, 12, 15).

Übergeordnetes Ziel ist die Verbesserung und langfristige Stabilisierung der kardiopulmonalen Leistungsfähigkeit. Wichtig ist auch die Beratung des Patienten hinsichtlich seiner körperlichen Aktivität im Alltag. Die Steigerung der körperlichen Leistungsfähigkeit verbessert die Lebensqualität und unterstützt die Unabhängigkeit des Patienten im Alltag. Hierdurch wird die psychosoziale Situation positiv beeinflusst, die berufliche und die soziale Reintegration gefördert sowie die Pflegebedürftigkeit reduziert bzw. abgewendet (38).

Die höchste Wirksamkeit wird einem allgemeinen aeroben Ausdauertraining zugeschrieben, welches regelmäßig 3- bis 7-mal pro Woche, je 15–60 min bei 40–80% der maximalen erreichten symptomlimitierten Leistung im ischämiefreien Bereich durchgeführt werden sollte (15, 24) (**IA**).

In der kardiologischen Rehabilitation gewinnt darüber hinaus ein moderates dynamisches Kraftausdauer- und Muskelaufbautraining an Bedeutung. Empfohlen wird ein Training mit 30–60% der maximalen dynamischen Kraft (3) (**IB**).

Definitionen

Die **Bewegungstherapie** wird definiert als eine „ärztlich indizierte und verordnete Bewegung, die vom Fachtherapeuten geplant und dosiert, gemeinsam mit dem Arzt kontrolliert und mit dem Patienten alleine oder in der Gruppe durchgeführt wird" (36).

Die **Sporttherapie** hingegen „ist eine bewegungstherapeutische Maßnahme, die mit geeigneten Mitteln des Sports gestörte körperliche, psychische und soziale Funktionen kompensiert, regeneriert, Sekundärschäden vorbeugt und gesundheitlich orientiertes Verhalten fördert. Sie beruht auf biologischen Gesetzmäßigkeiten und bezieht besonders Elemente pädagogischer, psychologischer und sozialtherapeutischer Verfahren ein und versucht eine überdauernde Gesundheitskompetenz zu erzielen" (7).

Im Rahmen der kardiologischen Rehabilitation hat sich als Oberbegriff die Bewegungstherapie etabliert, obwohl die Trainingsmaßnahmen von wesentlichen Aspekten der Sporttherapie bestimmt werden. Im Folgenden wird der Begriff Bewegungstherapie für beide Bereiche synonym benutzt.

Ziele der Bewegungstherapie

Die Ziele der Bewegungstherapie sind vielfältig (Tab. 8.**18**). Sie liegen im somatischen, funktionalen, psychosozialen und edukativen Bereich. Individuelle Therapieziele werden bestimmt von der kardialen Diagnose, der kardiovaskulären Belastbarkeit und der Phase der Rehabilitation. Belastungsgrenzen, Komorbiditäten und Kontraindikationen müssen Beachtung finden.

In der **Phase-II-Rehabilitation** nach akuter Herzkreislauferkrankung (z.B. nach Herzinfarkt) oder herzchirurgischen Eingriffen stehen folgende Aspekte im Vordergrund:

- die Sekundärprävention,
- die Überwindung des durch die Immobilisierung entstandenen kardiovaskulären und muskuloskelettalen Funktionsverlusts,
- die Verbesserung der kardiopulmonalen Belastbarkeit und
- Unterstützung der psychosozialen Stabilisierung (11).

Tabelle 8.**18** Ziele der Bewegungs- und Sporttherapie (2, 11)

Somatische Ziele

- Überwindung des durch die Immobilisierung entstandenen kardiovaskulären und muskuloskelettalen Funktionsverlusts
- Verbesserung/Stabilisierung der kardiopulmonalen Belastbarkeit
- Ökonomisierung der Herz-Kreislauffunktion
- Verbesserung der Bewegungsökonomie
- Verbesserung der motorischen Hauptbeanspruchungsformen Ausdauer, Koordination, Flexibilität und Kraft(ausdauer)
- Positive Beeinflussung somatischer Risiko- und Schutzfaktoren

Psychosoziale Ziele

- Abbau von Bewegungsangst und Vermittlung einer realistischen Einschätzung der individuellen Belastbarkeit
- Schulung der Körperwahrnehmung, insbesondere von Belastungsempfinden und Belastungsbeurteilung
- Verbesserung der allgemeinen Befindlichkeit
- Unterstützung der psychosozialen Stabilisierung und der Krankheitsbewältigung

Edukative Ziele

- Information über die gesundheitliche Bedeutung regelmäßiger körperlicher Aktivität
- Erwerb praktischer Fertigkeiten zur Selbstkontrolle und adäquater Reaktionsweise
- Anleitung und Motivation zu einer dauerhaften regelmäßigen körperlichen Aktivität und Training, z.B. in einer Herzgruppe
- Förderung eines körperlich aktiven Lebensstils

In der **Phase III** wird eine langfristige Fortführung eines regelmäßigen körperlichen Trainings in selbstständiger Form und/oder in einer ambulanten Herzgruppe angestrebt. **Langfristiges Ziel** ist die dauerhafte Stabilisierung des Leistungsniveaus bzw. Verzögerung des Leistungsrückgangs (2).

Allgemeine Gesichtspunkte zum Aufbau von Trainingsprogrammen

Auf der Basis einer ausführlichen Risikoevaluation sollten für jeden Patienten individuelle **Therapieziele** formuliert und darauf aufbauend ein **Therapieplan** erstellt werden. Neben der kardialen Diagnose und etwaigen Komorbiditäten sind Alter, Geschlecht, Bewegungserfahrung sowie Motivation des Patienten zu berücksichtigen. Der Therapieplan ist mit dem Patienten abzustimmen; im Rahmen dieses Plans ist die individuelle Belastbarkeit festzulegen und darauf basierend sind die Trainingsintensität, die Art und inhaltlichen Schwerpunkte des Trainings sowie die Zuordnung zu entsprechenden Therapiegruppen vorzunehmen. Während der Rehabilitation ist der Therapieplan den sich verändernden Voraussetzungen des Patienten anzupassen.

Grundsätzlich wird die Belastungsintensität, -dauer und -häufigkeit ausgehend von einem individuell festgelegten niedrigen Niveau allmählich gesteigert. Das Trainingsprogramm sollte dabei in **drei Phasen** unterteilt sein.

- In der **Anpassungsphase** sollen durch Verbesserung von Koordination und Flexibilität sowie durch Schulung eines richtigen Belastungsempfindens die Voraussetzungen für ein adäquates Training geschaffen werden. Diese Phase ist umso wichtiger, je älter die Patienten sind und je weniger Bewegungserfahrung vorliegt.
- In der **Aufbauphase** erfolgt die allmähliche Steigerung der Trainingsintensität, -dauer und -häufigkeit.
- In einer nachfolgenden **Stabilisierungsphase** gilt es, den erzielten Erfolg langfristig zu sichern und zu erweitern (21).

Begleitende Schulung des Belastungsempfindens und der Belastungsbeurteilung

Nach Herzinfarkt, Katheterintervention und/oder Herzoperation sind viele Patienten darüber verunsichert, was sie sich an körperlicher Belastung zumuten können. Die hieraus resultierende Angst kann bei unzureichender Aufklärung dazu führen, dass sie körperliche Belastungen vermeiden. Andere Patienten wiederum neigen dazu, das Krankheitserlebnis zu verdrängen, was die Gefahr einer Überbelastung mit sich bringt. Die **Schulung der Körperwahrnehmung** sollte deshalb ein integrativer Bestandteil jeder bewegungstherapeutischen Maßnahme sein. Ziele sind:

- eine realistische Selbsteinschätzung des Patienten,
- ein Abbau von unverhältnismäßiger Bewegungsangst sowie
- Stärkung der Selbstsicherheit und des Selbstwertgefühls im Umgang mit körperlichen Belastungen im Beruf, im Alltag und in der Freizeit.

Im Einzelnen soll der Patient in der Schulung durch Erfahrung am eigenen Körper lernen, subjektive und objektive Belastungssymptome zu erkennen und diese in ihrer Bedeutung zu beurteilen. Der Patient soll lernen, die Reaktionen seines Körpers (Herzfrequenz, Atmung, Schwitzen, Anstrengungsgrad der Muskulatur, Wohlbefinden, aber auch Beschwerden etc.) wahrzunehmen, zu beobachten und diese in eine objektive Verbindung mit der körperlichen Belastung zu bringen. Durch schrittweise Steigerung der Trainingsintensität soll der Patient dann an seine persönlichen Grenzen herangeführt werden und diese auch kennen und akzeptieren lernen (5, 21).

Körperliches Training als langfristige Lebensstilveränderung

Um den gesundheitlichen Effekt eines körperlichen Trainings zu sichern, bedarf es eines langfristigen regelmäßigen Trainings (13, 39). Der Patient sollte deshalb motiviert werden, sein Bewegungsverhalten dauerhaft im Sinne einer regelmäßigen körperlichen Aktivität zu verändern. Die Grundlage bildet die Information und die Motivation durch den Arzt, die durch weitere individuelle und/oder Gruppenberatungen gefestigt wird.

> ! Dabei ist die Information über die gesundheitliche Bedeutung nicht ausreichend!

Während der Reha muss es gelingen, Wahrnehmung, Wertschätzung, Einstellung und Motivation des Patienten für körperliche Aktivität und Training positiv zu bestimmen.

> ! Idealerweise sollte der Patient das körperliche Training als eine angenehme für ihn zu bewältigende Aktivität erfahren, die zudem mit Wohlbefinden, Spaß, sozialen Kontakten und Integration verbunden ist.

Langfristig wird er Aktivitäten nur dann in seinen Alltag integrieren, wenn diese selbst mit für ihn selbst anstrebbaren Werten verbunden ist. Die Motivation, der Gesundheit wegen körperlich aktiv zu sein, ist in der Regel nur über 3 Monate aufrechtzuerhalten (16). Wenn es nicht gelingt, diese Sekundärmotivation in Primärmotivation umzuwandeln, wird der Patient über kurz oder lang zu seinem inaktiven Lebensstil zurückkehren.

Die Initialzündung für eine Verhaltensänderung wird in der Phase II gegeben. In der Phase III wird ein angemessenes Bekräftigungssystem benötigt. Dabei wird der **Teilnahme an einer ambulanten Herzgruppe** eine wichtige Rolle zugeschrieben (Kap. 14.3.1). Hier sollte der Patient dauerhaft zu regelmäßiger körperlicher Aktivität motiviert werden.

Um möglichst alle Patienten zu erreichen, muss in der Phase II der Rehabilitation der **Beratung zum selbstständigen Training** ein entsprechender Stellenwert eingeräumt werden. Im Rahmen der Gesundheitsbildung erfahren die Patienten über die Schutzfunktion des regelmäßigen körperlichen Trainings und lernen zudem, welche Sportarten für sie individuell geeignet sind. Jeder Patient sollte individuelle Trainingsempfehlungen bekommen und die Möglichkeit erhalten, diese unter Anleitung umzusetzen und einzuüben. Zudem sollte er Anregungen und Anleitung bekommen, wie er seinen Alltag und seine Freizeit auch unabhängig von gezieltem Training aktiv gestalten kann (z.B. Wegstrecken zu Fuß oder mit dem Fahrrad zurücklegen) (5, 21).

Diagnostik zur Beurteilung der kardiopulmonalen Leistungsfähigkeit

Wie in Kapitel 8.6.1 ausführlich erläutert, führt ein systematisch durchgeführtes aerobes Ausdauertraining zu einer Steigerung der körperlichen Leistungsfähigkeit und der symptomfreien Belastbarkeit. Bei Herzpatienten wird durch 3- bis 6-monatige Trainingsinterventionen eine 11 %ige bis 36 %ige Verbesserung erzielt (1, 24). Das Ausmaß der Verbesserung ist abhängig von der Ausgangsbelastbarkeit (klinischer Zustand, Trainingszustand) sowie der Intensität und Umfang des Trainings (24).

! Die besten Trainingseffekte werden bei untrainierten bzw. dekonditionierten Personen erreicht (1, 24).

Um die notwendigen Basisinformationen für die Einstufung des Patienten beim Training zu erhalten und um das Ausdauertraining möglichst effektiv und gefahrlos zu gestalten, ist vorab eine ausführliche **Risikoevaluation inklusive Belastungsuntersuchung** erforderlich. Die Belastungsuntersuchung ist eine zwingende Maßnahme zu Beginn der kardiologischen Rehabilitation, zumal diese in den Akut-Krankenhäusern vor Entlassung gerade bei Risikopatienten aus unterschiedlichen Gründen nicht regelhaft erfolgt bzw. erfolgen kann.

Bei der Belastungsuntersuchung sollte neben der maximalen erreichbaren symptomlimitierten **Leistungsfähigkeit** auch die **Belastbarkeit** definiert (d.h. die höchste Belastung, die der Patient ohne Auftreten pathologischer Symptome und ohne Folgeschäden bewältigen kann) und in den Trainingsempfehlung berücksichtigt werden.

! Für Herzpatienten gibt es keine Evidenz hinsichtlich einer generell optimalen Belastungsintensität. Es besteht jedoch eine therapeutische Breite, in der aerobes Ausdauertraining wirksam und eine kardiale Gefährdung nicht oder kaum gegeben ist (19).

Zur Festlegung der individuellen Trainingsbelastung können als Ergebnis der Fahrradergometrie die **Leistung in Watt** und die **Herzfrequenz**, sowie nach spiroergometrischer Untersuchung die **maximale Sauerstoffaufnahme** (VO_{2max}) herangezogen werden. Die aus der Sportmedizin stammende **Laktatdiagnostik** kann zudem helfen, gezielt individuelle Trainingsempfehlungen zu formulieren (19). Keiner dieser Parameter kann jedoch für sich in Anspruch nehmen, der alleinige Goldstandard der Trainingssteuerung zu sein. Wissenschaftlich untersucht wurde v.a. das Training nach der Dauermethode mit 40–80 % der maximal erreichten Leistung. Die **Herzfrequenz (HF)** ist ein objektiver, leicht zu ermittelnder Parameter, der sich bei Patienten mit normaler Frequenzregulation (z.B. kein Vorhofflimmern, keine höhergradigen Überleitungsstörungen) zur Belastungssteuerung und -kontrolle sehr gut eignet.

! Dabei ist darauf zu achten, dass der zur Trainingssteuerung durchgeführte Belastungstest stets unter der aktuellen Medikation erfolgt. Dies gilt insbesondere für die Einnahme von Beta-Rezeptorenblockern.

Für Herzpatienten wird als **Trainingsherzfrequenz** 40–75 % der maximalen Herzfrequenz (HF_{max}) empfohlen (15, 25). Sie sollte im befundfreien Belastungsbereich und deutlich unterhalb der Ischämieschwelle (mind. 10 Schläge/min) liegen (15, 25).

Vertiefendes Wissen

Die gewünschte Trainingsherzfrequenz lässt sich auch unter Verwendung der **Herzfrequenzreserve** mit der Karvonenformel berechnen:

Trainingsherzfrequenz = Ruheherzfrequenz + [(maximale Herzfrequenz bei symptomlimitierter Leistung – Ruheherzfrequenz) x 40–60 %].

Für die kardiologische Rehabilitation wird eine Trainingsintensität bei 40–60 % der Herzfrequenzreserve empfohlen (15).

Ungeeignet ist die Herzfrequenz zur Trainingsteuerung bei Patienten mit ausgeprägter chronotroper Inkompetenz und Vorhofflimmern. Hier sollte die Belastbarkeit in Watt als entscheidende Steuergröße herangezogen werden.

Die **maximale Sauerstoffaufnahme** ist das Bruttokriterium der Leistungsfähigkeit von Herz, Kreislauf, Atmung und Stoffwechsel. Bei Herzpatienten sollte eine Belastungsintensität gewählt werden, die bei 40–80 % der maximal erreichten Sauerstoffaufnahme (VO_{2max}) liegt (9).

Die aus dem Leistungssport übernommene **Laktatdiagnostik** ist eine objektive, von Motivation bzw. Ausbelastung sowie von medikamentösen Einflüssen (Beta-Rezeptorenblockern, Kalziumantagonisten) weitestgehend unabhängige Methode zur Bestimmung der Ausdauerleistungsfähigkeit, zur Überprüfung von Trainingseffekten und zur Belastungssteuerung des Trainings (4, 19). Für Herzpatienten wird eine Trainingsintensität in einem Laktatkonzentrationsbereich von 1,5–2,5 mmol/l empfohlen (4, 19).

Für die Belastungskontrolle kann zudem mittels der **Borg-Skala** (6–20; „rating of perceived exertion“ = RPE) das subjektive Anstrengungsempfinden des Patienten überprüft werden. Die Belastung sollte als leicht bis mäßig anstrengend empfunden werden RPE-Werte 11–14 (15).

Als **Zusammenfassung** der Parameter für die angestrebte Trainingsintensität bei Herzpatienten gilt also:

1. Herzfrequenz: 40–60% der Herzfrequenzreserve bzw. 40–75% der maximalen Herzfrequenz,
2. 40–80% der maximalen Sauerstoffaufnahme,
3. Laktatkonzentrationsbereich von 1,5–2,5 mmol/l,
4. Borg-Skala: Belastung im Bereich 11–14 (leicht bis mäßig anstrengend)

Trainingsarten

Ausdauertraining

Eine Verbesserung der allgemeinen aeroben Ausdauer lässt sich durch verschiedene Belastungsformen erzielen. In der kardiologischen Rehabilitation werden v.a. eingesetzt:

- Gehen
- „Walking“,
- Laufen,
- Ergometertraining,
- Radfahren
- ggf. Schwimmen.

! Bei kardiologischen Patienten sind exakte Dosierbarkeit, gute Abstufbarkeit und Reproduzierbarkeit der Belastung sowie die Möglichkeiten der Überwachung (Herzfrequenz, Blutdruck, ggf. EKG) von besonderer Bedeutung.

Ergometertraining

Das monitorkontrollierte Ergometertraining bietet optimale Möglichkeiten eines gut überwachten Ausdauertrainings. Durch das Sitzen auf dem Ergometer wird der Patient von seinem Körpergewicht entlastet. Dies ermöglicht eine Abstufung der Belastung bis zu einem Bereich, der niedriger ist als langsames Gehen in der Ebene. Dadurch wird das Ergometertraining auch für sehr schwach belastbare Patienten möglich. Die ruhige Lage des Oberkörpers ermöglicht eine EKG-Überwachung in guter Qualität und Messung des arteriellen Blutdrucks während des Trainings. Gleichzeitig lässt sich die Wirksamkeit bestimmter therapeutischer Interventionen, z.B. der Medikation, unter Belastung überprüfen.

Das Ergometertraining sollte auf einem drehzahlunabhängigen Fahrradergometer als Gruppentraining 3- bis 5-mal pro Woche, am besten täglich durchgeführt werden. Als **Standard** gilt ein Training nach der **Dauermethode**. Jede Trainingseinheit auf dem Fahrradergometer sollte in vier Phasen aufgebaut sein, die in Abbildung 8.**15** dargestellt sind.

Ergometertraining mit Monitoring bildet auch die Basis der Trainingstherapie bei Patienten mit **chronischer stabiler Herzinsuffizienz**. Auch hier gilt ein Training nach der Dauermethode als internationaler Standard (9, 33).

In Tabelle 8.**19** sind die aktuellen internationalen Trainingsempfehlungen zusammengefasst. Das Training sollte mit einer niedrigen Intensität (40–50% VO_{2max}) begonnen und die Belastungsintensität und -dauer allmählich in Abhängigkeit von Belastungstoleranz und klinischem Status des Patienten gesteigert werden. **Primäres Ziel** ist die allmähliche Steigerung der Belastungsintensität bis zu 80% der VO_{2max}, sofern der Patient dies toleriert. Sekundäres Ziel ist die Verlängerung der Belastungsdauer bis zu einer Dauerbelastung von 30 min (9).

! Herzfrequenzbasierte Trainingsempfehlungen sind bei CHI-Patienten nur bedingt geeignet, insbesondere bei Vorliegen einer chronotropen Inkompetenz.

Alternativ kann zur subjektiven Belastungsüberprüfung die Borgskala eingesetzt werden. Von stabilen Patienten werden in der Regel RPE-Werte zwischen 12 und 13 gut toleriert (33).

Intervallmethode. Alternativ zur Dauermethode wird bei Patienten mit chronisch stabiler Herzinsuffizienz in der kardiologischen Rehabilitation in Deutschland auch die so genannte Intervallmethode eingesetzt. Das Intervalltraining ist durch den Wechsel zwischen kurzen (20–30 s), peripher wirksamen Belastungsphasen und doppelt so langen (40–60 s) Erholungsphasen ohne oder mit nur minimaler Belastung gekennzeichnet (Abb. 8.**16**) (31).

Als **Vorteil** dieser Trainingsmethode wird angesehen, dass die kurzen Belastungsreize einerseits peripher wirksam sind und zur Verbesserung der lokalen Muskelausdauer führen, andererseits jedoch eine zentrale Belastung ausbleibt. Die Belastungsintensität kann als Prozentsatz der im Belastungstest ermittelten maximal erreichten Leistung in Watt (85–100% der $Watt_{max}$) oder als Prozentsatz der im steilen Rampentest ermittelten Maximalleistung (31) festgelegt werden. Es liegen jedoch keine randomisierten, kontrollierten Studien vor, die die Wirksamkeit und Sicherheit dieser Trainingsmethode ausreichend absichern.

Terraintraining

Terraintraining, d.h. geführte Wanderungen und Spaziergänge, ist ein fester Bestandteil der Bewegungstherapie in der kardiologischen Rehabilitation. Terraintraining sollte in direkter Nähe der Rehabilitationseinrich-

dia after ST-elevation myocardial infarction? Eur Heart J 2005; 26(11): 1078–85.
27. Maiorana A, O'Driscoll G, Dembo L, et al. Effect of aerobic and resistance exercise training on vascular function in heart failure. Am J Physiol Heart Circ Physiol 2000; 279(4): H1999–2005.
28. Manson JE, Greenland P, LaCroix AZ, et al. Walking compared with vigorous exercise for the prevention of cardiovascular events in women. N Engl J Med 2002; 347(10): 716–25.
29. McKelvie RS, McCartney N, Tomlinson C, Bauer R, MacDougall JD. Comparison of hemodynamic responses to cycling and resistance exercise in congestive heart failure secondary to ischemic cardiomyopathy. Am J Cardiol 1995; 76(12): 977–9.
30. Meyer K, Bucking J. Exercise in heart failure: should aqua therapy and swimming be allowed? Med Sci Sports Exerc 2004; 36(12): 2017–23.
31. Meyer K, Samek L, Schwaibold M, et al. Interval training in patients with severe chronic heart failure: analysis and recommendations for exercise procedures. Med Sci Sports Exerc 1997; 29(3): 306–12.
32. Niebauer J, Hambrecht R, Hauer K, et al. Identification of patients at risk during swimming by Holter monitoring. Am J Cardiol 1994; 74(7): 651–6.
33. Pina IL, Apstein CS, Balady GJ, et al. Exercise and heart failure: A statement from the American Heart Association Committee on exercise, rehabilitation, and prevention. Circulation 2003; 107(8): 1210–25.
34. Pollock ML, Franklin BA, et al. AHA Science Advisory. Resistance exercise in individuals with and without cardiovascular disease: benefits, rationale, safety, and prescription: An advisory from the Committee on Exercise, Rehabilitation, and Prevention, Council on Clinical Cardiology, American Heart Association; Position paper endorsed by the American College of Sports Medicine. Circulation 2000; 101(7): 828–33.
35. Pu CT, Johnson MT, Forman DE, et al. Randomized trial of progressive resistance training to counteract the myopathy of chronic heart failure. J Appl Physiol 2001; 90(6): 2341–50.
36. Schüle K, Huber G, Schüle K, Huber G. Grundlagen der Sporttherapie Prävention, ambulante und stationäre Rehabilitation. 1. Auflage. München, Jena: Urban & Fischer Verlag 2000.
37. Schwarz M, Schwarz L, Urhausen A, Kindermann W. Walking. Standards der Sportmedizin. Deutsche Zeitschrift Für Sportmedizin 2002; 53(10): 292–293
38. Stewart KJ, Turner KL, Bacher AC, et al. Are fitness, activity, and fatness associated with health-related quality of life and mood in older persons? J Cardiopulm Rehabil 2003; 23(2): 115–21.
39. Tokmakidis SP, Volaklis KA. Training and detraining effects of a combined-strength and aerobic exercise program on blood lipids in patients with coronary artery disease. J Cardiopulm Rehabil 2003; 23(3): 193–200.
40. Tyni-Lenne R, Gordon A, Jansson E, Bermann G, Sylven C. Skeletal muscle endurance training improves peripheral oxidative capacity, exercise tolerance, and health-related quality of life in women with chronic congestive heart failure secondary to either ischemic cardiomyopathy or idiopathic dilated cardiomyopathy. Am J Cardiol 1997; 80(8): 1025–9.

8.7 Ergotherapie

S. George

Das Wichtigste in Kürze

Ziele der Ergotherpie beziehen sich in der Phase I der Rehabilitation darauf, die Selbstständigkeit des Patienten v.a. bei den grundsätzlichen Tätigkeiten des Alltags wiederherzustellen. In den weiteren Reha-Phasen geht es zunehmend auch um die berufliche und soziale Reintegration der Patienten. Je nach Ziel bedient sich die Ergotherapie dabei verschiedener Interventionsmethoden, wobei u.a. die Beratung zu bzw. das Training veränderten Verhaltens (Beruf, Freizeit) eine große Rolle spielt. Neben einer korrekten individuellen Befunderhebung gehört auch die abschließende Evaluation mittels bestimmter Verfahren zur Ergotherapie.

Ziele der Ergotherapie

Ziel der Ergotherapie ist die Wiederherstellung bzw. der Erhalt der Handlungsfähigkeit („Betätigungs-Fähigkeit"; „Performance") im täglichen Leben und Beruf. Teilhabe, Lebensqualität und -zufriedenheit sowie die funktionale Gesundheit sollen verbessert werden (6).

Welche Therapieziele im Einzelnen verfolgt werden, ist abhängig von den Bedürfnissen der Patienten und ggf. auch der Angehörigen, den Symptomen und Auswirkungen der Erkrankung, den Umweltbedingungen des Einzelnen und der Rehabilitationsphase.

Häufige Ziele in der Phase I (Frührehabilitation, Rehabilitation im Akutkrankenhaus) der Rehabilitation sind die Wiederherstellung der Mobilität und Selbstständigkeit bei basalen Aktivitäten des täglichen Lebens (ADL = "activities of daily living", Aktivitäten des täglichen Lebens), wie z.B. bei der Körperpflege oder beim An- und Ausziehen.

Neben diesen und anderen Handlungszielen werden häufig auch so genannte **Basisziele** verfolgt, die sich auf die Wiederherstellung physischer oder mentaler Funktionen und Aktivitäten beziehen, z.B:

- Verbesserung der Ausdauer und Belastbarkeit bei körperlichen Aktivitäten,
- Reduktion von Schmerzen, Verbesserung des aktiven Bewegungsausmaßes in der Schulter und Einsatz von Armen und Händen im Alltag,
- Wiederherstellung der kognitiven Leistungsfähigkeit (z.B. Orientierung, Konzentration auf Alltagshandlungen, auch Kompensation von Einschränkungen der Merkfähigkeit und des Gedächtnisses) sowie
- realistische Einschätzung der eigenen Leistungsfähigkeit im Alltag, Wiederherstellung des Vertrauens in die Leistungsfähigkeit, Wiederherstellung einer stabilen Stimmungslage und der Freude an Aktivitäten.

In den Phasen II (Rehabilitation) und III (ambulante Nachsorge) verschieben sich die Handlungsziele meist vom Bereich der Selbstversorgung auf den der Produktivität. Es geht dann z.B. um die Bewältigung der Haushaltsführung und des Einkaufens sowie um die berufliche Reintegration. Zunehmend rücken in diesen Phasen auch die Bereiche Freizeit und soziales Leben in den Vordergrund. Besonders wichtig wird es zudem, ein gesundheitsförderliches (bzw. sekundärpräventives) „Betätigungsverhalten" zu erreichen und langfristig zu sichern. Konkret bedeutet dies beispielsweise, dass der Betroffene bestimmte Einkäufe generell zu Fuß erledigt statt wie bisher mit dem Auto, oder dass er neue und gesundheitsförderliche Freizeittätigkeiten aufnimmt und auf Dauer beibehält.

Wichtige **Basisziele** in diesen weiterführenden Phasen sind:

- die weitere Steigerung der Belastbarkeit,
- die realistische Einschätzung der eigenen Belastbarkeit und Grenzen (z.B. bei Haushaltstätigkeiten)
- die zunehmend selbstständige Integration des Wissens um die eigene Erkrankung und gesundheitsförderliches Verhalten in den Alltag der Patienten.

Methoden der Ergotherapie

Befunderhebung

Ergotherapeuten erfragen in ihrer Befunderhebung das bisherige Betätigungsverhalten des Patienten:

- Welche Tätigkeiten benötigt der Patient in seinem Alltag? Welche davon haben aus seiner Sicht Priorität?
- Welche Gewohnheiten hat der Patient? (Wurde beispielsweise bisher immer an einem Wochentag das gesamte Haus geputzt? Wie wird die Freizeit verbracht? Welche Rolle spielen soziale Aktivitäten im Leben des Patienten?)

Zusätzlich wird überprüft, wie gut der Patient Alltagstätigkeiten durchführen kann. Es wird mithilfe geeigneter Instrumente analysiert, welche Faktoren (Körperfunktionen/-strukturen, Aktivitäten, Umweltfaktoren oder das Betätigungsverhalten) verändert werden sollten, um eine optimale Handlungsfähigkeit zu erreichen (**Aktivitätsanalyse**).

Auf Basis dieser Informationen und der vom Patienten formulierten Therapieziele erfolgt die Therapieplanung. Idealerweise dienen diese ergotherapeutischen Befunde als Grundlage für eine auf den individuellen Bedarf orientierte und möglichst alltagsrelevante Zielsetzung im multidisziplinären Team.

Intervention

Folgende Therapieansätze wenden Ergotherapeuten in der kardiologischen Rehabilitation besonders häufig an (7, 9, 11):

- **„ADL-Training":** Ist die Selbständigkeit bei der Durchführung von ADL-Tätigkeiten, z.B. Körperpflege, Anziehen, Kochen oder Einkaufen reduziert, werden diese Tätigkeiten gezielt trainiert. Dabei können unterschiedliche Schwerpunkte gelegt werden:
  - auf die Steigerung der Belastbarkeit und Ausdauer,
  - auf die realistische Einschätzung der eigenen Leistungsfähigkeit im Alltag bzw. auf das Vertrauen in diese Fähigkeit,
  - auf das Erlernen von Kompensationsstrategien (z.B. um Schmerzen zu vermeiden bzw. dieselbe Tätigkeit mit weniger Anstrengung zu schaffen („Energie-Management")).
- **Berufsbezogenes Training/Arbeitsplatzberatung.** Ist die berufliche Reintegration ein Ziel, werden in der Ergotherapie Arbeitstätigkeiten analysiert und für den Einzelnen besonders schwierige Anforderungen trainiert oder verändert (Arbeitsplatzanpassung). Bei Bedarf werden mit dem Patienten und ggf. mit dem Arbeitgeber Strategien entwickelt, wie die Arbeitstätigkeit verändert werden sollte, damit der Patient weiterhin einer bezahlten Arbeit nachgehen kann. In Kapitel 14.2 sind Grundkonzepte und Maßnahmen der beruflichen Rehabilitation ausführlich dargestellt.
- **„Energie-Management".** Wenn eine auf Dauer reduzierte kardiorespiratorische Belastbarkeit zu erwarten ist oder der Patient nach der Entlassung aus der stationären Rehabilitation zwingend wieder Tätigkeiten durchführen muss, die ein gesundes Maß an Belastung noch überschreiten, werden in der Ergotherapie Möglichkeiten erarbeitet, wie der Patient seine Beanspruchung im Alltag reduzieren kann (1, 9). Da es für viele Menschen nicht einfach ist, ihre Gewohnheiten von heute auf morgen umzustellen, sollten Ergotherapeuten diesen Prozess über einige Zeit begleiten, bis sich das neue Betätigungsverhalten stabilisiert hat. Zudem kann eine Gruppentherapie, in der die Patienten Informationen zu geeigneten Strategien erhalten und sich untereinander austauschen können, sehr hilfreich sein.
- **Freizeitgestaltung/-beratung.** Freizeittätigkeiten können als Ausgleich für berufliche Belastung dienen. Nach der Berentung gewinnen sie oft einen besonderen Stellenwert. Außerdem können sie gesundheitsförderliche Wirkung haben. Von daher hat die Beratung in Bezug auf die Freizeitgestaltung, die Zielsetzung des Patienten in diesem Bereich und der Aufbau eines stabilen und nach Möglichkeit gesundheitsförderlichen bzw. sekundärpräventiven Freizeitverhaltens gerade in der kardiologischen Rehabilitation einen hohen Stellenwert (3).
- **Sensomotorisch-perzeptive Therapie/„Hirnleistungstraining".** Zur gezielten Verbesserung moto-

rischer und mentaler Handlungsfertigkeiten (z.B. Einsatz der Hand im Alltag, Bewegungsausmaß, Schmerzen, Konzentration) werden auch symptomspezifische Therapiemethoden wie Neurodynamik, schädigungsorientiertes Training oder Papier-Stift-Aufgaben eingesetzt.

➤ **Information/Edukation.** Die Information der Patienten in Bezug auf den Umgang mit der Erkrankung im Alltag ist ein wesentlicher Bestandteil der Ergotherapie (4). Entscheidend ist, dass die Patienten diese Information auch in ihrem Alltag umsetzen. Zu diesem Zweck wird neben dem konkreten Ausprobieren und Üben von Tätigkeiten und Strategien während der Rehabilitation auch die Einbeziehung und Anleitung der Angehörigen sowie eine langfristige ambulante Begleitung der Patienten empfohlen (3).

Evaluation

Zur Evaluation des Therapieerfolgs werden generische Kontrollinstrumente, z.B. COPM (Canadian Occupational Performance Measure; z.B. 2) und AMPS (Assessment of Motor and Process Skills; vgl. z.B. 8), sowie jeweils geeignete symptomorientierte bzw. auf bestimmte Tätigkeiten – z.B. bezahlte Arbeit – gerichtete Instrumente verwendet.

Forschung

Schwerpunktmäßig hat sich die ergotherapeutische Forschung im Bereich kardiovaskulärer Erkrankungen bisher mit der kardiorespiratorischen Belastung bei verschiedenen Alltagstätigkeiten (1) und therapeutischen Aktivitäten (10) sowie mit Besonderheiten des Freizeitverhaltens kardiologischer Patienten (3) befasst, um daraus Rückschlüsse auf den sinnvollen Umgang mit kardiovaskulären Erkrankungen im Alltag abzuleiten und die Patienten entsprechend beraten zu können.

Literatur

1. Aronsson B, Perk J, Norlén AS, Hedbäck B. Resuming domestic activities after myocardial infarction: a study in female patients. Scand J Occup Ther 2000;7:39–44
2. up EH, Scholte op Reimer WJ, Thijssen MC, van Kuyk-Minis MA. Reliability and validity of the Canadian Occupational Performance Measure in Stroke Patients. Clin Rehabil 2003; 17(4): 402–9
3. Fitts HA, Howe MC. Use of leisure time by cardiac patients. Am J Occup Ther 1987; 41(9): 583–4
4. Helm M, Ellson J. Cardiac rehabilitation: occupational therapy enhancement of an existing cardiac outpatient rehabilitation programme. Brit J Occup Ther 1988; 51(11): 385–9
5. Hui PN, Wan M, Chan WK, Yung PMB. An evaluation of two behavioural rehabilitation programs, qigong versus progressive relaxation, in improving the quality of life in cardiac patients. J Altern Complement Med. 2006; 12(4): 373–8
6. McKenna K, Maas F, Tooth L. Prediction of quality of life after angioplasty. Scand J Occup Ther 1998; 5: 173–4
7. Kirkpatrick J, Jamieson M. A critical review of cognitive and memory assessment tools: implications for occupational therapists working in cardiac rehabilitation. Occup Ther Health Care 1993; 8(4): 19–45
8. Kizony R, Katz N. Relationship between cognitive abilities and the process skills and skills of the assessment of motor and process skills (AMPS) in patients with stroke. Occupation, Participation, and Health 2002; 22: 82–92
9. Meyer GC, Cromin GA. The role of the occupational therapist in cardiac rehabilitation. J Cardiopulmonary Rehabil 1992; 12: 98–104
10. Thomas JJ, Wyk SV, Boyer J. Contrasting occupational forms: effects on performance and affect in patients undergoing phase II cardiac rehabilitation. Occup Ther J Res 1999; 19(3): 187–202
11. Tooth L, McKenna K. Contemporary issues in cardiac rehabilitation: implications for occupational therapists. Brit J Occup Ther 1996; 59(3): 133–40

8.8 Physikalische Maßnahmen

B. Schwaab

Das Wichtigste in Kürze

Auch wenn im Bereich der physikalischen Medizin nur für wenige Teilaspekte evidenzbasierte Kriterien vorliegen, sind physikalische Maßnahmen wichtige Bausteine im multimodalen Therapieansatz, um Schmerzen zu lindern, um Angst und Stress abzubauen, die Motivation zu fördern und um im Einzelfall sogar den Zugang zum Patienten zu erleichtern. Bei multimorbiden älteren Patienten sind initiale physikalische Maßnahmen häufig eine unabdingbare Voraussetzung für die spätere Teilnahme an intensiveren körperlichen Trainingseinheiten, deren symptomatische und prognostische Wirkung belegt sind.

Vorbemerkungen

Die physikalische Therapie umfasst als Oberbegriff ein außerordentlich breites Spektrum an Maßnahmen und beinhaltet nach der **Definition** der Deutschen Gesellschaft für physikalische Medizin und Rehabilitation (DGPMR) die „befundgerechte und planmäßige Anwendung kinetischer und mechanischer sowie thermischer, elektrischer, aktinischer und physikochemischer Wirkqualitäten in Prävention, Kuration und Rehabilitation".

Die physikalische Medizin ist in Teilgebiete untergliedert, deren umfassende Darstellung im Rahmen dieses Kapitels nicht möglich ist. Dazu sei an dieser Stelle auf www.dgpmr.de sowie auf weiterführende Literatur verwiesen (1, 10, 13).

Im Folgenden wird die Wirksamkeit ausgewählter physikalischer Therapiemittel in der kardiologischen Rehabilitation besprochen, soweit dies aufgrund der zur Verfügung stehenden Literatur möglich ist. Die in anderen Bereichen der kardiologischen Rehabilitation gewohnte und zu Recht geforderte Graduierung der therapeutischen Wirksamkeit nach den Kriterien der evidenzbasierten Medizin lässt sich in der physikalischen Medizin nur in einigen wenigen Teilaspekten anwenden. Randomisierte und kontrollierte Studien (RCT) stehen zu den meisten Interventionen nicht zur Verfügung. Daher bewegt sich die physikalische Medizin in einem schwierigen Spannungsfeld zwischen Empirie und Wissenschaft (4).

Massage

Die klassische Massage ist eines der ältesten Therapiemittel aus dem Repertoire der physikalischen Maßnahmen. Sie wird wegen ihrer wohltuenden Wirkung von den Patienten besonders geschätzt und nachgefragt. Insbesondere nach thorakalen Operationen ist die entspannende Wirkung auf den gesamten Körper, die Tonussenkung in der verspannten paravertebralen und interkostalen Muskulatur sowie die schmerzlösende Wirkung empirisch unbestritten. Neben direkten, lokalen, mechanischen Effekten (z.B. Hyperämisierung) sind auch reflektorische (z.B. Lösung von Muskelspasmen) und psychische Effekte (z.B. angenehme Entspannung) für die Wirkung von Bedeutung. Dabei scheinen häufigere kurze Anwendungen günstiger zu sein als längere Einzelanwendungen (13).

Die klassische Massage kann somit, insbesondere bei orthopädischen Begleiterkrankungen (z.B. Lumbalgie) und nach postoperativ oder postinterventionell längeren Zwangslagerungen, bei folgenden Zielen helfen (6, 11):

- Schmerzen zu lindern,
- die Funktion zu verbessern
- die Mobilisation insgesamt zu fördern.

Die **Wirkungen der Massage** auf das Herz, die Gefäße und den Kreislauf sind ebenfalls vielfältig. Durch Druck und Reibung wird lokal im Sinne einer Saug-Druck-Pumpe die Vorwärtsbewegung des Bluts und der Lymphe in den Gefäßen bewirkt. Neben der Hyperämie mit lokaler Zunahme der Erythrozyten um 40–50% wird eine periphere Vasodilatation erzeugt. Diese hat folgende Ursache:

- mechanischen Druck auf die Arteriolen,
- reflektorische Ausschüttung vasoaktiver Substanzen (Bradykinin, Serotonin, Histamin),
- Deaktivierung nozizeptiver Muskelafferenzen
- humorale Einflüsse (13).

Diese Kreislaufwirkungen sind abhängig von der Art der Massage (tiefe Knetung vs. oberflächliches Ausstreichen), der Größe des behandelten Gebiets und der Dauer der Behandlung. Zunächst kommt es während der Massage zum Anstieg der Herzfrequenz, des Blutdrucks und des Schlagvolumens (13). Meta-Analysen haben jedoch gezeigt, dass die Massage im weiteren Verlauf durchaus zur Reduktion des Blutdrucks und der Herzfrequenz führen kann (14). Sie kann zudem bei Patienten mit Diabetes die Insulinresorption an der Injektionsstelle verbessern und die Symptome der Neuropathie lindern (5).

Bäder und Güsse

Die therapeutische Anwendung von Wasser in Form von Bädern oder Güssen hat ebenfalls eine lange Tradition. Ihre medizinischen Wirkungen auf kardiologische Krankheitsbilder sind jedoch bis heute unzureichend erforscht. Prinzipiellen Einfluss auf die Wirkung der Hydrotherapie haben folgende Parameter:

- die Wassertemperatur,
- die Art (Wechselbäder vs. Dauerbad) und der Ort (Akren vs. Stamm) der Applikation,
- die Temperaturübergangsbedingungen zwischen Körperoberfläche und dem umgebenden Medium (trocken vs. feucht),
- die Tageszeit (vormittags vs. nachmittags),
- die Konstitution (Fettschicht als Isolator) sowie
- die Reaktionstypologie des Patienten (13).

Wirkung. Als positive Wirkungen der Hydrotherapie können Blutdruck- und Herzfrequenzsenkung, Entspannung sowie eine Verbesserung der peripheren Zirkulation, andererseits jedoch auch eine Kreislaufanregung bei labiler Hypotonie und vegetativer Dysregulation angesehen werden (18).

Kontraindikationen. Armbäder mit ansteigender Temperatur nach Hauffe (9), CO_2-Voll- oder Teilbäder (17) sowie Flachgüsse nach Kneipp (2) haben als gemeinsame therapeutische Endstrecke den Vasomotorentonus der peripheren Gefäße. Je nach Applikation wird dabei der periphere Widerstand erhöht oder reduziert, was eine deutliche Kreislaufwirkung zur Folge haben kann. Daher ist eine kompensierte kardiale Funktion Voraussetzung für die Teilnahme an dieser Therapie.

Patienten mit klinisch relevanten Infektionen sollten an der Hydrotherapie nicht teilnehmen. Wasseranwendungen im Bereich von Hauterkrankungen und Wundheilungsstörungen sind ebenfalls zu vermeiden.

Sauna

Auch die Sauna hat einen festen Platz innerhalb der physikalischen Maßnahmen.

Wirkung. Als positive Wirkungen der Sauna können allgemeine Entspannung, Blutdrucksenkung, Schmerzlinderung bei muskulären und orthopädischen Begleiterkrankungen sowie möglicherweise eine gewisse Stärkung des Immunsystems angesehen werden (8, 12, 16). Der Aufenthalt bei 80–90 °C Lufttemperatur und 15–30% Luftfeuchtigkeit führt zu einer Umverteilung der Durchblutung mit einem Anstieg um den Faktor

20–40 in der Haut und zu einer deutlichen Reduktion der viszeralen Perfusion (12). Die Körperkerntemperatur steigt dabei maximal um 1 °C, die Herzfrequenz kann jedoch bis auf das Doppelte des Ruhewerts ansteigen. Während der systolische Blutdruck in der Regel stabil bleibt, sinkt der diastolische Druck wegen der Reduktion des peripheren Widerstands tendenziell eher ab (12). Bei unverändertem Schlagvolumen kann das Herzminutenvolumen um bis zu 70 % zunehmen. Insgesamt steigt jedoch die Herzarbeit (Total Work Load) nicht signifikant an (12).

Kontraindikationen. Dennoch ist ein Saunabesuch kontraindiziert bei instabiler Angina Pectoris, dekompensierter Herzinsuffizienz, symptomatischer Aortenstenose, unkontrollierter arterieller Hypertonie und bei ausgeprägter orthostatischer Hypotonie.

Indikationen. Patienten mit klinisch stabiler Herzinsuffizienz sowie medikamentös kontrollierter arterieller Hypertonie dagegen dürfen saunieren (8, 12). Eine Altersbeschränkung besteht ebenfalls nicht. Patienten mit chronischer Koronarer Herzkrankheit oder nach koronarer Bypassoperation sollten vor dem Besuch einer Sauna in der Ergometrie bis 75 Watt ohne klinische und elektrokardiographische Ischämiezeichen stabil belastbar sein (16). Bezüglich der Karenz nach einem akuten Myokardinfarkt variieren die Empfehlungen zwischen 4–8 Wochen (12) und 3 Monaten (16).

Patienten mit kardialen Erkrankungen sollten insbesondere in Abhängigkeit von ihrer persönlichen Saunaerfahrung mit niedrigeren Temperaturen (60–70 °C) und kürzerer Dauer (10 min) auf der unteren Bank beginnen. Die anschließende Abkühlung sollte unbedingt gliedweise mit temperiertem Wasser unter der Dusche erfolgen. Der Sprung in das kalte Tauchbecken sowie der Konsum von Alkohol in Verbindung mit dem Saunagang sind obsolet (8, 12, 16).

Bei **Patienten mit Diabetes mellitus** sollten die Blutzuckerwerte stabil kontrolliert sein; sie sollten weder mit leerem Magen noch direkt nach der Insulininjektion eine Sauna besuchen. Insbesondere die Hyperämie der Haut kann zu einer veränderten Insulinresorption führen. Daher sollte der Saunagang erst erfolgen, wenn das Wirkmaximum der letzten Insulininjektion vorüber ist (16).

Bewegungstherapie

Bewegungstherapie, Krankengymnastik oder Übungsbehandlung umfassen das strukturierte Trainieren von Bewegungsabläufen mit definierten medizinischen Zielsetzungen und stellen ebenfalls einen integralen Anteil der kardiologischen Rehabilitation dar.

Ziele. Diese Therapie fokussiert jedoch nicht primär auf kardiovaskuläre Effekte, sondern dient eher dazu, die Funktionsfähigkeit im Bereich des Bewegungssystems wiederherzustellen oder zu stabilisieren. Dabei gilt es sowohl einfache Bewegungen als auch komplexe funktionelle Tätigkeiten soweit zu trainieren, dass Funktionsverluste nicht zu einer dauerhaften Behinderung von Aktivitäten des täglichen Lebens führen.

Damit eine funktionelle Bewegung erreicht werden kann, ist es erforderlich, Muskulatur, Knochen, Gelenke, Nerven- und Gefäßsystem unter besonderer Berücksichtigung der Atmung koordiniert zu trainieren. Insbesondere bei älteren multimorbiden Patienten sowie bei Patienten nach thorakalen Operationen mit Herz-Lungen-Maschine sind anfängliche Übungen zur Wiederherstellung der Koordination oft eine entscheidende Voraussetzung, um im weiteren Verlauf der Rehabilitation überhaupt an intensiveren Trainingsaktivitäten teilnehmen zu können. Ebenfalls eine wichtige Aufgabe der Physiotherapie ist es, spezielle Funktionseinschränkungen infolge orthopädischer oder neurologischer Begleiterkrankungen zu erkennen und diese gezielt zu behandeln.

Weitere physikalische Maßnahmen

Weitere physikalische Maßnahmen wie Inhalationen, aktive Muskelpumpe, Wasser-, Stoffwechsel- und Beckenbodengymnastik, Lymphdrainage, Wärmetherapie mit heißer Rolle, Fango und Infrarotbestrahlung, spezielles Lagerungstraining zur Linderung von Schwindel, Haltungsschulung bis hin zu Bestandteilen der chinesischen Medizin (3, 19) kommen in der kardiologischen Rehabilitation je nach individuellem Bedarf und nach Verfügbarkeit zur Anwendung.

Alle diese Anwendungen haben in der kardiologischen Rehabilitation begleitenden Charakter. Nutzen und Risiko lassen sich häufig nur empirisch darstellen.

Zusammenfassung

Aus dem gesamten Repertoire der physikalischen Medizin sollten passive Anwendungen, z.B. Massage, Fango oder Elektrotherapie, eher supportiven oder adjuvanten Charakter haben. Im Vordergrund stehen **aktive therapeutische Trainingsmaßnahmen**, um die Patienten möglichst rasch die vielfältigen positiven Wirkungen ausreichender körperlicher Bewegung erleben zu lassen und damit zu einem aktiven Lebensstil zu motivieren.

Vor dem Hintergrund, dass der Erfolg der Rehabilitation in sehr hohem Maße von der Motivation der Patienten abhängt, gewinnen die physikalischen Maßnahmen jedoch an Bedeutung. Krankengymnastik und Massage werden von den Patienten in der kardiologischen Rehabilitation als nützlich und wirksam in der Therapie erlebt und stellen wesentliche Faktoren der Patientenzufriedenheit dar (18). Darüber hinaus kann im Einzelfall die polysensorische Massage auch einen Zugangsweg zum Patienten darstellen und die psychosomatische Auseinandersetzung mit der Erkrankung erleichtern (9). Nicht selten führen menschliche Zuwendung und erste Erfolge im Rahmen der physikalischen Therapiemaßnahmen zu neuer Motivation und zur psychischen Stabilisierung nach dem Trauma der kardialen Erkrankung.

Literatur

1. Beyer H, Beyer L, Ewert Th et al. Weißbuch „Physikalische Medizin und Rehabilitation". Phys Med Rehab Kuror 2002; 12: 1–30.
2. Brüggemann W. Kneipp-Therapie zur Prophylaxe vaskulärer Erkrankungen. Pharm unserer Zeit 1972; 1: 109–115
3. Chen K, Snyder M. A research-based use of Tai Chi/movement therapy as a nursing intervention. J Holist Nurs 1999; 17: 267–279
4. Ernst E. Physikalische Medizin – ein Fach zwischen Empirie und Wissenschaft. Wien Med Wochenschr 1991; 13: 304–308
5. Ezzo J, Donner T, Nickols D et al. Is massage useful in the management of diabetes? A systematic review. Diabetes Spectrum 2001: 14: 218–224
6. Furlan A, Brosseau L, Imamura M, et al. Massage for low back pain. Cochrane Database Syst Rev 2002; (2): CD001929
7. Häfner S. Psychotherapie und Massage als Zugangswege zum Patienten bei Georg Groddeck. Phys Med Rehab Kuror 2005; 15: 39–45
8. Hannuksela M, Ellahham S. Benefits and risks of sauna bathing. Am J Med 2001; 110: 118–126
9. Hauffe G. Beiträge zur Kenntnis der Anwendung und Wirkung heißer Bäder – insbesondere heißer Teilbäder. Berlin, Wien: Urban & Schwarzenberg 1908: S. 63–172
10. Heisel J. Physikalische Medizin. Praxiswissen Halte- und Bewegungsorgane. Stuttgart: Thieme Verlag, 2004.
11. Hernandez-Reif M, Field T, Krasnegor J, et al. Lower back pain is reduced and range of motion increased after massage therapy. Int J Neurosci 2001; 106: 131–145
12. Kauppinen K. Facts and fables about sauna. Ann NY Acad Sci 1997; 813: 652–662
13. Lange A. Physikalische Medizin. Berlin: Springer Verlag 2003
14. Moyer C, Rounds J Hannum J. A meta-analysis of massage therapy research. Psychol Bull 2004; 130: 3–18
15. Muthny F, Berndt H, Gradaus D et al. Behandlungszufriedenheit in der kardiologischen Rehabilitation und Einstellungen zu verschiedenen Rehabilitationsformen. Rehabilitation 1999; 38: 72–78
16. Neumaier J. Empfehlungen für den Saunabesuch. MMW-Fortschr Med 2006; 148: 14
17. Resch K, Just U. Möglichkeiten und Grenzen der CO_2-Bäder-Therapie. Wien Med Wochenschr 1994; 144: 45–50
18. Sohr C, Reinhold D. Physiotherapie in der Kardiologie. Z Gesamt Inn Med 1987; 42: 90–94
19. Tulpule T, Tulpule A. Yoga. A method of relaxation for rehabilitation after myocardial infarction. Indian Heart J 1980; 32: 1–7

9 Edukativer Bereich

9.1 Allgemeine Gesundheitsbildung

O. Mittag, J. Bengel

Das Wichtigste in Kürze

Gesundheitsbildung ist ein zentraler Bestandteil der medizinischen Rehabilitation chronisch Kranker. Ziele der allgemeinen Gesundheitsbildung in der kardiologischen Rehabilitation sind die Information über die Erkrankung und ihre Behandlung, die Motivierung zu einem gesundheitlich günstigen Lebensstil, der Abbau von Depression und Angst sowie die Unterstützung der Krankheitsverarbeitung. Moderne Gesundheitsförderung basiert auf den Prinzipien der sozial-kognitiven Verhaltenstheorien. Maßnahmen sollten individuell, konkret und alltagsnah gestaltet sein und die gesunderhaltenden Faktoren betonen.

Es gibt bislang keine allgemein anerkannten Standards für Umfang und Qualität von Maßnahmen zur Gesundheitsbildung. Auch eine systematische Evaluation von allgemeinen Gesundheitsprogrammen, wie sie in der kardiologischen Rehabilitation in Deutschland eingesetzt werden, steht aus. Eine besondere Herausforderung für die Forschung ist die Frage, wie sozial benachteiligte Gruppen für Verhaltensänderungen erreicht werden können.

Grundlagen und Ziele

Gesundheitsbildung ist ein zentraler Bestandteil der medizinischen Rehabilitation chronisch Kranker. Sie hat das Ziel,

- die Lebenserwartung und Lebensqualität der Patienten zu verbessern,

indem Risikoverhaltensweisen reduziert, Kompetenzen zur Krankheitsbewältigung vermittelt und ein gesundheitsorientierter Lebensstil aufgebaut werden. In diesem allgemeinen Sinn dient die Gesundheitsbildung nicht nur der sekundären und tertiären, sondern auch der primären Prävention von Erkrankungen (3). Weitere Ziele sind:

- die Verbesserung der Mitarbeit der Patienten bei der medizinischen Behandlung (Adherence) sowie
- die Stärkung der Fähigkeit zum selbstverantwortlichen Umgang mit der Erkrankung (Empowerment).

Durch die Vermittlung von Wissen, Fertigkeiten und Kompetenzen soll der Patient in die Lage versetzt werden, informierte Entscheidungen hinsichtlich seiner Lebensführung zu treffen (3, 7).

Das Spektrum möglicher Maßnahmen reicht von allgemeinen Informations- und Motivationsgruppen über krankheitsspezifische Aufklärung und Beratung bis hin zu speziellen Schulungen. Während in den 1980er Jahren überwiegend von Gesundheitsberatung, -erziehung oder -training gesprochen wurde, werden in den letzten Jahren die Begriffe **Gesundheitsbildung und -förderung** bevorzugt.

Hier sollen Ziele, Methoden und Ergebnisse der **allgemeinen** Gesundheitsbildung dargestellt werden, die auch für kardiologische Rehabilitation relevant sind. Krankheitsspezifische Programme oder Schulungen (z.B. INR-Selbstmessung) werden nicht behandelt.

Risikofaktorenmodell. Bis heute stellt das Risikofaktorenmodell eine wesentliche Grundlage für die Konzeption von Programmen zur Gesundheitsbildung in der Rehabilitation dar. Das Modell basiert auf epidemiologischen Studien zur Prävention von Herzkreislauferkrankungen und wurde zunächst primär im kardiologischen Bereich verwendet.

> Das Risikofaktorenmodell stellt die somatischen Faktoren und Verhaltensweisen in den Vordergrund, die das Risiko für das Auftreten einer koronaren Herzerkrankung erhöhen (z.B. Hypertonie, Hypercholesterinämie, Nikotinkonsum, Bewegungsmangel).

Inzwischen dient das Modell als Grundlage für die meisten präventiven Maßnahmen in der Rehabilitation, unabhängig von der Indikation (3).

Maßnahmen zur Sekundärprävention. Die Möglichkeiten der (invasiven) Behandlung des akuten Koronarsyndroms und die Fortschritte in der medikamentösen Risikominderung haben in den vergangenen 20 Jahren zu einer beeindruckenden Senkung der kardialen Morbidität und Mortalität geführt. Dennoch besteht die primäre Maßnahme der Sekundärprävention der ischämischen Herz- und Gefäßerkrankungen darin, den gesundheitsbezogenen Lebensstil grundlegend zu verändern, also:

- das Rauchen konsequent einzustellen,
- den Verzehr von gesättigten Fettsäuren und Cholesterin zu reduzieren,
- Gewicht dauerhaft abzunehmen und
- v.a. in ausreichendem Maß körperlich aktiv zu sein (17).

Allerdings zeigen Untersuchungen, dass die angestrebten Ziele der Sekundärprävention von Koronarpatienten sowohl hinsichtlich der Lebensstiländerung als auch bezüglich der Langzeitmedikation nur unzureichend umgesetzt werden (6). Wichtige **Ziele der allgemeinen Gesundheitsbildung bei kardiologischen Patienten** sind daher:

- die Information über die Erkrankung(-sursachen) und ihre leitliniengerechte Behandlung,
- die Motivierung zu einem gesundheitlich möglichst günstigen Lebensstil und zum Abbau von Risikofaktoren,
- der Abbau von Depressivität und Angst,
- die Unterstützung der Krankheitsverarbeitung und
- die Verbesserung des langfristigen Transfers in den Alltag.

Hier nun stellen sich folgende Fragen: Wie können diese Ziele in der Gesundheitsförderung realisiert werden, welche Programme gibt es und welche Ergebnisse liegen zur Wirksamkeit von Patientenschulung bzw. allgemeiner Gesundheitsförderung in der kardialen Rehabilitation vor?

Prinzipien der Gesundheitsförderung

! Moderne Gesundheitsförderung basiert auf den Prinzipien der (sozial-kognitiven) Verhaltenstheorien, sie berücksichtigt die subjektiven Gesundheitsvorstellungen und die Änderungsmotivation des Patienten, und sie stellt die gesunderhaltenden Faktoren in den Vordergrund (3, 11).

Insbesondere die Abkehr von der vorrangigen Orientierung an dem Risikofaktorenmodell hin zu der Betonung der gesunderhaltenden, protektiven Faktoren scheint in besonderem Maße geeignet, Menschen zur Änderung des gesundheitsbezogenen Verhaltens zu motivieren. Dabei steht nicht die (potenziell mitverschuldete) Krankheit im Vordergrund, sondern es wird **Gesundheit als Chance** betrachtet, die es zu fördern gilt. Unter Schutzfaktoren werden personale, kognitive und emotionale Ressourcen sowie externe (Umfeld-)Bedingungen verstanden, die dazu beitragen, dass Menschen trotz bestehender Belastungen gesund bleiben oder aber Krankheit besser bewältigen.

Basis dieser neuen Sichtweise sind das Konzept der Gesundheitsförderung, wie es in der Ottawa-Charta der Weltgesundheitsorganisation formuliert wurde (19), das Modell der Salutogenese (1, 4) sowie Ergebnisse und Konzepte der psychologischen Gesundheitsforschung.

Wichtige **Prinzipien** der Gesundheitsbildung und -förderung sind:

- Berücksichtigung der besonderen Bedürfnissen und Interessen der Zielgruppe bzw. des einzelnen Patienten (Alltagsbezug).
- „Maßschneiderung“ von Interventionen unter Berücksichtigung des Stadiums der Änderungsbereitschaft (14).
- Eingehen auf die subjektive Krankheitstheorie des Patienten (z.B. hinsichtlich der Bedeutung der unbeeinflussbaren Risikofaktoren gegenüber den veränderbaren).
- Anregung der Patienten, möglichst konkrete, detaillierte und alltagsnahe Pläne für ihr zukünftiges Verhalten zu machen (z.B. Bewegung wann, wie oft, wo, mit wem etc.)
- Antizipation von (subjektiven und objektiven) Barrieren für die Verhaltensänderung und Planung von Bewältigungsstrategien.
- Aufstellen von Verstärkerplänen und konsequente Belohnung auch kleiner Schritte auf dem Weg zum gewünschten Verhalten.
- Herausstellen des persönlichen Nutzens der Verhaltensänderung (positive Konsequenzerwartung).
- Betonung der Selbstwirksamkeit („**Sie** können etwas erreichen!“) sowie der Fähigkeiten und Kompetenzen des Patienten.
- Rückfallprophylaxe durch Maßnahmen, die langfristige Bindung stärken (Nachsorge, Erinnerungssysteme etc.).
- Langfristig die Schaffung von Strukturen, die gesundheitlich günstiges Verhalten erleichtern (Verhältnisprävention).

Programme zur Gesundheitsbildung in der Rehabilitation (Beispiele)

Der **Verband Deutscher Rentenversicherungsträger** (VDR) hat ein umfangreiches und theoretisch gut fundiertes allgemeines (indikationsübergreifendes) Programm zur Gesundheitsförderung in der Rehabilitation vorgelegt (18). Es beinhaltet neben einer Einführung zur Didaktik der Gesundheitsbildung eine einführende Seminareinheit „Schutzfaktoren: Was hält uns gesund?“ sowie spezifische Einheiten zu den Themen Ernährung, Bewegung, Stress und Alltagsdrogen. Die einzelnen Seminareinheiten sind modular aufgebaut und für die interaktive (Klein-)Gruppenarbeit konzipiert. Eine beiliegende CD enthält ausgearbeitete Leitfäden für die Durchführung der Seminareinheiten, vorbereitete Folien sowie weitere Arbeitsmaterialien. Es orientiert sich ausdrücklich an dem Schutzfaktorenkonzept und eignet sich besonders für den Einsatz bei Patienten mit bislang geringer Änderungsmotivation.

Die **Deutsche Rentenversicherung Bund** (ehemalige BfA) hält insgesamt 19 indikationsbezogene Curricula sowie eine Rahmenkonzeption für das Gesundheitstraining vor, die von einer Arbeitsgruppe des Arbeitskreises der Leitenden Ärzte der BfA unter Mitwirkung von Schulungsteams aus BfA-eigenen Rehakliniken erarbeitet wurden (im Internet unter der folgenden Adresse zu finden: http://www.deutsche-rentenversicherung-bund.de; 20). Die Curricula sind manualisiert, lernzielorientiert, und es werden Wissensfragebögen zur Lernzielkontrolle beigegeben. Didaktisch orientiert sich das Programm ebenfalls an einer interaktiven Kleingruppenarbeit. Das Curriculum „Herz-Kreislauf-Erkrankungen“ besteht aus drei Modulen (Risikofaktoren, Störungen der Herzkreislauffunktion und ihre Behandlung, Leben mit der Erkrankung), die jeweils für eine Durchführungsdauer von 60 min gedacht sind.

Ein weiteres (Rahmen-)Konzept für die allgemeine Patientenschulung in der kardialen Rehabilitation wurde von der **Deutschen Gesellschaft für Prävention und Rehabilitation von Herz-Kreislauferkrankungen** (DGPR) vorgelegt (12). Vorgeschlagen werden ein allgemeines Basisprogramm sowie krankheitsspezifische Module, die bedarfsgerecht eingesetzt werden können. Ziele des Basisprogramms sind, passive Behandlungserwartungen abzubauen und die Teilnehmer zu einer positiven Veränderung ihres gesundheitlichen Lebensstils zu motivieren, über Risiko- und Schutzfaktoren zu informieren (insbesondere Sport- und Bewegung) und den Transfer in den Alltag zu erleichtern. Das nur wenig konkretisierte (z.B. keine Lernzielvorgaben, Durchführungsleitlinien, Materialien o.ä.) Programm orientiert sich an dem Schutzfaktorenkonzept von Antonovsky (1). Es ist für die Durchführung in geschlossenen Gruppen mit ca. 15 Patienten durch ein interdisziplinär zusammengesetztes Team gedacht. Besonderer Wert wird auf die institutionellen Bedingungen der Patientenschulung in der Klinik gelegt (z.B. Durchführung zur besten Therapiezeit am Vormittag, regelmäßige Treffen und ggf. Supervision des Schulungsteams, Umsetzung der Schulungsziele auch im Klinikalltag).

! Alle Programme sind neben ihrer theoretischen Konzeption und ihrer Struktur abhängig von der Kompetenz des durchführenden Therapeuten. Gesundheitspsychologisches und klinisch-psychologisches Wissen, didaktische Fertigkeiten und die Erfahrung in der Durchführung von Gruppen sind erforderlich.

Evaluation von Programmen zur allgemeinen Gesundheitsbildung

Trotz der immer wieder erhobenen Forderung nach einer Überprüfung der Effektivität und Wirksamkeit von Patientenschulungen (z.B. 16) steht eine systematische Evaluation der allgemeinen Gesundheitsprogramme, wie sie in der medizinischen Rehabilitation in Deutschland eingesetzt werden, bislang aus. Die externe Qualitätssicherung der Rehabilitationsträger beschränkt sich weitgehend auf Strukturerhebungen, Peer-Review-Verfahren und Patientenbefragungen. In der Einführung zu dem Gesundheitstrainingsprogramm der DRV Bund finden sich darüber hinaus detaillierte Hinweise für das interne Qualitätsmanagement.

Baberg et al. (2) haben in einer Verlaufsstudie geringe, statistisch aber signifikante Wissenszuwächse bei Koronarpatienten ein Jahr nach einer an dem VDR-Programm orientierten Schulung in der Rehabilitation festgestellt. Der Wirksamkeitsnachweis einer Patientenschulung setzt allerdings experimentelle Designs voraus, also kontrollierte, randomisierte Studien (8). Nur so können Alternativerklärungen von Kausaleffekten, wie secular trends, anderweitige Schulungsmaßnahmen oder Information durch den Hausarzt bzw. Kardiologen ausgeschlossen werden.

Eine Durchsicht der Tagungsbände der rehabilitationswissenschaftlichen Kolloquien des VDR (jetzt Deutsche Rentenversicherung Bund) aus den letzten Jahren zeigt, dass der Bereich der Gesundheitsbildung teils gar nicht vertreten ist, ansonsten aber mit wenigen Ausnahmen (15) v.a. durch Untersuchungen zu den Effekten indikationsspezifischer Schulungen im engeren Sinn vertreten ist. Eine größere kontrollierte Studie zur Überprüfung der Wirksamkeit von allgemeiner Gesundheitsbildung in der Rehabilitation in Deutschland steht bislang aus (9). Auch aus internationalen Studien lässt sich kaum Evidenz für die Effektivität von allgemeiner Gesundheitsbildung ableiten. Die weitaus meisten einschlägigen Übersichten beziehen sich auf Untersuchungen, deren Ergebnisse nur bedingt auf die heutige Situation mit modernen kardiologischen Interventionsmöglichkeiten übertragbar sind (z.B. 5, 13) oder berichten die Ergebnisse von Metaanalysen, die spezielle Problem- oder Indikationsbereiche, nicht aber allgemeine Gesundheitsbildung, betreffen (10).

Erwartungen und Bedürfnisse von Patienten bzw. Schulungsteilnehmern, die Akzeptanz und Bewertung unterschiedlicher Schulungsmedien und Settings oder auch die individuellen Determinanten der Informations- und Partizipationsbereitschaft lassen sich mit Querschnittstudien dagegen gut erheben und dokumentieren (8).

Der insgesamt noch geringe Forschungsstand zu den Effekten der Gesundheitsbildung lässt sich durch die Komplexität des Gegenstandes und die nur wenigen durchgeführten Studien erklären.

! Die allgemeine Gesundheitsbildung wird sich auch in den nächsten Jahren kaum durch hochwertige Interventionsstudien begründen lassen; die Rechtfertigung für ihren Stellenwert in der medizinischen Rehabilitation ergibt sich aus unserer Sicht aus der Aufklärungs- und Informationspflicht sowie der Zielsetzung eines mündigen Patienten und einer partizipativen Entscheidungsfindung.

Ausblick

Gesundheitsbildung ist bereits seit langem fester Bestandteil der medizinischen Rehabilitation. Dennoch ist das Wissen darüber, welche konkreten Maßnahmen in der Rehabilitationspraxis eingesetzt werden und wie sie bei welchen Patienten wirken, noch gering. Es gibt bisher keine allgemein anerkannten Standards für Umfang und Qualität der Maßnahmen zur Gesundheitsbildung und -förderung. Es muss also von einer großen Heterogenität der Angebote in der Rehabilitation ausgegangen werden. Hier sind die Rehabilitationsträger gefordert, systematische Evaluationsstudien zu initiieren. Nicht zuletzt vor diesem Hintergrund wurde 2005 ein Zentrum für Patientenschulung am Institut für Psychotherapie und Medizinische Psychologie (Arbeitsbereich Rehabilitationswissenschaften) der Universität Würzburg gegründet (http://www.zentrum-patientenschulung.de), das Forschungsaktivitäten dokumentiert und durchführt, Serviceangebote für Rehaträger, Wissenschaftler und Rehabilitationseinrichtungen bietet und Koordinierungsfunktionen wahrnimmt.

Die Zukunft der Gesundheitsbildung in der medizinischen Rehabilitation hängt ferner auch von der Weiterentwicklung ihrer theoretischen und empirischen Fundierung, der Verortung der Rehabilitation im Gesundheitssystem sowie von den weiteren strukturellen Rahmenbedingungen ab. Sie darf sich nicht auf das stationäre oder ambulante Setting der „Kompaktrehabilitation" beschränken, wie sie in Deutschland traditionell durchgeführt wird, sondern muss Konzepte der langfristigen ambulanten Nachsorge einschließen.

! Gesundheit stellt sich dort her, wo Menschen miteinander leben und arbeiten. Das langfristige Ziel sollte also sein, Gesundheitsbildung über den engeren Rahmen des Gesundheitssystems bzw. der Rehabilitation hinauszutragen und **gesundheitsfördernde Lebenswelten** zu schaffen (19).

Pluralismus von Werten, Anschauungen und Lebensstilen, und innere wie äußere Zwänge stehen der Freiheit entgegen, den individuellen gesundheitlichen Lebensstil zu gestalten. Lebensstile sind auch Folgen sozial ungleich verteilter Lebenschancen. Hier liegt die vielleicht größte Herausforderung an die Forschung zur Gesundheitsbildung – es gilt folgende Frage zu beantworten: Wie muss Gesundheitsförderung beschaffen sein, damit sie die Problemgruppen für Verhaltensänderung erreicht, also Menschen, die weniger gebildet sind, die sozial ungenügend eingebunden sind, die in Berufen mit geringem Status arbeiteten und über ein geringes Einkommen verfügen?

Literatur

1. Antonovsky A. Unraveling the mystery of health. San Francisco: Jossey-Bass 1987.
2. Baberg HAT, Uzun D, de Zeeuw J, et al. Gesundheitsförderung durch eine stationäre Rehabilitation. Herz 2004; 30: 754–760.
3. Bengel J, Herwig J. Gesundheitsförderung in der Rehabilitation. In Jerusalem M, Weber H (Hrsg.), Psychologische Gesundheitsförderung – Diagnostik und Prävention. Göttingen: Hogrefe 2003: S. 707–724.
4. Bengel J, Strittmatter R, Willmann H. Was erhält Menschen gesund? Antonovskys Modell der Salutogenese – Diskussionsstand und Stellenwert. Schriftenreihe der Bundeszentrale für gesundheitliche Aufklärung (BZgA): Forschung und Praxis der Gesundheitsförderung, Band 6. Köln: BZgA 2001.
5. Dusseldorp E, van Elderen T, Maes S, Meulmann J, Kraaij V. A meta-analysis of psychoeducational programs for coronary heart disease patients. Health Psychology 1999, 18, 506–519.
6. EUROASPIRE II Study Group. Lifestyle and risk factor management and use of drug therapies in coronary patients from 15 countries. European Heart Journal 2001; 22: 554–572.
7. Faller H. Empowerment als Ziel der Patientenschulung. Praxis Klinische Verhaltensmedizin und Rehabilitation 2003; 16: 353–357.
8. Faller H, Reusch A. Das experimentelle Design bei der Evaluation von Patientenschulungen. Praxis Klinische Verhaltensmedizin und Rehabilitation 2004; 17: 13–18.
9. Faller H, Reusch A, Vogel H, Ehlebracht-König I, Petermann F. Patientenschulung. Die Rehabilitation 2005; 44:e21–e31.
10. Kok G, van den Borne B, Mullen PD. Effectiveness of health education and health promotion: meta-analyses of effect studies and determinants of effectiveness. Patient Education and Counseling 1997; 30: 19–27.
11. Mittag O (2004). Primär- und Sekundärprävention der KHK durch Lebensstiländerung: Möglichkeiten, Probleme und Strategien. In Deck R, Mittag O (Hrsg.), Möglichkeiten der Lebensstiländerung: Sekundärprävention und Rehabilitation des Koronarpatienten. Lage: Jacobs 2004: S. 109–125.
12. Mittag O, Brusis O, Held K. Patientenschulung in der kardiologischen Rehabilitation. Praxis Klinische Verhaltensmedizin und Rehabilitation 2001; 54: 137–144.
13. Mullen PD, Mains DA, Velez R. A meta-analysis of controlled trials of cardiac patient education. Patient Education and Counseling 1992; 19: 143–162.
14. Prochaska JO, DiClemente CC. Stages of change in the modification of problem behavior. In Hersen M, Eisler RM, Miller PM (eds.), Progress in behavior modification (pp. 183–218). Sycamore: Sycamore 1992: S. 183–218.
15. Reusch A, Ströbl V, Ellgring H, Faller H. Vorträge vs. Gruppenprogramm in der Gesundheitsbildung: Differentielle Effekte auf das selbst berichtete Sport-, Ernährungs- und Entspannungsverhalten. Deutsche Rentenversicherung Bund (Hrsg.), 15. Rehabilitationswissenschaftliches Kolloquium vom 13. bis 15. März 2006 in Bayreuth. Bad Homburg: wdv Gesellschaft für Medien und Kommunikation 2006: S. 246–247.
16. Reusch A, Worback M, Vogel H, Faller H. Empfehlungen zur Evaluation von Patientenschulungen. Praxis Klinische Verhaltensmedizin und Rehabilitation 2004; 17: 5–12.
17. Smith SC, Allen J, Blair SN, et al. AHA/ACC guidelines for secondary prevention for patients with coronary and other atherosclerotic vascular disease: 2006 update. Journal of the American College of Cardiology 2006; 47: 2130–2139.
18. VDR (Hrsg.). Aktiv Gesundheit fördern. Gesundheitsbildungsprogramm der Rentenversicherung für die medizinische Rehabilitation. Stuttgart: Schattauer 2000.
19. WHO. Ottawa Charta for health promotion. Genf: WHO 1986.
20. Worringen U, Korsukéwitz C. Gesundheitstraining in der medizinischen Rehabilitation – Entwicklung, Konzeption und Implementierung indikationsbezogener Curricula der Bundesversicherungsanstalt für Angestellte. Praxis Klinische Verhaltensmedizin und Rehabilitation 2003; 16: 371–376.

9.2 Hypertoniker-Schulung

M. Middeke

Das Wichtigste in Kürze

Der Reha-Aufenthalt eignet sich sehr gut zur Schulung von Hypertonikern. Ziele dabei sind, Wissen und Kenntnis des Patienten zu Ursachen und Behandlung der Hypertonie zu vertiefen, die Blutdruck-Selbstmessung einzuüben und den Umgang mit Medikamenten zu besprechen, über nichtmedikamentöse Maßnahmen zu beraten sowie u.a. die Eigenverantwortung des Patienten zu stärken. Es gilt also, mehr Hypertoniker besser einzustellen.

Schulungen sind ein wichtiger und integrativer Bestandteil der Reha-Medizin. Ein Reha-Aufenthalt ist auch ideal geeignet zur Schulung von Hypertonikern. Die Schulung der Patienten in Kleingruppen kann die

Behandlungsqualität nachhaltig verbessern. Die Patientenschulung ist wegen der bekannten Compliance-Probleme (Kapitel Umgang mit Medikamenten, s.u.) und dem oft mangelnden Leidensdruck der Hypertoniker von besonderer Bedeutung. Eine strukturierte Hypertoniker-Schulung hat folgende Funktionen:

- sie fördert die Motivation der Patienten,
- sie vermittelt Sicherheit bei der Selbstmessung des Blutdrucks und
- sie unterstützt die Bemühungen der Patienten bei der Lebensstil- und Verhaltensmodifikation.

Hintergrund

Die primäre Hypertonie beginnt zunächst als harmlose Regulationsstörung und mündet unbehandelt in die Hochdruckkrankheit mit schwerwiegenden Folgen für den Betroffenen. Aus epidemiologischer Sicht ist die Hypertonie als häufigster Risikofaktor hauptverantwortlich für die leider immer noch sehr hohe kardio- und zerebrovaskuläre Morbidität und Mortalität als Folge der unzureichenden Behandlungsqualität. Trotz einer beeindruckenden Entwicklung, z.B. im Bereich der antihypertensiven Pharmakotherapie, hat sich der Behandlungsstatus in den letzten Jahrzehnten bei uns nur leicht verbessert: der Prozentsatz kontrollierter Hypertoniker ist mit ca. 30% der bekannten und behandelten Patienten nach wie vor zu niedrig.

Man kann natürlich lange und vortrefflich über Ätiologie, Pathogenese, kausale Faktoren und Ursachen der primären (früher essenzielle Hypertonie) diskutieren. Spätestens, wenn der Patient mit hohem Blutdruck vor seinem Arzt sitzt, will er konkret wissen, woher sein Hochdruck kommt. Und tatsächlich haben wir heute die wichtigsten Faktoren, die für die Anlage und Manifestation der Hypertonie verantwortlich sind, identifiziert und können sie mit entsprechender Bereitschaft, etwas Mühe und großer Wahrscheinlichkeit auch beim einzelnen Patienten identifizieren und benennen (8). Die Hypertonie hat einen multifaktoriellen Hintergrund (Abb. 9.**1**).

Die Ursachen der primären Hypertonie sind sehr vielfältig und heute im Wesentlichen bekannt. Die Kombination aus Übergewicht und Bewegungsmangel hat für die Manifestation der Hypertonie quantitativ die größte Bedeutung, gefolgt von chronischen Stressoren.

Aus Sicht der Patienten steht der Stress meist ganz oben an (7). Dies von vornherein aus der Sichtweise des medizinischen Schulmeisters zu ignorieren, ist nicht gerechtfertigt und störend. Die noch weit verbreitete Ignoranz hinsichtlich der Bedeutung psychosozialer Aspekte bei der Entwicklung der Hypertonie und anderer Herzkreislauferkrankungen ist hauptsächlich begründet durch den Mangel an einfachen, praxistauglichen Messinstrumenten. Dies sollte aber insbesondere in der Reha-Medizin berücksichtigt werden.

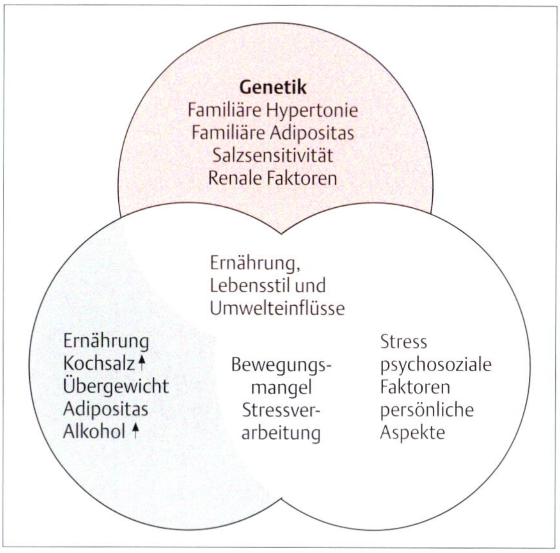

Abb. 9.**1** Multifaktorielle Genese der primären (essenziellen) Hypertonie.

Die richtige Blutdruckmessmethode zur richtigen Zeit in der richtigen Situation kann die Zusammenhänge zwischen Stressoren, Stressverarbeitung und Hypertonieentwicklung sehr gut darstellen (Kapitel Entspannung und Stressbewältigung).

Es ist eine vornehme ärztliche Aufgabe, insbesondere im Rahmen der Reha-Medizin, die Bedeutung des Symptoms Bluthochdruck im Lebenskontext des einzelnen Patienten zu identifizieren und ihm eine optimale und individuelle Behandlung anzubieten. Das therapeutische Arsenal ist heute so groß wie noch nie. Eine breite Palette von nichtmedikamentösen Maßnahmen mit sehr gut dokumentierter, den Blutdruck senkender Wirkung steht den Patienten zur individuellen Auswahl zur Verfügung. Der Reha-Aufenthalt ist ideal für die Einübung und Umsetzung dieser Maßnahmen geeignet.

Die Schulung in der Reha

Wichtig sind die präsentierten Inhalte der Schulung und das persönliche Engagement des Schulungsleiters bzw. der Schulungsleiterin. Material und schulende Personen (Arzt, Helferin, Facharzt, Hypertoniespezialist) sind zweitrangig. Die Deutsche Hochdruckliga/Deutsche Hypertonie Gesellschaft bietet ein Curriculum für Ärzte zur Erlangung der Bezeichnung „Hypertensiologe DHL" an, sowie für Arzthelferinnen und Schwestern/Pfleger zur Erlangung der Bezeichnung „Hypertonieassistentin DHL/Hypertonieassistentin DHL" an.

Ziele der Schulung sind:

- Wissensvermittlung und Wissensvertiefung (insbesondere zu den Ursachen der Hypertonie),
- Sicherheit der Patienten bei der Blutdruck-Selbstmessung und im Umgang mit Medikamenten,

- Verbesserung der Compliance,
- Unterstützung der Eigeninitiave und Eigenverantwortung,
- Beratung und Unterstützung bei den nichtmedikamentösen Maßnahmen,
- Verbesserung der Behandlungsqualität und
- Verbesserung des Reha-Ergebnisses: mehr kontrollierte Hypertoniker.

Einstieg und Durchführung

Wie bei jeder Schulung ist der beste Einstieg, zunächst die wichtigsten Fragen und Bedürfnisse der Patienten zum Thema Hypertonie zu erfragen und zu notieren (z.B. am flip chart). Es sollte über die Themen und weiteren Schulungsinhalte informiert werden.

Es hat sich auch sehr bewährt, mit allen Gruppenteilnehmern eine Blutdruckselbstmessung zu Beginn der Schulung durchzuführen. Die Patienten können ihr eigenes Blutdruckgerät verwenden bzw. werden von dem Schulungsleiter mit Leihgeräten versorgt. So lässt sich die Blutdruckselbstmessung überprüfen und korrigieren. Die richtige Messweise kann demonstriert und die Blutdruckwerte (Normwerte/Zielwerte usw.) können interpretiert werden. Wenn man dies etwas spielerisch gestalten will, kann man die Patienten bitten, zunächst ihren aktuellen Blutdruck zu schätzen, und dann mit dem tatsächlich gemessenen Blutdruck zu vergleichen. Die Blutdruckmessung zu Beginn jeder Schulungseinheit ist stets ein guter Einstieg, z.B. auch für die Themen natürliche Blutdruckschwankungen, Medikamentenwirkung usw.

Schulungsinhalte

Die Schulungsinhalte umfassen (Tab. 9.**1**):

- Blutdruck-Selbstmessung, Blutdruck-Normwerte/-Zielwerte, Blutdruck-Klassifikation,
- Ursachen der Hypertonie,
- Risiko Hypertonie,
- Behandlung (Abb. 9.**2**, Tab. 9.**2**),
- Medikamente sowie
- Testat.

Schulungsmaterialen

Schulungsmaterialien sind:

- Patientenratgeber, die für die Schulung geeignet sind:
  - Therapie Kompass Bluthochdruck (7) und
  - Bluthochdruck senken ohne Medikamente (6)
- Die modulare Bluthochdruck-Schulung IPM des Instituts für Präventive Medizin an der Universität Erlangen-Nürnberg und am Klinikum Nürnberg (1, 3).
- Das strukturierte Hypertonie Behandlungs- und Schulungsprogramm/HBSP des Zentralinstitut für die kassenärztliche Versorgung (4, 9).
- Leitfaden für Arzt-Patienten-Seminare und Info-Material der Deutschen Hochdruckliga (2).

Literatur

1. Danzer E, Gallert K, Friedrich A, Fleischmann EH, Walter H, Schmieder RE. Ergebnisse der Intensiv-Hypertonieschulung des Instituts für präventive Medizin. DMW 2000; 125: 1385–89
2. Deutsche Hochdruckliga. Bluthochdruck und kardiovaskuläre Risikofaktoren. Ein Leitfaden für Arzt-Patienten-Seminare. Dt. Hochdruckliga, Heidelberg (hochdruckliga@t-online.de)
3. Fleischmann EH, Friedrich A, Danzer E, Gallert K, Walter H, Schmieder RE. Intensive training of patients with hypertension is effective in modifying lifestyle risk factors. J Hum Hypertens 2004; 18: 127–131
4. Grüßer M, Hartmann P, Schlottman N, Lohmann FW, Sawicki PT, Joergens V. Structured patient education for outpatients with hypertension in general practice: A model project in Germany. J Hum Hypertens 1997; 11: 501–506
5. Mengden T, Kraft K, Vetter H. Verbesserung der Langzeitkontrolle der arteriellen Hypertonie mit Blutdruckselbstmessung. Dtsch Ärztebl 1998; 95: B-2202–2208
6. Middeke M, Pospisil E, Völker K. Bluthochdruck senken ohne Medikamente, 4. Auflage. Stuttgart: TRIAS Verlag 2005
7. Middeke M. Therapie Kompass Bluthochdruck. Stuttgart: TRIAS Verlag 2005
8. Middeke M. Arterielle Hypertonie. Stuttgart: Georg Thieme Verlag 2005
9. Sawicki PT, Mühlhauser I, Didjurgeit U, Berger M. Improvement of hypertension care by a structured treatment and teaching programme. J Hum Hypertens 1993; 7: 571–73

9.3 Gesunde Ernährung

H. Gohlke

Das Wichtigste in Kürze

Der günstige Einfluss einer gesunden Ernährung gilt nicht mehr nur aufgrund epidemiologischer Beobachtung, sondern ließ sich inzwischen auch durch Studien untermauern. Der Verzehr v.a. ungesättigter Fette, von Omega-3-Fettsäuren, reichlich Obst und Gemüse, Ballaststoffen etc. beeinflusst die Gefäßfunktion positiv – entsprechende pathophysiologische Mechanismen sind zum Teil bereits erklärt. Das wirkt sich günstig auf den Blutdruck, aber auch auf das Körpergewicht sowie Zucker- und Fettstoffwechsel aus. Eine gesunde Ernährung kann als Klasse-I-Empfehlung angesehen werden.

Eine überkalorische Ernährung und eine ungünstige Zusammensetzung der Kost gelten als wichtige Risikofaktoren für die Entstehung und einen ungünstigen Verlauf einer bestehenden koronaren Herzerkrankung. Günstige Ernährungsgewohnheiten hingegen senken das Risiko für kardiovaskuläre Erkrankungen, Diabetes mellitus, Osteoporose und auch Krebserkrankungen.

Mit einer gewissen Enttäuschung wurden zunächst die Ergebnisse einer großen randomisierten und kontrollierten Ernährungsstudie gesehen, in der gesunde übergewichtige Frauen (Body-Mass-Index von 29,1)

Tabelle 9.**1** Schulungsinhalte

Blutdruck-Selbstmessung	Ursachen der Hypertonie	Risiko Hypertonie	Behandlung	Medikamente	Testat zur Selbstkontrolle
Normalwerte Schweregrad Blutdruck-Messung Selbstmessung, Technik, Geräte, Durchführung, Pulswerte ABDM (Ambulante Blutdruck-Langzeitmessung) Belastungsblutdruck Blutdruck-Variabilität, natürliche Blutdruckschwankungen	primäre/essenzielle Hypertonie Alter Geschlecht Vererbung Lebenstil, Verhalten, Umwelt Gewicht, Ernährung, Salz, Alkohol Stressoren Bewegungsmangel Sekundäre Hochdruckformen Medikamente Diagnostik	Folgeschäden (Herzinsuffizienz, Demenz usw.) Organschäden (Hirn, Herz, Niere, Gefäße) Begleiterkrankungen (Diabetes, KHK, Schlafapnoe) Risikoreduktion durch Behandlung Primäre, sekundäre Prävention Erfolge der Hypertoniebehandlung	Therapieziele Vermeidung von Folgeschäden Normalisierung der Lebenserwartung Allgemeinmaßnahmen und nichtmedikamentöse Therapie Gewichtsreduktion Ernährung, Salz, Alkohol, Rauchen Ausdauertraining, Sport, Fitness Entspannung, Erholung, Sauna Stressbewältigung, Stressabbau, Stressvermeidung	Wirkungsweise Dosierung, Dosierungsintervalle Einnahmehilfen Selbstmedikation Blutdruckkrise Schichtarbeit, Urlaub Nebenwirkungen, Risiken Kombinationen Kontrollierter Auslassversuch	Die Schulung sollte mit einem einfachen Testat, z.B. 10 Multiple-choice-Fragen abgeschlossen werden. Die Fragen und Antworten müssen zum Abschluss in der Gruppe besprochen werden.

Tabelle 9.**2** Blutdrucksenkung durch nichtmedikamentöse Maßnahmen

Maßnahme		Blutdruck-senkung
Gewichtsreduktion	−10 kg −2 kg	15 mmHg 5–6 mmHg
Salzrestriktion	pro −3 g/Tag	7/4
Kaliumreiche Kost	+ 100 mmol/Tag	6/3
Obst und Gemüse	3- bis 5-mal pro Tag	7/3
Obst und Gemüse plus fettmodifiziert	dauernd	11/6
Alkoholrestriktion	< 30 g/Tag	5/3
Ausdauertraining	3 × 40 min/Woche	10/8
Entspannung	2 × täglich	3/1

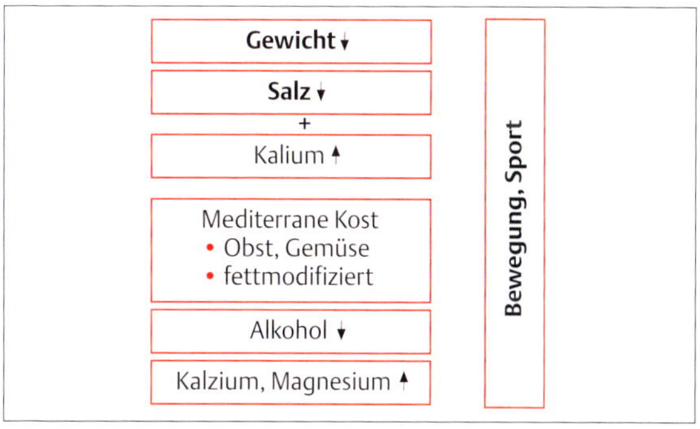

Abb. 9.**2** Die Bausteine der nichtmedikamentösen Hypertoniebehandlung.

in eine Niedrigfett-Gruppe oder in eine Kontroll-Ernährungsgruppe randomisiert wurden. Die Häufigkeit an Herzinfarkt, koronaren Ereignissen und koronarem Tod ebenso wie Schlaganfall unterschied sich in den beiden Gruppen zwischen Niedrigfett-Diät und üblicher Kost nicht. Die Schlussfolgerung ist, dass die alleinige Reduktion des Fettanteils, ohne auf die Art des Fettes zu achten, den Kochsalzgehalt zu vermindern und den Fischkonsum zu erhöhen, nicht mit einer verbesserten Prognose einhergeht (1).

Mögliche Pathomechanismen der Ernährung

Der Konsum von gesättigten Fetten vermindert vorübergehend die antiinflammatorischen Eigenschaften des HDL, Lipoproteins und der Endothelfunktion (7). Umgekehrt verbessert sich die antiinflammatorische Wirkung von HDL und des Endothels nach Konsum von vielfach ungesättigten Fetten. So führt ein geringer Anteil von Omega-3-Fettsäuren in der Ernährung zu einer Verminderung der Endothelfunktion. Das Fehlen von Obst, Gemüse und Ballaststoffen führt zu einer verstärkten Oxidation von LDL-Cholesterin und der hohe Anteil an Transfettsäuren und gesättigten Fetten führt zu einer erhöhten Anzahl an kleinen LDL-Partikeln, was wiederum zu einem erhöhten Anteil an oxidierten LDL-Partikeln führt und damit die Entstehung der koronaren Herzerkrankung begünstigt (6). Ebenfalls führt eine Hyperglykämie, sei es im nüchternen Zustand oder postprandial, zu einer erhöhten Konzentration von freien Radikalen, die Entzündungsreaktionen begünstigen (6).

Mediterrane Kost und kardiovaskuläres Risiko

Die Lyon-Diät-Herzstudie hat überzeugend gezeigt, dass durch eine konsequente mediterrane Kost die kardiovaskuläre Ereignisrate um bis zu 45 % reduziert werden kann.

Die mediterrane Kost ist eine Klasse-1-Empfehlung (Evidence Level B) in den Empfehlungen zur Sekundärprävention der Europäischen Gesellschaft für Kardiologie für Patienten nach transmuralem Infarkt (9).

Neuere Studienergebnisse zeigen, dass sich mit einer solchen Ernährung auch das Thromboembolierisiko reduzieren lässt (8).

Omega-3-Fettsäuren

Nahrungskomponenten, die einen hohen Anteil an Alpha-Linolensäure oder Omega-3-Fettsäuren enthalten, haben einen günstigen Einfluss auf die Endothelfunktion. Dies gilt z.B. für Walnüsse, die die endothelabhängige Vasodilatation verbessern (9). Sechs bis acht Walnüsse pro Tag im Salat oder als Ersatz für weniger gesunde „Snacks" sind zu empfehlen. Der Gehalt an **Alpha-Linolensäure** in unterschiedlichen Nahrungsmitteln ist in Tabelle 9.**3** aufgeführt.

In der GISSI-Präventionsstudie (9) führte die tägliche Einnahme von 1 g Omega-3-Fettsäuren nach STEMI zu einer Reduktion der plötzlichen Todesfälle um 45 % und damit auch der Gesamtmortalität. Diese Reduktion der Ereignisrate in Bezug auf Gesamtmortalität, plötzlichen Tod, koronarer Mortalität und kardiovaskulärer Mortalität trat bereits innerhalb der ersten acht Monate auf (9).

Fischkonsum, ein- bis zweimal pro Woche, führte bereits zu einer Reduktion des ischämischen Schlaganfalls – nach multivariater Analyse – um über 40 % (9). Der Omega-3-Fettsäuren-Gehalt verschiedener Fischsorten ist in Tabelle 9.**4** aufgeführt.

Tabelle 9.**3** Alpha-Linolensäure-Gehalt in einigen Pflanzenölen, Nüssen und Samen; geschätzter Tagesbedarf 1,3–2,7 g

	A-LA-Gehalt; g/Esslöffel
Leinsamenöl	8,5
Leinsamen	2,2
Walnussöl	1,4
Canolaöl	1,3
Sojaöl	0,9
Walnüsse	0,7
Olivenöl	0,1

Tabelle 9.**4** Omega-3-Fettsäuren-Gehalt (EPA + DHA*) in g pro 100 g Fisch in verschiedenen Fischen; geschätzter Tagesbedarf: 0,3–0,5 g

	N-3-FS Gehalt in g/100 g Fisch
Hering	1,7–1,8
Sardinen	1,0–1,7
Lachs	1,0–1,8
Forelle	0,8–1,0
Makrelen	0,3–1,6
Heilbutt	0,4–1,0
Austern	0,4–1,0
Thunfisch	0,3–0,7
Shrimps/Crab	0,3–0,4
Muscheln	0,2–0,3
Kabeljau	0,1–0,2
Hummer	0,1–0,4

Kris-Etherton et al. Circulation 2002;106:2747–57 (10)
EPA: Eicosapentaensäure
DHA: Decosahexaensäure

Fischkonsum und Vorhofflimmern (5)

Vorhofflimmern ist eine der häufigsten Rhythmusstörungen im Alter und ist zu einem wesentlichen Teil für das Schlaganfallrisiko im Alter verantwortlich. In einer prospektiven bevölkerungsweiten Kohorte von über 4800 Erwachsenen im Alter von 65 Jahren wurden die Ernährungsgewohnheiten in den Jahren 1989 und 1990 analysiert. Konsum von Thunfisch und anderem gekochten oder gebratenem Fisch korrelierte mit den Plasma-Phospholipidspiegeln langkettiger N3-Fettsäuren, während der Konsum von frittiertem Fisch oder Fischburgern keine Korrelation zeigte.

In einer multivariaten Analyse ergab sich, dass der Konsum von Thunfisch und anderem gekochten oder gebratenen Fisch mit einer geringeren Rate von Vorhofflimmern einherging, während der Konsum von frittiertem Fisch eher einen ungünstigen Effekt hatte.

Diese Ergebnisse lassen vermuten, dass die günstigen Wirkungen über Omega-3-Fettsäuren zustande kommen. Der Konsum von Omega-3-Fettsäuren durch Fisch vermindert das QT-Intervall und ebenfalls die Herzfrequenz (6). Auch in einer prospektiven Studie konnte präoperativ verabreichtes Fischöl das häufig nach Bypassoperation auftretende Vorhofflimmern signifikant vermindern (3).

Ballaststoffe

Hoher Ballaststoffkonsum kann das Risiko für die Entwicklung einer KHK um über 30 % vermindern (9). Ballaststoffe haben einen günstigen Einfluss auf die Stoffwechsellage: Der Blutzucker wird gesenkt, die Insulinkonzentration im Serum und die Glukoseausscheidung im Urin vermindert. Zusätzlich werden die Cholesterinspiegel und die Triglyceridspiegel sowie das VLDL gesenkt (4).

Ernährungsgewohnheiten und Hypertonie

Die Reduktion der Kochsalzmenge reduziert den Blutdruck um 2–5 mmHg systolisch, während die besondere **DASH-Diät** – ebenso wie vegetarische Kost und ein höherer Anteil an Omega-3-Fettsäuren – zu einer bedeutsamen Blutdruckreduktion führt. Die DASH-Diät zeichnet sich durch die Kombination folgender Ernährungsrichtlinien aus:

- hoher Obst- und Gemüseanteil,
- Niedrigfett-Milchprodukte,
- wenig gesättigte Fette und Cholesterin,
- reduzierte Gesamtsalzmenge unter 3,8 g/Tag,
- eine Kaliumzufuhr von mindestens 4,7 g/Tag und
- moderaten Alkoholkonsum (weniger als 20 g für Männer und für Frauen etwa die Hälfte).

Dabei sollte ein Body-Mass-Index von unter 25 angestrebt werden (2).

Übergewicht und Adipositas

Nur noch ein Drittel der Bevölkerung in Deutschland hat ein gesundheitlich wünschenswertes Gewicht.

Bei gesunden männlichen Nie-Rauchern liegt der prognostisch günstigste BMI zwischen 23,5 und 24,9, bei Frauen zwischen 22,0 und 23,4.

Personen mit vermehrtem Körperfettgehalt, insbesondere mit abdomineller Adipositas (androider Verteilungstyp) befinden sich in einem proinflammatorischen und prothrombotischen Zustand. Adipositas begünstigt die frühe Entwicklung der Atherosklerose und ist häufiger mit Begleiterkrankungen wie Typ-2-Diabetes, Hypertonie, koronarer Herzerkrankung und Cholelithiasis verbunden und auch mit einer stärkeren Inanspruchnahme von Leistungen im Gesundheitssystem. Gewichtszunahme im Erwachsenenalter ist ein starker unabhängiger Risikofaktor für vorzeitigen Tod.

Ein 40-jähriger adipöser (BMI > 30) Mann verliert über 5 Jahre seines Lebens! Ein Taillenumfang von ≥ 94 cm bei Männern und ≥ 80 cm bei Frauen geht mit einem erhöhten Risiko für Stoffwechselerkrankungen einher.

Es ist deshalb sinnvoll, die Adipositas selbst zu beeinflussen und nicht nur ihre metabolischen oder hämodynamischen Folgen, auch wenn bisher keine größeren Studien zur Verbesserung der Überlebensrate durch alleinige Gewichtsreduktion vorliegen.

Schlussfolgerung

Die auf epidemiologischen Beobachtungen basierenden Empfehlungen für eine gesunde Ernährung sind jetzt durch wissenschaftliche Studien an Patienten mit koronarer Herzerkrankung in ihrer Auswirkung auf die Prognose gesichert; einzelne Wirkmechanismen sind bereits aufgeklärt, viele weitere bedürfen jedoch noch der Erforschung (9). Die Empfehlung zu einer im obigen Sinne gesunden Kost kann als eine Klasse-I-Empfehlung angesehen werden.

Literatur

1. Anderson CAM, Appel LJ. Dietary Modification and CVD Prevention: A Matter of Fat. JAMA 2006; 295: 693–5.
2. Appel LJ, Brands MW, Daniels SR, et al. Dietary Approaches to Prevent and Treat Hypertension: A Scientific Statement From the American Heart Association. Hypertension 2006; 47: 296–308.
3. Calò L, Bianconi L, Colivicchi F, et al. N-3 Fatty Acids for the Prevention of Atrial Fibrillation After Coronary Artery Bypass Surgery: A Randomized, Controlled Trial. JACC 2005; 45: 1723–8.
4. Giugliano D, Ceriello A, Esposito K. The Effects of Diet on Inflammation: Emphasis on the Metabolic Syndrome. JACC 2006; 48: 677–85.
5. Mozaffarian D, Psaty BM, Rimm EB, et al. Fish Intake and Risk of Incident Atrial Fibrillation. Circulation 2004; 110: 368–73.
6. Mozaffarian D, Prineas RJ, Stein PK, et al. Dietary Fish and n-3 Fatty Acid Intake and Cardiac Electrocardiographic Parameters in Humans. JACC 2006; 48: 478–84.
7. Nicholls SJ, Lundman P, Harmer JA, et al. Consumption of Saturated Fat Impairs the Anti-Inflammatory Properties of High-Density Lipoproteins and Endothelial Function. JACC 2006; 48: 715–20.
8. Steffen LM, Folsom AR, Cushman M, et al. Greater Fish, Fruit, and Vegetable Intakes Are Related to Lower Incidence of Venous Thromboembolism. The Longitudinal Investigation of Thromboembolism Etiology. Circulation 2007; 115: in press.
9. Zarraga IGE, Schwarz ER. Impact of Dietary Patterns and Interventions on Cardiovascular Health. Circulation 2006; 114: 961–73.

9.4 Ernährungsberatung

B. Kluthe

Das Wichtigste in Kürze

Jeder Patient in der kardiologischen Rehabilitation bedarf einer (unterschiedlich ausgeprägten) Ernährungsberatung. Diese ist Teil eines gesundheitsfördernden Gesamtkonzepts; um dieses Konzept umsetzen zu können, ist eine gesunde Verpflegung in den Kliniken Voraussetzung. Ziel der Ernährungsberatung ist eine grundlegende Änderung des Lebensstils der Patienten. An Methoden bieten sich neben geeigneten Lehrveranstaltungen auch praktische Übungen (Büffetschulung, Lehrküche etc.) an; auch verhaltenstherapeutische Maßnahmen stehen zur Verfügung. Entscheidend für den Erfolg der Ernährungsberatung sind Strategien zur Umsetzung des Erlernten in den Alltag.

Stellenwert der Ernährungsberatung

Die Ernährungsberatung ist bei einer medizinischen Rehabilitationsmaßnahme eingebettet in ein gesundheitsförderndes Gesamtkonzept, das den Beitrag der Ernährung zur aktuellen Therapie und die Notwendigkeit der späteren Beibehaltung einer gesunden Ernährung in Sekundär- und Tertiärprävention bewusst werden lässt.

> Aufgrund der Zusammensetzung des Patientenkollektivs in der kardiologischen Rehabilitation kann davon ausgegangen werden, dass jeder Patient einer Maßnahme der Ernährungsberatung bedarf, wenn auch in unterschiedlicher Ausprägung und Kombination.

Dieses gesundheitsfördernde Gesamtkonzept erfordert eine konsequente Umstellung des gesamten Verpflegungskonzepts in den Kliniken (5). Nur wenn das Verpflegungsangebot in einer Klinik auch den in den Leitlinien verankerten Grundsätzen entspricht – was heutzutage in der Regel noch nicht der Fall ist –, können die in den Bausteinen der Ernährungsberatung vermittelten Inhalte hinreichend authentisch sein. Dies bedeutet in Analogie zu der oben gemachten Aussage (Relevanz für alle Patienten), dass die Standardverpflegung in der Klinik oder auch das Ernährungsangebot während einer ambulanten kardiologischen Rehabilitationsmaßnahme an den Vorgaben der Fachgesellschaften (2, 7, 8) für eine gesunde Ernährung ausgerichtet sein muss. Regelmäßige qualitätssichernde Maßnahmen sind hierfür unumgänglich (9).

> Der Leitsatz „Ernährung ist Therapie" sollte sich wie ein roter Faden durch das gesamte Rehabilitationskonzept der Einrichtung ziehen.

Entsprechende strukturelle Voraussetzungen (Organigramm der Ernährungstherapie, Zuordnung der Ernährungsfachkräfte zum medizinischen Bereich, entsprechende Stellenbeschreibungen, Verantwortung der ärztlichen Leitung für das Verpflegungsangebot) – wie dies beispielsweise im „Modellprojekt klinische Ernährungsmedizin" der Deutschen Akademie für Ernährungsmedizin (DAEM) umgesetzt ist, müssen vorhanden sein (3). Die Authentizität des Angebots wird gewährleistet durch Einbeziehung der Mitarbeiterverpflegung in das gesundheitsfördernde Konzept.

Ziel der Ernährungsberatung

Bei der Zusammenstellung der einzelnen Schulungs- und Beratungskomponenten sind die beim Patienten vorhandenen Grund- und Begleiterkrankungen bzw. kardiovaskulären Risikofaktoren zu berücksichtigen. Vorrangiges Ziel während einer Rehabilitationsmaßnahme ist es, den Patienten unter einem ganzheitlichen Ansatz zu einer nachhaltigen und **langfristigen Lebensstiländerung** zu motivieren.

Die Vermittlung von Kenntnissen, Erfahrungen und Fertigkeiten zum Thema Ernährung ist eine **interdisziplinäre Aufgabe**, die ein enges Zusammenwirken verschiedener Berufsgruppen wie Ernährungsfachkräften, Psychologen, Bewegungstherapeuten und Ärzten erfordert. Es ist eine unabdingbare Voraussetzung für das Betreuungsteam, gemeinsame Inhalte und Ziele zu definieren und diese in regelmäßigen Treffen (Ernährungskommission, Qualitätszirkel) miteinander abzustimmen.

Methodik und Didaktik der Ernährungsberatung

Viele Schulungs- und Beratungskonzepte beschränken sich auf die Vermittlung von Wissensinhalten, die überwiegend auf der kognitiven Ebene in Form von Folienpräsentationen weitergegeben werden. Weiterhin finden individuelle Bedürfnisse aufgrund des Kosten- und Zeitdrucks nur wenig Berücksichtigung, obwohl allgemein bekannt ist, dass über das Auge und das Hören ausschließlich Erlerntes von nur 65 % der Schulungsteilnehmer behalten wird. Wird der Schulungsteilnehmer über eine Moderation in die Schulungsinhalte mit einbezogen und dazu aufgefordert, aktiv über das Gelernte zu reden, steigt die Wahrscheinlichkeit des Behaltens auf 75 %. Finden Schulungstechniken Anwendung, die eine selbstständige Erarbeitung des Stoffs beinhalten, steigt die Wahrscheinlichkeit des Behaltens auf 100 % an.

> Moderne Schulungs- und Beratungsprogramme vereinigen kognitive, affektive, motorische und soziale Lerninhalte mit dem Ziel, den Patienten zu befähigen, selbstständig und eigenverantwortlich zu einem gesünderen Lebensstil zu finden.

Durch Integration der Erlebnispädagogik lässt sich eine noch weitergehende, praxisnähere Vermittlung erreichen.

Elemente der Ernährungsberatung

Patienteninformation

Eine Umstellung der Ernährung, die in der Folge erheblich von den bisherigen Ernährungsgewohnheiten abweicht, erfordert eine intensive Begleitung des Patienten während des Rehabilitationsprozesses. Der Patient ist meist aufgeschlossen, eine den Lebensstil verändernde Maßnahme kennenzulernen. Allerdings ist eine anfängliche Aufklärung unabdingbar. Informationen über die Ernährung als für ihn wichtige Therapiemöglichkeit sollten auf folgende Art und Weise angesprochen werden:

- in schriftlichen Aufklärungsbroschüren, die ihm vor oder zu Beginn des Aufenthalts zugestellt werden,
- in Informationsveranstaltungen zu Beginn des Aufenthalts – die sich auch ideal zur Erklärung des gesamten Ablaufs einsetzen lassen – und

- wiederholt im Verlauf des Rehabilitationsprozesses, auch bei ärztlichen Visiten und Konsultationen.

Erfahrungsgemäß lässt sich die Akzeptanz der zunächst ungewohnten Ernährung bei entsprechender Aufklärung deutlich steigern. Durch die dann während des Aufenthalts erreichten Erfolge, z.B. bezüglich Blutdruckreduktion oder Verbesserung der Diabeteseinstellung, lässt sich der Patient besser dafür motivieren, diese Form der Ernährungsumstellung zuhause fortzuführen. Informations- und Lehrveranstaltungen für Angehörige und Begleitpersonen können diesen Effekt noch verstärken und sollten zum Regelangebot gehören.

„Essen ist Therapie" – umfassend informieren!

Basisseminar „Ernährung bei Übergewicht – gesunde Ernährung"

In einem Basisseminar werden zunächst auf der kognitiven und affektiven Lernebene allgemeine Grundlagen der Ernährungstherapie vermittelt (Tab. 9.**5**, Tab. 9.**6**). Dabei werden die Teilnehmer motiviert, über ihre bisherigen Lebensgewohnheiten und Einstellungen nachzudenken, momentanes Verhalten genauer zu überdenken und eigene Ziele zu definieren. Therapiebereitschaft und -fähigkeit sind Grundvoraussetzung für das weitere Vorgehen.

Gruppenschulungen

Zum Standardangebot von Rehabilitationseinrichtungen gehören strukturierte indikationszentrierte Schulungen, v.a. für die Indikationen Diabetes mellitus und Arterielle Hypertonie. Neben der reinen Wissensvermittlung profitieren die Teilnehmer einer Gruppenschulung von den persönlichen Erfahrungen der anderen Betroffenen. Auch die entstehende Gruppendynamik wirkt positiv im Sinne der Erfüllung der Lernziele. Die Schulung sollte interaktiv mit häufigem Methodenwechsel aufgebaut sein. Inhalte und Ablauf der einzelnen Gruppenschulungen werden in den entsprechenden Kapiteln ausführlich beschrieben.

Tabelle 9.**6** Beispiele für mögliche Schulungsmaterialien und -methoden

- Fotosammlung von Lebensmitteln (10 g Fett sind enthalten in x g, inklusive Aufschlüsselung des Fettsäuremusters)
- Visualisierung des Fettgehalts durch Zuordnung von Fettwürfelattrappen (10 g-Portionen)
- Fettquiz
- Demonstration des Cholesteringehalts durch vorgefertigte Säulen, die ausgewählten Lebensmitteln zugeordnet werden.

Praxisseminar Adipositas – Lehrküchentraining

Wissen ist gut, handeln ist besser. In einem Praxisseminar können die Teilnehmer in Ergänzung zu den mehr theoretisch orientierten Schulungen auf der psychomotorischen Lernebene die neu erlernten Fertigkeiten in einer Lehrküche erproben und vertiefen. Dabei werden automatisch Vorurteile gegenüber der gesunden Ernährung abgebaut. Nach einer kurzen theoretischen Einführung werden üblicherweise anschließend verschiedene Gerichte gemeinsam gekocht und natürlich auch in der Gruppe verzehrt. So macht das Lernen Spaß und bringt jede Menge Geschmackserlebnisse mit sich. Rezeptsammlungen und andere Informationsmaterialien erleichtern den Transfer in den persönlichen Alltag. Lehrküchentrainingsseminare an Wochenenden ermöglichen die Teilnahme des Lebenspartners und verbessern die spätere Compliance im häuslichen Umfeld (1).

Verhaltentherapeutische Gruppe („Essverhaltensgruppe")

Die Umsetzung der in der Klinik gewonnenen Einsichten und erprobten Essverhaltensweisen in den häuslichen Lebensalltag ist Hauptthema einer psychologisch geführten Essverhaltensgruppe.

Verschiedene Aspekte der Selbstunterstützung auf dem lebenslangen Weg der angemessenen Steuerung des Essverhaltens werden reflektiert. Die Patienten erfah-

Tabelle 9.**5** Seminar „Ernährung bei Übergewicht – gesunde Ernährung" – Beispiel

1. Seminareinheit	➤ Informationen zum Metabolischen Syndrom (Definition, Ursachen, Risikofaktoren, Komplikationen ...) ➤ Sinn und Unsinn verschiedener Diäten ➤ Grundlagen der Ernährungstherapie (Energiebedarf, Nährstoffbedarf, Ermittlung des Normalgewichts)
2. Seminareinheit	➤ Prinzip der energiereduzierten Mischkost nach den Empfehlungen der DGE (am Modell der Ernährungspyramide) ➤ Fettreduktion (Lebensmitteleinkauf, Koch- und Küchentechnik)
3. Seminareinheit	➤ Fettquiz ➤ Tipps zum Abnehmen

ren, dass eine positive und effektive Motivation auf Selbstakzeptanz gründet und dass kleine Veränderungen positiv gewürdigt werden. Ein guter Umgang mit sich selbst heißt auch, realistische Ziele (Gewichtsreduktion von 10% ±5%, schrittweise Umstellung des Essverhaltens) zu akzeptieren und sein körperliches Befinden, die Beweglichkeit und Fitness, stärker zu werten als Figurideale.

In Einzelfällen bei Vorliegen ausgeprägter psychosozialer Belastungen, die durch Essen kompensiert werden, müssen in zusätzlichen psychotherapeutischen Einzelsitzungen konstruktive Bewältigungsstrategien erarbeitet werden.

Einzelberatung

Die Einzelberatung ist die individuellste Form der Beratung. Sie bietet Vorteile, wenn es darum geht, eine intensive Interaktion aufzubauen und besonders auf die individuellen Bedürfnisse des Patienten einzugehen. Therapeutische Ernährungsberatung im Rahmen einer Ernährungstherapie muss, präventive Ernährungsberatung sollte in Kooperation zwischen Arzt (Ernährungsmediziner) und nichtärztlichem Fachpersonal (Diätassistenten, Oecotrophologen) erfolgen (6).

Büfettschulung

Wird die Rehabilitationsmaßnahme unter stationären Bedingungen durchgeführt, so ist die Essensausgabe an einem Büfett pädagogisch sinnvoll. Der Patient muss ähnlich wie im Lebensalltag selbst steuern, welche Verhaltensänderungen möglich und durchführbar sind (Prinzip der flexiblen Kontrolle). Eine personelle Präsenz der Beratungskräfte ist sinnvoll. Schulungsbüfetts sind auch ideale Orte der indirekten Lernzielkontrolle.

Abbildungen von Mustertellern erleichtern dem Patienten die Orientierung am Buffet. Zur Kennzeichnung eines Schulungsbuffets gehören auch Informationsschilder zum Inhalt der Speisen am Buffet mit Ausweisung des Gehalts an kritischen Nährstoffen.

Einkaufstraining

Wenn es die Gegebenheiten zulassen, sollte ein Einkaufstraining mit Ernährungsfachkraft, Patienten und idealer Weise auch Angehörigen zum festen Bestandteil einer Ernährungsberatung gehören. Das Einkaufstraining ist ein wichtiger Baustein zur Vorbereitung des Transfers der geänderten Ernährungsweise in den Alltag.

Schautische und Sonderveranstaltungen

Schautische und Sonderveranstaltungen bieten die Gelegenheit, die Bedeutung der Ernährungsbausteine im Rehabilitationsprozess zu unterstreichen und den Transfer in den späteren Alltag durch praxisnahe Beispiele vorzubereiten. Schautischthemen können z.B. Salz-, Fett- oder Zuckergehalt in Lebensmitteln des Alltags (dargestellt durch Attrappen oder handelsübliche Packungen) sein. Je nach räumlichen und personellen Gegebenheiten kann das Ernährungsinformationsangebot durch Sonderveranstaltungen wie Kräuterquiz oder Saftverköstigungen (z.B. Saft vs. Nektar vs. Fruchtsaftgetränk) ergänzt werden.

In vielen Rehabilitationseinrichtungen hat sich auch die Einbindung von Angeboten wie Kräutergarten oder einer Kräuter- und Gewürzbar im Speisesaal in das edukative Konzept bewährt, um den kardiologischen Patienten Alternativen zur Verwendung von Kochsalz schrittweise näher zu bringen.

Dokumentation und Evaluation

Lernzielkontrolle

Sowohl bei strukturierten Schulungen als auch bei Einzelberatungen ist eine Lernzielkontrolle über einfache Wissenstests am Ende der Schulung oder der Behandlungsmaßnahme sinnvoll. Aus der Bewertung können wertvolle Anregungen für die Weiterentwicklung der Angebote gewonnen werden.

Patientenbefragung

Ein weiterer wesentlicher Punkt der Qualitätssicherung ist die Patientenbefragung. Diese sollte regelmäßig durchgeführt werden und neben der Beurteilung der Abteilung auch die Bewertung einzelner Beratungsbausteine enthalten. Zusätzliche Fragen zur geschmacklichen Qualität und zum Gesundheitswert der Klinikernährung geben weitere wichtige Informationen über die Akzeptanz des ernährungstherapeutischen Angebots, die als Grundlage für erforderliche Verbesserungen im Sinne eines KVPs (kontinuierlicher Verbesserungsprozess) dienen können.

! Es gilt, die Patientenwünsche regelmäßig zu erfassen und zu berücksichtigen.

Dokumentation der Ernährungsberatung/ Qualitätsbericht

Die bei den einzelnen Patienten durchgeführten Beratungen sollten bezüglich verschiedener Items (Indikation, Materialien ...) strukturiert dokumentiert werden, um den Beratungsprozess und die Beratungsleistungen nachvollziehbar zu machen. Die hierfür erforderlichen Funktionen werden von speziellen Softwareprogrammen (z.B. PRODI, 4) zur Verfügung gestellt. Anhand der dokumentierten Beratungen und Beratungsinhalte lässt sich mit wenigen Handgriffen ein kompletter Qualitätsbericht zur Darstellung der in der Abteilung Ernährung- und Diätberatung erbrachten Leistungen erstellen.

Planung einer erfolgreichen Schulung

Einteilung der Gruppen

Eine Schulung kann nur erfolgreich ablaufen, wenn diese sorgfältig geplant wird. Zunächst gilt es einmal, die Gruppe selbst zu planen. In einer Schulungsgruppe dürfen nur die Patienten zusammengefasst werden, die den gleichen Diabetestyp haben und in gleicher Form behandelt werden. Es macht daher überhaupt keinen Sinn, die Patienten in der Abfolge ihrer stationären Aufnahme zur Rehabilitation in Gruppen zusammenzufassen, da diese in der Regel unterschiedliche Diabetestypen und Therapieformen aufweisen. Wird gegen dieses Therapieprinzip verstoßen, lässt sich keine Gruppendynamik aufbauen und die Schulungsinhalte werden miteinander vermischt.

Eine weitere Rolle spielt die intellektuelle Fähigkeit der Gruppen. Diese begründet sich in erster Linie in der Schwere der Grunderkrankungen, aber auch im Alter der Patienten, da beides die intellektuellen Fähigkeiten beeinflusst. Die Gruppengröße selbst sollte überschaubar sein. Gruppengrößen über 10 Teilnehmer werden nicht empfohlen, da sonst rasch eine Vorlesungssituation entsteht.

Setting

Bedeutsam ist auch das Setting, unter der eine Schulung stattfindet. Für die Schulung sollten separate Schulungsräume zur Verfügung stehen. Die Cafeteria oder der Andachtsraum sind keine Alternativen zu einem gut eingerichteten Schulungsraum, der von der Einrichtung und Ausstattung, aber auch von der Medientechnik auf die Bedürfnisse einer erfolgreichen Schulung abgestimmt ist. Die Medientechnik sollte dem Rahmen angepasst sein. Diavorträge und Hantieren mit einem Wirrwarr von Einzelfolien sind ebenso problematisch wie Monologe im Wissenschaftsstil.

Empfehlenswert hingegen sind Tageslichtprojektoren und wohl abgestimmte Präsentationen. Wichtig ist die aktive Einbindung der Patienten im Sinne eines **Workshops**.

Curriculum

Um sicherzustellen, dass eine Schulung qualitativ hochwertig abläuft, ist ein Curriculum notwendig. Dieses gibt die zu ermittelnden Inhalte wieder und beschreibt die Art der Präsentation sowie die dabei verwendeten Hilfsmittel. Nur mit einem Curriculum lässt sich vermeiden, dass unterschiedliche Referenten eines Diabetesteams unterschiedliche Schulungsinhalte wiedergeben. Sehr hilfreich sind Patientenbücher oder Skripte zu den jeweiligen Themen, damit die Patienten die Schulungsinhalte zu einem späteren Zeitpunkt rekapitulieren können.

Auswahl des Schulungsprogramms

Im **ambulanten Bereich** sind Schulungen nur dann abrechenbar, wenn Schulungsprogramme akkreditiert sind. Die Akkreditierung nimmt in Deutschland das Bundesversicherungsamt vor. Voraussetzung für eine Akkreditierung ist, dass das Schulungsprogramm evaluiert wurde und die Evaluation publiziert ist. Daher sollten alle verfügbaren Schulungsprogramme nach Möglichkeit evaluiert werden.

Was im ambulanten Bereich schon aus abrechnungstechnischen Gründen unverzichtbar ist, stellt sich im **stationären Sektor** vollkommen anders dar. Patienten, die unter stationären Bedingungen einer Schulung zugeführt werden, haben bereits ambulante Schulungen erhalten, ohne dass der gewünschte Erfolg eingetreten ist. Viele Betroffene haben auch spezifische Probleme, wie Unterzuckerungswahrnehmungsstörungen, Unterzuckerungsangststörungen, Motivationsprobleme und vieles mehr, die keiner standardisierten Schulungsmaßnahme zuzuordnen sind. Daher haben sich die meisten Einrichtungen auf die Entwicklung problemgruppenspezifischer Schulungen spezialisiert und wenden diese erfolgreich an. Es wäre daher fatal, hier regulierend eingreifen zu wollen und in Disease-Management-Programmen beispielsweise ausschließlich akkreditierte Schulungsprogramme im stationären Setting zuzulassen. Darüber hinaus wäre dies auch unlogisch, wenn man mit den teureren Ressourcen einer stationären Behandlung eine Schulungsleistung erbringt, die der einer günstigeren ambulanten Maßnahme entspricht.

Fazit für die Praxis

Eine moderne Schulung in der Rehabilitation berücksichtigt:

- Den Selbstmanagementansatz statt primärer Wissensvermittlung.
- Eine Zielgruppenspezifität statt universaler Schulungsprogramme.
- Die Alltagsrelevanz statt graue Theorie.
- Das persönliche Erleben statt der unpersönlichen Empfehlungen.
- Das Erarbeiten und Ausprobieren statt fertiger Lösungsvorschläge.

9.7 Leben mit Herzinsuffizienz

E. Miche, A. Radzewitz

Das Wichtigste in Kürze

Zu einer modernen Herzinsuffizienztherapie gehört die Schulung. Schulungsinhalte sind die Vermittlung medizinischen Wissens zu Entstehung und Verlauf der Erkrankung, Durchführung der medikamentösen

Therapie sowie Erlernen der Selbstkontrolle von Gewicht und Blutdruck. Übergeordnetes Ziel ist die Verbesserung der Lebensqualität.

Die traditionelle Therapie von Patienten mit chronischer Herzinsuffizienz wandelt sich in eine patientenorientierte Therapie, welche den Patienten als Experten für seine Erkrankung sieht. Insbesondere zeigen spezielle Trainingstherapien unter Einschluss von Ausdauertraining und Krafttraining einen positiven Einfluss auf die körperlichen Leistungsdaten und die Lebensqualität (11).

Einleitung

Die chronische Herzinsuffizienz gehört zu den häufigsten Erkrankungen der Inneren Medizin. Die durchschnittliche Inzidenz der Herzinsuffizienz beträgt 0,5–2,5 %, die Prävalenz liegt zwischen 1–9 % (10). Sie betrifft v.a. Menschen im höheren Lebensalter, das durchschnittliche Alter liegt bei 74 Jahren (9, 15). Hohe Hospitalisierungsraten und starke Einschränkungen der körperlichen Leistungsfähigkeit führen zu einer stark verminderten Lebensqualität. Trotz verbesserter medikamentöser und invasiver Behandlungsmöglichkeiten ist die Prognose der Patienten weiterhin schlecht.

! Fast 40 % der Patienten mit Herzinsuffizienz sterben innerhalb eines Jahres nach der Einweisung ins Krankenhaus und nur 25 % der betroffenen Männer und 38 % der Frauen sind fünf Jahre nach der Diagnose noch am Leben (5, 14).

Bedeutung der modernen Herzinsuffizienztherapie

Die Ursachen der chronischen Herzinsuffizienz sind vielfältig; zu ihnen zählen koronare Herzerkrankung, arterieller Hypertonus, Herzklappenerkrankung, Kardiomyopathie und andere seltenere Erkrankungen. Der Einzelne ist oft mit den komplexen Ursachen und der Therapie der chronischen Herzinsuffizienz überfordert. Somit gehört zu einer modernen medizinischen Herzinsuffizienztherapie eine umfangreiche Schulung und Nachsorge (2).

Pathophysiologie – Folgen für Behandlungskonzepte

Im Rückblick auf die Historie der Behandlung der chronischen Herzinsuffizienz galt lange Zeit die körperliche Schonung als Therapie der Wahl (3). Der Wandel im Verständnis der Pathophysiologie der chronischen Herzinsuffizienz führte zu einem **Paradigmenwechsel**. Ursächlich für die Einschränkung der körperlichen Belastbarkeit sind (13):

- verminderte Endothelfunktion,
- reduzierter Skelettmetabolismus,
- veränderte respiratorische Regulation und
- gesteigerte sympathikoneurohumorale Aktivierung.

Dieses Wissen hat zu neuen Richtlinien für das körperliche Training bei Herzinsuffizienz geführt (13).

! Heute ist körperliches Training fester Bestandteil in der Behandlung von Patienten mit chronischer Herzinsuffizienz (12).

Herzinsuffizienzschulung

Die fehlende Edukation bei Patienten mit chronischer Herzinsuffizienz hat bislang, wegen mangelnder Compliance bezüglich medizinischer Therapie und körperlichem Training, eine wesentliche Verbesserung der Lebensqualität verhindert. Die vorhandenen Leitlinien sind noch nicht im klinischen Alltag etabliert (1). Als wichtige Voraussetzung für die erfolgreiche Umsetzung eines Schulungsprogramms gilt die Entwicklung von **Eigenverantwortung und Kompetenz des Patienten**. Hierbei müssen Faktoren wie Alter, Fähigkeiten und Motivation des Patienten Berücksichtigung finden.

Heutige Schulungsprogramme für Patienten mit chronischer Herzinsuffizienz umfassen Inhalte aus Medizin, Psychologie, Ernährung und Sport- und Physiotherapie (Tab. 9.**7**). Die klinischen Erfahrungen zeigen, dass ohne Eigenverantwortung im Umgang mit der Erkrankung und Selbstkontrolle kein erfolgreiches Krankheitsmanagement möglich ist. Ein typischer Patient mit ischämischer Kardiomyopathie nach operativer Myokardrevaskularisation hat meistens weder Einblick in die Entstehung seiner Erkrankung noch ausreichend Motivation und das Wissen für ein Behandlungskonzept. Die medizinische Weiterbehandlung erfolgt in Deutschland meist in der stationären Rehabilitation. Darüber hinaus erscheint eine **kontinuierliche Nachbetreuung** der Patienten zur langfristigen Sicherung des Schulungsniveaus als wichtig (7).

Multidisziplinäre Interventionen

Die multifaktorielle Betreuung der Patienten erfordert den Einsatz von unterschiedlichen Disziplinen für verschiedene Behandlungsabschnitte. Mehrere Studien hauptsächlich aus angelsächsischen Ländern konnten zeigen, dass multidisziplinäre Interventionen einen positiven Einfluss auf Krankheitsverlauf, Rehospitalisierungsrate, Mortalität und Kosten sowie die Lebensqualität haben (7). Über die Ausgestaltung der Programme (Telemedizin gegenüber telefonischer Nachsorge) zur Nachbetreuung von Patienten mit chronischer Herzinsuffizienz wird noch diskutiert (6, 8). Die von unserer eigenen Arbeitsgruppe erhobenen Daten zeigen, dass bei einer telefonischen Nachsorge, befristet auf ein Jahr, Patienten ihre Lebensqualität als gebessert einschät-

Tabelle 9.**7** Schulungsinhalte des Herzinsuffizienzprogramms

Medizin	➤ Einführung in die Pathophysiologie der chronischen Herzinsuffizienz	
	➤ Klinische Zeichen der Herzinsuffizienz	➤ Atemnot
		➤ Beinödeme
		➤ Gewichtszunahme
		➤ Müdigkeit bis hin zu Erschöpfung
	➤ Medikamentöse Therapie	➤ ACE-Hemmer/AT_1-Rezeptor-Antagonisten
		➤ Betablocker
		➤ Diuretika
		➤ Aldosteronantagonisten
		➤ Digitalis
Psychologie	➤ Krankheitsbewältigung	➤ Strategien zur Bewältigung im Alltag
	➤ Psychische Veränderungen im Rahmen	➤ Angst
		➤ Depressivität
	➤ Motivationssteigerung	➤ Aufklärung über das Behandlungskonzept
Ernährung	➤ Ernährungsverhalten	➤ Vitamin-, mineral- und ballaststoffreiche Kost
	➤ Trinkmenge	➤ 1,5 l pro Tag
	➤ Salzzufuhr	➤ maximal 3 g Salz pro Tag (Reistag)
	➤ Alkohol (nach Rücksprache mit dem Arzt)	➤ 10 g Alkohol pro Tag für die Frau
		➤ 20 g Alkohol pro Tag für den Mann
Sport- und Physiotherapie	➤ Belastungsprofile	➤ Ausdauerbelastung/kombinierte Belastung
	➤ Spezielles Muskelaufbautraining	➤ Arm- und Beinpresse
	➤ Motivation zur Bewegung	➤ Übungen für zu Hause (Thera-Band)

zen. Im SF-36-Fragebogen schätzen die Patienten in dieser Zeit v.a. ihre körperliche Verfassung und funktionale Kompetenz als gebessert ein (4).

Schulung vor dem Hintergrund von Schrittmachertherapie und chirurgischen Eingriffen

Neue interventionelle Therapieverfahren der Herzinsuffizienz, z.B. Implantierbarer Kardioverter/Defibrillator (ICD), kardiale Resynchronisationstherapie (CRT) und chirurgisches Remodelling des linken Ventrikels, erfordern spezielle Schulungsinhalte für die betroffenen Patienten, sodass eine ausreichende Akzeptanz dieser Verfahren auch im Langzeitverlauf erreicht werden kann.

Fazit für die Praxis

Die chronische Herzinsuffizienz führt für den Patienten immer wieder zu neuen Belastungen durch den Krankheitsverlauf und neue Therapieoptionen. Dies fordert somit eine lebenslange Auseinandersetzung und Mitarbeit des Patienten, der Familie und des therapeutischen Teams.

Die Schulung bildet für die Patienten die Grundlage, bessere Kenntnisse über die Erkrankung zu erlangen, diese im Alltag umzusetzen, dem Fortschreiten der Erkrankung vorzubeugen und die Lebensqualität zu sichern.

Literatur

1. Angermann Ch, Störk S, Ertl G. Aktualisierte Therapieleitlinien für die chronische Herzinsuffizienz. Herzmedizin – Zeitschrift für Kardiologie, Rehabilitation und Prophylaxe 2006; 23: 6–15.
2. Bonow RO, Bennett S, Casey DE, et al. ACC/AHA Clinical Performance Measures for Adults with Chronic Heart Failure: a report of the American College of Cardiology/American Heart Association Task Force on Performance Measures (Writing Committee to Develop Heart Failure Clinical Performance Measures): endorsed by the Heart Failure Society of America. Circulation 2005; 12: 1853–1887.
3. Braunwald E. The Denolin lecture. Congestive heart failure: a half century perspective. Eur Heart J 2001; 10: 825–836.
4. Bullinger M, Kirchberger I. SF-36 Fragebogen zum Gesundheitszustand (deutsche Version des Short Form SF 36 Health Survey). Göttingen: Hogrefe 1998.
5. Cleland JG, Swedberg K, Cohen-Solal A, et al. The Euro Heart Failure Survey of the EUROHEART survey programme. A survey on the quality of care among patients with heart failure in Europe. The Study Group on Diagnosis of

the Working Group on Heart Failure of the European Society of Cardiology. The Medicines Evaluation Group Centre for Health Economics University of York. Eur J Heart Fail 2000; 2: 123–132.
6. Cleland JG, Louis AA, Rigby AS, et al. Noninvasive home telemonitoring for patients with heart failure at high risk of recurrent admission and death: the Trans-European Network-Home-Care Management System (TEN-HMS) study. J Am Coll Cardiol 2005; 10: 1654–1664.
7. Gonseth J, Guallar-Castillon P, Banegas JR, et al. The effectiveness of disease management programmes in reducing hospital re-admission in older patients with heart failure: a systematic review and meta-analysis of published reports. Eur Heart J 2004; 18: 1570–1595.
8. Grancelli H, Varini S, Ferrante D, et al. Randomized Trial of Telephone Intervention in Chronic Heart Failure (DIAL): study design and preliminary observations. J Card Fail. 2003; 3: 172–179.
9. Hunt SA ACC/AHA 2005 guideline update for the diagnosis and management of chronic heart failure in the adult: a report of the American College of Cardiology/American Heart Association Task Force on Practice Guidelines (Writing Committee to Update the 2001 Guidelines for the Evaluation and Management of Heart Failure). J Am Coll Cardiol 2005; 6: e1–82
10. Maack C. Ursachen und Epidemiologie. In: Böhm M. Herzinsuffizienz. Stuttgart: Thieme 2000.
11. Miche E, Herrmann G, Wirtz U, et al. Effects of education, self-care instruction and physical exercise on patients with chronic heart failure. Z Kardiol 2003; 12: 985–993
12. Pina IL, Apstein CS, Balady GJ, et al. Exercise and heart failure: A statement from the American Heart Association Committee on exercise, rehabilitation, and prevention. Circulation 2003; 8: 1210–1225.
13. Recommendations for exercise training in chronic heart failure patients. Eur Heart 2001; J2: 125–135.
14. Remme WJ, McMurray JJ, Rauch B, et al. Public awareness of heart failure in Europe: first results from SHAPE. Eur Heart J 2005; 22: 2413–2421.
15. Swedberg K, Cleland J, Dargie H, et al. Guidelines for the diagnosis and treatment of chronic heart failure: executive summary (update 2005): The Task Force for the Diagnosis and Treatment of Chronic Heart Failure of the European Society of Cardiology. Eur Heart J 2005; 11: 1115–1140.

9.8 Selbstbestimmung der Antikoagulation

Ch. Gohlke-Bärwolf

Das Wichtigste in Kürze

Die Therapie mit oralen Antikoagulanzien wird in zunehmendem Maße zur Prophylaxe der Thromboembolien bei Patienten mit Vorhofflimmern, Zustand nach thromboembolischen Ereignissen, kardial bedingten Schlaganfällen und bei Herzklappenprothesenträgern eingesetzt. Die Qualität der Antikoagulation ist von großer prognostischer Bedeutung. Sie lässt sich durch die Selbstbestimmung deutlich verbessern.

Die Benutzung des INR-Werts zur Intensitätsmessung der Antikoagulation und der Einsatz der Selbstbestimmung der Antikoagulation haben zu einer deutlichen Qualitätsverbesserung der Antikoagulation beigetragen. Geeigneten Patienten sollte die Selbstbestimmung der oralen Antikoagulation empfohlen werden; sie sollten im Rahmen einer intensiven Schulung unterrichtet werden.

Die Behandlung mit oralen Antikoagulanzien wird in zunehmendem Maße zum Schutz vor Thromboembolien und Schlaganfällen eingesetzt. Schätzungen ergeben, dass etwa 0,5 bis 1 % der Bevölkerung mit oralen Antikoagulanzien behandelt wird. Um die Antikoagulanzientherapie so effektiv wie möglich und die Blutungskomplikation so niedrig wie möglich zu gestalten, bedarf die Therapie einer regelmäßigen Kontrolle.

Bedeutung der Kontrolle der Antikoagulationsintensität

Die Qualität der Kontrolle ist von großer prognostischer Bedeutung. 75 % aller Komplikationen und 15 % der Todesursachen nach Herzklappenersatz sind durch Antikoagulanzien bedingt (4). Eine suboptimale Kontrolle der Antikoagulanzientherapie ist ebenfalls mit bedeutsamen Gesundheitskosten verbunden. So wurde geschätzt, dass eine lebenslange Betreuung nach einem zerebrovaskulären Ereignis aufgrund einer inadäquaten Antikoagulation in den USA etwa Kosten von 85 000 Dollar verursacht (12, 15).

Der erste Schritt zur Verbesserung der Kontrolle der Antikoagulation bestand in der Einführung des **INR-Werts** 1983 als Parameter für die Intensität der oralen Antikoagulation. Damit war die Vergleichbarkeit der Testergebnisse gegeben. Dennoch stellen mit Antikoagulanzien assoziierte Blutungen und Thromboembolien auch weiterhin bedeutsame Komplikationen nach Herzklappenersatz dar.

! Eine gute, im therapeutischen Zielbereich liegende Antikoagulation verbessert die Prognose und die Überlebensrate nach Klappenersatz deutlich, wobei die Antikoagulationsvariabilität der stärkste unabhängige Prädiktor für eine eingeschränkte Überlebensrate ist (4).

Die Variabilität in der Qualität der traditionellen Antikoagulationskontrolle war eine starke Motivation für die Einführung der **Selbstbestimmung der Antikoagulation** durch den Patienten, analog zu den guten Erfahrungen der Selbstbestimmung der Blutzuckerwerte bei diabetischen Patienten. 1986 begann die Selbstbestimmung der Antikoagulation in Deutschland mit dem ersten Patienten, der eine Quicktestuntersuchung selbst durchführte (2, 7).

Fast gleichzeitig wurde in den USA durch Lucas (13) und White (18) eine neue Kapillartechnik publiziert, mit der die Prothombinzeit bestimmt werden kann. Das stellte die Basis für die Selbstbestimmung der INR-Werte durch den Patienten dar, und 1994 wurden die ersten Messgeräte in Deutschland eingeführt.

Die Bestimmung des INR-Werts als Maß für die Intensität der Antikoagulation wurde auch in Deutschland als Standard 1994 eingeführt (10). Damit war es auch erstmals möglich, international vergleichbare therapeutische Zielbereiche für unterschiedliche Indikationen zur Antikoagulation und bei verschiedenen Herzklappenprothesen zu entwickeln. Eine hohe Qualität der Antikoagulation mit einer strikten Einhaltung des therapeutischen Zielbereichs und Vermeidung von Schwankungen der INR-Werte hat folgende Wirkungen:

- sie vermindert Blutungskomplikationen,
- sie vermindert die Embolierate (11) und
- führt zu einer deutlichen Verbesserung der Prognose der Patienten nach Herzklappenersatz (4).

Effektivität der Selbstbestimmung

In mehreren randomisierten Studien, in denen die konventionelle Testung mit der Selbsttestung verglichen wurde, waren Patienten, die die Selbstbestimmung durchführten, häufiger im therapeutischen Bereich als mit einer konventionellen Testung, wobei 70–80% der INR-Werte im therapeutischen Bereich lagen (1, 3, 6, 8, 9, 11, 14, 16, 18).

Die Häufigkeit der Testung ist ebenfalls mit einer Verbesserung der Antikoagulationskontrolle verbunden, und zwar dergestalt, dass mit höherer Frequenz die Qualität zunimmt (10). Bezüglich der praktischen Durchführbarkeit hat sich jedoch ein Testintervall von acht Tagen als ausreichend erwiesen. Bei Patienten nach Herzklappenersatz ließ sich eine deutliche Besserung der Prognose unter Anwendung der Selbstbestimmung nachweisen (11). Patienten, die in der Lage sind, die Selbstbestimmung der Antikoagulation durchzuführen, sind in den meisten Fällen sehr gut ausgebildet und motiviert und können geschult werden, Experten in der Antikoagulation zu werden. Die Häufigkeit der Testung trägt weiterhin zu einer Optimierung der Kontrolle bei und erlaubt darüber hinaus, die Testintervalle bei interkurrenten Erkrankungen, Änderungen der Ernährung oder der Medikation flexibel anzupassen.

Alle Studien haben gezeigt, dass die meisten Patienten, die dafür als geeignet angesehen werden, die Selbstbestimmung bevorzugen. Diejenigen, die erfolgreich geschult werden, betrachten ihre Lebensqualität als wesentlich verbessert. In einer Studie konnten nur 8,3% derjenigen, die geschult worden waren, nach Herzklappenersatz nicht mit der Selbstbestimmung fortfahren (11).

Obwohl die Kosten des Gerinnungsmonitors, der Teststreifen und der Trainingskurse für den Patienten berücksichtigt werden müssen, wiegen diese Kosten die hohen Kosten der Behandlung einer Komplikation bei konventionell durchgeführter Antikoagulation – wie Klappenthrombose, Thromboembolien, Schlaganfälle und Blutungskomplikationen – deutlich auf. Die Kosteneffektivität der Selbstbestimmung in Deutschland wurde demonstriert (17).

Auswahl der Patienten für und Durchführung der Schulungskurse

Die Patienten müssen in der Lage sein, einem strukturierten Schulungsprogramm für 6–12 h zu folgen und eine gewisse manuelle Geschicklichkeit aufbringen, um ihren Finger mit einer Lanzette zu punktieren und einen Blutstropfen auf den vorgegebenen Testträger aufzubringen. Der wichtigste Aspekt im Management der antikoagulierten Patienten ist jedoch die gründliche Information und Unterrichtung der Patienten zu Beginn der Schulung. Im Rahmen des strukturierten Schulungsprogramms, das aus einem ausführlichen theoretischen und einem praktischen Teil besteht, sollte der Patient intensiv über folgende Punkte informiert werden:

- die Blutgerinnung allgemein,
- die Wirkung der gerinnungshemmenden Medikamente,
- die INR als Maß für die Intensität,
- Nebenwirkungen,
- Medikamenteninteraktionen,
- Auftreten von Blutungskomplikationen und deren Symptome und
- die Rolle des Vitamin K.

Der Patient sollte lernen, eine ausgewogene Nahrung zu sich zu nehmen, die täglich in etwa vergleichbare Mengen an Vitamin-K-haltigen Nahrungsmitteln enthalten sollte. Der Patient sollte darüber hinaus ausführlich in der Handhabung der Dosierung geschult werden, sodass er in der Lage ist, auch die Dosis entsprechend den INR-Werten zu adjustieren.

Die **Genauigkeit der Systeme**, die für die Selbstbestimmung des INR-Werts im Vergleich zu konventionellen Bestimmungen verwandt wurden, wurde in mehreren Studien dokumentiert (5, 17).

Trotz dieser großen Vorteile wird die Selbstbestimmung der Antikoagulation in den Europäischen Ländern noch sehr unterschiedlich gehandhabt. Im Euro Heart Survey führten weniger als 1% der Patienten die Selbstbestimmung durch. Demgegenüber sind in Deutschland mehr als 120000 Patienten zwischenzeitlich geschult worden.

Literatur

1. Ansell JE, Hughes R. Evolving models of Warfarin management: anticoagulation linics, patient self-monitoring, and patient self-management. Am Heart J 1996; 132: 1095–1100.
2. Bernardo A. Halhuber C, Horstkotte D. Home prothrombin time estimation. In: Butchart EG, Bodnar E, eds. Current issues in heart valve disease: thrombosis, embolism and bleeding. London: ICR Publishers 1992: 325–30.
3. Beyth RJ, Quinn L, Landefeld CS. A multicomponent intervention to prevent major bleeding complications in older patients receiving Warfarin. A randomised controlled trial. Ann Intern Med 2000; 133: 687–95.
4. Butchart EG, Payne N, Li HH, et al. Better anticoagulation control improves survival after valve replacement. J Thorac Cardiovasc Surg 2002; 123: 715–23

5. Fitzmaurice DA, Machin SJ, on behalf of the British Society of Haematology Task Force for Haemostasis and Thrombosis. Recommendations for patients undertaking self management of oral anticoagulation. BMJ 2001; 323: 985–9.
6. Gadisseur AP, Breuking-Engbers, WG, van der Meer FJ, et al. Comparison of the quality of oral anticoagulant therapy through patient self-management of oral anticoagulation. Arch Intern Med 2003; 163: 2639–46.
7. Halhuber C. Quick test self-determination by patients. Adequate long-term anticoagulation can often only be performed with great difficulty. Fortschr Med 1988; 105: 615–17.
8. Hasenkam JM, Knudsen L, Kimose HH, et al. Practicability of patient self-testing of oral anticoagulant therapy by the International Normalized Ratio (INR) using a portable whole blood monitor. A pilot investigation. Thromb Res 1997; 85: 77–82.
9. Heneghan C, Alonso-Coello P, Garcia-Alamino JM, et al. Self-monitoring of oral anticoagulation: a systematic review and meta-analysis. Lancet 2006; 367: 404–11.
10. Horstkotte D, Piper C, Wiemer M. Optimal frequency of patient monitoring and intensity of oral anticoagulation therapy in valvular heart disease. J Thromb Thrombolys 1998; 5: 19–24.
11. Körtke H, Körfer R. International normalized ratio self-management after mechanical heart valve replacement: is an early start advantageous? Ann Thorac Surg 2001; 72: 44–8.
12. Lafata JE, Martin SA, Kaatz, S, Ward RE. The cost-effectiveness of different management strategies for patients on chronic Warfarin therapy. J Gen Intern Med 2000; 15: 31–7.
13. Lucas FV, Duncan A, Jay R, et al. A novel whole blood capillary technique for measuring the prothrombin time. Am J Clin Pathol 1987; 88: 442–6.
14. Menéndez-Jándula B, Souto JC, Oliver A, et al. Comparing self-management of oral anticoagulant therapy with clinic management. Ann Intern Med 2005; 142: 1–10.
15. Rosengart TK. Anticoagulation self-testing after heart valve replarcement. J Heart Valve Dis 2001; 11(Suppl 1): S61–5.
16. Sawicki PT. A structured teaching and self-management program for patients receiving oral anticoagulation: a randomised controlled trial. JAMA 1999; 281: 145–50.
17. Taborski VWE, Wittstamm FJ, Bernado A. Cost-effectiveness of self-management anticoagulant therapy in Germany. Semin Thromb Haemost 1999; 25: 103–7.
18. White R, McCurdy SY, von Marensdorff H, et al. Home prothrombin time monitoring after the initiation of Warfarin therapy. Ann Intern Med 1989; 111: 730–6.

9.9 Umgang mit Medikamenten

M. Middeke

Das Wichtigste in Kürze

Eine optimale medikamentöse Therapie gehört zu den wichtigsten Zielen der Rehabiliation. Damit verbunden ist die Therapietreue (Compliance), die sich auf verschiedene Arten äußert. Die Therapietreue lässt sich von Seiten der Patienten, aber auch von Seiten der Ärzte verbessern. Gründe für fehlende Therapietreue sind für Patienten u.a. Vergesslichkeit, aber auch z.B. Angst vor Nebenwirkungen. Ärzte können dem durch umfassende Informationen entgegenwirken, durch möglichst klare Therapieempfehlungen sowie durch eine Sichtweise des Patienten als ebenbürtigen Partner.

Ein wichtiges Ziel während der Rehabilitation ist die Optimierung der medikamentösen Therapie.

! Die American Heart Association (AHA) bezeichnet unzuverlässige Medikamenteneinnahme durch die Patienten als Problem Nummer 1 bei der Behandlung kardiovaskulärer und anderer Krankheiten. Mangelnde Therapietreue wird entsprechend von der AHA für mindestens 10% aller Krankenhauseinweisungen und 23% der Einweisungen in ein Pflegeheim verantwortlich gemacht.

Nomenklatur (4)

Die Nomenklatur bezüglich verschiedener Aspekte der Therapietreue ist nicht einheitlich. Reduzierte Therapietreue wird umgangssprachlich häufig als „Non-Compliance" bezeichnet. Dieser Begriff ist in jüngeren Darstellungen kritisiert worden, weil er einseitig dem Patienten die „Schuld" zuschreibt. Anstelle „Non-Compliance" ist daher in der angelsächsischen Literatur neuerdings oft der **Begriff „Non-Concordance"** verwandt worden, der neutraler als „Non-Compliance" auf eine Nicht-Übereinstimmung von ärztlicher Anordnung und Patientenverhalten hinweist.

Mangelnde Therapietreue, also **Non-Adhärenz**, lässt sich in verschiedene Formen eines Verhaltens des Patienten unterteilen, das von der ärztlichen Anordnung abweicht:

- Löst der Patient die vom Arzt erstellte Rezeptur erst gar nicht in der Apotheke ein, spricht man von „Nicht-Akzeptanz". Schätzungen gehen davon aus, dass dies bis zu 5% der ausgestellten Rezepte betreffen kann.
- Kompletter, ärztlicherseits nicht autorisierter Abbruch der Medikamenteneinnahme, die so genannte „Non-Persistenz", stellt eine weitere Ursachenkonstellation von Non-Adhärenz dar.
- Neben Non-Akzeptanz und Non-Persistenz beschreibt der Begriff Non-Compliance alle weiteren Unregelmäßigkeiten der Medikamenteneinnahme, bis hin zur mehrtägigen Unterbrechung der Therapie, die dann – im Gegensatz zur Non-Persistenz – jedoch wieder aufgenommen wird.

Die aktuelle Terminologie im Umfeld des Problemfeldes Therapietreue ist in Abbildung 9.**3** wiedergegeben.

Methoden

Untersuchungen mit dem elektronischen „Medication Event Monitoring System" (MEMS) zeigen, dass 50–60% der Hypertoniepatienten compliant sind und 5–10% non-compliant; 30–45% liegen zwischen den beiden Extremen mit z.T. sehr variablen Einnahmemustern (3).

Es gibt keine 100%ig sichere Methode zur Messung der Compliance, denn selbst bei elektronischer Kontrolle der Einnahme mittels Mikrochip in der Medikamen-

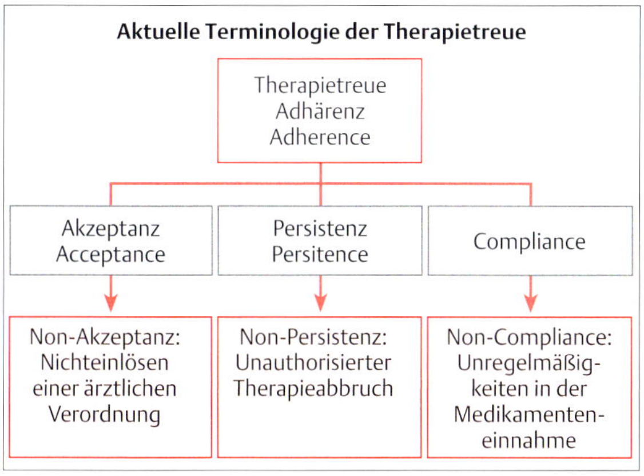

Abb. 9.**3** Aktuelle Terminologie der Therapietreue.

tenverpackung kann nur die Entnahme, aber nicht die tatsächliche Einnahme gemessen werden. Die Refill-Compliance wird bestimmt über das Verhältnis der in der Apotheke abgegebenen Medikamente zu der vom Arzt intendierten Menge bzw. Verschreibung (9). In der Arztpraxis muss eine lückenlose Dokumentation aller ausgestellten Rezepte erfolgen, in der Apotheke muss die Einreichung der Rezepte dokumentiert werden.

Die Bestimmung des Medikamentenverbrauchs anhand der vom Patienten mitgebrachten Packung (Pill count) ist nur von beschränkter Aussagekraft (5, 8). Sehr viel einfacher und doch relativ aussagekräftig und sehr aufschlussreich ist die direkte Patientenbefragung, z.B. anhand der 4 Fragen nach Morisky (7). Die Einschätzung der anthypertensiven Wirkung und das Auftreten von Nebenwirkungen sind wichtige klinische Hinweise auf die Compliance, die zusammen mit den Morisky-Fragen eine sehr gute und einfache Abschätzung erlauben (Tab. 9.**8**, Tab. 9.**9**).

Die Fragen des Morisky-Fragebogens sprechen die Hauptfaktoren der Compliance an, wie Vergesslichkeit, Sorglosigkeit, Nebenwirkungen bzw. Angst vor Nebenwirkungen. Es gibt viele weitere Gründe für Non-Compliance und Non-Persistence.

Ursachen

Die Gründe für die unbefriedigende Behandlungsqualität sind sehr vielschichtig. Letztlich liegen sie aber immer entweder auf der Patienten- und/oder Arztseite:

- Mangelhafte Therapietreue (Compliance) und Persistenz (Therapieabbruch) seitens der Patienten.
- Mangelnde Nachhaltigkeit, Kontrolle und Struktur in der langfristigen Behandlung von Patienten mit kardiovaskulären Erkrankungen im Sinne einer mangelhaften „Arztcompliance“.

Beide, Arzt und Patient sind häufig im guten Glauben, dass ihre Behandlung erfolgreich und z.B. der Blutdruck, Glukose- oder Lipidstoffwechsel gut eingestellt seien, obwohl dies objektiv nicht der Fall ist. Dies wird

Tabelle 9.**8** Methoden zur Überprüfung der Compliance/Medikamenteneinnahme

Methode	Bemerkungen
MEMS	Goldstandard, teuer und aufwendig
Refill	aufwendig, Mithilfe des Apothekers erforderlich
Pill count	beschränkte Aussagekraft
Morisky-Fragebogen	sehr nützlich
Medikamentenwirkung	nicht spezifisch
Auftreten von Nebenwirkungen	indikativ, nicht beweisend

Tabelle 9.**9** Morisky-Fragebogen (7)

1.	Vergessen sie manchmal, ihre Medikamente einzunehmen?	ja	nein
2.	Sind sie manchmal sorglos beim Einnehmen der Medikamente?	ja	nein
3.	Wenn sie sich besser fühlen, nehmen sie dann manchmal keine Medikamente?	ja	nein
4.	Wenn sie sich manchmal nach der Einnahme der Medikamente schlechter fühlen, hören sie dann damit auf?	ja	nein

Jedes ja wird mit 1 bewertet. 3 und 4 Punkte zeigen eine geringe, 1 und 2 Punkte eine mittlere und 0 Punkte eine hohe Compliance an.

sehr drastisch veranschaulicht durch die Untersuchungen von Hosie (6): 95 % der Patienten waren überzeugt, dass ihr Blutdruck im Normbereich ist, und 76 % der behandelnden Ärzte waren der Ansicht, dass sie bei ihren Patienten den Zielblutdruck erreicht haben. Tatsächlich waren aber nur 37 % der Patienten kontrolliert, d.h. im empfohlenen Zielblutdruckbereich. Die Untersuchung zeigt sehr eindrucksvoll die blinden Flecken sowohl bei den Patienten als auch bei den Ärzten auf.

Patientencompliance

> Compliance bezeichnet den Grad der Übereinstimmung des Patientenverhaltens mit medizinischen Empfehlungen und Verordnungen. Non-Compliance im engeren Sinne ist die fehlende Übereinstimmung zwischen verordneter Therapie und tatsächlich eingenommener Medikation.

Folgende Verhaltensmuster (4) ergeben sich aufgrund systematischer Untersuchungen mittels elektronischer Kontrolle der Medikamenteneinnahme (nach der Häufigkeit geordnet):

1. Änderungen des Zeitpunkts der Medikamenteneinnahme, z.B. verspätete Einnahme oder Wechsel von morgendlicher zu einer abendlichen Einnahme.

2. Änderungen des Dosierungsmusters: Auslassen oder eigenmächtige Addierung von Dosierungen. Auslassen zu Addierung im Verhältnis 4:1.
3. „Drug-holidays" mit Unterbrechung der Einnahme für drei Tage oder mehr; die Einnahme wird aber nicht dauerhaft abgebrochen.
4. Weißkittel- oder Praxiscompliance mit guter Einnahme vor dem Arzt- oder Klinikbesuch. Zwischen zwei Terminen nimmt die Compliance deutlich ab.

Die o.g. Untersuchung von Hosie (6) weist insbesondere auch auf ein Informationsdefizit der Patienten hin, hinsichtlich der Blutdrucknormalwerte und der anzustrebenden Zielblutdruckwerte. Diese Situation findet man hinsichtlich der Behandlungsqualität auch anderer chronischer Erkrankungen, wie Diabetes mellitus, Fettstoffwechselstörungen u.a.m.

Die Therapietreue ist bei Männern schlechter als bei Frauen, bei unverheirateten schlechter als bei verheirateten. Neue Untersuchungen bezüglich der antihypertensiven Behandlung zeigen, dass bei Patienten, die immer wieder über Nebenwirkungen klagen, insbesondere über unspezifische Nebenwirkungen unter verschiedenen Antihypertensiva, häufig eine psychiatrische Morbidität zugrunde liegt. Diese Patienten leiden häufiger unter Panikattacken, Ängsten und Depression (2). Die Diagnostik und Therapie sollte dementsprechend erweitert werden.

Aber auch viele unauffällige Patienten haben häufig nicht geäußerte Vergiftungsängste (Medikamente schädigen langfristig meine Leber oder Nieren), oder befürchten Blutdruck und Blutzucker könnten zu stark gesenkt werden. Die Beipackzettel sind für viele Patienten abschreckend, weil sie zu wenig differenziert auf die (potenziellen) Nebenwirkungen eingehen.

Viele Patienten meinen auch nach der initialen Blutdruck- oder Blutzuckersenkung- oder -normalisierung durch eine entsprechende Therapie auf diese nun verzichten zu können, da sie geheilt seien. Sie setzen mit der Medikation aus oder sie vergessen die Einnahme. Die Tatsache, dass die meisten dadurch keine subjektive Verschlechterung spüren, bestätigt sie in der Annahme, dass die Medikamenteneinnahme nicht dringend notwendig ist. Auch hier besteht ein offensichtliches Informationsdefizit bezüglich der Natur der Erkrankung, der Wirkungsweise und -dauer der Medikamente.

In einer englischen Studie wurden Hypertoniker aus Praxen von Allgemeinärzten unter antihypertensiver Langzeittherapie zu ihrer Einstellung zu Medikamenten, speziell zu Antihypertensiva befragt (1). Vorbehalte gegen Arzneimittel und Antihypertensiva äußerten zwar 76%, aber alle hatten auch positive Ansichten zur verordneten Therapie. Die Autoren berichten über die in Tabelle 9.**10** dargestellten, sicher auch für Deutschland gültigen Einstellungen und Äußerungen.

Für eine **gute Therapietreue förderlich** sind

- Gute Arzt-Patienten-Beziehung und -Kommunikation,
- Aufklärung über Risiken der Hypertonie und den Nutzen der Therapie,
- Hypertonikerschulung, Patienteninformation,
- Blutdruckselbstmessung,
- einfaches Therapieschema,
- fixe Kombinationen bei unzureichender Behandlung unter Monotherapie,
- Dosierungshilfen/Dosator,
- gute Blutdrucksenkung ohne Nebenwirkungen und
- subjektive Besserung (Abnahme von Schwindel, Kopfschmerz, Angina und Dyspnoe).

! Für die medikamentöse Therapie chronischer Herzkreislauf- und Stoffwechselerkrankungen sind ein einfaches Therapieschema mit möglichst geringer täglicher Tablettenzahl sowie eine gute Wirkung ohne Nebenwirkungen die besten Voraussetzungen für eine gute Compliance.

Arztcompliance

Wenn man Non-Compliance der Patienten beklagt, muss man auch die Defizite der Ärzte in der Behandlung ansprechen.

! Als Arztcompliance kann man den Grad der Übereinstimmung des Arztverhaltens mit den Empfehlungen von Fachgesellschaften und Leitlinien bezeichnen.

Nur sehr wenige Ärzte haben einen Überblick über die eigene Behandlungsqualität in der Praxis. Damit fehlt die wichtigste Rückmeldung als Voraussetzung und Motivation für eine Verbesserung der eigenen Behandlungssituation. Dies wird durch die Untersuchungen von Hosie (s.o.) sehr eindrucksvoll gezeigt.

Die meisten Ärzte führen Therapieversagen und unzureichende Blutdruck- und Stoffwechseleinstellung ausschließlich auf die Patienten, die Insuffizienz der Therapie oder auf medizinische Gründe zurück. Eine echte Therapieresistenz sind eher seltene Gründe für eine unzureichende Behandlungsqualität. Leider werden gesundheitspolitisch und vergütungstechnisch nach wie vor die falschen Anreize gesetzt, und zwar mit einer Minderbewertung des ärztlichen Gesprächs, der Prävention und der medikamentösen Therapie, bei gleichzeitiger Überbewertung technischer Leistungen. Diese Schieflage wirkt sich insbesondere in der langfristigen Behandlung chronisch Kranker aus.

Auf der **Arztseite sind folgende Mängel** für den unzureichenden Behandlungserfolg festzustellen:

- mangelnde Kommunikation (Information, Aufklärungsgespräch, Schulung),
- mangelnde Sicherheit und Kenntnisse (Bewertung der Blutdruck- und Stoffwechselsituation, der gemessenen Werte, der Selbstmessung, der Zielwerte),
- mangelnde Überzeugung der Patienten hinsichtlich des Risikos der Erkrankung, der Notwendigkeit und des Erfolgs der Therapie sowie
- häufiger Medikamentenwechsel, unsinnige Kombinationen, unsinniges Einnahmeschema, falsche Dosierung.

Tabelle 9.10 Patienteneinstellungen zur Medikation (1)

Vorbehalte gegen Medikamente	
Allgemein	➤ Tabletten sollte man am besten vermeiden ➤ Tabletten sind unnatürlich und unsicher ➤ Tabletten werden als unangenehm empfunden aufgrund früherer Erfahrungen ➤ Tabletten signalisieren Krankheit ➤ Patienten wurden erzogen, Tabletten zu vermeiden ➤ Ärzte verschreiben Tabletten vorschnell
Vorbehalte speziell gegen Antihypertensiva	➤ Wunsch nach einer Unterbrechung der Einnahme ➤ Vorliebe für eine nichtmedikamentöse Alternative ➤ Patienten stellen die Notwendigkeit einer dauerhaften Einnahme in Frage ➤ Mögliche Langzeitschäden oder unbekannte Risiken
Positive Äußerungen und Gründe Antihypertensiva einzunehmen	
Positive Erfahrung mit dem Arzt	➤ Ratschläge vom Arzt ➤ Vertrauen in den Arzt ➤ Verbesserte Blutdruckeinstellung
Positive Erfahrungen mit der Medikation	➤ Guter Erfolg erreicht ➤ Subjektive Besserung ➤ Beruhigendes Gefühl
Pragmatische Überlegungen	➤ Fehlen einer echten Alternative zur Medikation ➤ Fehlen von Symptomen, um die Medikation anzupassen

Ganz überragende Bedeutung hat jedoch ein einfaches Therapieschema, die Installation eines strukturierten Kontroll- und Wiedereinbestellungssystems in der Praxis und die Schulung der Patienten, z.B. in der Reha.

Das paternalistische Arzt-Patienten-Verhältnis sollte endgültig zugunsten einer Zusammenarbeit auf gleicher Augenhöhe mit dem Ziel einer partnerschaftlichen Entscheidungsfindung (shared decision making) abgelöst werden.

Ärzte sollten in der Lage sein,

- Ideen, Ängste und Erwartungen des Patienten herauszufinden,
- Patienten die verschiedenen Behandlungsoptionen darzustellen,
- Informationen anzubieten und eine Risikoabwägung der Behandlungsoptionen zu kommunizieren,
- den Prozess des Informationsverständnisses und der Reaktionen des Patienten zu überprüfen,
- den Entscheidungsprozess des Patienten und die unterschiedlichen Rollen beider Gesprächspartner dabei zu akzeptieren und
- dem Patienten die Gelegenheit zur nochmaligen Überprüfung der Entscheidungsfindung anzubieten.

Dazu ist erforderlich, den Patienten in den Entscheidungsprozess zu involvieren, mit dem Patienten einen Konsens zu finden, dass ein Problem existiert und eine Entscheidung notwendig ist. Damit wird der Patient auch stärker mit in die Verantwortung einbezogen, und die Chancen für den Behandlungserfolg steigen.

Einen sehr hohen Stellenwert zur Compliance-Förderung und in Diagnostik und Therapiekontrolle hat die **Selbstmessung** durch die Patienten, z.B. Blutdruck, Blutzucker, peak flow u.a.m. Die Einübung zur Selbstmessung erfolgt am besten in der Rehabilitation. Die selbst gemessenen Werte müssen dokumentiert und in den Entscheidungsprozessen berücksichtigt werden.

Die Einübung in die Selbstmessung ist stets ein sehr guter Einstieg in eine umfassendere Schulung während der Rehabilitation.

Literatur

1. Benson J, Britten N. Patients' decisions about whether or not to take antihypertensive drugs: qualitative study. BMJ 2002; 325: 873–76
2. Davies SJ, Jackson PR, Ramsay LE, Ghahramani P. Drug intolerance due to nonspecific adverse effects related to psychiatric morbidity in hypertensive patients. Arch Intern Med 2003; 163: 592–600
3. Düsing R, Lottermoser K, Mengden T. So erhöhen Sie die Compliance Ihrer Hypertoniker. Münch Med Wochenschr 2000; 142: 39–40
4. Düsing R. Therapietreue bei medikamentöser Behandlung. Dtsch Med Wochenschr 2006 DMW spezial, Hypertensiologie S2: H 28–30.
5. Gregoire JP, Guilbert R, Archambault A, Contandriopoulos, A. Measurement of Non-Compliance to Antihypertensive Medication Using Pill Counts and Pharmacy Records. J Soc Adm Pharm 1997; 14: 198–207.
6. Hosie J, Wiklund I. Managing hypertension in general practice: can we do better? J Human Hypertens 1995; 9 Suppl. 2: S15–18
7. Morisky, D. E.; Green, L. W.; Levine, D. M. Concurrent and Predictive Validity of a Self-Reported Measure of Medication Adherence. Med. Care 1986, 24, 67–74.

8. Paes AH, Bakker A, Soe-Agnie CJ. Measurement of Patient Compliance. Pharm World Sci 1998; 20: 73–77.
9. Sclar DA, Chin A., Skaer TL., Okamoto MP, Nakahiro RK, Gill MA. Effect of Health Education in Promoting Prescription Refill Compliance Among Patients With Hypertension. Clin Ther 1991; 13: 489–495.

9.10 Beratung Angehöriger

W. Kamke

Das Wichtigste in Kürze

Da Lebensstil, Ernährung, Rauchgewohnheiten etc. häufig familiär geprägt sind, spielt die Beratung Angehöriger in der Rehabilitation eine wichtige Rolle. Die Angehörigen sollen informiert werden über die Erkrankung und (auch psychischen) Umgang mit dem Patienten, über Wege zur Vermeidung von Risikofaktoren, den Umgang mit Notfällen (Wiederbelebung) etc. Zur Durchführung bieten sich Informationsveranstaltungen, Einzelberatungen, Schulungen und Praxisseminare an. Leider werden diese Angebote von Angehörigen bisher viel zu selten wahrgenommen.

Einleitung

Die Beratung Angehöriger ist Bestandteil der kardiologischen Rehabilitation Phase II und sollte den Übergang zu Phase III verbessern, die Wiedereinbindung des Patienten in das ambulante Umfeld. Untersuchungen zum Langzeitverlauf nach einer Rehabilitationsmaßnahme zeigen einen abnehmenden Effekt (PIN-, CARO-, KAROLA-Studie) (7, 4, 6).

Ein Grund dafür könnte sein, dass Lebensstil, Lebensgewohnheiten und Risikoverhalten häufig familiär geprägt sind. Aus diesem Grund sind edukative Maßnahmen im familiären Umfeld sinnvoll. Ein rauchender Ehepartner oder falsche Ernährungsgewohnheiten in der Familie können die Anstrengungen der Rehabilitation auch bei gutem Vorsatz des Patienten in Frage stellen. Hinzu kommt, dass im Bereich der Ernährung Kochen und Essenszubereitung häufig vom Ehepartner übernommen wird. Außerdem kann die Beratung ein Bindeglied zwischen der patientenbezogenen Sekundärprävention und der Primärprävention von Angehörigen im familiären Umfeld sein.

Ziele

Ziele der Beratung Angehöriger sind:

- Vermittlung von Kenntnissen zu Ursachen, Behandlung und Prognose der Erkrankung und zum Umgang mit dem erkrankten Patienten.
- Beeinflussung der Risikofaktoren im häuslichen Umfeld (Nikotin, Fehlernährung, Bewegungsmangel, inadäquates Freizeitverhalten, körperliche und psychische Überforderung).
- Vermittlung von Kenntnissen im Umgang mit Risikosituationen:
  - Verhalten bei erneuten Beschwerden (Angina pectoris, Dyspnoe, Verdacht auf Herzinfarkt, Blutungskomplikationen),
  - Maßnahmen der Herz-Lungen-Wiederbelebung.
- Vermittlungen von Kenntnissen zur Belastbarkeit
  - körperliche Belastbarkeit,
  - psychische Belastbarkeit,
  - Umgang mit speziellen Risikofaktoren (Reisen, Fliegen, Autofahren, Sexualität, etc.).
- psychologische Unterstützung
  - Krankheitsverarbeitung,
  - Depressionsverarbeitung,
  - Abbau von Ängsten.
- Einbeziehung in das Betreuungsmanagement
  - Blutdruckselbstkontrolle,
  - INR-Selbstbestimmung,
  - Blutzuckerkontrolle und Insulintherapie,
  - Pflegeanleitung.

Bedeutung und Inhalte

Im Zusammenhang mit kürzeren Verweildauern in der Klinik und schneller Übernahme der Patienten in die Anschlussheilbehandlung nimmt der Umfang und die Intensität der Patienteninformation und -aufklärung im Akutkrankenhaus ab. Einer Einzelberatung von Angehörigen steht jede kardiologische Rehabilitationseinrichtung offen. Limitierend dabei ist z.T. der Zeitbedarf.

Erfahrungen aus Gesprächen mit Kollegen zeigen, dass diese Möglichkeit aber nur in sehr beschränktem Maße wahrgenommen wird. Dabei werden am ehesten Themen wie körperliche Belastbarkeit, geplante Reisen oder das Führen von Kraftfahrzeugen angesprochen. Fragen zum Umgang und zur Umsetzung des Abbaus von Risikofaktoren (Ernährung, körperliche Aktivität) sind selten. Mitreisende Angehörige sollten am Gesundheitsprogramm während der Rehabilitation teilnehmen.

Die Durchführung spezieller Patientenseminare erscheint aus Organisations- und Zeitgründen optimal für die Umsetzung der Thematik. Zusätzlich kann hier ein Gruppeneffekt erzielt werden. Schwerpunktveranstaltungen, wie Tag der offenen Tür, Herzmonat im Rahmen der Herzstiftung, können eine regelmäßig gezielte Patientenberatung im Zusammenhang mit dem Rehabilitationsverlauf nicht ersetzen.

In Zusammenarbeit mit der Deutschen Herzstiftung werden **Seminare zur Herzkreislauf-Wiederbelebung** angeboten. Auf diesem Gebiet besteht ein hoher Schulungsbedarf für Angehörige. Der plötzliche Herztod tritt zu 72% in häuslicher Umgebung auf (1, 2). Obwohl in diesen Fällen zu 67% Augenzeugen (drei Viertel davon Angehörige) anwesend waren, wurde nur in 14% eine Laienreanimation unternommen. In gezielten Schulungen zur Herzkreislauf-Wiederbelebung kann einerseits das Wissen der Angehörigen auf diesem Gebiet verbessert und andererseits Ängste im Zusammenhang mit den Notfällen abgebaut werden. In den neuen Richtlini-

Die hier angeführten Merkmale von Anpassungsstörungen fallen im klinischen Alltag häufig nicht auf. Auch sind sie prima vista nur schwer von einer (nachvollziehbaren) Trauerreaktion oder angemessener Realangst zu unterscheiden bzw. können sich aus diesen entwickeln. Dann jedoch markieren sie eine Störung im Coping.

Coping in einzelnen kardiologischen Belastungssituationen

Myokardinfarkt

Herzpatienten mit Myokardinfarkt weisen bis zu einem Drittel im 1-Jahresverlauf relevante depressive Störungen auf (18), die in mindestens 50% persistieren und nur bei einem Viertel der Betroffenen diagnostiziert werden (8). Depressive und partiell auch ängstliche Infarktpatienten werden in der Akutphase durchschnittlich länger stationär behandelt, zeigen im Anschluss ein stärkeres Inanspruchnahmeverhalten, weniger Rauchabstinenz und eine höhere Abbruchquote bei rehabilitativen Anschlussheilbehandlungen.

Weiterhin ist das Coping bei diesen Patienten durch höheren kardialen Beschwerdedruck, niedrigere Wiederaufnahme der Berufstätigkeit, geringere gesundheitsbezogene Lebensqualität und schlechtere Medikamenten-Compliance gekennzeichnet.

Bypass-Operation

Das Coping nach Bypass-Operation weist ähnliche Zusammenhänge zwischen prä- sowie postoperativer depressiv-ängstlicher Anpassungsstörung einerseits und dem nachfolgenden Bewältigungsprozess andererseits auf. Bei etwa einem Fünftel der bypass-operierten Patienten belastet eine anhaltende Depressivität maßgeblich das funktionelle Behandlungsergebnis, ferner weisen prospektive Verlaufsstudien auf ein doppelt so hohes Risiko für depressive ACVB-Patienten hinsichtlich kardialer Komplikationen und Mortalität hin (10, 26).

Cardioverter-Defibrillator

Auch im Kontext anderer kardialer Interventionen finden sich teilweise vermehrte psychische Belastungen mit Konsequenzen für das weitere Krankheitsverhalten. So bedeutet der implantierbare Cardioverter-Defibrillator (ICD) eine effektive und lebenssichernde Therapieoption maligner Rhythmusstörungen, zugleich hinterlässt er bei den meisten Patienten eine deutliche Ambivalenz aus positiver Schutzfunktion und negativer Abhängigkeit, in Verbindung mit potenziell traumatischer Schockabgabe. Bei wiederholter therapeutischer (und vereinzelt dysfunktionaler bzw. defektbedingter) Schockabgabe erschöpfen sich die Bewältigungskapazitäten, sodass sich bei bis zu einem Drittel der ICD-Patienten relevante Coping-Probleme in Verbindung mit Angststörungen (Agoraphobie bzw. Panikstörung), ängstlich-depressiven Syndromen oder auch posttraumatische Belastungsstörungen (PTBS) entwickeln (3, 15, 16, 17).

Das assoziierte Vermeidungsverhalten der ICD-Patienten stellt dabei eine enorme Belastung anderer, insbesondere aktiver Bewältigungskomponenten dar. Da Angst und Depressivität zudem psychophysiologisch eine Rhythmusinstabilität begünstigen und Schockabgaben triggern können, besteht hier Handlungsbedarf für ein spezifisches Coping. Ob sich im ungünstigen Fall eine PTBS einstellt, hängt von mehreren Faktoren ab, etwa vom Ausmaß der sozialen Unterstützung durch Angehörige, psychotherapeutische Begleitung oder durch Selbsthilfegruppen und nicht zuletzt von der Arzt-Patient-Beziehung (5).

Herzinsuffizienz

Bei der chronischen Herzinsuffizienz ist die Lebensqualität im Maßstab zur Allgemeinbevölkerung schweregradabhängig erheblich eingeschränkt (20). In Form einer Abwärtsspirale finden sich Zusammenhänge mit einer niedrigen Adhärenz (Medikation; Gewichtserfassung etc.), die ihrerseits zu vermehrten kardialen Dekompensationen, Rehospitalisierungen und wiederum verschlechterter Lebensqualität führen. Damit liegt auch die Prävalenz depressiver Störungen bei herzinsuffizienten Patienten mit 10–25% (ambulanter Bereich) sowie zwischen 35% und 70% (stationäre Behandlung; 30) deutlich über derjenigen der Allgemeinbevölkerung (6,6%) (21).

Gender- und Paar-Aspekte

„Men deny and women cry“ stellt die provokante Deutung eines geschlechtsdifferenten Krankheitsverhaltens bei KHK dar (22), verweist aber auf wohl grundsätzliche Unterschiede im Coping. Mit der allmählichen Korrektur der Studienlage zu Herzerkrankungen bei **Frauen** wird deutlich, dass zahlreiche an Männern erhobene Befunde zu psychosozialen Risikofaktoren wie auch zur Bewältigung der KHK nicht einfach auf Frauen übertragbar sind (6, 31).

Verkürzt gesagt: herzkranke Frauen sind nach koronarem Ereignis durchschnittlich psychisch stärker belastet (u.a. depressiver), haben eine geringere Lebensqualität und verfügen offensichtlich über weniger erfolgreiche Bewältigungsmuster als Männer.

Während die ungünstigen kardialen Folgen psychosozialer Belastung und negativer Emotionen bei Frauen eine vergleichbare Prognosebelastung wie bei Männern bedeuten, scheinen Frauen im Wesentlichen andere Stressursachen (familiärer Bereich; Doppelbelastungen etc.) aufzuweisen wie auch mutmaßlich physiologisch differente kardiovaskuläre Reaktivitätsmuster (Phänomen der so genannten Stress-Kardiomyopathie). Im

Kontrast dazu erscheinen Frauen in der Rehabilitation benachteiligt, erhalten weniger Rehabilitationsangebote, haben höhere Drop-out-Raten und scheinen von den gängigen psychosozialen Interventionen weniger zu profitieren (7, 27, 36).

Ein anderer, immer noch unzureichend berücksichtigter Faktor in der Bewältigung von Herzerkrankungen liegt in der **Partnerschaft** bzw. Paarbeziehung. Auch unter evidenzbasierten Kriterien lässt sich konstatieren, dass die emotionale Unterstützung durch den Partner einen „wichtigen moderierenden Einfluss" auf die Bewältigung der psychischen Infarktfolgen ausübt (35). Zugleich können chronische Paarkonflikte (z.B. in Gestalt eines einengenden oder überfürsorglichen Verhaltens vornehmlich der Partnerin: „overprotectiveness") die wünschenswerten Anpassungsprozesse erschweren.

! Aus beiden Aspekten, den Geschlechtsdifferenzen wie der Bedeutung von Partnerschaft für den Verlauf der Herzerkrankung, ergeben sich Implikationen für eine Coping-förderliche, angepasste Rehabilitation.

Diagnostik von funktionaler versus dysfunktionaler Bewältigung

Gemäß den KHK-Leitlinien von 2003 (11) wird empfohlen, zu Beginn einer Rehabilitationsmaßnahme den **psychosozialen Status** zu berücksichtigen. Dies trägt der mittlerweile gesicherten Bedeutung von Depression und fehlender sozialer Unterstützung als Risikofaktoren Rechnung. In Anbetracht der Bedeutung psychosozialer Faktoren für ein erfolgreiches Coping sowie der Auswirkungen des Copings für den gesamten Krankheitsverlauf bzw. damit verbundener Gesundheitskosten muss eine solche Diktion zögerlich erscheinen.

Eine wesentliche Voraussetzung und Folge von Bewältigung ist **psychische Stabilität** (Abschnitt Determinanten und Ziele von Coping). Epidemiologische Studien zeigen eine ausgeprägte psychische Komorbidität bei chronischer Herzerkrankung (25% bis 40%) (1, 21), die auch innerhalb der kardiologischen Rehabilitation im Rahmen der Behandlungsplanung noch unzureichend beachtet wird (14).

Biopsychosoziale Anamnese. Ausgangspunkt einer Diagnostik zum Bewältigungspotenzial und -status bleibt auch beim Herzpatienten eine sorgfältige biopsychosoziale Anamnese, die neben dem somatischen Status das körperliche und psychische Funktionsniveau, die aktuelle soziale Lebenssituation und explizit das psychische Befinden erfasst. Hierbei sollten Blick und Einschätzung auf die Adaptivität der emotionalen Reaktion gerichtet sein.

Diagnostisch relevant können dabei isolierte, „indirekte Hinweise" in Form vegetativer Symptome (u.a. Schlafstörungen) wie auch dysfunktionaler Kognitionen sein. Auch somatoforme Begleitsymptome bzw. sekundär funktionelle Beschwerden (z.B. thorakale Schmerzen; Dyspnoe), die sich differenzialdiagnostisch mitunter schwer von der kardialen Grunderkrankung abgrenzen lassen, sind häufig Ausdruck einer gestörten Bewältigung.

Tabelle 10.**2** Psychosoziales Screening zum Coping-Status (nach 32)

1. Wie würden Sie Ihren Energiezustand beschreiben?
2. Wie schlafen Sie derzeit?
3. Wie war Ihre Stimmung zuletzt?
4. Unter welchem Druck standen Sie zuletzt bei der Arbeit oder zuhause?
5. Was tun Sie, um nach der Arbeit oder am Ende des Tages wieder zu sich zu kommen? Fällt Ihnen dies schwer?
6. An wen wenden Sie sich, wenn Sie Unterstützung brauchen?
7. Gibt es irgendwelche persönlichen Dinge, die wir noch nicht angesprochen haben, die Sie mir aber mitteilen möchten?

Zur Erfassung der psychischen Befindlichkeit sind auch in der Rehabilitationsphase **psychometrische Screening-Verfahren** geeignet, etwa zur Sondierung der beiden häufigsten Symptombereiche Depressivität und Angst (Abschnitt Determinanten und Ziele von Coping). Ein von der AG „Klinische Psychologie in der DGPR" für kardiologische Rehabilitanden konzipiertes Fragebogenset zur Erfassung psychosozialer Probleme geht darüber hinaus und stellt hier eine umfassendere Alternative dar, die in ihrer Praktikabilität und Validität aber noch nicht abschließend zu bewerten ist (28). Eine weitere Möglichkeit, bewältigungsrelevante Fragen zum psychosozialen Status in offener Gesprächsform zu berücksichtigen, zeigt Tabelle 10.**2** (32).

Will man den Bewältigungsstatus qualitativ einschätzen, empfiehlt es sich, u.a. folgende Fragen zu beantworten:

- Ist das Coping durch Grübeln, Selbstbeschuldigungen oder sozialen Rückzug gekennzeichnet?
- Wie stellt sich die prämorbide Persönlichkeit (Vorgeschichte; Pessimismus vs. Optimismus; Affektivität; Kontakt- und Bindungsfähigkeit) dar?
- Wie viel Akzeptanz der Grunderkrankung liegt vor?
- Gibt es unterschiedliche bzw. individuelle Bewältigungsversuche im Krankheitsverlauf (Flexibilität, Vielfalt)?

! Ein solches „psychosoziales Staging" sollte idealerweise Grundlage jeder rehabilitativen oder auch Langzeitbehandlung von Herzkranken sein, um ein dysfunktionales Coping zielgerichteter angehen zu können bzw. funktionale Modi zu verstärken.

Interventionen zur Förderung des Bewältigungsprozesses

Aussagekräftige Metaanalysen zum Einsatz von psychologischen Interventionen zur Stressbewältigung und Lebensstiländerung (Übersicht: 25) unterstreichen eindrucksvoll ihren Nutzen hinsichtlich einer Mortalitätsreduktion sowie einer Verbesserung der Lebensqualität, und damit einer Verbesserung der Krankheitsbewältigung unter Aspekten der psychischen Befindlichkeit (Reduktion des Distresserlebens) und der Adhärenz (Risikofaktorkontrolle). Diese Ergebnisse sprechen demnach für eine feste Implementierung von u.a. Gruppengesprächsangeboten (Bewältigung von koronargefährdendem Stress), Psychoedukation sowie Entspannungstrainings.

Grundsätzlich ist zu fordern, dass solche Interventionen anzubieten sind, die das Coping von Herzpatienten fördern. Dabei reicht das Spektrum von einer empathisch zugewandten Geste des Notarzts noch in der Akutphase (29) bis zur spezifischen Psychotherapie im weiteren Verlauf. Die Effizienz einer uniformen Zuteilung („Gießkannenprinzip") standardisierter Interventionen darf bezweifelt werden. Vielmehr verdeutlichen viele Einzelbeispiele, wie Koronarpatienten bereits in der Akutphase von unspezifischen Angeboten profitieren (Zuwendung durch professionelle Helfer, Gruppenunterstützung und Regulation von Aktivitäts-Entspannungs-Zyklen) und dadurch eine Weichenstellung im Sinne einer aktiven Krankheitsbewältigung erfahren.

Daher erscheint ein stufenweises, differenziertes Vorgehen in der psychosozialen Behandlung von Herzpatienten sinnvoll, gemäß der Erkenntnis, dass unterschiedliche (individuelle) psychosoziale Bedingungen auch unterschiedliche Interventionsebenen bzw. Dosierungen an psychosomatisch-psychotherapeutischer Unterstützung erfordern.

Stufenweises Vorgehen

Erste Ebene. Auf einer ersten Ebene kann es für den Herzpatienten um eine informative Auseinandersetzung mit Krankheitsaspekten und ihren Auswirkungen im Rahmen des ärztlichen Gesprächs gehen. Hier kommen Grundvariablen der patientenzentrierten Gesprächsführung zur Geltung, die den Patienten darüber hinaus psychisch entlasten und ihm den Weg für eine Akzeptanz der neuen Krankheitssituation erleichtern können.

Neben der körperlichen Kompromittierung ist die psychische Belastung eine zusätzliche Bedrohung, die geleugnet oder schamhaft kaschiert wird („*da muss ich durch, da kann mir keiner helfen*"). Diese gilt es insbesondere bei stillen, zurückgezogenen Patienten zu antizipieren. Andererseits entsteht bei ängstlichen, klagsamen oder gar anklammernden Patienten im Arzt-Patient-Kontakt leicht ein (Gegenübertragungs-)Impuls von Beschwichtigung (Eingangszitat im Abschnitt: Was meint Bewältigung – Verarbeitung oder Anpassung?), mit der unbewussten Funktion, den Arzt vor zu intensiver Anteilnahme und auch für ihn im Kontakt erlebbarer Lebensbedrohung zu schützen. Dieses Ausweichen, auch vor impliziten existenziellen Fragen, kann die Beziehung belasten und darüber das Krankheitsverhalten des Patienten ungünstig auslenken (z.B. Nonadhärenz, Somatisierungstendenz etc.).

Ziel dieser Gesprächsebene sollte aber sein, in Form einer gemeinsamen Festlegung von Therapieschritten („shared decision making") den **Patienten als aktiven Partner** in dessen Krankheitsverarbeitungsprozess zu gewinnen. Hierbei sind auch bereits vorhandene Ressourcen nutzbar zu machen oder konkrete und unmittelbare Bewältigungsmöglichkeiten anzusprechen (Kontakte durch Angehörige, Informationssuche, Entspannung, Ablenkung etc.).

Zweite Ebene. Eine zweite Ebene stellt die psychosomatische Grundversorgung dar (behandelnde Ärzte, Reha-Klinik, Hausarzt), bei der es um ärztliche Beratung, Begleitung und Unterstützung in einer Neuorientierung für den Patienten gehen muss. Aufgaben und Ziele liegen hier auch in einer Sicherstellung sozialer Unterstützung, einer bedarfsweisen Organisation sozialer Betreuung sowie im Bereich der Psychoedukation. Sozialer Unterstützung kommt dabei eine zentrale Bedeutung für das Coping zu (informelles Hilfesystem, konkrete Hilfe und mobilisierende Variable) (23, 33).

Dritte Ebene. Eine dritte (Zwischen)Ebene stellen Gruppentherapien oder Selbsthilfegruppen dar, die sich spezifisch und explizit mit der Krankheitsbewältigung befassen. Diese Form der Coping-Förderung kann sinnvoll sein, wenn die Neuorientierung blockiert ist und die Begegnung mit Mitbetroffenen die Möglichkeit zu Entlastung, solidarischer Instruktion und konstruktiver Auseinandersetzung verspricht.

Vierte Ebene. Schließlich bleibt die vierte Ebene der stützenden oder auch konfliktorientierten Fach-Psychotherapie jenen Situationen vorbehalten, in denen die übrigen Maßnahmen an Grenzen stoßen, nicht zur Verfügung stehen oder aber die psychische Symptomschwere und Konflikthaftigkeit (depressive Episoden, Angststörungen, PTBS, Anpassungsstörungen) dies klar indizieren. Hierbei findet sich bei Koronarpatienten aus psychodynamischer Sicht gehäuft eine Selbstwertregulationsproblematik mit kompensatorischer Leistungsorientierung, die auf der deskriptiv-phänomenologischen Ebene durch einen Symptomkomplex von Enttäuschung, Ärger, Aggression und insbesondere Depression imponiert. Diese krankheitswertigen Störungen haben erhebliche Auswirkungen auf die Bewältigungskapazitäten von Koronarpatienten. In der Psychotherapie dieser Störungen kommen folgende Ansätze zum Einsatz:

- kognitiv-behaviorale Ansätze,
- klientenzentrierte Gesprächspsychotherapie, aber auch
- ein psychodynamisch orientiertes Vorgehen, wie es z.B. Boll-Klatt (4) zugleich setting- und patientenorientiert konzeptualisiert hat.

Letzterer für Koronarpatienten adaptierte Psychotherapieansatz erfordert vom Behandelnden Erfahrung, Interesse und eine Art von „Unerschrockenheit" gegenüber der kardiologischen Dimension; dementsprechend auch Kenntnisse der kardialen Erkrankung, ihrer psychosozialen und somatischen Vorläufer sowie ein hohes Maß an Flexibilität. Angesichts der latent oder offen vorhandenen Todesbedrohung ist eine innere Stabilität in der Beziehung bzw. der therapeutischen Situation wichtig, die es den Patienten ermöglicht, bis dato oft bagatellisierte oder verleugnete Ängste zu thematisieren und zu integrieren.

Fazit

Herzerkrankungen bedeuten als chronische Erkrankungen anhaltende Begrenzungen und Einschränkungen von körperlicher Leistungsfähigkeit, Integrität und Wohlbefinden. Hinzu tritt hier ein wohl spezifisches psychologisches Moment, einer zentralen Lebensbedrohung ausgesetzt zu sein. In einer zirkulären Dynamik resultieren daraus psychosoziale Belastungen, welche bei ungünstiger Anpassung der Patienten (maladaptives Coping) den Krankheitsprozess erneut und zusätzlich belasten. In der Konsequenz sollten gemäß den Überlegungen zu einer routinemäßigen psychosozialen Basisdiagnostik (Abschnitt Determinanten und Ziele von Coping) auch die Bewältigungsmöglichkeiten bzw. der Coping-Status initial sowie im Verlauf evaluiert werden, um so die Voraussetzungen für eine gezielte und bedarfsorientierte, möglichst effiziente Unterstützung der Krankheitsbewältigung bei Herzpatienten zu ermöglichen.

Diese Diagnostik sollte idealerweise bereits an den Schnittstellen der Rehabilitation (Phase I–III) erfolgen. Für die Indikationsstellung bewältigungsfördernder Angebote ist die Prozesshaftigkeit von Coping in einem chronischen Krankheitsverlauf zu berücksichtigen. Ferner sollten Rehabilitations- und psychotherapeutische Unterstützungsangebote die spezifischen Bedürfnisse von Frauen in einem bisher männlich dominierten Setting berücksichtigen sowie den Partner systematischer einbeziehen.

Literatur

1. Arolt V. Psychische Störungen bei Krankenhauspatienten. Berlin, Springer 1997
2. Barth J, Schumacher M, Herrmann-Lingen C. Depression as a risk factor for mortality in patients with coronary heart disease: A meta-analysis. Psychosom Med 2004; 66: 802–13
3. Benninghoven D, Kunzendorf S, Heberlein I, Jantschek G. Angststörungen bei Patienten mit implantiertem Kardioverter-Defibrillator(ICD). Fallstudie einer psychotherapeutischen Behandlung. Psychotherapeut 2006, 51: 206–213
4. Boll-Klatt A, Integrierte Kardiologie. In: Schmeling-Kludas C (Hrsg.). Psychosomatisches Kompendium der Inneren Medizin. München: Marseille Verlag 2005: 119–147
5. Boll-Klatt A, Schmeling-Kludas C. Mensch und Maschine – die Therapie mit implantiertem Defibrillator. In: Schmeling-Kludas C (Hrsg.). Psychosomatisches Kompendium der Inneren Medizin. München: Marseille Verlag 2005: 149–168
6. Brezinka V, Kittel F. Psychosocial factors of coronary heart disease in women: a review. Soc Sci Med 1995; 42: 1351–65
7. Büchner B, Kleiber C, Stanske B, Herrmann-Lingen C. Stress und Herzkrankheit bei Frauen. Geschlechtsspezifische Risiken, Bewältigungsprobleme und Behandlungsansätze. Herz 2005; 30: 416–428
8. Carney RM. Depression and coronary heart disease: a review for cardiologists. Clin Cardiol 1997; 20: 196–200
9. Cassem NH, Hackett TP. Caring for the cardiac patient. „Ego infarction" psychological reactions to a heart attack. J Pract Nurs 1979, 29: 17–20
10. Connerney I, Shapiro PA, McLaughlin JS, Bagiella E, Sloan RP. Relation between depression after coronary bypass surgery and 12-month outcome: a prospective study. Lancet 2001; 358: 1766–1771
11. Dietz R, Rauch B. Leitlinie zur Diagnose und Behandlung der chronischen koronaren Herzerkrankung der Deutschen Gesellschaft für Kardiologie – Herz- und Kreislaufforschung (DGK). Z Kardiol 2003; 92: 501–521
12. Dinger-Broda A, Schüßler G. Chronisch-körperliche Erkrankungen. In: Senf W, Broda M (Hrsg.). Praxis der Psychotherapie 2004; 3. Aufl.: S. 546–552
13. Doerfler LA, Paraskos JA. Anxiety, Posttraumatic stress disorder, and depression in patients with coronary heart disease. Journal of Cardiopulmonary Rehabilitation 2004; 24: 414–421
14. Farin E, Follert P, Jäckel WH. Die Therapiezielfestlegung bei Patienten mit psychischen Belastungen in der orthopädischen und kardiologischen Rehabilitation. Rehabilitation 2002; 41:389–400
15. Godemann F, Ahrens B, Behrens S, et al. Classic conditioning and dysfunctional cognitions in patients with panic disorder and agoraphobia with an implantable cardioverter defibrillator. Psychosom Med 2001; 63: 231–238
16. Herrmann C, von zur Mühlen F, Schaumann A, et al. Standardized assessment of psychological well-being and quality of life in patients with implanted defibrillators. PACE 1997; 20: 95–103
17. Herrmann-Lingen C, Fritzsche K, Kanwischer H, Drinkmann A, Rabung S, Bergmann G für die Mitglieder der German-Austrian ICD Multicenter Study (GAIMS). Kardiologische und psychosoziale Befunde bei Patienten mit malignen ventrikulären Herzrhythmusstörungen vor Implantation eines internen Defibrillators. Psychother Psych Med 2004; 54: 308–319
18. Herrmann-Lingen C, Buss U. Angst und Depressivität im Verlauf der koronaren Herzkrankheit. Frankfurt/Main: VAS Verlag 2003.
19. Jordan J, Bardé B. Posttraumatische Belastungsstörung nach einem akuten Herzinfarkt. Psychotherapeut 2005; 50: 33–42
20. Jünger J, Holzapfel N, Müller-Tasch T, Wild B, Herzog W. Psychosomatik der Herzinsuffizienz. Psychoneuro 2006; 32: 251–256
21. Kessler RC, Berglund P, Demler O, et al. The epidemiology of major depressive disorder. Results from the National Comorbidity Survey Repilcation (NCS-R). JAMA 2003; 289: 3095–3105
22. Ketterer MW, Denollet J, Charp J, et al. Men deny and women cry, but who dies ? Do the wages of „denial" include early ischemic coronary heart disease? J Psychosom Res 2004; 56: 119–123
23. Klauer T. Psychotherapie und soziale Unterstützung. Psychotherapeut 2005; 50: 425–436
24. Ladwig KH, Erazo N, Rugulies R. Depression, Angst und Vitale Erschöpfung vor Ausbruch der koronaren Herzkrankheit. Frankfurt/Main: VAS Verlag 2004
25. Langosch W, Budde HG, Linden W. Psychologische Interventionen zur koronaren Herzkrankheit. Frankfurt/Main: VAS Verlag 2003

26. Mallik S, Krumholz HM, Qiu Lin Z, et al. Patients with depressive symptoms have lower health status benefits after coronary artery bypass surgery. Circulation 2005; 11: 271–277
27. Mittag O, Horres-Sieben B, Maurischat C, China C. Koronare Herzerkrankungen bei Frauen und Männern: geschlechtsspezifische Unterschiede und Konsequenzen für die Rehabilitation(sforschung). Praxis Klinische Verhaltensmedizin und Rehabilitation 2000; 51: 62–71
28. Mittag O, Budde HG, Eisenriegler E, et al. Ein Fragebogenset zur Erfassung (Screening) psychischer Störungen und sozialer Probleme von Patienten in der kardiologischen Rehabilitation. Rehabilitation 2004; 43: 375–383
29. Mittag O. Psychotherapie bei Herzinfarkt. In: Faller H (Hrsg.): Psychotherapie bei somatischen Erkrankungen. Stuttgart: Thieme-Verlag 2005: 184–198
30. O'Connor CM, Joynt KE. Depression: are we ignoring an important comorbidity in heart failure ? J Am Coll Cardiol 2004; 43: 1550–1552
31. Orth-Gomér K, Chesney M, Wenger NK (Hrsg.). Women, stress, and heart disease. Mahwah-London: Erlbaum 1998
32. Rozanski A, Blumenthal JA, Davidson KW, Saab PG, Kubzansky L. The epidemiolgy, pathophysiology, and management of psychosocial risk factors in cardiac practice. J Am Coll Cardiol 2005; 45: 637–651
33. Rüger U. Psychodynamische und Coping-Prozesse bei Patienten mit körperlichen Erkrankungen. In: Rodewig K (Hrsg.) Der kranke Körper in der Psychotherapie. Göttingen: Vandenhoeck & Ruprecht 1997: S. 57–67
34. Schüßler G. Krankheitsbewältigung und Psychotherapie bei körperlichen und chronischen Erkrankungen. Psychotherapeut 1998; 43: 382–390
35. Titscher G, Schöppl C. Die Bedeutung der Paarbeziehung für Genese und Verlauf der koronaren Herzkrankheit. Frankfurt/Main: VAS Verlag 2000
36. Weidemann H, Meyer K, Fischer T, Wetzel A. Frauen und koronare Herzkrankheit. Frankfurt/Main: VAS Verlag 2003

10.2 Angst und Depression

Ch. Herrmann-Lingen, U. Buss

Das Wichtigste in Kürze

Depressive Symptome bzw. Störungen treten bei Patienten mit kardialen Erkrankungen häufig auf. Die Inzidenz von Angststörungen ist nicht so gut untersucht, auch diese spielen aber bei vielen Patienten eine wichtige Rolle. Die Schwere der psychischen Symptome ist dabei kein einfaches Abbild der Schwere der organischen Schädigung, sondern unterliegt zahlreichen Einflüssen. Die Diagnostik psychischer Störungen ist gerade bei kardialen Patienten oft schwierig, u.a. weil sich körperliche und psychische Symptome überlagern können (Herzklopfen, Erschöpfung etc.). So bleiben psychische Erkrankungen bei diesen Patienten häufig unerkannt. Hier besteht Verbesserungsbedarf, denn die psychische Befindlichkeit beeinflusst deutlich den Verlauf kardiologischer Erkrankungen.

Für die Diagnostik eignen sich ein kurzes Screening und ggf. anschließendes psychosomatisches Interview (Zweistufendiagnostik). Für die – allgemein zu selten durchgeführte – Therapie von Depression oder Angststörungen bei Herzpatienten können klare Empfehlungen gegeben werden, die inzwischen auch von Studien untermauert werden.

Prävalenz von depressiven Störungen und Angsterkrankungen bei Herzpatienten

Nach den Projektionen der Weltgesundheitsorganisation aus der Global Burden of Disease Studie (28) werden im Jahr 2020 die koronare Herzkrankheit und die unipolare „Major Depression" die weltweit führenden Ursachen krankheitsbedingter Beeinträchtigungen darstellen. Kaum erstaunlich ist daher auch, dass depressive Symptome bzw. Störungen als Komorbidität kardialer Erkrankungen häufig zu beobachten sind.

Die **Prävalenz depressiver Episoden** (bzw. nach amerikanischer Klassifikation der Major Depression) wird in der Phase I nach akutem Myokardinfarkt relativ einheitlich mit 15–20% angegeben (19). Zusätzlich finden sich in mindestens ebenso großem Anteil leichtere depressive Syndrome („Minor Depression" bzw. depressive Anpassungsstörungen).

> Insgesamt weist also mindestens ein Drittel der Patienten in der Phase I nach akutem Myokardinfarkt eine nennenswerte depressive Symptomatik auf.

In den folgenden 3–12 Monaten entwickelt sich bei bis zu 20% der Patienten ohne initiale Major Depression (bevorzugt bei Patienten mit initial bereits unterschwelliger depressiver Symptomatik) eine solche Störung. Diese Prävalenzangaben stehen stellvertretend auch für andere kardiologische Patientenkollektive.

Weniger gut untersucht ist die **Prävalenz von Angststörungen** bei kardiologischen Patienten. Nach einer älteren Übersicht (25) können sie bei etwa jedem siebten Herzpatienten angenommen werden. Allerdings schwanken die Prävalenzangaben von Angststörungen und Depressionen je nach soziodemografischer Lage, funktioneller Beeinträchtigung und Krankheitsphase. Besondere Belastungen stellen beispielsweise Wartezeiten auf Bypassoperation (33) oder Herztransplantation (37) dar. Gleiches gilt für die gehäufte Abgabe antiarrhythmischer Gleichstromschocks durch einen implantierten Defibrillator bei Patienten mit malignen Rhythmusstörungen, die bei über der Hälfte der Patienten zu auffälligen Angst- und Depressionssymptomen führt (16).

Relativ unabhängig ist in einer Vielzahl von Studien die psychische Symptomatik von den gängigen kardialen Schweregradmarkern (Infarktgröße, Ejektionsfraktion, Zahl stenosierter Koronarien).

> Es handelt sich also bei der psychischen Störung um eine jeweils eigenständige Problematik und keinesfalls um eine unmittelbare Konsequenz der kardialen Organschädigung (19).

Nosologie und Klassifikation

Da Angsterkrankungen und depressive Störungen ausschließlich klinisch zu diagnostizieren sind, spielt für jede Prävalenzangabe eine entscheidende Rolle, mit welchem Verfahren ängstliche oder depressive Symptome erfasst bzw. ab welchem Grenzwert diese Symptomatik als krankheitswertig beurteilt wird. Hier ist ein einheitlicher Goldstandard weder verfügbar noch sinnvoll zu entwickeln, da aufgrund der Datenlage davon ausgegangen werden muss, dass es sich bei Angst und Depressivität grundsätzlich um dimensionale Größen handelt, die in leichter Ausprägung zu den ubiquitären Lebensgefühlen zählen und hier durchaus „gesund" sein können. Ihre Beziehung zu körperlicher Befindlichkeit und kardialen Endpunkten verläuft mehr oder weniger stetig. Jeder definierte Normgrenzwert birgt somit zwangsläufig ein gewisses Maß an Willkür.

Freilich können solche Grenzwerte für Behandlungsentscheidungen und Ressourcen-Allokation durchaus relevant werden. Hierfür liegt es nahe, sich an den Kriterien etablierter Klassifikationssysteme zu orientieren. Neben dem amerikanischen Diagnostic and Statistic Manual of Mental Disorders, 4. Fassung (DSM-IV (2)) ist hier insbesondere die Internationale Klassifikation psychischer Störungen der Weltgesundheitsorganisation (Kapitel F der ICD-10 (12)) zu nennen.

Nach ICD-10 lassen sich hinsichtlich **depressiver Störungen** umschriebene depressive Episoden verschiedenen Schweregrads mit folgenden Merkmalen unterscheiden:

- mit einmaligem Auftreten (F32),
- mit monopolar rezidivierendem Verlauf (F33) oder
- im Wechsel mit manischen Phasen bei der bipolaren affektiven Störung (F31).

Letztere spielen allerdings unter Herzpatienten eine zahlenmäßig untergeordnete Rolle.

> Sehr viel häufiger finden sich bei Herzpatienten depressive Anpassungsstörungen geringeren Schweregrads (F43.20 bzw. F43.21), darüber hinaus gelegentlich auch anhaltende, mäßig ausgeprägte depressive Störungen im Sinne einer Dysthymie (F34.1).

Unter den **Angststörungen** spielt v.a. die Panikstörung mit oder ohne Agoraphobie (ICD-10 F 40.01 bzw. F41) mit oft primärer oder sekundärer (d.h. bei organischer Herzerkrankung durch ängstliche Fehlverarbeitung komplizierend hinzutretender) herzbezogener Angstsymptomatik eine Rolle. Diese ist nach der hier wenig trennscharfen ICD-Systematik nicht immer eindeutig von einer (sekundären) funktionellen (somatoforme Störung des Herzkreislaufsystems, F45.30: Betonung der körperlichen Symptomatik) oder hypochondrischen (F45.2: Betonung der ängstlichen Körperbeobachtung) Überlagerung der Herzerkrankung abzugrenzen.

Oft finden sich schließlich ängstlich-depressive Mischbilder im Sinne der „Angst und Depression, gemischt" (F41.2), ängstlich-depressiver Anpassungsstörungen (F43.22) oder posttraumatischer Belastungsstörungen (F43.1).

Klinische Symptomatik und Relevanz

Sowohl depressive Störungen als auch Angsterkrankungen präsentieren sich auf symptomatischer Ebene einerseits durch Störungen der psychischen Befindlichkeit (z.B. Niedergeschlagenheit, Anhedonie, Angstgefühl) als auch durch verschiedene Körpersymptome. Diese sind teilweise unspezifisch (Schlafstörung, Ermüdbarkeit, Appetit- und Gewichtsverlust, Libidoabnahme) und können bei körperlich Kranken oft nur schwer von unmittelbaren Manifestationen der somatischen Erkrankung abgegrenzt werden, was ihre Zuordnung zu einer psychischen Ursache erschwert (35). Teilweise finden sich auch kardiale Symptome als Ausdruck psychischer Störungen. So zählen Herzklopfen, Tachykardie, Brustschmerz und Erstickungsgefühl in der ICD-10 zu den klassischen, diagnoseweisenden Kriterien von Angsterkrankungen. Sie können aber natürlich ebenso auch Ausdruck der kardialen Grunderkrankung sein oder – wie häufig der Fall – eine Kombination von beidem anzeigen. Insbesondere, wenn nach begleitender Angst nicht gefragt oder diese vom Patienten geleugnet bzw. gar nicht bewusst erlebt wird, fällt eine Abgrenzung oft schwer.

> Diese Schwierigkeit trägt neben anderen Faktoren dazu bei, dass Angsterkrankungen oder depressive Störungen bei Herzpatienten – wie auch in anderen Bereichen der somatischen Versorgung – nur unzureichend diagnostiziert werden. Mindestens 50 % aller Patienten der somatischen Medizin mit psychischen Störungen bleiben unter Routinebedingungen unerkannt, gelegentlich liegen die Erkennungsraten sogar noch deutlich niedriger.

Dies liegt neben den diagnostischen Problemen auch daran, dass irrtümlicherweise noch immer gelegentlich davon ausgegangen wird, dass Angst und depressive Verstimmungen bei Herzpatienten „normale" und „harmlose" Begleiterscheinungen der Grunderkrankung ohne eigenen Krankheitswert oder Behandlungsbedarf seien. Untersuchungen der letzten 20 Jahre konnten jedoch überzeugend belegen, dass v.a. depressive Störungen erhebliche Auswirkungen auf den Verlauf von Herzerkrankungen haben (Abb. 10.**1**).

Dies betrifft einerseits das subjektive Befinden, das geprägt ist durch erhöhte Klagsamkeit, vermehrte pektanginöse und unspezifische Beschwerden und schlechte Lebensqualität. Die resultierende vermehrte, aber oft ineffiziente Inanspruchnahme medizinischer Leistungen führt über die individuelle Belastung hinaus gemeinsam mit einer erhöhten Invalidisierungsrate zu erheblichen volkswirtschaftlichen Kosten (19).

Verhaltenskonsequenzen der psychischen Störung schlagen sich in folgenden Aspekten nieder:

- in Adhärenz-Problemen,
- geringerer Motivierbarkeit zu körperliche Aktivität und
- insgesamt schlechterer Risikofaktorkontrolle.

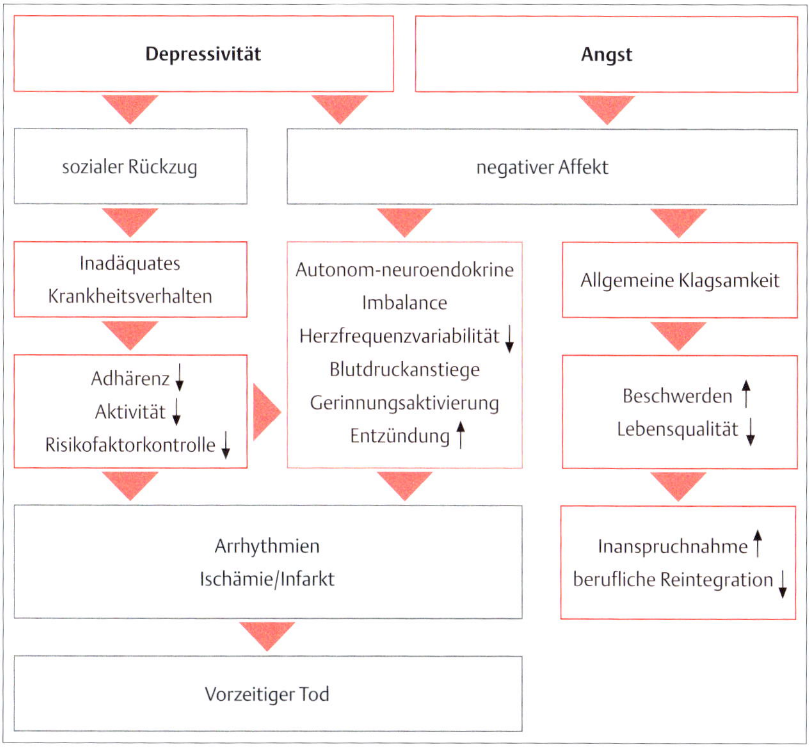

Abb. 10.**1** Angenommene Effekte von Angst und Depressivität auf Krankheitserleben und -verlauf von Patienten mit kardialen Erkrankungen.

Dies führt gemeinsam mit den direkten physiologischen Konsequenzen des negativen Affekts wie autonomer Imbalance oder vermehrter entzündlicher bzw. Gerinnungsaktivierung zu der immer wieder deutlich erhöht gefundenen kardialen Ereignisrate (19).

Zwei Metaanalysen konnten zeigen, dass depressive Koronarpatienten früher versterben als nichtdepressive, und zwar unabhängig vom kardialen Ausgangsbefund (5, 34).

Neben diesem Einfluss auf den Verlauf organischer Herzerkrankungen können Angst und Depressivität auch **differenzialdiagnostische Probleme** aufweisen, indem sie nicht selten funktionellen kardialen Beschwerden zugrunde liegen und damit einen Anlass für umfangreiche kardiologische Diagnostik bis hin zu wiederholten Koronarangiografien bieten.

Der **Spontanverlauf** insbesondere depressiver Störungen bei Herzpatienten ist oft ungünstig und durch **hohe Persistenz** gekennzeichnet. 50% und mehr aller depressiven Koronarpatienten erweisen sich auch in Follow-up-Untersuchungen nach mehreren Monaten bis einigen Jahren als weiterhin bzw. wieder depressiv, wobei die mittlere Belastung in einigen Studien eher noch weiter zunimmt (19). Die regelhafte Erkennung und Behandlung von Angsterkrankungen und insbesondere depressiven Störungen bei Herzpatienten wird daher zunehmend von Leitlinien gefordert (3, 10, 11, 29).

Erfassung von Angst und Depression bei Herzpatienten

In der Praxis scheitert die Erkennung psychischer Störungen meist an dem hohen Aufwand der hierfür letztlich erforderlichen Interviewdiagnostik. In der Regel ist der behandelnde Kardiologe psychosomatisch wenig ausgebildet und fühlt sich mit einer validen Diagnosestellung überfordert. Das im Grunde relativ einfache Erlernen strukturierter Interviewtechniken erscheint ebenfalls wenig attraktiv, da der erhebliche Zeitaufwand für die Durchführung der Interviews die in der kardiologischen Routine verfügbare Gesprächszeit in aller Regel überschreitet. Allerdings ist es utopisch und auch ineffizient, jeden Herzpatienten konsiliarisch einem Psychiater oder Psychotherapeuten vorzustellen.

Zweistufen-Diagnostik

Stattdessen wird heute meist eine zweistufige Diagnostik empfohlen (Screening und anschließend ggf. ein psychosomatisches Interview zur Diagnostik) (1). Als Ergänzung des allgemeinen ärztlichen Anamnesegesprächs, in dem bei gezielter Aufmerksamkeit auf psychosoziale Probleme durchaus der Verdacht auf eine bestehende psychische Störung geäußert werden kann, bietet sich ein allgemeines Screening aller Patienten mit einem geeigneten Selbstbeurteilungsfragebogen an.

Screening. Orientierend kann das Vorliegen einer depressiven Störung bereits im Anamnesegespräch anhand zweier Screeningfragen erfasst werden (35):

- „Haben Sie im letzten Monat oft unter Gefühlen von Niedergeschlagenheit, Depressionen oder Hoffnungslosigkeit gelitten?“
- „Haben Sie im letzten Monat oft unter geringem Interesse oder Freudlosigkeit gelitten?“

Werden beide Fragen verneint, besteht mit einer Wahrscheinlichkeit von 96 % keine Depression, während jede Bejahung einer dieser Fragen eine Depression mit über 50 %iger Wahrscheinlichkeit vermuten lässt.

Von einem **geeigneten Screening-Fragebogen** ist zu fordern, dass er unter Routinebedingungen für Arzt und Patient leicht handhabbar ist und von den Patienten gut akzeptiert wird. Zudem muss er für den Anwendungsbereich ausreichend valide und reliabel sein und dem Arzt eine klare Handlungsperspektive bieten. Von einem geeigneten Fragebogen ist daher konkret zu fordern, dass er ausreichend kurz, gut verständlich und nach einem einfachen und objektiven Verfahren schnell auszuwerten ist.

„Abschreckende“ Formulierungen etwa nach schwerer psychiatrischer Symptomatik sollten aus Akzeptanzgründen vermieden werden. Ebenso sind trennschwache Fragen nach körperlichen Symptomen ungünstig, die keine Differenzierung zwischen Auswirkungen der körperlichen Erkrankung oder komorbider psychischer Störung erlauben.

Sinnvoll ist es, aus Praktikabilitäts- und Akzeptanzgründen auf die wesentlichen interessierenden Dimensionen – insbesondere also Angst und Depressivität – zu fokussieren. Ein geeignetes Instrument muss ausreichend sensitiv sein, und zwar sowohl für die im kardiologischen Setting oft leichtergradigen psychischen Störungsbilder als auch für Veränderungen der psychischen Befindlichkeit im Krankheitsverlauf.

Schließlich sollten klare Angaben zu Reliabilität, kriterienbezogener Validität, Sensitivität und Spezifität vorliegen, verbunden mit der Angabe von Cutoff-Werten, oberhalb derer von einer mutmaßlichen psychischen Störung auszugehen ist.

! Auch ein idealer Screeningbogen ist jedoch für sich genommen nicht diagnoseweisend, sondern erlaubt – ähnlich wie die nichtinvasive Diagnostik für die KHK-Vorhersage – lediglich eine Angabe von Wahrscheinlichkeiten für das Vorliegen einer psychischen Störung.

Psychosomatisches Interview. Patienten mit auffälligem Screeningbefund oder erkennbarer psychosozialer Problematik im Anamnesegespräch sollten daher in einer zweiten Stufe gezielt zur psychosomatischen Interview-Diagnostik überwiesen werden. Dies geschieht idealerweise im Rahmen einer institutionalisierten Kooperation mit einem psychosomatischen Konsiliar-Liaisondienst oder einer unmittelbaren Einbindung von Psychotherapeuten in das kardiologische (Reha-)Team. Sehr viel weniger akzeptabel für die meisten Patienten und damit in der Regel unergiebiger ist es, die Patienten an einen externen Psychiater zu verweisen.

Bekannte Screeningverfahren

Als Screeningverfahren sind in den letzten Jahrzehnten mehrere Fragebogeninstrumente entwickelt und an kardiologischen Patienten eingesetzt worden. Aus dem amerikanischen Sprachraum sind insbesondere das Beck'sche Depressionsinventar (BDI (6)) sowie die Depressionsskala des Center for Epidemiological Studies (30) und das State Trait Angstinventar (STAI (32)) zu nennen.

In **Europa** hat sich dagegen v.a. die in England entwickelte Hospital Anxiety and Depression Scale (HADS (36)) durchgesetzt. Sie ist mit je einer Angst- und Depressions-Subskala mit zusammen nur 14 Einzelfragen deutlich kürzer als die jeweils nur entweder Angst oder Depressivität messenden STAI oder BDI für sich genommen. Damit wird sie von Patienten fast zu 100 % akzeptiert, kann innerhalb weniger (meist unter 5) Minuten beantwortet und in rund einer Minute von einer Hilfskraft ausgewertet werden. Die Skala verzichtet bewusst auf körperliche Indikatoren psychischer Störungen oder Fragen nach z.B. psychotischen Denkstörungen, erfasst auch leichtere Störungsformen und ist mit einem Zeitfenster von einer Woche ausreichend sensitiv für mittelfristige Befindlichkeitsänderungen.

Weit über 1000 publizierte Studien beschreiben die Validierung und den klinischen Einsatz der Skala und belegen, dass sie zur Fallidentifikation mit Sensitivitäts- und Spezifitätswerten um 0,7–0,8 ähnlich geeignet ist wie beispielsweise das Belastungs-EKG in der KHK-Diagnostik (8, 17). Für die deutsche Übersetzung (18) liegen empirisch ermittelte Cutoff-Werte sowie Referenzwerte für die Allgemeinbevölkerung (21) sowie aus mehreren großen kardiologischen Patientenkollektiven, auch aus dem rehabilitativen Bereich vor (18, 20, 27).

Als **neueres Verfahren** wird in jüngster Zeit auch die Kurzform des Patient Health Questionnaire (PHQ (24)) eingesetzt. Dieses Verfahren erlaubt gegenüber der HADS möglicherweise eine spezifischere Erfassung depressiver Episoden und Panikstörungen; ob dies allerdings angesichts häufig bei den Patienten zu beobachtender leichterer Störungen, wie Anpassungsstörungen einen diagnostischen und prognostischen Vorteil, darstellt, ist bei spärlicher Studienlage aus kardiologischen Kollektiven derzeit noch nicht abschätzbar.

Behandlung von Angst und Depression bei Herzpatienten

Bestätigt sich der beim Screening geäußerte Verdacht auf eine Angsterkrankung oder depressive Störung auch in der Interviewdiagnostik, ergibt sich die Indikation zur psychotherapeutischen und/oder psychopharmakologischen Behandlung. Auch diese erfolgt in der kardiologischen Routine allerdings bislang viel zu selten. Bemerkenswerterweise stellt in der Mehrzahl der zahlreichen publizierten Interventionsstudien – meist an Koronarpatienten – die kardiale Erkrankung per se und nicht ihre maladaptive Verarbeitung das Einschlusskriterium dar. Teilweise wurden sogar Patienten mit krankheitswertiger Angst oder Depression von vornherein ausgeschlossen. Dennoch legen zwei Metaanalysen (13, 23) nahe, dass psychosoziale Interventionen auf das mittelfristige Überleben von Koronarpatienten einen ähnlich günstigen Effekt aufweisen können wie etablierte kardiologische Behandlungsoptionen. Ungeklärt ist jedoch, welche Intervention bei welchem Patienten indiziert ist.

So scheint die Mehrzahl psychisch belasteter Postinfarkt-Patienten jenseits der Akutphase von supportiven Hausbesuchen durch eine kardiologische Krankenschwester (14) wenig zu profitieren; genauso läuft eine kurze Psychotherapie durch ausgebildete Psychotherapeuten in der postakuten Infarktphase ins Leere, solange sie überwiegend psychisch bereits gut adaptierten Patienten angeboten wird (22).

Zweifellos erfordert eine suffiziente Therapie psychischer Störungen auch bei Herzpatienten ähnlich hohe **Qualitätsstandards** wie die kardiale Behandlung. Hierzu gehört selbstverständlich

1. eine nachvollziehbare Indikationsstellung auf der Basis einer suffizienten Diagnostik sowie
2. eine lege artis auf dem Boden eines anerkannten Verfahrens vorgenommene Behandlung.

Studienergebnisse zur gezielten **Behandlung von Angsterkrankungen** bei Patienten mit organischer Herzerkrankung liegen allerdings bisher nicht vor. Demgegenüber war in einer Studie eine kognitive Verhaltenstherapie bei Patienten mit (oft auf dem Boden einer Angsterkrankung entstandenen) nichtkardialen Thoraxschmerzen der üblichen Routineversorgung überlegen (26).

Zur **Behandlung depressiver Störungen** bei Koronarpatienten liegen **erste randomisierte Studien** vor, deren Ergebnisse allerdings hinter den Erwartungen zurückblieben. So zeigte sich in der großen amerikanischen ENRICHD-Studie (7) an 2481 depressiven und/oder sozial unzureichend unterstützten Postinfarktpatienten eine kognitiv-verhaltenstherapeutische Behandlung hinsichtlich der Depressivität einer Kontrollbedingung überlegen. Die Effekte waren jedoch gering ausgeprägt und führten lediglich in der Subgruppe der weißen Männer zu einer Verbesserung der kardialen Prognose.

In Deutschland konnte die PROTECD-Studie (4) bei depressiven kardiologischen Rehabilitationspatienten keinen zusätzlichen Effekt einer kognitiv-verhaltenstherapeutischen Kurztherapie nachweisen. Analog ließ sich in der kanadischen CREATE-Studie der Effekt wöchentlicher supportiver Gespräche mit einem Psychotherapeuten durch zwölf zusätzliche Sitzungen interpersoneller Einzelpsychotherapie nicht vergrößern (Lespérance et al. 2007). Abzuwarten bleiben die Ergebnisse der geplanten deutschen SPIRR-CAD-Studie zur vorwiegend psychodynamischen Kurztherapie.

Hinsichtlich einer **medikamentösen antidepressiven Behandlung** ist zu vermuten, dass Antidepressiva auch bei Koronarpatienten wirksam und ausreichend verträglich sind, wobei heute den selektiven Serotonin-Wiederaufnahmehemmern der Vorzug vor trizyklischen Antidepressiva mit ihren anticholinergen und Klasse-Ia-antiarrhythmischen Nebenwirkungen gegeben wird (31). Auch wenn diese theoretisch abgeleitete Position hinsichtlich klinischer Endpunkte noch nicht durch hinreichend aussagekräftige prospektive Vergleichsstudien untermauert wird, konnte eine Bevölkerungsstudie zeigen, dass die Einnahme trizyklischer Antidepressiva, nicht jedoch diejenige selektiver Serotonin-Wiederaufnahmehemmer, mit einer in den Folgejahren erhöhten Infarktinzidenz einhergeht (9).

SSRI können demgegenüber bei Koronarpatienten ohne erhöhtes Nebenwirkungsrisiko eingesetzt werden, wobei Sertralin und Citalopram wegen geringer Interaktionen mit der kardialen Medikation gegenüber z.B. Fluoxetin oder Paroxetin bevorzugt werden. Für Sertralin und Citalopram ist aus SADHART und CREATE gesichert, dass sie bei Koronarpatienten mit schweren oder rezidivierenden Depressionen einer Placebobehandlung hinsichtlich der Besserung der Depression überlegen sind (15, 22a), während für die Wirksamkeit bei leichteren Depressionen sowie für eine kardiale Prognoseverbesserung noch keine hinreichenden Belege aus randomisierten Studien vorliegen.

Fazit

Die konkrete Wahl der Behandlung der Depression und noch mehr der Angststörungen beim kardiologischen Patienten kann angesichts der unklaren Studienlage bisher nur auf der Basis allgemeiner Leitlinien zur Angst- und Depressionsbehandlung sowie in Würdigung des Einzelfalls und der kardialen Situation erfolgen. Sie setzt daher eine fundierte psychosomatische Fachkompetenz voraus, die in Zusammenschau des psychischen und kardialen Befundes die im Einzelfall indizierte und für den Patienten akzeptable Behandlung gemeinsam mit diesem festlegt.

Literatur

1. Albus C, Jordan J, Herrmann-Lingen C. Screening for psychosocial risk factors in patients with coronary heart disease – recommendations for clinical practice. Eur J Cardiovasc Prev Rehabil 2004; 11: 75–9
2. American Psychiatric Association. Diagnostic and statistical manual of mental disorders (DSM-IV). Washington DC: American Psychiatric Association 1994
3. Antman EM, Anbe DT, Armstrong PW, et al. ACC/AHA Guidelines for the Management of Patients With ST-Elevation Myocardial Infarction – Executive Summary JACC 44; 2004: 671–719
4. Barth J, Paul J, Härter M, Bengel J. Inpatient psychotherapeutic treatment for cardiac patients with depression in Germany GMS Psychosoc Med 2005; 2:Doc04 (20050323)
5. Barth J, Schumacher M, Herrmann-Lingen C. Depression as a risk factor for mortality in patients with coronary heart disease: A meta-analysis. Psychosom Med 2004; 66: 802–13
6. Beck AT, Ward CH, Mendelson M, et al. An inventory for measuring depression. Arch Gen Psychiatry 1961; 4: 561–71
7. Berkman LF, Blumenthal J, Burg M, et al. Effects of treating depression and low perceived social support on clinical

events after myocardial infarction: the Enhancing Recovery in Coronary Heart Disease Patients (ENRICHD) Randomized Trial. JAMA 2003; 289: 3106–16
8. Bjelland I, Dahl AA, Haug TT et al. The validity of the Hospital Anxiety and Depression Scale. An updated literature review. J Psychosom Res 2002; 52: 69–77.
9. Cohen HW, Gibson G, Alderman MH. Excess risk of myocardial infarction in patients treated with antidepressant medications: association with use of tricyclic agents. Am J Med 2000; 108: 2–8
10. De Backer G, Ambrosioni E, Borch-Johnsen K, et al. Third Joint Task Force of European and Other Societies on Cardiovascular Disease Prevention in Clinical Practice. European guidelines on cardiovascular disease prevention in clinical practice. Third Joint Task Force of European and Other Societies on Cardiovascular Disease Prevention in Clinical Practice. Eur Heart J 2003; 24: 1601–10.
11. Dietz R, Rauch B. Leitlinie zur Diagnose und Behandlung der chronischen koronaren Herzerkrankung der Deutschen Gesellschaft für Kardiologie – Herz- und Kreislaufforschung (DGK). Z Kardiol 2003; 92: 501–21
12. Dilling v. H, Mombour W, Schmidt MH (Hrsg.). Weltgesundheitsorganisation: Internationale Klassifikation psychischer Störungen. Bern: Hans Huber 1991
13. Dusseldorp E, van Elderen T, Maes S, et al. A meta-analysis of psychoeducational programs for coronary heart disease patients. Health Psychol 1999; 18: 506–19
14. Frasure-Smith N, Lespérance F, Prince RH, et al. Randomised trial of home-based psychosocial nursing intervention for patients recovering from myocardial infarction. Lancet 1997; 350: 473–79
15. Glassman AH, O'Connor CM, Calif RM, et al. Sertraline Antidepressant Heart Attack Randomized Trial (SADHART) Group. Sertraline treatment of major depression in patients with acute MI or unstable angina. JAMA 2002; 288: 701–709
16. Herrmann C, Mühlen Fvz, Schaumann A, et al. Standardized Assessment of Psychological Well-Being and Quality of Life in Patients With Implanted Defibrillators. PACE 1997; 20: 95–103
17. Herrmann C. International experiences with the Hospital Anxiety and Depression Scale – a review of validation data and clinical results. J Psychosom Res 1997; 42: 17–41
18. Herrmann-Lingen C, Buss U, Snaith RP. HADS-D – Hospital Anxiety and Depression Scale – Deutsche Version: Ein Fragebogen zur Erfassung von Angst und Depressivität in der somatischen Medizin, 2. Aufl. Bern: Verlag Hans Huber 2005
19. Herrmann-Lingen C, Buss U. Angst und Depressivität im Verlauf der koronaren Herzkrankheit. Frankfurt/Main: VAS Verlag 2003.
20. Hinz A, Kittel J, Karoff M, Schwarz R. Age and sex dependencies of anxiety and depression in cardiologic patients compared with the general population. Psycho-Social-Medicine 2004; 1: Doc09 (20041220)
21. Hinz A, Schwarz R. Angst und Depression in der Allgemeinbevölkerung: Eine Normierungsstudie zur Hospital Anxiety and Depression Scale. Psychotherapie Psychosomatik medizinische Psychologie 2000; 51: 193–200
22. Jones DA, West RR. Psychological rehabilitation after myocardial infarction: multicentre randomized controlled trial. BMJ 1996; 313: 1517–21
22a Lespérance F, Frasure-Smith N, Koszycki D, et al. CREATE Investigators. Effects of citalopram and interpersonal psychotherapy on depression in patients with coronary artery disease: the Canadian Cardiac Randomized Evaluation of Antidepressant and Psychotherapy Efficacy (CREATE) trial. JAMA. 2007; 297: 367–79
23. Linden W, Stossel C, Maurice J. Psychosocial interventions for patients with coronary artery disease. Arch Intern Med 1996; 156: 745–52
24. Löwe B, Spitzer RL, Zipfel S, Herzog W. Gesundheitsfragebogen für Patienten (PHQ-D). Manual und Testunterlagen. 2. Auflage (PRIME MD Patient Health Questionnaire (PHQ) – German version. Manual and materials, 2nd ed). Karlsruhe: Pfizer 2002.
25. Marks I, Lader M: Anxiety states (anxiety neurosis): A review. J Nerv Ment Disord 1973; 156: 3–18
26. Mayou RA, Bryant BM, Sanders D, et al. A controlled trial of cognitive behavioural therapy for non-cardiac chest pain. Psychol Med 1997; 27: 1021–31
27. Mittag O, Budde HG, Eisenriegler E, et al. Ein Fragebogenset zur Erfassung (Screening) psychischer Störungen und sozialer Probleme von PatientInnen in der kardiologischen Rehabilitation. Rehabilitation 2004; 43: 375–83
28. Murray CJ, Lopez AD. Alternative projections of mortality and disability by cause 1990–2020: Global Burden of Disease Study. Lancet 1997; 349: 1498–504
29. National Health Service. Clinical Guideline 5: Management of chronic heart failure in adults in primary and secondary care. National Institute for Clinical Excellence, London: 2003
30. Radloff LS. The CES-D scale: a self report depression scale for research in the general population. J Appl Psychol Meas 1977; 1: 385–401
31. Roose SP. Considerations for the use of antidepressants in patients with cardiovascular disease. Am Heart J 2000; 140 (4 Suppl): 84–8.
32. Spielberger CD, Gorsuch R, Luschene R. Manual for the State-Trait Anxiety Inventory. Palo Alto: Consulting Psychologists Press 1970
33. Underwood MJ, Firmin RK, Jehu D. Aspects of psychological and social morbidity in patients awaiting coronary artery bypass grafting. Br Heart J 1993; 69: 382–4
34. Van Melle J, de Jonge P, Spijkerman TA, et al. Prognostic association of depression following myocardial infarction with mortality and cardiovascular events. Psychosom Med 2004; 66: 814–22
35. Whooley MA, Simon GE. Managing depression in medical outpatients. N Engl J Med 2000; 343: 1942–50
36. Zigmond AS, Snaith RP. The hospital anxiety and depression scale. Acta Psychiatr Scand 1983; 67: 361–70
37. Zipfel S, Löwe B, Paschke T, et al. Psychological distress in patients awaiting heart transplantation. J Psychosom Res 1998; 45: 465–70.

10.3 Stressbewältigung und Entspannung

M. Midekke

Das Wichtigste in Kürze

Stress spielt sowohl in der Akut-Kardiologie als auch in der kardiologischen Rehabilitation eine wichtige Rolle. Anamnestisch sollte nach belastenden individuellen Faktoren sowie Aspekten aus dem persönlichen und beruflichen Umfeld gefragt werden. Gerade am Arbeitsplatz wird zwischen Eustress (positiv) und Distress unterschieden. Grundsätzlich ist die individuelle Verarbeitung von Stress ganz entscheidend: gleiche Stressfaktoren haben bei verschiedenen Personen ganz unterschiedliche Wirkung. An Interventionsoptionen stehen Verhaltenstherapie, Entspannungstechniken sowie Verfahren zur Stressbewältigung zur Verfügung.

Bedeutung von Stress für kardiovaskuläre Erkrankungen

In der kardiologischen Rehabilitation wurde dem Faktor Stress stets schon besondere Aufmerksamkeit geschenkt. Spätestens seit der **INTERHEART-Studie** (7) ist Stress als wichtiger Risikofaktor auch in der **Akut-Kardiologie** angekommen.

Die quantitative Rangfolge der Herzinfarkt-Risikofaktoren aus der Fall-Kontrollstudie bei ca. 15.000 Herzinfarktpatienten und einer gleichgroßen Kontrolle in 52 Ländern sieht aus wie in Tabelle 10.**3**. dargestellt. Dabei wird PAR sowohl als epidemiologisches Maß für das individuelle Risiko als auch für die Prävalenz (Häufigkeit) einer Erkrankung in einer Population verwendet.

Die anamnestischen Fragen zur psychosozialen Belastung wurden zu folgenden Bereichen erhoben:

- **Individuelle Faktoren:**
  - Depressive Verstimmung (>2 Wochen innerhalb des letzten Jahres),
  - Gefühl geringer Kontrollmöglichkeiten,
  - Schlafstörungen.
- **Persönliches Umfeld:**
  - Todesfälle,
  - Erleben von Gewalt,
  - Partnerschaftskonflikte,
  - Finanzielle Schwierigkeiten.
- **Berufliches Umfeld:**
  - Zu hohe Anforderungen am Arbeitsplatz,
  - geringe Möglichkeit, eigene Entscheidungen zu treffen,
  - Arbeitsplatzverlust, Konkurs.

Nach dem Karasek-Konzept (2, 3) stellt die Konstellation von hoher Arbeitsanforderung und Verantwortung bei geringem Kontroll- und Entscheidungsspielraum (job strain: high demand/low control work) ein besonderes Risiko für Herzkreislauferkrankungen dar.

Insbesondere Ärger und Ängste im Zusammenhang mit der Arbeitssituation dominieren heute als moderne Risikofaktoren.

Tabelle 10.**3** Herzinfarkt-Risikofaktoren aus der INTERHEART-Studie (**7**)

Risikofaktor	OR	PAR
Dyslipidämie	3,25	49 %
Rauchen	2,04	36 %
Psychosoziale Faktoren	2,67	33 %
Adipositas	1,62	20 %
Hypertonie	1,91	18 %
Diabetes mellitus	2,37	10 %

OR: Odds Ratio, PAR: Population Attributable Risk

Definition:
Eustress: Normaler Alltagsstress, natürlicher Wechsel von Anspannung und Entspannung „Stress kommt und geht", Stress als gesunde Grundspannung ohne Krankheitsfolgen.
Disstress: Chronischer Stress; das Potenzial zur Stressbewältigung reicht nicht oder ist erschöpft; es kommt zu gesundheitlichen Schäden.

Psychosoziale Stressoren und bestimmte Verhaltensweisen haben sich in Kohortenstudien auch als Prädiktor für eine **manifeste Hypertonie** erwiesen. Chronischer Stress ist bei mindestens 10–20% der Patienten mit primärer Hypertonie für die Manifestation der Hypertonie verantwortlich. Hinzu kommen wichtige Hypertonie-assoziierte Verhaltensweisen und Lebensstilfaktoren, wie Bewegungsmangel, Übergewicht, Alkohol-, Nikotin- und Kaffeeabusus, die eine verhaltensmedizinische Intervention erfordern. Daher haben Entspannungsverfahren, Stressbewältigung und Verhaltenstherapie einen hohen Stellenwert in der Rehabilitationsmedizin.

Stressinduzierte Hypertonie

Eine gesteigerte zentrale Sympathikusaktivität führt zum Blutdruckanstieg bei der stressinduzierten Hypertonie. Dies trifft sowohl auf akute Stressreaktionen mit nur kurzfristigem Blutdruckanstieg zu als auch auf chronische Stresssituationen mit der Entwicklung einer dauerhaften Hypertonie.

Bestimmte Menschen werden aber nicht hyperton, weil sie viel Stress ausgesetzt sind, sondern weil sie auf Stress anders reagieren – in Abhängigkeit von ihrem Wertungsmuster und Denkschema.

Kognitive Aspekte und unterschiedliche subjektive Stressverarbeitungsmechanismen sind für die Blutdruckregulation und Hypertonieentwicklung unter mentalem Stress verantwortlich. Erste langjährige Beobachtungsstudien konnten den Zusammenhang zwischen psychosozialen Stressfaktoren, Persönlichkeitsmerkmalen, Stressverarbeitung und der Hypertonieentwicklung aufzeigen.

Die **Whitehall-Studie** (1) ging der Frage nach, ob die akute Blutdruckreaktion auf mentalen Stress ein Prädiktor für die spätere Entwicklung einer manifesten Hypertonie ist. Bei 796 Männern mittleren Alters (35–55 Jahre), die über 10 Jahre beobachtet wurden, zeigte sich, dass das Ausmaß der systolischen Blutdruckreaktion auf akuten Stress ebenso wie das Alter und die Höhe des Ausgangsblutdrucks (im normalen bis noch-normalen Bereich), ein Prädiktor für die Entwicklung einer manifesten Hypertonie ist.

Frühere Daten der Whitehall-Studie zeigten bereits ein erhöhtes KHK-Risiko für Männer und Frauen mit geringer Entscheidungsfreiheit in der beruflichen Tätigkeit.

In der **CARDIA-Studie** (Coronary Artery Risk Development in Young Adults) wurden 3308 junge (18–30 Jahre) schwarze und weiße Männer und Frauen über

15 Jahre von 1985 bis 2001 untersucht (6). Es ging um die Frage, ob TUI (Time urgency and impatience) als Risikoverhalten die Entwicklung einer Hypertonie begünstigen. Es zeigte sich eine klare „Dosis-Wirkungs-Beziehung" zwischen Ungeduld, dem Gefühl von Zeitdruck und der späteren Hypertonieprävalenz.

Einige kleinere Studien zeigen einen deutlichen Zusammenhang zwischen einer hohen Arbeitsanforderung und Verantwortung in Kombination mit geringem Kontroll- und Entscheidungsspielraum (high demand/low control work = job strain) und erhöhtem Blutdruck sowie kardialer Mortalität (5).

Stressverarbeitung

Die Stressverarbeitung ist individuell sehr unterschiedlich. Sie hängt ab von der persönlichen Bewertung von Stress, wahrscheinlich auch von genetischen und konstitutionellen Komponenten.

! Daher ist es nicht verwunderlich, dass dieselben Stressfaktoren bei unterschiedlichen Personen zu ganz verschiedenen Stressreaktionen führen.

Zu **Stressoren/Stressfaktoren** gehören:

- **Gesellschaftlich**
  - Benachteiligung durch niedrigen sozioökonomischen Status,
  - Bedrohung durch Änderungen in der sozialen Rangordnung,
  - Missverhältnis zwischen dem tatsächlichen Sozialstatus und dem erwünschten oder sogar vorgetäuschten Sozialstatus und
  - finanzielle Probleme und existenzielle Ängste.
- **Beruflich**
  - Job strain: Missverhältnis zwischen Anforderung und Kontrollmöglichkeit im Arbeitsprozess,
  - Zeitdruck, Hektik, Leistungsdruck, Schichtarbeit, Arbeitslosigkeit.
- **Familiär**
  - Familiäre Probleme,
  - Eheprobleme, Partnerproblematik und
  - Tod, Krankheit oder Pflegefall in der Familie u.a.m.

Verhaltensmedizin

! Verhaltensmedizinische Aspekte haben bei der Betreuung von Patienten in der kardiologischen Rehabilitation eine überragende Bedeutung.

Dabei ist eine gute Arzt-Patienten-Beziehung sehr wichtig. Insbesondere für die erfolgreiche Umsetzung der wichtigen nichtmedikamentösen Maßnahmen bedarf es einer guten Informations- und Kommunikationspolitik. Die Verhaltensmedizin verbindet die Erkenntnisse aus Psychologie, Medizin und Verhaltenstherapie. Arzt und Patienten einigen sich auf eine Krankheitstheorie, welche die vorgeschlagenen Maßnahmen sinnvoll erscheinen lässt, und handeln Probleme und Lösungswege gemeinsam aus. Das ist die beste Basis für eine konsequente medikamentöse Therapie, und insbesondere auch für die Umsetzung der empfohlenen Allgemeinmaßnahmen und notwendigen Modifikationen des Lebensstils.

Hier müssen Prioritäten gesetzt werden, die für die kardiologische Rehabilitation den größten Erfolg versprechen; sei es die Gewichtsreduktion bei übergewichtigen und adipösen Patienten oder eine Entspannungstherapie und ein Stressbewältigungsprogramm bei Patienten, deren Probleme eher im Bereich Distress liegt (Abb. 10.**2**). Die empfohlenen Maßnahmen sollten dem Lebensstil des Patienten entsprechen und integriert werden können.

Besondere **Indikationen für verhaltensmedizinische Interventionen** in der Rehabilitation sind:

- Lebensstil und Gewohnheiten:
  - Übergewicht, gestörtes Essverhalten, erhöhter Salzkonsum,
  - Bewegungsmangel,
  - übermäßiger Alkohol- und Kaffeekonsum,
  - Nikotinabusus und andere Süchte.
- Psychologische Aspekte, besondere Charakteristika:
  - Depression,
  - Ärger,
  - Aggression,
  - Ängstlichkeit,
  - Affektstörung,

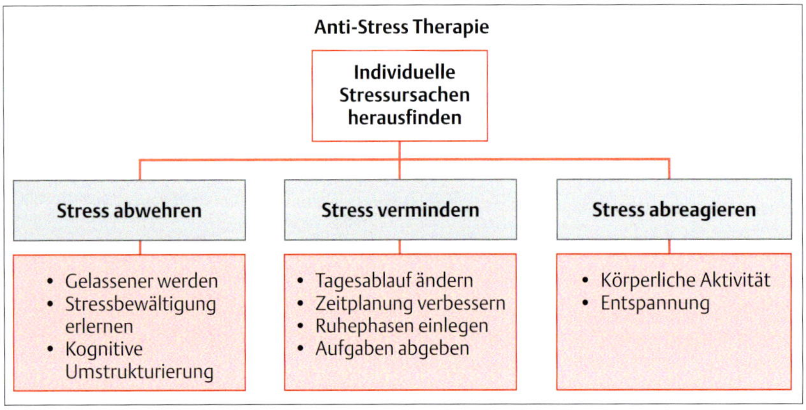

Abb. 10.**2** Die verschiedenen Ebenen und Ansätze der Anti-Stress-Therapie.

- Panikstörung,
- Hoffnungslosigkeit,
- psychosozialer Stress.

Im Rahmen der Rehabilitation sind in Abhängigkeit von der Schwere der psychischen und psychosomatischen Störung auch zusätzliche psychologische bzw. psychotherapeutische Therapieverfahren indiziert. Die Rehabilitation bietet die große Chance der interdisziplinären Zusammenarbeit aller Ärzte und Therapeuten aus allen Bereichen.

Entspannungsverfahren

Entspannungsverfahren sind Methoden, die eine Veränderung sowohl physiologischer als auch psychischer Prozesse in Richtung auf Entlastung und Wiederherstellung gestörter seelischer und körperlicher Funktionen bewirken sollen. Das **Ziel ist die Entspannungsreaktion** (Reduktion der sympathikotonen Erregungsbereitschaft), die sich in vegetativen Veränderungen zeigt: Abnahme des Muskeltonus, langsame und gleichmäßige Atmung, verminderter O_2-Verbrauch, verstärkte Hautdurchblutung, Zunahme langsamer Delta-Wellen im EEG, Abnahme der Herzfrequenz und Senkung des Blutdrucks.

Indikation. Am besten sprechen diejenigen Patienten auf eine Entspannungsbehandlung an, die psychologisch durch vermehrte Ängstlichkeit und somatisch durch einen gesteigerten Sympathikotonus gekennzeichnet sind (z.B. hohe Pulsfrequenz). **Ungeeignet** sind die Entspannungsverfahren bei Zwangssymptomatik, hysterieformen Verhaltensformen und Psychosen.

> Die Entspannungsverfahren sind eine ideale adjuvante Therapie. Der Blutdruck kann akut und längerfristig gesenkt werden, unangenehme Nebenwirkungen sind nicht bekannt, angenehme Begleitwirkungen sind häufig.

Die progressive Muskelrelaxation nach Jacobson beruht darauf, dass einzelne Muskeln bzw. Muskelgruppen von Kopf bis Fuß kurzfristig willentlich angespannt und dann wieder entspannt werden. Die Spannung soll subjektiv registriert werden, und der Zustand der anschließenden Entspannung gespürt werden.

Das **autogene Training** erfolgt durch Selbstanweisung. Die Technik ist ebenso wie bei der progressiven Muskelrelaxation einfach zu erlernen. Es besteht aus 6 körperbezogenen Übungen, die ein Schwere- und Wärmegefühl in den Extremitäten, eine Leichtigkeit der Atmung, eine angenehme Empfindung in der Herzgegend, eine Wärme im Bauchraum, und eine Kühle im Bereich der Stirn erzeugen sollen.

Die **Meditationsverfahren** beinhalten sowohl körperbezogene (Einnahme bestimmter Körperhaltungen) als auch kognitive Übungsteile: Zentrierung der Aufmerksamkeit auf monotone, sich wiederholende Reize wie Atmung, visuelle Symbole oder Worte (Mantra), um die üblichen Denk- und Erlebnisweisen zu durchbrechen.

Zur alltäglichen Entspannung gehören ausreichend Schlaf und Erholungszeiten, entspannende Hobbies, Sport und körperliche Aktivität sowie ausreichend Urlaub im Jahresverlauf.

Stressbewältigung

Ziel der Stressbewältigung ist es, möglichst früh pathologische Verhaltens- und Verarbeitungsmuster, die zur Sympathikusaktivierung und Blutdrucksteigerung führen, zu erkennen und ein gesundes Stressbewältigungsprogramm einzuüben; und damit das Risiko der Patienten zu vermindern (4). Ob Blutdruck oder Herzfrequenz unter akutem oder chronischem Stress ansteigen und sich eine manifeste Hypertonie oder KHK entwickelt, ist weniger vom Stressor an sich abhängig, sondern vom Bewertungsmuster des Individuums.

> Die „kognitive Umstrukturierung" ist daher der wirkungsvollste Ansatz zur Lösung stressinduzierter kardiovaskulärer Störungen.

Die Patienten werden angeleitet, die ungesunden Denk- und Bewertungsschemata in Form der inneren Selbstgespräche zu erkennen und alternative Bewertungsprogramme und Selbstgespräche zu erarbeiten und einzuüben. Entsprechende Biofeedback-Programme können ein geeignetes Instrument sein, z.B. die Blutdruck- und Herzfrequenzreaktion in Abhängigkeit vom jeweiligen Bewertungsmuster und Denkschema zu untersuchen und darzustellen.

Des Weiteren werden soziale Verhaltensweisen und Fertigkeiten eingeübt (angemessener Ausdruck von Ärger und Emotionen, Nein-Sagen, Forderungen stellen usw.)

Entspannungsverfahren und körperliche Aktivität sind wichtige additive Möglichkeiten bei der Stressbewältigung, wirken aber nur symptomatisch.

Biofeedback

Biofeedback bedeutet die Rückmeldung biologischer Signale von Körperfunktionen, die üblicherweise nicht der bewussten Wahrnehmung oder Steuerung zugänglich sind (z.B. Atmung, Hautwiderstand, Herzfrequenz, Blutdruck). Die Rückmeldung erfolgt optisch oder akustisch, kontinuierlich oder intermittierend. Biofeedback dient zur Erlangung einer tiefen Entspannung oder zur operanten Konditionierung.

Biofeedbacktechniken werden z.B. in der Hypertonie-Therapie seit langem eingesetzt. Die direkte Rückmeldung des Blutdrucks zur subjektiven Steuerung und Kontrolle war lange Zeit technisch nur unzureichend möglich. Bei der konventionellen indirekten Blutdruckmessung ist keine kontinuierliche Beat-to-beat-Analyse und zeitgerechte Rückmeldung möglich. Hiermit ist eine Biofeedbackbehandlung nicht wirklich zu realisieren. Es wurden daher auch allgemein entspannende Verfahren wie respiratorisches Feedback zur Blutdruck eingesetzt, die technisch wenig aufwendig sind.

! Ein direktes Online-feedback des Blutdrucks mit einer kontinuierlichen Beat-to-beat-Analyse und Rückmeldung ist mit neuerer Technik realisiert und wird erfolgreich eingesetzt.

Literatur

1. Carroll D, Smith GD, Shipley MJ, et al. Blood Pressure Reactions to Acute Psychological Stress and Future Blood Pressure Status: A 10-Year Follow-Up of Men in the Whitehall II Study. Psychosomatic Medicine 2001; 63: 737–743
2. Karasek RA, Theorell T. Healthy work. New York: Basic Books 1990
3. Kivimäki M, Leino-Arjas P, Luukkonen R, et al. Work stress and risk of cardiovascular mortality: prospective cohort study of industrial employees. BMJ 2002; 325: 857–65
4. Schneider RH, Alexander CN, Staggers, et al. Long-term effects of stress reduction on mortality in persons > or = 55 years of age with systemic hypertension. Am J Cardiol 2005 May 1; 95(9): 1060–4.
5. Steptoe A, Cropley M, Joekes K. Job strain, blood pressure and response to uncontrollable stress. J Hypertens 1999; 17: 193–200
6. Yan LL, Liu K, Matthews KA, et al. Psychosocial factors and risk of hypertension: the Coronary Artery Risk Development in Young Adults (CARDIA) study. JAMA 2003; 290: 2190–92
7. Yusuf S, Hawken S, Ounpuu S, et al. Effect of potentially modifiable risk factors associated with myocardial infarction in 52 countries (the INTERHEART study): case-control study. Lancet 2004; 364(9438): 937–52

10.4 Rauchen

H. W. Hahmann

Das Wichtigste in Kürze

Aktives und passives Tabakrauchen ist europaweit der wichtigste vermeidbare Risikofaktor für verschiedene maligne Erkrankungen, entzündliche und obstruktive Atemwegserkrankungen und kardiovaskuläre Arteriosklerose (20). Der volkswirtschaftliche Schaden durch das Rauchen ist bisher nicht umfassend ermittelt worden, dürfte aber weit höher liegen als der (vermeintliche) wirtschaftliche Vorteil durch einen florierenden Tabakanbau und Tabakhandel und die damit verbundenen Steuereinnahmen. Nach aktuellen Berechnungen der Deutschen Krebshilfe sterben alleine in Deutschland jährlich 140.000 Menschen an den Folgen des Tabakmissbrauchs. Die Lebenserwartung eines Rauchers verkürzt sich statistisch um 10 Jahre (3). Tabakbedingte Schäden bedrohen auch tabakrauchexponierte Nichtraucher, daher kommt dem Nichtraucherschutz am Arbeitsplatz, in allen öffentlichen Bereichen und insbesondere in der Gastronomie besondere Bedeutung zu (5, 14).

Epidemiologie der kardiovaskulären Folgen des Tabakrauchens

Rauchen ist nach den Erkenntnissen der Augsburger MONICA/Kora-Studie der Faktor mit der höchsten Risikoprädiktion für den Myokardinfarkt, der sich gegenüber Nichtrauchern im Verhältnis 880 vs. 353/100.000 Personenjahre bei Männern und 360 vs. 88/100.000 bei Frauen ereignete (12).

Nach der PROCAM-Studie ist das Risiko für koronare Todesfälle bei Rauchern 2,6-fach erhöht. Außerdem gewinnen **weitere etablierte kardiovaskuläre Risikofaktoren** bei gleichzeitig bestehendem Tabakrauchen überadditiv an Prädiktionskraft oder werden durch davon abhängige induzierte Mechanismen verstärkt. Raucher weisen ein für den Schutz vor Atherosklerosekrankheiten **ungünstigeres Lipoproteinmuster** in Form niedrigerer Serumspiegel des High-Density-Lipoprotein-Cholesterin auf. Durch die Aufgabe des Rauchens steigt das HDL-C signifikant an. Rauchen bewirkt darüber hinaus weitere Veränderungen, die als Risikofaktoren oder -marker für Atherosklerosekrankheiten gelten, dazu gehören (2):

- Anstieg der Triglyzeride,
- erhöhte Insulinresistenz und
- ein Ansteigen des Entzündungsmarkers CRP.

Ebenso wie für das Ausmaß einer Dyslipoproteinämie konnte in der Interheart-Study für die Anzahl der gerauchten Zigaretten eine dosisabhängige Erhöhung des Risikos nachgewiesen werden. Auch geringer Tabakkonsum ist schädlich. Das Rauchen von schon 5 Zigaretten/Tag erhöht das Risiko (22).

! Umgekehrt wurde kürzlich gezeigt, dass nur die vollständige Aufgabe des Rauchens den Verlauf der koronaren Herzkrankheit günstig beeinflusst (18).

Chronisches Tabakrauchen erhöht das Risiko für eine periphere arterielle Verschlusskrankheit (pAVK) um den Faktor 7 (8, 15). Da auch alle sonstigen Konsequenzen in der Sekundärprävention der pAVK die gleichen sind wie bei KHK, folgt daraus, dass auch Patienten mit isolierter pAVK in forcierte Tabakentwöhnungsstrategien einbezogen werden müssen. Entsprechendes gilt auch für zerebrovaskuläre Erkrankungen und dilatative atherosklerotische Gefäßleiden.

Der Rauchkonsum korreliert nach aktuellen Erkenntnissen auch mit dem „sozio-ökonomischen Gradienten". Angehörige niedriger Einkommensklassen mit in der Regel geringerer Schulbildung weisen häufig zusammen mit einem höheren Nikotinkonsum auch andere ungünstige Lebensstilfaktoren wie Fehl- und Überernährung auf. Die höhere Inzidenz kardiovaskulärer Erkrankungen in solchen Bevölkerungsgruppen lässt sich zum großen Teil durch deren Rauchverhalten erklären (9, 16).

Pathophysiologie – Entstehung von atherosklerotischen Gefäßläsionen durch Tabakrauchen

Über vermehrte Katecholaminfreisetzung kommt es neben der Steigerung von Herzfrequenz und Herzminutenvolumen auch zum Anstieg des Blutdrucks. Dabei handelt es sich um Effekte, die nicht durch Nikotin vermittelt werden, also unter transdermaler Nikotinanwendung nicht beobachtet werden.

Die Entstehung atherosklerotischer Läsionen durch Rauchen ist weitgehend aufgeklärt: Im Mittelpunkt steht die endotheliale Dysfunktion durch verminderte NO-Freisetzung und die damit ausbleibende bedarfsorientierte Relaxation der Gefäßmuskulatur mittels cGMP-Freisetzung. Da die cGMP-Freisetzung gleichzeitig die Thrombozytenaggregation inhibiert, triggert dieser Mechanismus auch prokoagulatorische Effekte des Rauchens, verstärkt durch einen Fibrinogenanstieg und eine verminderte Fibrinolyse.

Bei Rauchern wird das ohnehin vermindert gebildete NO zur Bildung freier Radikale verbraucht. Vermittelt durch Adhäsionsmoleküle (ICAM-1 und VCAM-1) leiten dadurch in der Endothelzelle entstehende Lipidperoxide eine Monozytenadhäsion ein. Die bei Rauchern auch extrazellulär vermehrten freien Radikale führen dort zur Bildung von ox-LDL. Dieses bewirkt Endothelschäden im Sinne „primärer Läsionen" und subendothelial mittels Zytokinen die Proliferation glatter Muskelzellen und damit gemeinsam mit den oben genannten Mechanismen die Entwicklung Monozyten/Makrophagen sowie glatter Muskelzellen enthaltender atherosklerotischer Plaques (13).

Ansteigende CO-Konzentrationen und die mit dem Inhalationsrauchen in der Regel verschlechterte respiratorische Funktion verstärken die Auswirkung entstandener stenosierender arterieller Gefäßerkrankungen.

Hintergrundwissen

Endothelzellen reagieren auf zunehmenden Blutfluss durch calciumvermittelte L-Arginin-Ausschüttung, die zur Freisetzung von NO-Synthase (NOS) führt (Abb. 10.**3**). Vermittelt durch Tetrahydrobiopterin (THB) wird mithilfe von NOS Stickoxid (NO) freigesetzt, das die Endothelschranke durchdringt und in der glatten Muskelzelle eine Relaxation in Gang setzt. Mit dieser physiologischen, bedarfsorientierten Vasodilatation ist gleichzeitig die Inhibition der Thrombozytenaggregation verbunden. Durch Tabakrauchen wird die THB-Freisetzung inhibiert und damit die Bildung von Stickoxid reduziert. Gleichzeitig wird dessen Aufnahme in die glatte Muskelzelle vermindert, sodass im Rahmen einer endothelialen Dysfunktion eine Vasokonstriktion erfolgt. Die durch Tabakrauchen ebenfalls induzierte Lipidperoxidation wird dadurch noch verstärkt, dass nicht in die Endothelzelle gelangendes NO zur vermehrten Bildung von Lipidperoxiden führt.

Tabakrauchen führt neben der vermehrten Bildung von Lipidperoxiden, welche die Endothelzelle verändern, auch dazu, dass die Freisetzung von Adhäsionsmolekülen (ICAM-1, VCAM-1) induziert wird (Abb. 10.**4**). Dadurch kommt es zur vermehrten Monozytenadhäsion. Durch verminderte NO-Synthese bleibt eine Vasodilatation aus.

Die durch die vermehrte Entstehung von oxidativ modifizierten LDL-Partikeln (Ox-LDL) aktivierten Monozyten führen bei Endothelschädigung zur Migration von Monozyten in den subendothelialen Raum und damit zur Bildung von Makrophagen. Makrophagen nehmen mithilfe ihres Scavenger-Rezeptors bei Tabakrauchen vermehrt entstehendes Ox-LDL auf und werden zu Schaumzellen. Diese induzieren die Ausschüttung von Zytokinen in den glatten Muskelzellen (SMC) und führen zu deren Proliferation. Damit wird durch Tabakrauchen die Entstehung von lipidreichen, Monozyten/Makrophagen sowie glatte Muskelzellen enthaltenden arteriosklerotischen Plaques begünstigt.

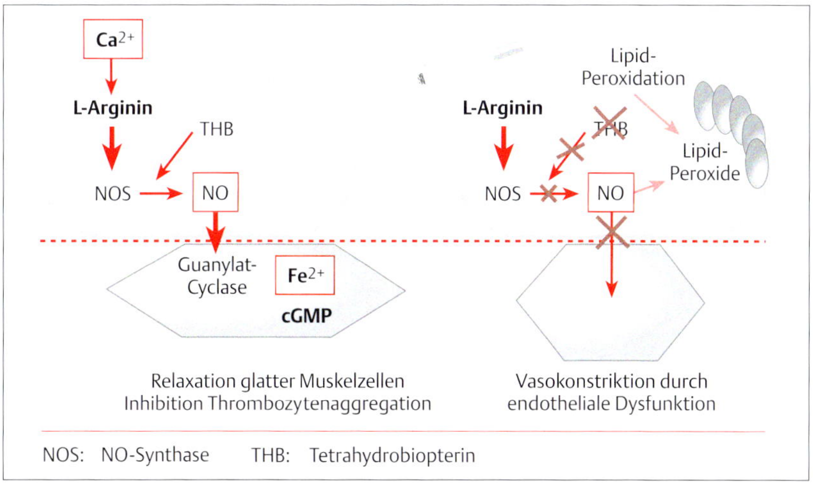

Abb. 10.**3** Entstehung einer endothelialen Dysfunktion durch Rauchen (modifiziert nach [13]). Einzelheiten im Text.

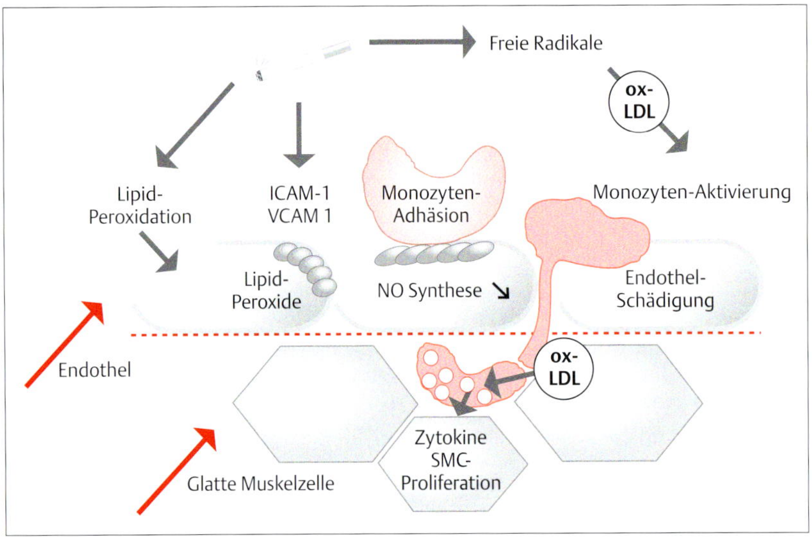

Abb. 10.**4** Entstehung einer atherosklerotischen Plaque durch Rauchen (modifiziert nach [13]). Einzelheiten im Text.

Prävention und Behandlung des Tabakrauchens

Rauchen gilt als der kardiovaskuläre Risikofaktor, dessen Ausschaltung die wirksamste und kostengünstigste Einzelmaßnahme in der Primär- und Sekundärprävention kardiovaskulärer Erkrankungen darstellt (10).

Dementsprechend stellt die Beendigung des Tabakrauchens eine wichtige Aufgabe in der kardiologischen Rehabilitation dar (Kapitel 10.5). In der PIN-Studie konnte gezeigt werden, dass die Raucherentwöhnung in der Rehabilitation erfolgreich ist. Während bei den der Anschlussheilbehandlung (AHB) vorausgehenden kardiovaskulären Ereignissen der Anteil der Raucher bei 39 % lag, gaben am Ende der stationären AHB 5 % an, noch zu rauchen. Ein Jahr später lag der Raucheranteil bei 10 % (21).

Wie sich die Beendigung des Rauchens auf den Verlauf der koronaren Herzkrankheit auswirkt, ließ sich in einer prospektiven Kohortenstudie, der KAROLA-Studie, zeigen. Dabei wurde bei 1206 Patienten das mittels Kotininspiegeln überprüfte Rauchverhalten nach akutem Koronarsyndrom oder koronarchirurgischem Eingriff untersucht, die im Rahmen einer stationären AHB rekrutiert und dann 3 Jahre nachbeobachtet wurden. Verglichen mit kontinuierlichen Weiterrauchern lag das relative Risiko für das Auftreten eines erneuten kardiovaskulären Ereignisses wie folgt:

- bei Patienten, die dann das Rauchen aufgaben, bei 0,42 (95 % KI 0,15–1,15),
- bei früheren Rauchern bei 0,52 (95 % KI 0,25–1,08) und
- bei Nie-Rauchern bei 0,26 (95 % KI 0,11–0,62) (p für Trend = 0,006).

Aufgrund dieser Ergebnisse lässt sich in der kardiovaskulären Sekundärprävention alleine durch die Aufgabe des Rauchens die Hälfte aller in Dreijahresfrist auftretenden neuen kardiovaskulären Ereignisse verhindern (19).

Therapieziel ist die vollständige Aufgabe des Rauchens. Auf dem Weg dahin können jedoch zeitlich definierte Zwischenetappen eingeführt werden. In der Sekundär- bzw. Tertiärprävention kann mit einer Halbierung der kardiovaskulären Ereignisraten bei vollständigem Rauchverzicht im Vergleich zum fortgesetzten Tabakrauchen gerechnet werden.

Zielgruppen

Primärprävention: Rauchprävention durch gesellschaftliche Ächtung des Tabakrauchens, Umsetzung des bereits als europäisches Recht festgeschriebenen Werbeverbots für Tabakprodukte und des Nichtraucherschutzes durch Rauchverbot in allen öffentlichen Bereichen einschließlich der Gastronomie gelten als wichtige Maßnahmen zur Primärprävention des Rauchens. Darüber hinaus sind gezielte **edukative Maßnahmen in Schulen und Kindergärten** erforderlich, die umso intensiver ausfallen müssen, je niedriger das Ausbildungsniveau anzusiedeln ist, das im jeweiligen Schulsystem erreicht wird.

Grundsätzlich sollte jeder Raucher/jede Raucherin bei allen Arztbesuchen auf das Rauchen angesprochen und freundlich, aber unmissverständlich möglichst unter Bezugnahme auf den aktuellen Vorstellungsanlass zum Rauchverzicht ermutigt werden.

Dieser engagierte ärztliche Rat ist als effektive (und kostengünstige) Präventionsmaßnahme belegt. Zum weiteren Vorgehen in der ärztlichen Praxis existieren Handlungsleitlinien der deutschen Ärzteschaft (7).

Sekundärprävention/Rehabilitation: Bei Patienten nach einem akuten kardialen Ereignis oder nach einer Herzoperation ist die Erfolgsrate der Rauchentwöhnung hoch (21). Die Rauchertherapie richtet sich an einen Personenkreis mit hohem Risiko und ist im Falle ihres Erfolgs sehr effektiv (19). Daher gehört die Rauchertherapie zu den grundlegenden und unverzichtbaren Aufgaben der kardiologischen Rehabilitation. Ein **gestuftes Vorgehen**, das sich in bereits zitierten Studien bewährt hat, weist folgende Komponenten auf:

- Vorbildfunktion: Rauchfreie Rehaeinrichtung, weitestgehend auch in der Freizeit nicht rauchendes Rehabilitationspersonal!
- Engagierte Unterweisung zum Rauchverzicht im ärztlichen Einzelgespräch.
- Multiple edukative Maßnahmen über den Nutzen des Rauchverzichts bzw. die Folgen des Weiterrauchens.
- Obligatorische Teilnahme an einer verhaltenstherapeutisch orientiert Rauchertherapie als Einzel- und oder Gruppenbehandlung (möglichst mit Zielvereinbarung eines Datums zur vollständigen Aufgabe des Rauchens). Die Wirksamkeit von verhaltenstherapeutischen Gruppensitzungen, die von einer medizinischen Fachkraft (z.B. Arzt, klinischer Psychologe, Krankenschwester) geleitet sein können, ist gut belegt. Der Einsatz eines durch Kurzkontakte unterstützten verhaltenstherapeutischen Selbsthilfemanuals kann langfristig eine durchaus der Gruppenbehandlung vergleichbare Wirksamkeit erbringen. Da aber zusätzlich die physische Abhängigkeit zu behandeln ist, bieten sich ergänzende pharmakotherapeutische Maßnahmen an, die auch zu einer Minderung der Entzugserscheinungen führen (Kapitel 10.5).
- Eine strukturierte Entscheidung (im therapeutischen Team) über den Einsatz und ausreichende Erfahrung mit pharmakotherapeutischen Maßnahmen zur Rauchentwöhnung (Nikotinpflaster, Bupropion oder neuerdings auch Varenicline). Dadurch ist, v.a. bei Patienten mit erhöhter Suchtproblematik bzw. zahlreichen gescheiterten Versuchen einer Rauchentwöhnung in der Vorgeschichte, die Abstinenzchance deutlich zu verbessern (1). Bei der Entscheidung sollte der Fagerstöm-Test for Nicotine Dependence (FTND) einbezogen werden (4) (Tab. 10.**4**).
- Rehabilitations-Nachsorgeprogramme können die Nachhaltigkeit einer Raucherentwöhnung in der kardiologischen AHB verbessern (6, 11, 17).

Literatur

1. Cahill K, Stead LF, Lancaster T. Nicotine receptor partial agonists for smoking cessation. Cochrane Database of Systematic Reviews 2007, Issue 1. Art. No.: CD006103. DOI: 10.1002/14651858.CD006103.pub2.
2. Cullen P, Schulte H, Assmann G. Determinants of mortality in the PROCAM Study. Circulation 1997; 96: 2128–2136
3. Doll R, Peto R, Boreham J, Sutherland I. Mortality in relation to smoking: 50 years' observations on male British doctors. BMJ 2004; 328: 1519–1527
4. Fagerstrom KO, Kunze M, Schoberberger R, et al. Nicotine dependence versus smoking prevalence: comparisons among countries and categories of smokers. Tob Control 1996; 5(1): 52–56
5. Gohlke H. Rauchfolgen weiterhin unterschätzt – Wo bleibt der Nichtraucherschutz. Dtsch Med Wochenschr 2006; 131: 1685–1686

Tabelle 10.**4** Fagerström-Test for Nicotine Dependence (FTND) zur Ermittlung der Abhängigkeit

Fragen	Antworten	Punkte*
1 Wie schnell nach dem Aufwachen rauchen Sie Ihre erste Zigarette?	innerhalb von 5 min	3
	6–30 min	2
	31–60 min	1
	nach 60 min	0
2 Finden Sie es schwierig, auf das Rauchen zu verzichten, wenn es verboten ist? (z.B. im Kino, in Versammlungen usw.)	ja	1
	nein	0
3 Auf welche Zigarette fällt es Ihnen besonders schwer zu verzichten?	die erste Zigarette morgens	1
	jede andere	0
4 Wie viele Zigaretten rauchen Sie am Tag?	0–10	0
	11–20	1
	21–30	2
	31 und mehr	3
5 Rauchen Sie stärker in den ersten Stunden nach dem Aufstehen als während des übrigen Tages?	ja	1
	nein	0
6 Rauchen Sie auch, wenn Sie so krank sind, dass Sie im Bett liegen müssen?	ja	1
	nein	0
	Gesamtpunktzahl	(…)

* Punktwert > 7: sehr starke Abhängigkeit

6. Hahmann HW, Wüsten B, Nuss B, Muche R, Rothenbacher D, Brenner H. Intensivierte Reha-Nachsorge nach stationärer Anschlussheilbehandlung bei Patienten mit Koronarer Herzkrankheit – Ergebnisse der INKA-Studie. Herzmedizin 2006; 23: 36–41
7. Handlungsleitlinie Tabakabhängigkeit aus Empfehlungen zur Therapie der Tabakabhängigkeit. Arzneimittelkommission der deutschen Ärzteschaft, Arzneiverordnung in der Praxis, Sonderheft, 1. Auflage, Mai 2001
8. Hughson WG, Mann JI, Tibbs DJ, Woods HF, Walton I. Intermittent claudication factors determining outcome. BMJ 1978; 1: 1377–1379
9. Jha P, Peto R, Zatonski W, Boreham J, Jarvis MJ, Lopez AD. Social inequalities in male mortality, and in male mortality from smoking: indirect estimation from national death in England and Wales, Poland, and North America. Lancet 2006
10. Krumholz HM, Cohen BJ, Tsevat J, Pasternak RC, Weinstein MC. Cost-effectiveness of a smoking cessation program after myocardial infarction. J Am Coll Cardiol 1993; 22: 1697–1702
11. Lancaster T, Stead LF. Self-help interventions for smoking cessation (Cochrane Review). The Cochrane Library 2005; 4.
12. Löwel H, Döring A, Schneider A, Heier M, Thorand B, Meisinger C for the MONICA/KORA Study Group. The MONICA Augsburg Surveys – Basis for Prospective Cohort Studies. Gesundheitswesen 2005; 67 Sonderheft 1:13–18. Stuttgart, New York: Georg Thieme Verlag KG (DOI 10.1055/s-2005-858234)
13. Powell JT. Vascular damage from smoking: disease mechanisms at the arterial wall. Vasc Med 1998; 3(1): 21–28
14. Raupach T, Schäfer K, Konstantinides S, Andreas S. Secondhand smoke as an acute treat for the cardiovascular system: a change in paradigm. Eur Heart J 2006; 27: 386–392
15. Rosenberg L, Kaufman DW, Helmrich SP, Miller DR, Stolley PD, Shapiro S. Myocardial infarction and cigarette smoking in women younger than 50 years of age. JAMA 1985; 253(20): 2965–2969
16. Schneider S, Mohnen S, Schiltenwolf M. „Sind Reiche gesünder?“ Epidemiologische Repräsentativdaten zu schichtspezifischen Krankheitsprävalenzen Erwachsener in Deutschland. Dtsch Med Wochenschr 2006; 131: 1998–2003
17. Taylor CB. Smoking cessation after acute myocardial infarction: Effects of nurse managed intervention. Ann Intern Med 1990; 113: 118–123
18. Tverdal A, Bjartveit K. Health consequences of reduced daily cigarette consumption Tob. Control 2006; 15; 472–480
19. Twardella D, Rothenbacher D, Hahmann, Wüsten B, Brenner H. The Underestimated Impact of Smoking and Smoking Cessation on the Risk of Secondary Cardiovascular Disease Events in Patients With Stable Coronary Heart Disease: Prospective Cohort Study. JACC 2006; 47(4)887–889
20. Weiland SK, Rapp K, Klenk J, Keil U. Zunahme der Lebenserwartung – Größenordnung, Determinanten und Perspektiven. Dtsch Arztebl 2006; 103(16): A 1072–7
21. Willich S, N, Müller-Nordhorn J, Kulig M, Binting S, Gohlke H, Hahmann H, Bestehorn K, Krobot K, Völler H for the PIN Study Group: Cardiac risk factors medication, and recurrent clinical events – a prospective cohort study. European Heart Journal 2001; 22: 307–314
22. Yusuf S, et al. Effect of potentially modifiable risk factors associated with myocardial infarction in 52 countries. Lancet 2004; 364: 937–952

10.5 Physiologie und Psychologie der Nikotinabhängigkeit

A. Batra, G. Buchkremer

Das Wichtigste in Kürze

Bei Rauchern besteht neben der physiologischen auch eine psychologische Abhängigkeit. Die Stärke dieser Abhängigkeit kann anhand bestimmter Kriterien eingeschätzt werden. Die Therapie umfasst medikamentöse sowie psychologische Optionen, die v.a. in der Kombination zu zufriedenstellenden Erfolgsquoten führen. Auch konsequente Beratungsangebote in Arztpraxen tragen wirksam zur Raucherentwöhnung bei.

Pharmakologie und Metabolismus von Nikotin

Nikotin gilt unter den mehr als 4000 Inhaltsstoffen des Tabaks als die abhängigmachende Substanz ((S)-3-(1-Methylpyrrolidon-2-yl)pyridin, Abb. 10.**5**). Beim Verbrennen von Tabak wird etwa 30 % des in der Zigarette enthaltenen Nikotins freigesetzt. Beim stark inhalierenden Zigarettenrauchen können bis zu 95 % davon resorbiert werden.

Bei der akuten Einnahme höherer Dosierungen treten Speichelfluss, Übelkeit, Schwindel, Erbrechen, Kopfschmerzen, Tachykardien, abdominale Schmerzen, Diarrhöe, Hypotonie und -thermie und schließlich Bewusstseinsstörungen auf.

! Bei ca. 1 mg/kg Körpergewicht ist für Personen ohne Toleranzentwicklung infolge eines regelmäßigen Nikotinkonsums eine tödliche Dosis erreicht.

Nikotin wird in der Leber über Cytochrom P450 2A6 und 2D6 zu Cotinin und Nicotin-N-oxid umgewandelt. Die Halbwertszeit beträgt beim Nichtraucher ca. 120 min, beim Raucher dagegen nur ca. 30–60 min. Hauptmetabolit ist Cotinin mit einer Halbwertszeit von 16–19 h. Die Elimination erfolgt biliär und renal. Nikotin wirkt auf nikotinerge Acetylcholinrezeptoren und setzt mittelbar eine Reihe von Neurotransmittern (Ad-

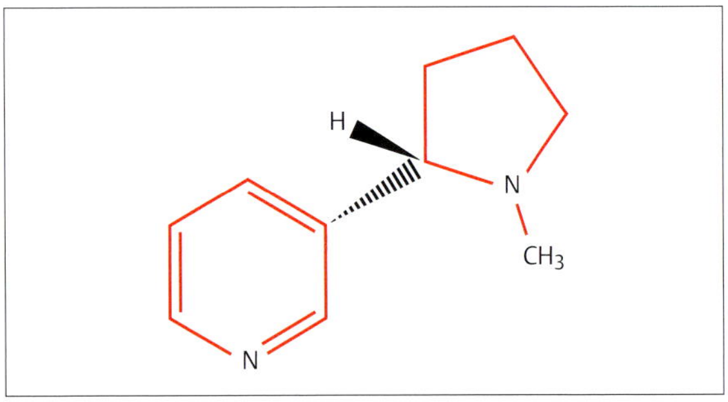

Abb. 10.**5** Strukturformel von Nikotin ([S]-3-[1-Methylpyrrolidon-2-yl]pyridin).

renalin, Noradrenalin, Dopamin, Serotonin und Endorphine) frei.

Diagnose und klinische Symptomatik

Die meisten Raucher sind regelmäßige Konsumenten von durchschnittlich ca. 15–20 Zigaretten pro Tag. Mit zunehmendem Alter steigt der Anteil der Starkkonsumenten mit mehr als 20 Zigaretten/Tag. Viele Raucher erleben den Tabakkonsum als „Gewohnheit" oder „Abhängigkeit".

Die Definition der Abhängigkeit

Eine Tabakabhängigkeit (nach ICD: F17.2) liegt vor, wenn mindestens 3 der 6 Kriterien für eine Störung durch psychotrope Substanzen erfüllt sind (diagnostische Kriterien nach ICD 10; WHO 2003):

- Ein starkes Verlangen oder eine Art Zwang, Tabak zu konsumieren,
- eine verminderte Kontrollfähigkeit bezüglich des Beginns, der Beendigung und der Menge des Tabakkonsums,
- ein körperliches Entzugssyndrom bei Absetzen oder Reduktion des Tabakkonsums,
- eine Toleranzentwicklung gegenüber den Wirkungen der Substanz,
- die Aufgabe oder Vernachlässigung anderer wichtiger Vergnügungen oder Interessenbereiche wegen des Tabakgebrauchs und/oder
- ein anhaltender Tabakkonsum trotz eindeutig schädlicher Folgen.

In der **Praxis** bewährt es sich allerdings, die Anamnese auf die folgenden Faktoren zu konzentrieren, um den Grad der Abhängigkeit und damit die Aussicht auf eine langfristige Abstinenz abzuschätzen: frühmorgendliches Rauchen, mehr als 10 täglich konsumierte Zigaretten und der Hinweis auf mehrfache, vergebliche Abstinenzversuche in der Vergangenheit sprechen für eine Abhängigkeit und reduzieren die Erfolgsaussichten auch im Rahmen einer professionellen therapeutischen Unterstützung (2).

Psychometrische Instrumente zur Messung der Stärke der Nikotinabhängigkeit, z.B. der **Fagerström Test for Nicotine Dependence** (FTND, 9) erfassen neben dem Zigarettenkonsum auch Variablen des Rauchverhaltens, die mit der körperlichen Abhängigkeit verbunden zu sein scheinen (z.B. morgendliches Rauchen wegen der Entzugserscheinungen).

Der FTND (Tab. 10.**4**, Kapitel 10.4) ermöglicht statt der dichotomen Klassifikation des Rauchens in Abhängigkeit bzw. Missbrauch und kontrollierten Konsum ein dimensionales Konzept der Abhängigkeit und unterscheidet dabei auf der Basis von 6 Fragen mit maximal 10 Punkten eine sehr geringe (0–2 Punkte), geringe (3–4), mittelschwere (5), schwere (6–7) und sehr schwere Form der Abhängigkeit (8–10 Punkte).

Diese „Stärke der Abhängigkeit" gilt als Prädiktor für die Wahrscheinlichkeit einer langfristigen Abstinenz.

Der Anteil abhängiger Raucher wird in einzelnen Publikationen auf ca. 50–80% geschätzt (1, 10). Mehr als die Hälfte aller starken Raucher sind zudem „dissonante Raucher", die gerne entweder ihr Rauchverhalten ändern oder das Rauchen ganz aufgeben würden.

Ursachen des (abhängigen) Rauchens

Der Beginn des Rauchens ist sozialwissenschaftlichen Hypothesen zufolge v.a. durch das Rauchverhalten der Bezugspersonen, den soziokulturellen Hintergrund, die Lebensbedingungen und Wertevorstellungen gebahnt und wird zunächst durch soziale Verstärker aufrechterhalten.

Abhängiges Rauchen kann sowohl über lernpsychologische Modelle (reinforcement, Konditionierung), aber auch durch die spezifischen Nikotinwirkungen erklärt werden. Nikotin hat eine eindeutig suchterzeugende Wirkung, die denen anderer Rauschmittel, Amphetaminen, Kokain oder Opiaten, gleichkommt. Versuche zeigen, dass es zu einer vermehrten Ausschüttung von Dopamin v.a. im Nucleus accumbens kommt (5). Eine regelmäßige Nikotinzufuhr führt aufgrund einer prolongierten Rezeptordensibilisierung zur Bildung zusätzlicher nikotinerger Acetylcholinrezeptoren (nAChR) vom Subtyp $\alpha 4\beta 2$: es kommt zu einer **Neuroadaptation** durch eine Up-regulation der nAChR (15). Der nikotinabhängige Raucher sucht zum einen nach der zentralen Stimulation durch das Nikotin und bekämpft zum anderen durch die erneute Nikotinzufuhr Entzugserscheinungen (Reizbarkeit, Angst, Depressivität, Konzentrationsstörungen, Schlafstörungen, Obstipation u.a.), die mit dem absinkenden Nikotinspiegel auftreten.

Behandlung der Tabakabhängigkeit

Dissonante Raucher benötigen, sofern ihnen eine Abstinenz aus eigener Kraft nicht gelingt, eine professionelle Unterstützung bei der Raucherentwöhnung. In zahlreichen wissenschaftlichen Studien hat sich gezeigt, dass die verhaltenstherapeutisch orientierten Selbstkontrollbehandlungen, wenn sie in der Entgiftungsphase durch eine passagere medikamentöse Unterstützung begleitet sind, die größten Erfolgsaussichten haben (2, 6). Denoch werden eine Vielfalt von Raucherentwöhnungsbehandlungen angeboten und auch in Anspruch genommen, bei denen kein adäquater oder sicherer Wirknachweis geführt werden konnte. Dazu gehören nicht nur Akupunktur, Hypnose oder andere, meist suggestive Verfahren, sondern auch zahlreiche wenig wirksame Medikamente oder Interventionen, die sehr von der Motivation des Rauchers abhängig sind oder aufgrund unspezifischer Wirkfaktoren (Therapeutenvariable, Erwartungen des Rauchers) initial zwar erfolgreich sind, langfristig aber zu hohen Rückfallquoten führen.

Theoretische Grundlagen der Raucherentwöhnung

Durch die Leitlinien zur Raucherberatung und -entwöhnung werden Standards für kompetente, wissenschaftlich gesicherte und erfolgreiche Therapien vorgegeben. In Deutschland sind 2 **Leitlinien** verfügbar:

- die Behandlungsempfehlung der Arzneimittelkommission der deutschen Ärzteschaft sowie
- die S2-Leitlinie der Deutschen Gesellschaft für Suchtforschung und Suchttherapie sowie der Deutschen Gesellschaft für Psychiatrie, Psychotherapie und Nervenheilkunde (DGPPN) (2, www.leitlinien.net).

! Da die Tabakabhängigkeit sowohl durch die physische Abhängigkeit vom Nikotin als auch eine psychische Abhängigkeit charakterisiert ist, empfehlen die Behandlungsleitlinien die Kombination einer verhaltenstherapeutischen Raucherentwöhnung mit einer passageren medikamentösen Unterstützung.

Medikamentöse Unterstützung

Zugelassen sind verschiedene Nikotinersatzpräparate (Nikotinpflaster -kaugummi, -lutsch- und -sublingualtablette; -nasalspray und -inhaler – letztere sind in Deutschland nicht im Handel erhältlich), sowie Bupropion und Varenicline (2, 12).

Ein vorübergehender **Nikotinersatz** vermag die Entzugssymptome zu mildern. Durch eine allmähliche Reduktion des täglich substitutierten Nikotins wird der Entwöhnungsprozess erleichtert. Meist wird Nikotin über ein Kaugummi oder ein transdermales Pflastersystem verabreicht. Möglich ist auch die Anwendung von Nikotintabletten, des Inhalers oder eines Nasensprays. Nikotinkaugummi und Nasalspray gestatten einen rasche Befriedigung beim akuten Rauchverlangen, die transdermale Nikotinsubstitution hingegen ermöglicht eine aus lernpsychologischer Sicht wichtige Abkopplung der Substitution vom bisherigen Zufuhrverhalten und wirkt damit einer Aufrechterhaltung des Suchtverhaltens entgegen.

Bupropion, ein monozyklisches Antidepressivum, dessen Einnahme eine Hemmung der zentralen Wiederaufnahme von Dopamin und Noradrenalin zur Folge hat, wurde im Jahr 2000 zur Tabakentwöhnung zugelassen. Es führt zu einer Reduktion des Rauchverlangens, ist jedoch von Nebenwirkungen begleitet (Schlafstörungen, Mundtrockenheit, Schwindel, Tremor), die von manchen Rauchern nicht toleriert werden. Aufgrund des gesteigerten Risikos epileptischer Anfälle ist der Einsatz des Medikaments bei Rauchern mit reduzierter Krampfschwelle kontraindiziert.

Seit 2007 steht in Deutschland **Varenicline**, ein selektiver, partieller nikotinerger Acetylcholinrezeptoragonist für die Behandlung von Rauchern zur Verfügung (3). Durch den Partialagonismus werden nikotinähnliche Wirkungen erzielt, der zusätzliche Konsum von Nikotin bleibt jedoch wirkungslos. Die Erfolgsraten der ersten Studien zeigen eine Überlegenheit gegenüber Bupropion und Placebo. Die bisher bekannten Nebenwirkungen (Schwindel, Kopfschmerzen, Übelkeit) werden in den meisten Fällen toleriert.

Als Medikamente „zweiter Wahl" ohne Zulassung zur Tabakentwöhnung werden Nortriptylin und Clonidin genannt. Der Einsatz kann erwogen werden, wenn andere Medikamente die Entzugssymptomatik nicht wirkungsvoll unterdrückt haben.

Psychotherapie für Raucher

In der Behandlung des Rauchers werden sowohl niederschwellige Therapieangebote (motivierende Gespräche, Psychoedukation und Beratung hinsichtlich optimaler Aufhörstrategien), als auch die aufwendigeren „Tabakentwöhnungsgruppen" mit verhaltenstherapeutischen Ansatz eingesetzt.

Die **verhaltenstherapeutische Behandlung** der psychischen Abhängigkeit hat insbesondere zum Ziel, die Abstinenz zu sichern, indem nicht allein die Abstinenzmotivation langfristig beeinflusst wird, sondern insbesondere bisherige Verstärker und Schlüsselreize ihre Wirkung verlieren (Stimuluskontrolle). Zudem werden Möglichkeiten zur Bewältigung von Versuchungssituationen (z.B. in Rollenspielen) erlernt.

Die verhaltenstherapeutische Selbstkontrollbehandlung kann sowohl in der Gruppe, im Einzelkontakt oder über Medien (Bücher, Videos) vermittelt werden. Als die wirkungsvollste Variante gilt allerdings die **Behandlung in der Gruppe**, durch die eine zusätzliche Motivation zum Rauchstopp geschaffen werden kann (13).

Die Durchführung von Raucherentwöhnungsgruppen ist allerdings personal-, zeit- und kostenintensiv. Die Behandlungen werden daher zumeist für die Dauer von 6–10 Wochen in der Gruppe (für 6–12 TeilnehmerInnen), etwa einmal pro Woche angeboten Da viele Raucher nicht bereit sind, an Raucherentwöhnungsgruppen teilzunehmen, stellen **Selbsthilfemanuale** eine unverzichtbare Alternative dar (7). Selbsthilfemanuale sind zwar in ihrer Effektivität den gruppentherapeutischen Behandlungen unterlegen, erreichen aber eine größere Zahl von Rauchern.

Auch Beratungstelefone (des Deutschen Krebsforschungszentrums oder der Bundeszentrale für Gesundheitliche Fragen) werden häufig genutzt.

Andere Raucherentwöhnungsverfahren, z.B. die Akupunktur, schneiden im Vergleich mit den langfristigen Abstinenzraten im Rahmen einer Kombinationsbehandlung aus Verhaltenstherapie und transdermaler Nikotinsubstitution schlechter ab (2). Gegen viele suggestiv arbeitende Verfahren ist zudem einzuwenden, dass dem entwöhnungswilligen Raucher hierbei im Gegensatz zur verhaltenstherapeutischen Behandlung keine wirksamen Techniken zur Rückfallbekämpfung vermittelt werden.

Erfolgsaussichten einer Raucherentwöhnungsbehandlung

Der spontane Entschluss, das Rauchen aufzugeben, führt bei den wenigsten Rauchern zu einer langfristigen Abstinenz (geschätzt werden ca. 3–6% nach 12 Monaten). Der ärztliche Ratschlag ohne weitere Therapie führt bereits zu einer geringen Anhebung der langfristigen Tabakabstinenzquote (6).

Der Wirknachweis für die Nikotinsubstitution wurde in zahlreichen klinischen Studien erbracht. Das Nikotinpflaster ist der Behandlung mit dem Nikotinkaugummi überlegen. Die Wirksamkeit einer Tabakentwöhnungsbehandlung erhöht sich durch den Einsatz von Nikotinersatztherapeutika im statistischen Durchschnitt um den Faktor 1,7 (OR 1,6–1,85). Die äquivalenten Zahlen für Bupropion und Varenicline betragen 2,1 und 2,7.

Allerdings sind die Erfolgsquoten der **alleinigen Anwendung einer Nikotinsubstitution** bescheiden – die langfristigen Abstinenzraten (nach einem Jahr) sind zwischen 5% und 20% anzusiedeln (2, 6, 11, 12).

Dagegen erzielen **Kombinationsbehandlungen aus Verhaltenstherapie und Nikotinersatztherapie** kurzfristige Erfolgsquoten zwischen 60% und 90%. Durch die hohen Rückfallziffern v.a. in den ersten 3 Monaten nach Abschluss der Behandlung betragen die langfristigen Abstinenzquoten (nach einem Jahr) unter Alltagsbedingungen in der Regel nur noch etwa 20–30%. In risikogruppenspezifischen Behandlungsprogrammen (z.B. für Koronarpatienten, Schwangere u.a.) lassen sich auch höhere Erfolge nachweisen (bis zu maximal 50%).

Ärztliche Interventionen in Form von kurzen Beratungs- und Unterstützungsgesprächen erreichen respektable Erfolgsquoten, wenn sie durch eine Nikotinsubstitution und ein Selbsthilfemanual ergänzt werden (4). Durch das konsequente Angebot von Raucherentwöhnungstherapien in Arztpraxen wie in den USA (8) könnten mittelfristig Erfolge in der Bekämpfung der Spätschäden des Rauchens erzielt werden.

Literatur

1. Batra A, Fagerström KO. Neue Aspekte der Nikotinabhängigkeit und Raucherentwöhnung. Sucht 1997; 43: 277–282
2. Batra A, Schütz CG, Lindinger P. Tabakabhängigkeit. In: Schmidt LG, Gastpar M, Falkai P, Gaebel W (Hrsg.) Evidenzbasierte Suchtmedizin. Behandlungsleitlinie Substanzbezogene Störungen. Deutscher Ärzte-Verlag 2006: 91–142
3. Cahill K, Stead LF, Lancaster T. Nicotine receptor partial agonists for smoking cessation (Review). The Cochrane Database of Systematic Reviews 2007; Issue 1
4. Coultas DB. The physician's role in smoking cessation. Clin Chest Med 1991; 12: 755–68
5. DiChiara G, Imperato A. Drugs abused by humans preferentially increase synaptic dopamine concentrations in the mesolimbic system of freely moving rats. Proc Natl Acad Sci 1988; 85: 5274–8
6. Fiore MC, Bailey WC, Cohen SJ, et al. Treating tobacco use and dependence. Clinical practice guideline. Rockville, MD: U.S. Department of Health and Human Services. Public Health Services; 2000
7. Glynn TJ, Boyd GM, Gruman JC. Essential elements of self-help minimal intervention strategies for smoking cessation. Health Educ Q 1990; 17: 329–45
8. Glynn TJ, Manley MW, Pechacek TF. Physician initiated smoking cessation programs: The National Cancer Institiute Trials. In: Advances in cancer control. Wiley-Liss, 1990b: 11–25
9. Heatherton TF, Kozlowski LT, Frecker RC, Fagerström KO. The Fagerström Test for Nicotine Dependence: a revision of the Fagerström Tolerance Questionnaire. Br J Addiction. 1991; 86: 1119–27
10. Hoch E, Mühlig S, Häfler M, Lieb R, Wittchen H. How prevalent is smoking and nicotine dependence in primary care in germany? Addiction 2004; 99: 1586–1598
11. Ringbeck DM. Raucherentwöhnung mit dem Nikotinpflaster – Niedrige Erfolgsquoten unter Alltagsbedingungen. Fortschr Med. 1994; 112: 336
12. Silagy C, Lancaster T, Staed L, Mant D, Fowler G. Nicotine replacement therapy for smoking cessation (Cochrane Review) In: The Cochrane Library, Issue 1, 2005. Oxford: Update Software.
13. Stead LF, Lancaster T. Group behaviour therapy programmes for smoking cessation (Cochrane Review) In: The Cochrane Library, Issue 1, 2005. Oxford: Update Software
14. Weltgesundheitsorganisation. Internationale Klassifikation psychischer Störungen. ICD-10 Kapitel V (F). Übersetzt und herausgegeben von H. Dilling, W. Mombour, M-H. Schmidt, Bern: Huber Verlag, 2. Aufl. 1993
15. Wonnacott S. The paradox of nicotinic acetylcholine receptor upregulation by nicotine. Trends Pharmacol Sci. 1996; 11: 216–9

11 Sozialer Bereich

11.1 Krankheit und Integration

W. Mayer-Berger

Das Wichtigste in Kürze

Ob ein Patient nach einer Erkrankung wieder in seinen **Beruf** zurückfindet, hängt mehr von psychosozialen Faktoren ab als von somatischen. Die Mehrheit der Patienten, die ihre Arbeit nicht wieder aufnehmen, tun dies aus psychologischen Gründen, nicht aus somatischen. Grundsätzlich geht eine Wiedereingliederung in den Beruf mit einem verbesserten psychischen Wohlbefinden einher und die kardiologische Rehabilitation verbessert die berufliche Wiedereingliederung.

Die körperlichen Beeinträchtigungen sind für die Begutachtung sowie auch die Einschätzung der körperlichen Belastbarkeit relevant. Zur Beurteilung der Belastbarkeit am Ende der Rehabilitation sowie zum Abgleich der beruflichen Anforderungen mit der körperlichen Situation des Patienten stehen verschiedene Werkzeuge zur Verfügung.

Bei der **privaten Integration** spielen subjektive Wahrnehmung der Schwere der Erkrankung sowie psychische Faktoren eine große Rolle. Wichtige Beratungsgebiete sind hier körperliche Aktivität, Sport und sexuelle Aktivität. Bedeutsam ist hier eine Risikostratifizierung während der Rehabilitation nach dem kardialen Ereignis.

Krankheit und berufliche Integration

Evidenz

> Die berufliche Wiedereingliederung wird durch psychosoziale Faktoren (Ängstlichkeit, Depression, soziale Unterstützung) mehr beeinflusst als durch somatische Faktoren (28, 29, 30, 35).

Dennoch ist die somatische Limitierung (Schädigung, Funktionseinschränkung) und Risikostratifizierung von sozialrechtlicher Relevanz und entsprechend den Standards der sozialmedizinischen Beurteilung der Rentenversicherer zu berücksichtigen (15, 38). Sozialrechtlich wurden mit dem Sozialgesetzbuch IX die umfassenden **Begriffe der Teilhabe und Teilhabestörung** eingeführt – entsprechend dem biopsychosozialen Krankheitsmodell –, um der Internationalen Klassifikation der Funktionsfähigkeit, Behinderung und Gesundheit (ICF) gerecht zu werden. Parallel zu den gesetzlichen Vorgaben des betrieblichen Wiedereingliederungsmanagements (nach § 84, SGB IX) ist eine Reihe wissenschaftlicher Evaluationen zur medizinisch-beruflich orientierten Rehabilitation (MBO) in Gang gekommen, deren Ergebnisse in den nächsten Jahren zu erwarten sind.

Die subjektive Krankheitswahrnehmung kann den Grad der Ängstlichkeit und Depressivität bestimmen bzw. verstärken und die berufliche und soziale Wiedereingliederung erheblich beeinträchtigen (7, 12, 17, 18, 23, 32, 34, 39). Partnerschaft, psychologischer und sozialer Rückhalt sowie soziale Netzwerke haben wahrscheinlich einen protektiven Effekt und vermindern das Risiko für zukünftige tödliche und nichttödliche Koronarereignisse sowie für die Gesamtsterblichkeit (1, 16, 40).

Nach einem kardialen Ereignis kehren bisher berufstätige Patienten abhängig von der sozialen Schicht, der vorausgegangenen beruflichen Tätigkeit und von der gesellschaftlichen Situation (Arbeitslosigkeit, soziale Sicherungssysteme) in ca. 50–70 % der Fälle in den Beruf zurück (19, 26, 37).

> Die Wiedereingliederung in den Beruf ist mit einer Verbesserung des psychischen Wohlbefindens assoziiert, und die kardiologische Rehabilitation verbessert die berufliche Wiedereingliederung (4, 6, 11, 13, 22, 24, 29, 30, 31).

Als **Empfehlungen für die Praxis** gelten:

- Die kardiologische Rehabilitation soll eine sozialmedizinische Beratung und Beurteilung einschließen, um eine angemessene und realistische Wiedereingliederung in den Beruf zu fördern.
- Der Lebenspartner sollte in die soziale Beratung abhängig von der individuellen Situation des Patienten mit eingeschlossen werden.

Hintergrundinformation

Man schätzt, dass die Mehrheit der Patienten, die nicht in die Arbeit zurückkehren, dies aus psychologischen, und nicht aus körperlichen Gründen tun (28, 35). Als **prognostisch relevante Prädiktoren** für die Erholungsphase bzw. für die Rückkehr zur Arbeit nach Myokardinfarkt haben sich die in Tab. 11.**1** aufgeführten Faktoren erwiesen (7, 28).

Diese Faktoren beeinflussen auch das Gesundheitsverhalten und möglicherweise sogar die Pathophysiologie der Erkrankung über neuroendokrine Mechanismen. Einen wichtigen Faktor stellen auch die subjektive Sichtweise der Krankheit (35) und die objektiven Bedingungen der Arbeit dar. Letzteres betrifft das Verhält-

Tabelle 11.1 Prädiktoren von beruflichen Wiedereingliederungsproblemen nach Myokardinfarkt (nach 28)

	Längere Erholungsphase	Niedrigere berufliche Wiedereingliederungsrate
Somatische Variablen		
➤ Ausdehnung des Infarkts	X	X
➤ Demenz		X
Demografische Variablen		
➤ Weibliches Geschlecht	X	
Lebenslauf-Variablen		
➤ Alter über 55 Jahre		X
➤ Frühere Probleme am Arbeitsplatz	X	X
Niedriger sozioökonomischer Status		X
Psychiatrische und Familien-Variablen		
➤ Depression	X	X
➤ Persönlichkeitsprobleme	X	X
➤ Dysfunktionale Familie	X	

nis von Arbeitsanforderung und Entscheidungsfreiheit bzw. von Anstrengung und Belohnung (35).

Selbstverständlich sollten diese prädiktiven Faktoren für das Risiko längerer Arbeitsunfähigkeit und daraus resultierender Erwerbsminderung in der psychosozialen Anamnese zu Beginn der Rehabilitation eine entscheidende Rolle spielen und dokumentiert werden. Patienten mit hohem Risiko bedürfen intensiver individueller Beratung durch Sozialarbeiter, Psychologen und Ärzte im modularen Teamansatz (35). Die systematische Erfassung hohen Risikos durch Assessmentverfahren steht erst am Anfang der wissenschaftlichen Evaluierung und ist noch entfernt von einem einheitlichen, standardisierten Vorgehen.

Leider sind bisher spezifische Interventionen zur Förderung der beruflichen Wiedereingliederung erstaunlich wenig untersucht – gemessen an den gravierenden volkswirtschaftlichen Auswirkungen durch allein Krankengeldzahlungen und Erwerbsminderungsrenten. Berufsfördernde Maßnahmen (jetzt Maßnahmen zur Teilhabe) haben sich zum Erhalt des Arbeitsplatzes bewährt und sind kosteneffektiv (35).

In den Vereinigten Staaten haben Programme zum „work hardening“ (multidisziplinärer Ansatz), später zum „work conditioning“ (Arbeitstraining) positive Ergebnisse gezeigt (27, 35). Die Verallgemeinerung internationaler Studien zum Effekt psychosozialer Interventionen auf die Rückkehr zur Arbeit leidet unter der Verschiedenheit von Sozial- und Gesundheitssystemen. Insbesondere in Deutschland wird die Durchführung von Studien durch sozialrechtliche Gegebenheiten erschwert (fehlende Kontrollgruppe ohne Rehabilitation). Arbeiter und Personen mit geringerem Bildungsstatus nehmen die Arbeit signifikant weniger häufig auf als Angestellte und Hochqualifizierte (28).

Einschätzung der Belastbarkeit

Zur Einschätzung der sozialmedizinisch relevanten zumutbaren Belastbarkeit sind die Kriterien Blutdruck, Myokardfunktion, Koronarstatus, Klappenfunktion und Rhythmus wichtig. Eine grobe Einteilung der körperlichen Belastungsstufen ist dabei hilfreich (21, 25, 38): Bei der Beurteilung geht es um die Dauerbelastung, die problemlos über längere Zeit toleriert wird (in der Regel 2/3 der ergometrisch ermittelten maximalen Leistungsfähigkeit).

Die körperliche Belastung durch die Arbeit wird in **4 Schweregrade** unterteilt:

- Leichte Arbeiten (Stufe I): Tragen von Lasten bis 5 kg überwiegend und bis 10 kg zeitweise. Leichte Handwerkzeuge, leichte Steuerhebel, auch langes Stehen oder ständiges Umhergehen. Beispiel: Lehrer, Sekretärin, Fahrzeugführer ohne Ladearbeiten. Erforderliche Dauerbelastbarkeit ca. 50 Watt.
- Mittelschwere Arbeiten (Stufe II): Tragen von Lasten bis 12 kg überwiegend und bis 15 kg zeitweise (bzw. Hantieren mit entsprechendem Kraftaufwand). Handhaben von Steuereinrichtungen entsprechend eines Kraftaufwandes von 1–3 kg, unbelastetes Gehen von Treppen und Leitern. Beispiel: Feinpolier, Radio-Fernsehtechniker. Erforderliche Dauerbelastbarkeit über 50–75 Watt.
- Schwere Arbeiten (Stufe III): Tragen von Lasten bis 25 kg überwiegend und bis 40 kg zeitweise in der Ebene oder mittlere Lasten beim Steigen. Handhaben von Werkzeugen über 3 kg Gewicht, auch Schaufeln, Graben, Hacken. Aber auch: mittelschwere Arbeit entsprechend Stufe II in Zwangshaltung. Höchstdauer der Körperbeanspruchung in diesem

Schweregrad bei sonst günstigen Arbeitsbedingungen: 7 h. Beispiel: Bäcker, Sägewerker. Erforderliche Dauerbelastbarkeit von 75–100 Watt.

- Schwerste Arbeit (Stufe IV): Tragen von schweren Lasten über 40 kg oder Steigen unter schwerer Last. Schwere Hämmer, schwerstes Ziehen und Schieben. Aber auch: Schwere Arbeiten entsprechend Stufe III in Zwangshaltung. Höchstdauer der Körperbeanspruchung in diesem Schweregrad bei sonst günstigen Arbeitsbedingungen: 6 h. Beispiel: Stahlarbeiter, Möbelpacker. Erforderliche Dauerbelastbarkeit über 100 Watt.

FCE (Functional Capacity Evaluation)-Systeme (14) und Belastungstests zur **Evaluation der Leistungsfähigkeit am Ende der kardialen Rehabilitation** (15) können dem Patienten Zutrauen vermitteln und das Gefühl der Fitness unterstützen. Neuerdings wird versucht, mittels formalisierter Abgleichverfahren das Anforderungsprofil des Arbeitsplatzes und das Fähigkeitsprofil des Patienten durch gezielte Rehabilitation zur Deckung zu bringen (z.B. Integration von Menschen mit Behinderung in die Arbeitswelt (IMBA), Institut für Qualitätssicherung in Prävention und Rehabilitation GmbH (IQPR), Köln). Die klinisch-wissenschaftliche Aufarbeitung beginnt erst. Zur sozialmedizinischen Evaluation und Indikationsstellung zur Rehabilitation liegt der trägerübergreifende Leitfaden für die praktische Anwendung der ICF vor, wobei insbesondere in der kardialen Rehabilitation die praktische Operationalisierung und Implementierung noch aussteht. Hierzu sind Forschungsaktivitäten im Gange (20).

Zur Fahrtüchtigkeit (insbesondere bei Berufskraftfahrern) gelten die Begutachtungsleitlinien des Gemeinsamen Beirats für Verkehrsmedizin beim Bundesministerium für Gesundheit (2; Kapitel 11.5).

Unterschiede zwischen den Geschlechtern

Die meisten Studien zur Wiederaufnahme der Arbeit schließen nur oder überwiegend Männer ein (5). Die Mehrheit der Studien, die das psychosoziale Wohlbefinden zwischen Männern und Frauen nach einem Herzinfarkt vergleichen, legen nahe, dass Frauen die Erkrankung sowohl körperlich als auch psychosozial schlechter bewältigen als Männer (5). Nach Entlassung berichten Frauen häufiger über schlechtere Lebensqualität und Einschränkungen bei der Arbeit (5, 8, 9, 36). Nach Bypass-Operation und nach Anschlussheilverfahren/Anschlussrehabilitation nehmen Frauen ihre berufliche Tätigkeit seltener auf als Männer (19).

> ! Der Versuch, den Weg zurück in die Arbeit zu ebnen, sollte so früh wie möglich beginnen, da Verzögerungen dazu führen, dass seltener die Arbeit aufgenommen wird. In die soziale Beratung sollen alle beteiligten Personen und Institutionen einbezogen werden. Je nach Gegebenheit kann dies Kranken- oder Rentenversicherung, Arbeitgeber, Arbeitsmedizin, Agentur für Arbeit oder Hausarzt sein (z.B. www.Web-Reha.de).

Krankheit und private Integration

Evidenz

Die subjektive Krankheitswahrnehmung kann den Grad der Ängstlichkeit und Depressivität bestimmen bzw. verstärken und die sozialen Aktivitäten erheblich beeinträchtigen (7, 12, 17, 18, 23, 32, 34, 39). Partnerschaft, psychologischer und sozialer Rückhalt sowie soziale Netzwerke haben wahrscheinlich einen protektiven Effekt und vermindern das Risiko für zukünftige tödliche und nichttödliche Koronarereignisse sowie für die Gesamtsterblichkeit (1, 16, 40).

Eine Erhöhung des körperlichen Aktivitätsniveaus wird allgemein als erwünschte Änderung des Lebensstils anerkannt, um die kardiovaskuläre Prognose zu verbessern. Änderung des Lebensstils mit Verbesserung des Risikoprofils ist mit einer Reduzierung von Mortalität und Morbidität verbunden. Regelmäßiges aerobes Training bei mittlerer Intensität reduziert das Risiko von tödlichen und nichttödlichen Koronarereignissen (3).

Als **Empfehlungen für die Praxis** gelten:

- Die sozialmedizinische Beratung sollte auch Fragen zum alltäglichen Leben beantworten (Freizeitsport, Sexualität, Führen eines Fahrzeugs, Hobby, Fliegen, Reisen).
- Der Lebenspartner sollte in die soziale Beratung abhängig von der individuellen Situation des Patienten mit eingeschlossen werden.

Hintergrundinformation

Patienten, die gerade ein kardiales Ereignis oder eine Koronaroperation hinter sich haben, erleben dies als Trauma und der Erholungsprozess ist komplex. Die Mehrheit hat keine relevanten Anpassungsprobleme. Entscheidend für die **Beratung zu sozialen und Freizeitaktivitäten** ist eine **Risikostratifizierung** und praktische Erprobung während der kardiologischen Rehabilitation nach dem Ereignis. Das Risiko lässt sich im hohen, mittleren und niedrigen Bereich einfach einschätzen, und zwar im Wesentlichen nach Anamnese/Vorbefunden, Echokardiographie und Belastungsuntersuchung (3, 15).

Freizeitsport kann mit Zunahme der statischen Belastung in die Gruppen I–III, mit Zunahme der dynamischen Belastung in die Gruppen A–C eingeteilt werden. Dabei hat die Niedrigrisikogruppe keine relevanten Einschränkungen, bei Wettkampfsportarten kommen jedoch sowohl für das mittlere wie das niedrige Risiko nur Sportarten der Gruppe I und IIA in Frage (Tab. 11.**2**) (3).

Von den Patienten, die vor dem Infarkt sexuell aktiv waren, gelingt 5–34% keine Normalisierung (10, 17). Von denjenigen, die die **sexuelle Aktivität** wieder aufnehmen, tun dies 50% innerhalb eines Monats, die weit überwiegende Mehrheit innerhalb von 3–6 Monaten (10, 17). Sexuelle Dysfunktion ist ein häufiges Phänomen nach Myokardinfarkt, was der klinischen Erfah-

Tabelle 11.**2** Klassifikation von Sportarten (nach 3)

	A Dynamik niedrig	**B** Dynamik mittel	**C** Dynamik hoch
I Statik niedrig	Bogenschießen Bowling Golf Schießsport	Tischtennis Tennis (Doppel) Volleyball	Federball (Badminton) Walking Laufen (Marathon) Alpinski (klassisch)
II Statik mittel	Autorennen Tauchen Reiten Motorradfahren Gymnastik Karate/Judo Segeln	Fechten Leichtathletik (Springen) Eiskunstlauf Laufen (Sprint)	Basketball Biathlon Eishockey Fußball Alpinski (Skating) Laufen (Mittel-/Langstrecke) Squash Tennis (Einzel) Handball
III Statik hoch	Skibob Leichtathletik (Werfen) Rodeln Felsklettern Wasserski Gewichtheben Surfen	Bodybuilding Abfahrtsskilauf Ringen	Boxen Kanu/Kajak Radrennfahren Rudern

rung entspricht. Leider ist das Thema nach wie vor tabuisiert. Intensive Krankheitswahrnehmung korreliert signifikant mit sexueller Dysfunktion 3 und 6 Monate nach Infarkt (33). Bezüglich Sexualität ist der Beratungsansatz entsprechend des Risikos zu wählen, ggf. ist psychologische Unterstützung angezeigt.

Die subjektive Überzeugung zu Schwere, Ursache, Kontrollierbarkeit und die angenommenen Konsequenzen der Erkrankung bestimmen folgende Aspekte (35):

- den Grad an Ängstlichkeit und Depressivität,
- verzögerte oder erheblich eingeschränkte soziale und Freizeitaktivitäten sowie
- verzögerte oder gestörte Wiederaufnahme sexueller Aktivität.

Depression nach Herzinfarkt, PTCA oder Bypass-OP korreliert mit Arbeitsunfähigkeit und mangelnder Wiederaufnahme von Alltags-, sozialen und Freizeitaktivitäten (28, 32, 35).

Zur Fahrtüchtigkeit gelten die Begutachtungsleitlinien des Gemeinsamen Beirats für Verkehrsmedizin beim Bundesministerium für Gesundheit (2; Kapitel 11.5).

Literatur

1. Barefoot J, Brummett B, et al. Moderators of the effect of social support on depressive symptomes in cardiac patients. Am J Cardiology 2000; 86: 438–442
2. Berichte der Bundesanstalt für Straßenwesen. Heft 2000;M 115
3. Börjesson M, Assanelli D, et al. ESC Study Group of Sports Cardiology: recommendations for participation in leisure-time physical activity and competitive sports for patients with ischaemic heart disease. EJCPR 2006; 13: 137–149
4. Boudrez H, De Backer G. Recent findings on return to work after an acute myocardial infarction or coronary artery bypass grafting. Acta.Cardiol. 2000; 55: 341–349
5. Brezinka V, Kittel F. Psychosocial factors of coronary heart disease in women: a review. Soc Sci Med 1995; 42(10): 1351–1365
6. Buchwalsky G, Buchwalsky R, Held K. Langzeitwirkung der Nachsorge in einer ambulanten Herzgruppe. Eine Fall-/Kontrollstudie. Z. Kardiol. 2002; 91: 139–146
7. Budde HG, Keck M. Prädiktoren der beruflichen Wiedereingliederung nach stationärer kardiologischer Rehabilitation im Rahmen der Arbeiterrentenversicherung. Predictors of return to work after inpatient cardiac rehabilitation under workers compensation plan. Die Rehabilitation 2001; 40: 208–216
8. Covinsky K, Chren M, et al. Differences inpatient-reported processes and outcomes between men and women. J Gen Intern Med 2000; 15: 169–174
9. Deshotels A, Planchock N, et al. Gender differences in perceptions of quality of life in cardiac rehabilitation patients. J Cardiopulm Rehabil 1995; 15: 143–148
10. Drory Y, Kravetz S, et al. Sexual activity after first acute myocardial infarction in middle-aged men: Demographic, psychological and medical predictors. Cardiology 1998; 90: 207–211
11. Dugmore LD, Tipron RJ, et al. Changes in cardiorespiratory fitness, psychological wellbeing, quality of life, and vocational status following a 12 month cardiac exercise rehabilitation programme. Heart 1999; 81: 359–366
12. Dusseldorp E, van Elderen T, et al. A meta-analysis of psychoeduational programs for coronary heart disease patients. Health Psychol 1999; 18: 506–519
13. Engblom E, Korpilahti K, et al. Quality of life and return to work 5 years after coronary artery bypass surgery. Long-term results of cardiac rehabilitation. J Cardiopulm Rehabil 1997; 17: 29–36
14. FCE-Studie: FCE-Systeme zur Beurteilung der arbeitsbezogenen Leistungsfähigkeit. DRV-Schriften 2003; Band 44
15. Fletcher GF, Balady GJ, et al. AHA Scientific Statement: Exercise Standards for Testing and Training. Circulation 2001; 104: 1694–1740

16. Frasure-Smith N, Lesperance F, et al. Social support, depression, and mortality during the first year after myocardial infarction. Circulation 2000; 101: 1919–1924
17. Froelicher E, Kee L, et al. Return to work, sexual activity, and other activities after acute myocardial infarction. Heart Lung 1994; 23: 423–435
18. Haynes SG, Feinleib M, Kaunel WB. The relationship of psychological factors to coronary heart disease in the Framingham-Study III. Eight-year incidence of coronary heart disease. Am J Epidemiol 1980; 111: 37–58
19. Herzbericht 2002. Ernst Bruckenberger (Hrsg.). Kapitel 7. Anschlussrehabilitation und Anschlussheilbehandlung. www.herzbericht.de
20. ICF-Praxisleitfaden, Bundesarbeitsgemeinschaft für Rehabilitation, Frankfurt am Main, 2. überarbeitete Aufl. 2006, ISBN 3-9807410-7-9
21. Kolenda KD. Sozialmedizinische Beurteilung und Beratung von Patienten mit koronarer Herzkrankheit. DMW 1998; 123: 741–747
22. Karoff M, Roseler S, et al. Intensivierte Nachsorge (INA) – ein Verfahren zur Verbesserung der beruflichen Reintegration nach Herzinfarkt und/oder Bypassoperation, Z Kardiol 2000; 89: 423–433
23. Maeland J, Havik O. Return to work after a myocardial infarction: the influence of background factors, work characteristics and illness severity. Scand J Soc Med 1986; 14: 183–195
24. Mark DB, Lam LC, et al. Identification of patients with coronary disease at high risk for loss of employment. A prospective validation study. Circulation 1992; 86: 1485–1494
25. Mayer-Berger W, Rehabilitation-/Sozialmedizinische Beurteilung von Patienten nach Herzklappenersatz. Mitteilungen 9–10 LVA Rheinprovinz 2001; 92: 382–388
26. Medizinische Rehabilitation. Werner Müller-Fahrnow (Hrsg.). Die Berliner KHK-Studie. Juventa 1994: S. 129–158
27. Mital A, Shrey D, et al. Accelerating the return to work chances of coronary heart disease patients: Part 1-development and validation of a training programme. Disabil Rehabil 2000; 11: 604–620
28. Mital A, Desai A, Mital A. Return to work after a coronary event. J Cardiopulm Rehabil 2004; 24: 365–373
29. Mittag O, Kolenda KD, et al. Return to work after myocardial infarction/coronary artery bypass grafting: Patients' and physicans' initial viewpoints and outcome 12 months later. Soc Sci Med 2001; 52: 1441–1450
30. Myrtek M, Kaiser A, et al. Factors associated with work resumption: A 5 year follow-up with cardiac patients. Int J Cardiol. 1997; 59: 291–297
31. Noyez L, Onundu J W, et al, Myocardial revascularization in patients < or = 45 years old: evaluation of cardial and functional capacity, and return to work. Cardiovasc Surg 1999; 7: 128–133
32. Perski A, Osuchowski K, et al. Intensive rehabilitation of emotionally distressed patients after coronary bypass grafting. J Internal Med 1999; 246: 253–263
33. Petrie K, Buick D, et al. Positive effects of illness reported by myocardial infarction and breast cancer patients. J Psychsomatic Research 1999; 47(6): 537–543
34. Petrie K, Weinman J, et al. Role of patient's view of their illness in predicting return to work and functioning after myocardial infarction: longitudinal study. BMJ 1996; 312: 1191–1194
35. Philips L, Harrison T, Houck P. Return to work and the person with heart failure. Heart Lung 2005; 34: 79–88
36. Schumaker S, Brooks M, et al. Gender differences in health-related quality of life among post myocardial infarction patients: brief report., Women's Health: Research on Gender, Behaviour, and Policy. 1997; 3: 53–60
37. Sellier P, Varaillac P, et al. Factors influencing return to work at one year after coronary bypass graft surgery: results of the PERISCOP study. Eur J Cardiovasc Prevention Rehab 2003; 10: 469–475
38. Sozialmedizinische Begutachtung für die gesetzliche Rentenversicherung. Verband Deutscher Rentenversicherungsträger (Hrsg.), 6. Aufl. Heidelberg: Springer 2003, ISBN 3-540-01296-6
39. Thomas SA, Friedmann E, et al. Psychological factors and survival in the cardiac arrhythmia suppression trial (CAST): a re-examination. Am J Crit Care 1997; 6: 116–126
40. Welin C, Lappas G, et al. Independent importance of psychosocial factors for prognosis after myocardial infarction. J International Med 2000; 247: 629–639

11.2 Maßnahmen zur Sicherstellung der Integration (Teilhabe)

N. Gödecker-Geenen

Das Wichtigste in Kürze

Unter **Teilhabe im Alltag** versteht man bedürftigkeitsabhängige Leistungen zur Teilnahme am Leben in der Gemeinschaft. Sie kann auch als soziale Rehabilitation verstanden werden. Damit gemeint sind verschiedene Unterstützungsleistungen, die bereits während der medizinischen Rehabilitation organisiert und geplant werden müssen. Am Beispiel des Personenkreises der alten Menschen in der kardiologischen Rehabilitation werden derartige Teilhabeleistungen dargestellt.

Viele Patienten mit chronischen Erkrankungen sind im Hinblick auf ihr Leistungsvermögen körperlich erheblich beeinträchtigt. Die **berufliche Teilhabe** ist eines der bedeutendsten Rehabilitationsziele in der kardiologischen Rehabilitation. Dies ergibt sich auch aus dem gesetzlichen Auftrag: Die medizinischen und ergänzenden Leistungen zur Rehabilitation sind, wie auch die Leistungen zur Teilhabe am Arbeitsleben, darauf auszurichten, körperlich, geistig oder seelisch Behinderte möglichst auf Dauer in Arbeit, Beruf und Gesellschaft einzugliedern. Insbesondere bei Patienten aus Berufen mit körperlicher Belastung stellt die Frage der beruflichen Integration eine wichtige Problematik dar. Patienten benötigen umfassende interdisziplinäre Unterstützung bei der Klärung der beruflichen Fragestellung. Große Bedeutung hat gerade in diesem Feld die Sozial- und Rehabilitationsberatung.

Sicherstellung der Teilhabe im Alltag

Art der Leistungen

Unter Teilhabeleistungen im Alltag bzw. zum Leben in der Gemeinschaft versteht man insbesondere

- Hilfen zur Förderung der Verständigung mit der Umwelt,
- Hilfen bei der Beschaffung, Umbau, Ausstattung und Erhaltung einer Wohnung, die den besonderen Bedürfnissen des Behinderten entspricht,

- Hilfen zum selbstbestimmten Leben in betreuten Wohnmöglichkeiten sowie
- Hilfen zur Teilhabe am gemeinschaftlichen und kulturellen Leben (1).

Bereits im Rahmen der medizinischen Rehabilitation muss der Blickwinkel auch auf die soziale Rehabilitation gelenkt werden. Dabei geht es darum:

- die Fähigkeiten des Klienten/Patienten nach Möglichkeit so voran zu bringen, dass er die Unterstützung und die Dienste für sich erschließen und aus ihnen Nutzen ziehen kann;
- die Fähigkeit zur Nutzung sozialer Netzwerke und Dienstleister zu entwickeln und Lebenstüchtigkeit und Wohlergehen der Klienten zu fördern;
- die Effektivität der Dienste zu steigern, d.h. Dienstleistungen und Unterstützung mit höchster Effizienz zu erbringen (2).

Die umfassende Berücksichtigung des Patienten in seiner Lebens- und Krankheitssituation kann zu einer dauerhaften sozialen Wiedereingliederung führen.

Teilhabe im Alltag am Beispiel des alten Menschen in der kardiologischen Rehabilitation

Der ältere Mensch soll in der medizinischen Rehabilitation v.a. aktiviert, mobilisiert und auf den Alltag vorbereitet werden (Abb. 11.**1**). Ein wichtiger Beratungsinhalt ist deshalb die Klärung der häuslichen Situation und der weiteren Versorgung des Patienten. Die pflegenden Angehörigen sollen bei der Versorgung und Betreuung unterstützt und entlastet werden.

Es wird angestrebt, hilfs- und pflegebedürftigen Menschen die bestmöglichen Hilfen und den Angehörigen größtmögliche Unterstützung und Entlastung zu erschließen.

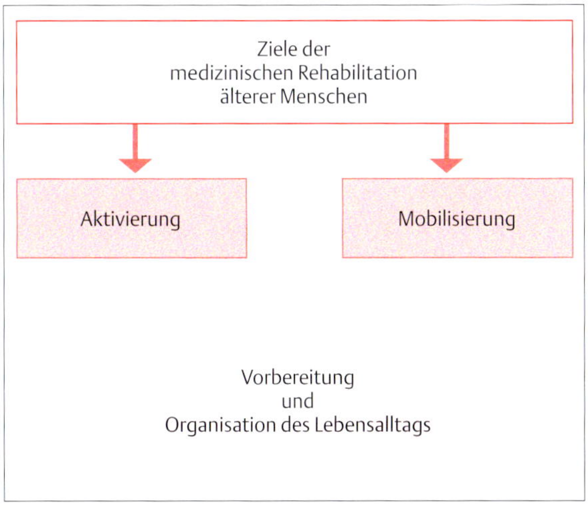

Abb. 11.**1** Ziele der medizinischen Rehabilitation älterer Menschen.

Den Verfahrensablauf im Bereich der Beratung alter Menschen in der kardiologischen Rehabilitation zeigt Abbildung 11.**2**.

Klärung der häuslichen Situation

Häufig steht die Klärung der häuslichen Situation nach der Entlassung aus der Rehabilitationsklinik im Vordergrund. Geklärt werden muss, ob es möglich ist in der bisherigen häuslichen Umgebung zu leben. Patient und interdisziplinäres Team müssen sich gemeinsam über die zukünftige Situation auseinandersetzen, um geeignete Lösungen zu erarbeiten. Dabei sind Kontakte zu den Angehörigen – wo immer möglich – von größter Bedeutung. Der aufgrund der Erkrankung oder Behinderung bedürftige Patient benötigt im besonderen Maße Hilfe; die Angehörigen aber fühlen sich mit dieser Situation oft überfordert und benötigen ihrerseits Beratung und Unterstützung. Die soziale Beratung in der kardiologischen Rehabilitation zielt dann insbesondere auf die Mobilisierung von internen und externen Ressourcen. Dazu ist es notwendig, mit den Angehörigen und den Betroffenen die Gesamtsituation zu erörtern und einen Versorgungsplan zu erarbeiten und die Umsetzung zu organisieren.

Weiterführende Unterstützungsleistungen zur Teilhabe im Alltag

Nicht alle Problemlagen und Fragestellungen sind während der kardiologischen Rehabilitationsmaßnahme zu klären. Häufig ist die Weitervermittlung an Beratungsinstitutionen am Wohnort des Patienten sinnvoll und notwendig, um eine dauerhafte umfassende Begleitung des Patienten zu erreichen. Probleme stehen oft nicht in Zusammenhang mit der aktuellen Erkrankung, werden aber dennoch während der psychosozialen Beratung in der Rehabilitationsklinik thematisiert. Wenn sie schwerwiegend sind, sollten sie im Rahmen eines ganzheitlichen Rehabilitationsansatzes berücksichtigt und in den Rehabilitationsplan integriert werden. Der Patient und seine Angehörigen sollen über geeignete Beratungs- und Versorgungseinrichtungen am Wohnort informiert sein, ggf. kann eine Beratungsstelle im Vorfeld einbezogen werden.

In Frage kommen:

- Pflegedienste,
- Altenhilfeeinrichtungen,
- psychosoziale Beratungsstellen,
- Rentenberatungsstellen vor Ort und
- allgemeine soziale Dienste der Kommunen (3).

Zur Sicherstellung der Teilhabe im Alltag sollten stationärer und ambulanter Bereich direkt vernetzt werden.

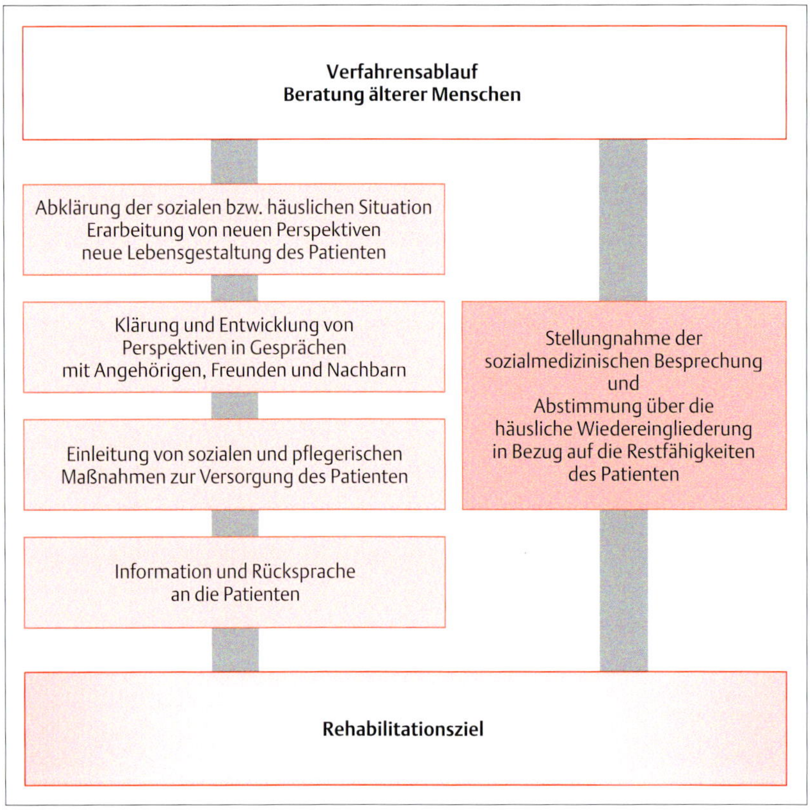

Abb. 11.2 Verfahrensablauf in der Sozial- und Rehabilitationsberatung.

Sicherstellung der Teilhabe im Beruf

Der Eingliederungsprozess

Zur Klärung der Arbeitsplatzsituation dienen in der Regel 2 Zugänge:

- Klärung mit dem Patienten und
- Klärung mit dem Betriebsarzt.

Klärung mit dem Patienten. Im Rahmen des ersten Beratungskontakts erfolgt eine umfassende Arbeitsplatz- und Berufsanamnese. Dabei gilt es die Tätigkeit nach Art und Umfang und die besonderen Belastungen zu beschreiben sowie weitere Aspekte, die für die berufliche Wiedereingliederung von Bedeutung sind (Größe des Betriebs, Betriebszugehörigkeit, Betriebsklima u.a.) zu erfassen.

Klärung mit dem Betriebsarzt. Bei weiteren Fragen oder Unklarheiten kann eine Kontaktaufnahme mit dem Betriebs- oder Werksarzt sinnvoll und notwendig sein. Mit dessen arbeitsmedizinischen Kenntnissen lässt sich eine Wiedereingliederung des Patienten bereits im Vorfeld beurteilen.

Maßnahmen der beruflichen Teilhabe

Als Handlungsansätze zur Klärung der beruflichen Situation kommen in Betracht:

- Stufenweise Wiedereingliederung und/oder
- berufliche Neuorientierung.

Die **stufenweise Wiedereingliederung** in den Arbeitsprozess ist eine Regelleistung der gesetzlichen Krankenversicherung (§ 74 SGB V) und der gesetzlichen Rentenversicherung (§ 28 SGB IX) und dient der langsamen Heranführung an die bisherige berufliche Tätigkeit nach schwerer Krankheit oder längerer Arbeitsunfähigkeit. Der Patient arbeitet für einen begrenzten Zeitraum mit geringerer Arbeitszeit, wobei er weiterhin formell arbeitsunfähig bleibt. Der Rentenversicherungsträger bzw. die Krankenkasse erbringen Leistungen zum Lebensunterhalt in Form von Übergangsgeld bzw. Krankengeld.

Berufliche Neuorientierung. Stellt sich im Rahmen der medizinischen Reha-Maßnahme heraus, dass der Patient seine bisher ausgeübte Tätigkeit aus medizinischer Sicht nicht mehr verrichten kann, kommen verschiedene Möglichkeiten in Betracht. Der Leistungskatalog der beruflichen Rehabilitation ist im SGB IX geregelt. Er beinhaltet eine Vielzahl von Maßnahmen zur Eingliederung von eingeschränkt belastbaren oder behinderten Personen in den Arbeitsmarkt. Bei der Auswahl der Eingliederungsmaßnahmen sind Eignung, Neigung und bisher ausgeübte Tätigkeit angemessen zu berücksichtigen. Es wird versucht, eine Vernetzung aus der Rehabilitationsklinik zu organisieren, d.h. die Maßnahmen formal und organisatorisch vorzubereiten. Rehabilitationsfachberater der Rentenversicherung beraten in Fragen der medizinischen und beruflichen Rehabilitation und klären die Möglichkeiten der beruflichen Eingliederung und der Berufsförderung im Rahmen des SGB IX.

Die Leistungen zur Teilhabe am Arbeitsleben umfassen insbesondere

- Leistungen zur Erhaltung oder Erlangung eines Arbeitsplatzes (z.B. bei der Notwendigkeit einer innerbetrieblichen Umsetzung), einschließlich der Leistungen zur Förderung der Arbeitsaufnahme,
- Berufsvorbereitung, einschließlich der wegen einer Behinderung erforderlichen Grundausbildung,
- berufliche Anpassung, Ausbildung und Weiterbildung inkl. eines zur Inanspruchnahme dieser Leistungen erforderlichen schulischen Abschlusses sowie
- Arbeits- und Berufsförderung im Eingangsverfahren und im Arbeitstrainingsbereich einer anerkannten WfB (SGB IX, § 33).

Sollte die Umgestaltung des Arbeitsplatzes notwendig sein, erfolgt auch die Vermittlung an das Integrationsamt zur Prüfung, ob Leistungen nach SGB IX für Schwerbehinderte gewährt werden können, z.B. die behindertengerechte Gestaltung des Arbeitsplatzes durch Umrüstung oder weitere Ausstattung (5).

Ein Fall aus der Praxis

Zur Situation: Der 38-jährige Peter K. ist verheiratet und hat zwei Kinder im Alter von 12 und 9 Jahren. Seine Frau ist halbtags berufstätig als Verkäuferin in einem Supermarkt und versorgt Haushalt und Kinder. Gemeinsam bewohnen sie ein kleines eigenes Haus am Stadtrand einer Kleinstadt, das sie im letzten Jahr vorrangig in Eigenleistung mit Unterstützung von Nachbarn und Freunden gebaut haben. Herr K. erleidet unerwartet einen Herzinfarkt an seinem Arbeitsplatz.

Er ist von Beruf Maurer und übt diese Tätigkeit seit seiner Ausbildung vor 23 Jahren aus. In seiner Berufslaufbahn hat er mehrmals die Firma gewechselt, wie es in der Baubranche so üblich ist. Bis auf kleinere Ausnahmen im Winter war er nie längere Zeit arbeitslos. Zuletzt ist er bei einem mittelständischen Hochbaubetrieb (ca. 40 Mitarbeiter) seit etwa 8 Jahren tätig. Die Krankheit tritt völlig überraschend in sein Leben. Er hatte zwar in letzter Zeit häufiger Schmerzen in Brust und Armen, dies aber auf die Wirbelsäule geschoben, die in seinem Beruf nun mal belastet ist. Die Arbeit, die Familie, das neu gebaute Haus – alles verständliche Faktoren, die zu einem stressbelasteten Leben führten. Das Krankheitsereignis wirft ihn nun völlig aus der Bahn.

Während der Behandlung im Akutkrankenhaus stellt sich dann heraus, dass er unter einer koronaren Herzkrankheit leidet. Mehrere Gefäße im Herzkranzbereich sind zu einem hohen Prozentsatz verschlossen. Die Ärzte raten ihm zu einer Bypass-Operation, die bereits nach 3 Wochen im Universitätsklinikum der nächsten Großstadt durchgeführt wird. Nach der gelungenen Operation raten ihm die Ärzte schon nach wenigen Tagen zu einer Anschlussheilbehandlung bzw. Anschluss-Rehabilitation und vermitteln ihn zum Sozialen Dienst des Krankenhauses.

Kontakt mit dem Sozialdienst im Akutkrankenhaus: Im Rahmen des Erstkontakts mit der Sozialarbeiterin der Klinik hat Herr K. endlich Zeit über seine Situation zu sprechen. Ärzte und Pflegekräfte haben im Klinikablauf oft wenig Zeit für längere persönliche Gesprächskontakte. So erlebt es Herr K. als sehr entlastend, seine Krankheitsgeschichte zu erzählen, aber auch die Sorgen und Nöte, insbesondere im Hinblick auf die Zukunft, anzusprechen. Die Ärzte hätten ihm bereits mitgeteilt, dass eine schwere körperliche Arbeit auf Dauer nicht ausgeübt werden sollte. Wenn er seinen Beruf nicht mehr ausüben könne, stände seine Existenz auf dem Spiel, berichtet Herr K. bereits im ersten Gespräch.

Die Sozialarbeiterin zeichnet dem Patienten zunächst die **weiteren Schritte** im Hinblick auf seine Behandlung auf:

Zunächst soll die Anschlussheilbehandlung in einer Reha-Fachklinik für Kardiologie eingeleitet werden. Somit lässt sich ein fast nahtloser Übergang vom Akutkrankenhaus in die Rehabilitationsklinik gewährleisten. Sie erklärt Herrn K., dass insbesondere die Frage der Berufsausübung und die weiteren Perspektiven im Rahmen der medizinischen Rehabilitationsmaßnahme durch den dort vorhandenen Sozialen Dienst thematisiert und die Maßnahmen vorbereitet werden. Die Beraterin erläutert ihm noch das Antragsverfahren und sagt zu, gemeinsam mit dem Stationsarzt die Anschluss-Rehabilitation einzuleiten. Herr K. entscheidet sich für eine Klinik in der Nähe, da er gern den intensiven Kontakt zu seiner Familie behalten möchte.

Die Anschluss-Rehabilitation: Die Anschlussheilbehandlung in einer kardiologischen Fachklinik beginnt für Herrn K. sehr zeitnah, nämlich drei Tage nach Entlassung aus dem Akutkrankenhaus. Sie soll 3–4 Wochen dauern. Das größte Problem stellt für ihn aber die berufliche Wiedereingliederung dar. Die körperlich schwere Arbeit als Maurer wird er nicht mehr ausüben können. Diese Problematik bereitet ihm die größte Sorge, denn an der Berufsausübung hängen seine Existenz, die wirtschaftliche Absicherung und ein wesentlicher Lebensinhalt. In mehreren Sitzungen mit der Sozialarbeiterin bespricht er die Gesamtsituation. Auch seine Ehefrau wird in die Beratung mit einbezogen. Beide werden über die Leistungen zur Teilhabe am Erwerbsleben (früher berufsfördernde Leistungen) informiert. Ausführlich wird auch die wirtschaftliche Absicherung während der beruflichen Reha-Maßnahme besprochen.

Aufgrund seines Alters wird ihm von Seiten der Ärzte dringend zu einer Umschulung geraten. Herr K. kann sich mittlerweile mit diesem Gedanken anfreunden. Er denkt an ein Berufsbild, das auf seinen Grundberuf im Baubereich aufbaut, etwa den Bauzeichner. Die berufliche Neuorientierung wird bereits in der Reha-Klinik vorbereitet. Die direkte Einschaltung des Rentenversicherungsträgers als Kostenträger der beruflichen Rehabilitation erfolgt durch den Sozialen Dienst der Klinik. Kontakte zu einem Berufsförderungswerk in der Nähe werden hergestellt. Herr K. wird nach seiner Entlassung dort bereits einen Informationsbesuch durchführen. Er wird auch über Informationsmöglichkeiten im Internet sowie beim Berufsinformationszentrum des Arbeitsamts informiert. Dort will er sich über verschiedene Berufe und Ausbildungsmöglichkeiten erkundigen.

Insgesamt verläuft die AHB-Maßnahme für Herrn K. sehr positiv. Nach der vierwöchigen Behandlung fühlt er sich körperlich wohl und hofft, zukünftig mit der Erkrankung wieder ein aktives Leben führen zu können. Er ist motiviert, sich körperlich auch weiter in einer ambulanten Herzsportgruppe zu betätigen und einige belastende Faktoren in seinem Leben zu verändern. Im Hinblick auf seine berufliche Situation fühlt er sich gut informiert und blickt hoffnungsvoll auf den weiteren Verlauf.

Fazit

Der Praxisfall macht deutlich, dass nur ein gut vernetzter Rehabilitationsprozess zu einer dauerhaften Teilhabe am Arbeitsleben führen kann. Gemeinsam mit dem Patienten muss die berufliche Thematik frühzeitig angesprochen und nach geeigneten Lösungen gesucht werden. Durch ein gezieltes Case-Management der Sozialen Beratung durch Rehabilitationsfachberater in der Rehabilitationsklinik und beim Rentenversicherungsträger wird der berufliche Teilhabeprozess effizient und effektiv geplant und gesteuert (4, 6, 7).

Literatur

1. Bundesministerium für Gesundheit und Soziale Sicherung (Hrsg.): SGB IX – Rehabilitation und Teilhabe behinderter Menschen, Berlin: Eigenverlag 2004: 108
2. Gödecker-Geenen N, Held K. Empfehlungen zu Standards der Prozessqualität in der kardiologischen Rehabilitation. Herz/Kreislauf 2000; 11: 378–380
3. Gödecker-Geenen N. Therapiekonzept des Sozialdienstes, in: Behandlungsstandards in der kardiologischen Rehabilitation am Beispiel der Klinik Königsfeld der LVA-Westfalen, Egelsbach: Verlag Hänsel-Hohenhausen 1999: 144–146
4. BfA – Bundesversicherungsanstalt für Angestellte (Hrsg.). Klassifikation therapeutischer Leistungen in der medizinischen Rehabilitation, Berlin: Eigenverlag 2000: 139–141
5. Regus M. Rehabilitation bei Krankheit und Behinderung. In: Schwarzer W. Lehrbuch der Sozialmedizin. Dortmund: Borgmann Verlag 2002: 386–387
6. Vogel H. Berufsgruppen in der medizinischen Rehabilitation. In: Delbrück H, Haupt E, Rehabilitationsmedizin. München/Wien: Urban und Schwarzenberg 1996: 97–98
7. Neuffer M. Case Management. Weinheim/München: Juventa Verlag 2002: 149 ff.

11.3 Beratung bei Behinderung

N. Gödecker-Geenen

Das Wichtigste in Kürze

Eine neu aufgetretene oder schon vorhandene Behinderung stellt für die Betroffenen eine in vieler Hinsicht problematische und veränderte Situation dar. Der von Behinderung betroffene oder bedrohte Mensch benötigt umfassende Beratung zur Veränderung seiner Lebenssituation, zu seinen körperlichen Einschränkungen und den sozialen Folgen in seinem Leben. Soziale Beratung bei Behinderung findet in unterschiedlichen institutionellen Rahmenbedingungen und in verschiedenen Behandlungsphasen statt. Sie zielt ab auf die Verbesserung des Selbstwertgefühls, soziale Unterstützung und Verbesserung der Orientierung im Sozialsystem.

Grundsätzliches zur Beratung behinderter Menschen

Rechtliche Grundlage

Die Beratung behinderter Menschen in der Rehabilitation basiert v.a. auf dem Sozialgesetzbuch (SGB) Neuntes Buch (IX) (Rehabilitation und Teilhabe behinderter Menschen). Hier heißt es im § 26 „Bestandteil der Leistungen nach Absatz 1 sind auch medizinische, psychologische und pädagogische Hilfen, soweit diese Leistungen im Einzelfall erforderlich sind, um die in Absatz 1 genannten Ziele zu erreichen oder zu sichern und Krankheitsfolgen zu vermeiden, zu überwinden, zu mindern oder ihre Verschlimmerung zu verhüten."

Ziele von sozialer Beratung

Die Beratung von Menschen mit Behinderung zielt grundsätzlich auf eine befriedigende Lebensgestaltung, sei es durch Beeinflussung von Verhalten der behinderten Personen oder durch die Erschließung externer Ressourcen. Sie berücksichtigt dabei die besonderen Umstände von Behinderung und Krankheit.

Die Betroffenen müssen lernen, Krankheitssymptome realistisch wahrzunehmen, mit Schmerzen umzugehen, Behandlungsentscheidungen zu treffen und mit einem unberechenbaren Krankheitsverlauf zu leben. Sie erleben weitreichende Veränderungen des Alltags, sie müssen sich einrichten, Über- und Unterforderungen vermeiden und einen Wechsel in ihren Berufs-, Familien- und Freizeitrollen verkraften, die auch ihr soziales Umfeld verändern. Sie müssen sich auf Versorgungssysteme einstellen, mit unterschiedlichen Fachkräften umgehen, die je eigene Relevanzkriterien verfolgen. Die Betroffenen müssen auch finanzielle Einbußen hinnehmen und teilweise akzeptieren, dass sie zumindest zu einem Teil auf Sozialleistungen angewiesen bleiben (8). Daher richtet sich Beratung von behinderten Menschen auf die sozialen Folgen von Krankheit für die Alltagsbewältigung von Einzelnen, Familien und sozialen Gruppen (Abb. 11.**3**).

Dabei handelt es sich um Angebote, die das Selbstwertgefühl von Menschen erhöhen, ihre soziale Orientierung verbessern, die soziale Unterstützung in den primären und sekundären Netzen ausbauen und ihre soziale Integration und Teilhabe garantieren (1).

Soziale Beratung von behinderten Menschen soll mit ihren Interventionen dem Patienten/Klienten bei der Bewältigung von Alltagsproblemen helfen. Zu nennen sind die sozialen und persönlichen Folgen einer schweren Erkrankung und die Auswirkungen auf den Alltag, den Beruf und die Lebenswelt. Weiteres Ziel ist die persönliche Befähigung für den Umgang mit einer Krankheit und die Anbindung an das soziale Sicherungssystem. Dadurch sollen die soziale Teilhabe verbessert und eine eigenständige Gestaltung des Lebens ermöglicht werden.

Grundform der Beratung

Bei der Grundform der Beratung handelt es sich um eine Interaktion zwischen einem Ratsuchenden und einem Berater, in der lebenspraktische Probleme erörtert werden.

Die Problemlösung kann kognitive, emotionale und praktische Elemente umfassen. Der Ratsuchende ist daran interessiert, unterschiedliche Sichtweisen auszutauschen, Unsicherheiten zu besprechen, Perspektiven zu gewinnen und die Folgen möglicher Entscheidungen gemeinsam mit dem Berater abzuwägen (2, 9). Hilfe erfolgt in der Beratung durch informierende, rückmeldende, emotionale, materielle und/oder Ressourcen erschließende Formen der Unterstützung (7).

Phasen der Beratung

Rehabilitation ist in der Regel ein längerer Behandlungs- und Betreuungsprozess. Soziale Beratung agiert in diesem Kontext als Prozessbegleiter, Ratgeber und Unterstützer. Im Mittelpunkt des Prozesses steht die Auseinandersetzung mit der Erkrankung und den mit ihr einhergehenden Beeinträchtigungen und Folgen im Hinblick auf Alltag, Beruf und die künftige Lebenssituation (4).

Der Beratungsverlauf ist ein aktiver Prozess mit charakteristischen Beratungsphasen, die sich in einem **3-Stufen-Modell** abbilden lassen (6):

- **1. Schritt:** Lebenssituation vor der Erkrankung – mit Fragen wie:
  - Wie habe ich gelebt? Wie gearbeitet? Wie war meine soziale/wirtschaftliche Situation?
- **2. Schritt:** Veränderungen durch die Krankheit – mit Überlegungen wie:
  - Was hat sich seit der Erkrankung verändert? Worunter leide ich besonders? In welchen Bereichen fühle ich mich eingeschränkt/behindert? Welche Sorgen bedrücken mich? Welche Entscheidungen stehen an?

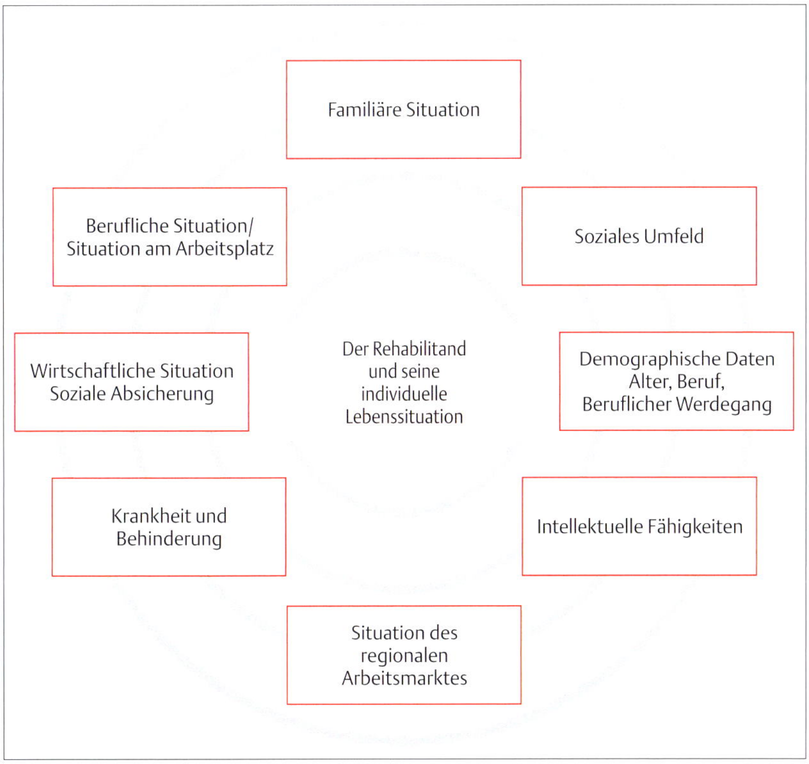

Abb. 11.**3** Beratungsbedarf von Patienten in der Rehabilitation.

- **3. Schritt:** Lebenssituation mit der Krankheit – mit Aspekten wie:
  - Wie will ich mein Leben zukünftig gestalten? Was muss sich verändern? Welche Hilfen benötige ich? Wie kann ich wieder berufstätig werden? Welche Maßnahmen bzw. Anträge sind notwendig, um bestimmte Ansprüche zu sichern?

Beratungsschwerpunkte

In der Klassifikation therapeutischer Leistungen der BfA werden die Beratungs- und Unterstützungsleistungen für behinderte Menschen zusammengefasst und klassifiziert:

- Berufliche Rehabilitation, verstanden als Beratung zu allen Maßnahmen der beruflichen Rehabilitation und Wiedereingliederung.
- Sozialrechtliche Beratung, verstanden als Beratung zu rechtlichen Aspekten, der wirtschaftlichen Absicherung, rentenrechtlichen Fragen sowie anderen Teilgebieten des Sozialrechts.
- Organisation weitergehender Maßnahmen, verstanden als Beratung und Organisation von nachsorgenden Maßnahmen wie häusliche Pflege und Versorgung, nachstationäre Betreuung oder die Vermittlung in stationären oder teilstationären Pflegeeinrichtungen.
- Soziale Gruppenarbeit, verstanden als Angebote der Patientenschulung und psychoedukative Gruppenarbeit zu spezifischen Themen (z.B. Arbeitslosigkeit, berufliche Orientierung, Krankheitsbewältigung) sowie zum Training und zur Erlangung von sozialen Kompetenzen.
- Sowie Angehörigenberatung, Information, Motivation und Schulung (3, 5).

Literatur

1. Ansen H, Gödecker-Geenen N, Nau H. Soziale Arbeit im Krankenhaus. In: Mühlum A, Homfeld HG. Soziale Arbeit im Gesundheitswesen. München: Ernst-Reinhard-Verlag/UTB-Reihe 2004: 61
2. Ansen H, Gödecker-Geenen N, Nau H. Soziale Arbeit im Krankenhaus. In: Mühlum A, Homfeld HG. Soziale Arbeit im Gesundheitswesen. München: Ernst-Reinhard-Verlag/UTB-Reihe 2004: 62
3. BfA – Bundesversicherungsanstalt für Angestellte (Hrsg.). Klassifikation therapeutischer Leistungen in der medizinischen Rehabilitation. Berlin: Eigenverlag 2000: 139–141
4. Broda M, Klinkenberg N. Beratung in der Rehabilitation. In: Nestmann, et al. Handbuch der Beratung, Band 2: Ansätze, Methoden und Felder, Tübingen: DGVT-Verlag 2004: 1083–1095
5. DVSK – Deutsche Vereinigung für den Sozialdienst im Krankenhaus (Hrsg.). Klinische Sozialarbeit in der medizinischen Rehabilitation. Mainz: Eigenverlag 2003: 27–28
6. Gödecker-Geenen N, Kremer P. Therapiekonzept des Sozialdienstes. In: Karoff M (Hrsg.). Behandlungsstandards in der kardiologischen Rehabilitation. Egelsbach: Verlag Hänsel-Hohenhausen 1999: 118–154
7. Pearson RE. Beratung und soziale Netzwerke. Weinheim: Beltz Verlag 1997
8. Schaeffer D, Moers M. Bewältigung chronischer Krankheiten – Herausforderungen für die Pflege. In: Rennen-Allhoff B, Schaeffer D (Hrsg.). Handbuch Pflegewissenschaft. Weinheim/München: Juventa-Verlag 2000: 447–483
9. Sickendiek U, Engel F, Nestmann F. Beratung. München: Juventa Verlag 1999: 17

11.4 Soziale und sozialrechtliche Aspekte der Erwerbsminderung

Chr. Korsukéwitz, M. Rohwetter

Das Wichtigste in Kürze

Mit Erwerbsminderung wird allgemein ein Zustand bezeichnet, der durch Beeinträchtigungen der Leistungsfähigkeit im Erwerbsleben gekennzeichnet ist. Eine spezifische Bedeutung kommt dem Begriff der Erwerbsminderung und verwandten Bezeichnungen bei den jeweiligen Sozialleistungsträgern zu.

Definition von Erwerbsminderung

In der Gesetzlichen Rentenversicherung werden in § 43 SGB VI eine teilweise und eine volle Erwerbsminderung unterschieden:

- Eine **teilweise Erwerbsminderung** liegt danach vor, wenn – neben Erfüllung versicherungsrechtlicher Voraussetzungen – der Versicherte wegen Krankheit oder Behinderung auf nicht absehbare Zeit außerstande ist, unter den üblichen Bedingungen des allgemeinen Arbeitsmarkts mindestens 6 h täglich erwerbstätig zu sein. Eine teilweise Erwerbsminderung kann auch vorliegen, wenn vor dem 2.1.2001 geborene Versicherte ihre letzte berufliche Tätigkeit nur noch unter 6 h/Tag ausüben und nicht auf eine zumutbare Tätigkeit verwiesen werden können (Berufsunfähigkeit).
- Eine **volle Erwerbsminderung** liegt vor, wenn nur noch eine Erwerbstätigkeit von täglich unter 3 h geleistet werden kann.

Abzugrenzen ist die Bezeichnung „Minderung der Erwerbsfähigkeit" (MdE), die eine Beeinträchtigung der Erwerbsfähigkeit bei der Gesetzlichen Unfallversicherung und im Sozialen Entschädigungsrecht beschreibt. Im Folgenden wird näher auf die Erwerbsminderung im Sinne der Gesetzlichen Rentenversicherung (GRV) eingegangen.

Häufigkeit der Renten wegen Erwerbsminderung bei kardiologischen Krankheiten

Im Jahr 2005 wurden in der Deutschen Rentenversicherung 9653 Rentenzugänge wegen verminderter Erwerbsfähigkeit mit einer ICD-10-Diagnose aus dem Bereich I00–I52 (Krankheiten des Kreislaufsystems, ohne zerebrovaskuläre Krankheiten, ohne Krankheiten peripherer Arterien und Venen) gezählt. Das entspricht 5,9% aller Rentenzugänge der GRV wegen verminderter Erwerbsfähigkeit.

Die größte Krankheitsgruppe stellen ischämische Herzkrankheiten (ICD-10-Nr. I00–I25) dar mit einer Anzahl von 4256 Renten wegen Erwerbsminderung, gefolgt von den Krankheiten Hypertonie (mit Folgekrankheiten), Kardiomyopathie oder Herzinsuffizienz (Tabelle 11.**3**). Entsprechend der Morbidität sind Männer bei den Rentenzugängen gegenüber Frauen häufiger vertreten.

Erwerbsminderung tritt erwartungsgemäß vermehrt in höherem Lebensalter auf. Bei der am häufigsten vorkommenden Diagnosengruppe „ischämische Herzkrankheiten" ist die Altersgruppe der 55- bis 59-Jährigen am stärksten vertreten (Abb. 11.**4**). Das Durchschnittsalter am Beginn der Rente liegt bei etwas über 54 Jahren (Frauen: 54,0; Männer: 54,6 Jahre).

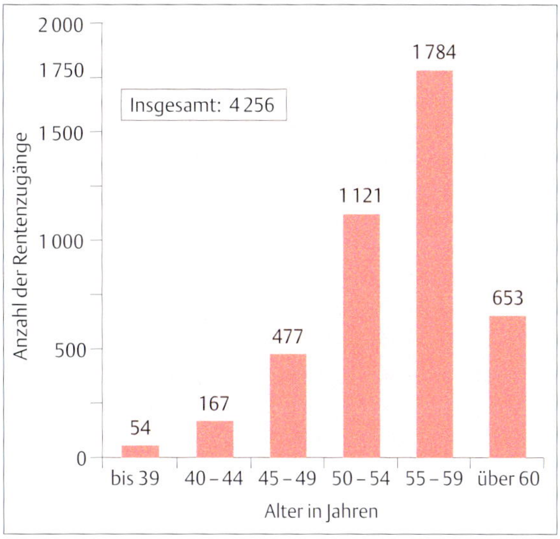

Abb. 11.**4** Rentenzugänge wegen verminderter Erwerbsfähigkeit bei Versicherten mit ischämischen Herzkrankheiten (ICD-10: I20–I25) – Untergliederung nach Alter, Deutsche Rentenversicherung, 1. Diagnose (2).

Sozialmedizinische Beurteilung der Leistungsfähigkeit im Erwerbsleben

Eine Rente wegen Erwerbsminderung zu Lasten der Gesetzlichen Rentenversicherung (GRV) gründet sich auf eine sozialmedizinische Beurteilung der Leistungsfähigkeit des Versicherten (persönliche Voraussetzungen). Um die Komplexität dieser Beurteilung ausreichend zu erfassen, werden für die Sozialmedizinischen Dienste der Rentenversicherungsträger Leitlinien entwickelt. Diese beruhen auf der Erörterung, Zusammenfassung und Präzisierung von Kriterien und Entscheidungshilfen in der sozialmedizinischen Beurteilung der Leistungsfähigkeit, wie sie aktuell in der täglichen Praxis der Sozialmedizinischen Dienste der Rentenversicherungsträger wie auch in den Rehabilitationseinrichtungen von Bedeutung sind.

Eingehende Sachaufklärung ist im Hinblick auf eine differenzierte Beurteilung von vorhandenen Fähigkeiten und Fähigkeitsstörungen Voraussetzung. Anamnese, körperliche Untersuchung sowie apparative Diagnostik (z.B. (Spiro-)Ergometrie, (Stress-)Echokardiographie, Langzeit-EKG, Langzeit-Blutdruckmessung, Magnetresonanztomographie, invasive Untersuchungsverfahren) dienen der Ermittlung der aktuellen kardialen Funktion bzw. von Funktionsstörungen.

Ausgehend von den Ergebnissen der Sachaufklärung sind für die sozialmedizinische Beurteilung der Leistungsfähigkeit im Rentenverfahren folgende Fragen von Bedeutung:

- Resultiert eine erwerbsrelevante Minderbelastbarkeit als Folge der kardialen Erkrankung?
- Können die Anforderungen der letzten beruflichen Tätigkeit erfüllt werden? und
- Bestehen Kompensationsmöglichkeiten?

Tabelle 11.**3** Rentenzugänge wegen verminderter Erwerbsfähigkeit bei Versicherten mit kardiologischen Krankheiten (2)

Diagnosen	**Rentenzugänge**
Ischämische Herzkrankheiten ICD-10: I20–I25	4256
Hypertonie ICD-10: I10–I15	1630
Kardiomyopathie ICD-10: I42	1509
Herzinsuffizienz ICD-10: I50	746
Sonstige Formen der Herzkrankheit ICD-10: I00–I09, I26–I28, I30–51 (außer I42 u. I50)	1512
Kardiologische Krankheiten ICD-10: I00-I52	9653
Rentenzugänge alle Diagnosen ICD-10: A00–T98	163.905

Rentenverfahren der GRV

Der Feststellung eines Anspruchs auf eine Rente wegen Erwerbsminderung liegt immer ein **Antrag des Versicherten** zugrunde. Darin ist darzulegen, welche gesundheitlichen Gründe zu dem Rentenantrag geführt haben. Wichtige Informationen betreffen die bisherige ambulante und stationäre Behandlung sowie ggf. frühere Begutachtungen anderer Sozialversicherungsträger. Zusätzlich wird nach dem beruflichen Werdegang und der letzten beruflichen Tätigkeit gefragt.

Über einen Teil der Anträge kann ohne gesonderte Begutachtung anhand vorhandener Unterlagen („nach Aktenlage") entschieden werden. Dazu gehören ärztliche Befundberichte, ergänzt z.B. durch Befunde apparativer Untersuchungen, Gutachten anderer Sozialleistungsträger, Entlassungsberichte aus Krankenhäusern oder Rehabilitationseinrichtungen, wenn sie den Anforderungen an die Beurteilung der Leistungsfähigkeit genügen. Sind keine aussagefähigen medizinischen Vorunterlagen zu erhalten, wird durch Fachgutachten (von einem Facharzt erstelltes Gutachten) ermittelt.

Liegen die erforderlichen Unterlagen bzw. Gutachten vor, erfolgt eine **zusammenfassende Beurteilung** des Leistungsvermögens durch den Sozialmedizinischen Dienst des jeweiligen Rentenversicherungsträgers.

Die Plausibilität der gutachterlichen Beurteilung der Leistungsfähigkeit ist zu prüfen und es ist dazu Stellung zu nehmen, ob eine **Leistung zur medizinischen Rehabilitation** oder eine Leistung zur Teilhabe am Arbeitsleben nach dem **Prinzip „Reha vor Rente"** notwendig ist.

Die Entscheidung darüber, ob ein **Anspruch auf Rente wegen verminderter Erwerbsfähigkeit** besteht, trifft der Rentenversicherungsträger verwaltungsseitig. Voraussetzung dafür sind einerseits das Vorliegen einer wesentlichen Leistungsminderung, andererseits die Erfüllung der versicherungsrechtlichen Voraussetzungen.

Stimmt der Versicherte der Beurteilung nicht zu, kann ein **Widerspruch** eingelegt werden. Darüber befindet dann nach Prüfung der medizinisch begründbaren Einwände durch den Sozialmedizinischen Dienst ein Widerspruchsausschuss. Bei Zurückweisung des Widerspruchs kann Klage beim zuständigen Sozialgericht erhoben werden, das dann das Verfahren führt. Sowohl der Kläger (Versicherter) als auch die Beklagte (Rentenversicherungsträger) können ihre Argumente vorbringen und Vorschläge zu weiterer Sachaufklärung unterbreiten. Über die Durchführung entscheidet das Sozialgericht: Es gibt ggf. zusätzliche Gutachten in Auftrag und legt in der Regel den Parteien die Ergebnisse der Ermittlungen zur Rückäußerung vor. Die Klage kann durch ein Urteil abgeschlossen werden, aber auch durch einen Vergleich oder ein Anerkenntnis durch die Rentenversicherung aufgrund einer inzwischen festgestellten rentenberechtigenden Leistungsminderung.

Gegen ein Urteil des Sozialgerichts ist eine Berufung beim Landessozialgericht möglich. Das Vorgehen entspricht dem im Klageverfahren. Ein weiteres Verfahren vor dem Bundessozialgericht kann nur angestrengt werden, wenn beim Abschluss des Verfahrens vor dem Landessozialgericht die Revision zugelassen wird.

Literatur

1. Deutsche Rentenversicherung Bund (Hrsg.). Deutsche Rentenversicherung in Zahlen 2006. Berlin 2006 (Kompaktformat)
2. Deutsche Rentenversicherung Bund (Hrsg.). Rentenzugang 2005 der Deutschen Rentenversicherung. Berlin, Juli 2006, Statistik-Band 158
3. Pschyrembel Sozialmedizin. Hrsg. vom Verlag Walter de Gruyter, Berlin-New York, in Kooperation mit der Deutschen Rentenversicherung Bund, 2007
4. VDR (Verband Deutscher Rentenversicherungsverträger) Hrsg. Sozialmedizinische Begutachtung für die gesetzliche Rentenversicherung. Berlin – Heidelberg: Springer-Verlag, 6. völlig neu bearbeitete Auflage 2003
5. www.deutsche-rentenversicherung-bund.de (Spezielle Zielgruppe: Sozialmedizin und Forschung/Sozialmedizin)

11.5 Fahrererlaubnis

E. Hoberg

Das Wichtigste in Kürze

Bei den Begutachtungsleitlinien zur Kraftfahrereignung des Gemeinsamen Beirats für Verkehrsmedizin aus dem Jahr 2000 zur Fahrererlaubnis werden die Fahrzeuge in 2 Klassen (bis 3,5 t und > 3,5 t sowie jeweils zusätzliche Fahrzeuge) eingeteilt. Während KHK-Patienten nach Myokardinfarkt Fahrzeuge der Gruppe 1 unter bestimmten Bedingungen nach einigen Monaten wieder führen dürfen, gilt dies für die Gruppe 2 in der Regel nicht. Entgegen dieser eher strikten Handhabung gibt es weniger strenge Vorschläge der Europäischen Kommission für Kardiologie.

In den Begutachtungsleitlinien zur Kraftfahrereignung des Gemeinsamen Beirats für Verkehrsmedizin aus dem Jahr 2000 (Mensch und Sicherheit M115) wird speziell auf die KHK und auf Herzrhythmusstörungen eingegangen. Die einzelnen Fahrerlaubnisklassen werden in zwei Gruppen gegliedert:

- Der **Gruppe 1** sind im Wesentlichen Krafträder, Fahrzeuge bis 3,5 t Gesamtgewicht sowie land- und forstwirtschaftliche Zugmaschinen bis 60 km/h zugeordnet.
- Die **Gruppe 2** umfasst Kraftfahrzeuge > 3,5 t Gesamtgewicht und Kraftomnibusse. Außerdem ist dieser Gruppe der Personenkreis mit Erlaubnis zur Fahrgastbeförderung zugeteilt.

Gruppe 1: Nach den Begutachtungsleitlinien sind Patienten nach einem Myokardinfarkt (zwischen STEMI und NSTEMI wird nicht unterschieden) für mindestens 3 Monate nicht in der Lage, den Anforderungen zum Führen eines Kraftfahrzeugs beider Gruppen gerecht zu werden. Ist der Verlauf durch Herzrhythmusstörungen und/oder einer Herzinsuffizienz kompliziert, sind die Voraussetzungen zum Führen eines Kraftfahrzeugs erst nach 6 Monaten gegeben (auch zu diesem Zeitpunkt wiederum erst nach Ausschluss gefährlicher und prognostisch ungünstiger Arrhythmien).

Gruppe 2: Nach den Begutachtungsleitlinien sind Postinfarktpatienten in der Regel dauerhaft nicht mehr in der Lage, ein Fahrzeug der Gruppe 2 zu führen. Ausnahmen sind nach einer Genesungszeit von 3 bis zu 6 Monaten nur begründet,

- wenn sich keine gefährlichen bzw. prognostisch ungünstigen Herzrhythmusstörungen nachweisen lassen,

- wenn eine Herzinsuffizienz bzw. schwerwiegende Einschränkung der linksventrikulären Funktion und ein ausgedehntes Ventrikelaneurysma ausgeschlossen sind und
- wenn keine Angina pectoris auf leichter Belastungsstufe oder in Ruhe auftritt.

Nach symptomatischen Arrhythmien und/oder nach Implantation eines internen Defibrillators (ICD) (Tab. 11.**4**) sowie bei Herzinsuffizienz ergeben sich weitere Einschränkungen der Fahrerlaubnis. Nach erfolgreicher Therapie einer instabilen Angina pectoris hingegen bestehen auf der Basis der Begutachtungsleitlinien keine Einschränkungen. Allerdings wird in den Begutachtungsleitlinien nicht ausdrücklich darauf eingegangen, wie nach einer Revaskularisation zu verfahren ist. Empfohlen wird, eine mit dem Führen von Kraftfahrzeugen verbundene berufliche Tätigkeit ab 3 Monate nach kompletter Revaskularisation durch perkutaner Koronarintervention oder aortokoronarer Bypassoperation Operation wieder aufnehmen zu lassen (Übersicht zu den aktuellen nationalen Begutachtungsleitlinien bei 2).

Hintergrundwissen

Kommentar: Die Begutachtungsleitlinien sind nicht ohne Widersprüche und sind durch die aktuellen Daten zur Pathophysiologie, Therapie und Prognose des akuten Koronarsyndroms nicht voll abgedeckt. Deshalb sind zum Vergleich die von einer Arbeitsgruppe der Europäischen Gesellschaft für Kardiologie (European Society of Cardiology; ESC) erarbeiteten Vorschläge dargestellt (Tab. 11.**5**) (3). Danach soll nach Myokardinfarkt und aortokoronarer Bypassoperation 4 Wochen lang, nach perkutaner Koronarintervention 1 Woche lang auf das Führen von Fahrzeugen der Gruppe 1 verzichtet werden. Auch für das Führen von Fahrzeugen der Gruppe 2 sind die Einschränkungen weniger umfassend als in den nationalen Leitlinien.

Ohne Zweifel bedarf es einer strengen Beurteilung der Führer von Fahrzeugen der Gruppe 2. Für diese Patienten sollten auch die Ausnahmeregeln einer strengen Praxis unterworfen sein. Ein Verbot zum Führen von Fahrzeugen der Gruppe 1 für die Dauer von 3 Monaten und mehr nach STEMI oder NSTEMI erscheint jedoch nur bei komplizierten Verläufen gerechtfertigt und entspricht in dieser generellen Form weder dem aktuellen Stand der Medizin noch der gesellschaftllichen Situation insbesondere berufstätiger Patienten.

Literatur

1. Leitlinien der Deutschen Gesellschaft für Sozialmedizin und Prävention: Sozialmedizinische Leistungsbeurteilung bei koronarer Herzkrankheit – Leitlinien für den beratungsärztlichen Dienst der Deutschen Rentenversicherung Bund. AWMF-Leitlinien-Register Nr. 074/003, letzte Aktualisierung 2005, AWMF online.
2. v. Leitner ER: Begutachtungsleitlinien zur Kraftfahreignung bei kardiovaskulären Erkrankungen, Cardiovascularia 2001; 2: 15–9.
3. Petch MC. Task Force Report: Driving and heart disease. Eur Heart J 1998; 19: 1165–77.

Tabelle 11.**4** Empfehlungen zur Begutachtung von ICD-Patienten (nach 1)

Kategorie I	Prophylaktische Implantation	keine Einschränkung
Kategorie II:	Alle anderen ICD-Patienten (nicht Berufskraftfahrer)	Einschränkung für einen bestimmten Zeitraum
A	Niedriges Risiko: Kein Rezidiv	6 Monate
B	Mittleres Risiko: Patienten mit gut tolerierten VT	Bis zum Nachweis der Symptomfreiheit unter ICD-Therapie
Kategorie III	Hohes Risiko: instabile VT (Berufskraftfahrer)	Voraussetzungen zum sicheren Führen von Kraftfahrzeugen nicht gegeben.

VT: ventrikuläre Tachykardie

Tabelle 11.**5** Empfehlungen der Task Force der Europäischen Gesellschaft für Kardiologie (3, Auszug); Wiedererlangen der Fahrerlaubnis

	Gruppe 1	**Gruppe 2**
Myokardinfarkt, ACB-Operation	In der Regel nach 4 Wochen	Nach > **6 Wochen**
PCI	In der Regel nach 1 Woche	Nach > **6 Wochen**

ACB: aortokoronare Bypassoperation,
PCI: perkutane Koronarintervention

11.6 Soziale Situation und Krankheit – psychische und soziale Faktoren der koronaren Herzkrankheit

J. Jordan, Ch. Herrmann-Lingen

Das Wichtigste in Kürze

Psychische und soziale Faktoren spielen bei allen Herzerkrankungen eine wesentliche Rolle. Dies bedeutet, dass sie die Wahrscheinlichkeit der Entstehung und die Prognose der Krankheit beeinflussen und dass es andererseits in der Folge einer kardialen Erkrankung zu psychischen Veränderungen und Beschwerden kommen kann.

Einleitung

Die koronare Herzerkrankung ist die häufigste kardiale Erkrankung und es liegen hierzu die meisten wissenschaftlichen Ergebnisse zu psychischen und sozialen Aspekten vor. Deshalb wird sie im nachfolgenden Kapitel im Mittelpunkt stehen. Zwei wichtige Themenbereiche sind in eigenen Kapiteln des vorliegenden Bandes gesondert abgehandelt und werden daher hier natürlich nicht noch einmal dargestellt: Angst und Depression sowie Krankheitsverarbeitung (Kapitel 10).

Das Konzept der Risikofaktorenmedizin

Intensität, Progression und Ausmaß der Gefäßveränderungen sind einerseits von **genetischen Dispositionen** (Geschlechtseffekte, familiäre Häufung), andererseits aber auch ganz wesentlich vom **Lebensstil** und **psychischen sowie sozialen** Variablen abhängig. Auch die im vorliegenden Band bereits dargestellten so genannten klassischen Risikofaktoren (z.B. Diabetes mellitus, arterieller Hypertonus, Rauchen, erhöhte Cholesterinwerte, Bewegungsmangel, Übergewicht), die in der Medizin zuweilen wie rein somatische Aspekte verhandelt werden, haben bei genauer Betrachtung natürlich deutliche psychophysiologische bzw. verhaltensbedingte Anteile.

> ! Man muss heute zwischen Prädiktoren und Risikofaktoren streng unterscheiden, was leider sehr oft nicht geschieht.

Gemäß strengen methodischen Kriterien werden als **Risikofaktoren** nur diejenigen Faktoren bezeichnet, die 4 Kriterien erfüllen:

1. Es muss einen Dosis-Wirkungszusammenhang geben.
2. Die erforschten Faktoren müssen Gültigkeit für verschiedene Bevölkerungsgruppen (Kulturen und soziale Schichten) haben.
3. Der zugrunde liegende Pathomechanismus muss weitgehend plausibel sein.
4. Systematische kontrollierte Interventionen müssen mit einer signifikanten Veränderung des nachfolgenden Krankheitsverlaufs korrelieren.

Faktoren, die nicht alle 4 Kriterien erfüllen, müssen als **Prädiktoren**, nicht als Risikofaktoren bezeichnet werden.

Um die Forschungslage übersichtlich zu gestalten, wurden viele Versuche einer Klassifizierung unternommen. Die bekannteste und weitgehend konsensfähige **Klassifikation der Risikofaktoren** der koronaren Herzkrankheit sind die **Bethesda-Kriterien** (The 27th Bethesda Conference, 1996, zit. in 16), die aber die oben genannten Kriterien ebenfalls nicht vollständig und konsequent berücksichtigen:

- **Kategorie I** – Risikofaktoren, für die erwiesen ist, dass ihre Modifikation das Risiko verringert: Zigarettenrauchen, Low Density Lipoprotein (LDL), fettreiche Ernährung, Bluthochdruck, linksventrikuläre Hypertrophie;
- **Kategorie II** – Risikofaktoren, für die wahrscheinlich ist, dass eine Modifikation das Risiko verringert: Diabetes mellitus, Bewegungsmangel, erniedrigtes High Density Lipoprotein (HDL), Triglyzeride, Übergewicht, für Frauen die postmenopausale Hormonlage;
- **Kategorie III** – Risikofaktoren, deren Modifikation das Risiko verringern könnte: psychosoziale Faktoren, Lipoprotein A, Homocystein, „oxidativer Stress", Alkoholkonsum;
- **Kategorie IV** – Risikofaktoren, die nicht beeinflusst werden können: Alter, männliches Geschlecht, geringer sozioökonomischer Status, Familienanamnese.

Die Zuordnungslogik dieses Modells nach Kriterien der Modifizierbarkeit und deren prognostischer Valenz produziert argumentationslogisch natürlich gewisse Schwierigkeiten: wenn beispielsweise in Kategorie III die „psychosozialen Faktoren" stehen, wirkt das so, als ob die in der Kategorie I und II genannten Aspekte wie Rauchen, Ernährung, Bewegungsmangel etc. nicht ebenfalls im weiteren Sinne psychosoziale, nämlich verhaltensbedingte Variablen wären.

Das Geschlecht ist an dieser Stelle aufgeführt, weil Männer im Allgemeinen 10–12 Jahre früher an einer koronaren Herzkrankheit erkranken als Frauen, es handelt sich aber sicher nicht um einen Risikofaktor, weil es keine Dosis-Wirkungsbeziehung gibt und eine Intervention nicht möglich ist, was für den sozioökonomischen Status ebenso zutrifft.

Es würde an dieser Stelle zu weit führen, die Prävalenz und Effektstärken der aufgeführten Risikofaktoren im Detail zu referieren. Ein Teil der entsprechenden Daten ist im Internet abrufbar unter http://www.gbe-bund.de und http://www.herzbericht.de/.

Zusammenfassend ist festzustellen, dass ab einem Alter von ca. 55 Jahren jeder Mensch im Durchschnitt mindestens 2 solcher Risikofaktoren hat. Dies macht die gesundheitspolitische Bedeutung dieser Verhaltensmuster deutlich.

Psychische und soziale Faktoren im Zeitverlauf

Nachfolgend werden diejenigen psychischen und sozialen Faktoren dargestellt, die nach heutigem Kenntnisstand wesentlich zu Entstehung und Verlauf der koronaren Herzerkrankung beitragen (Abb. 11.**5**).

Chronisch langfristig wirksame Risikofaktoren

Unter dieser Kategorie werden diejenigen Faktoren aufgeführt, die über viele Jahre und Jahrzehnte wirksam sind und die Krankheitsentstehung beeinflussen. Viele der hier aufgeführten klassischen Risikofaktoren wurden an anderer Stelle dieses Buchs bereits abgehandelt: Rauchen, fettreiche Ernährung (Cholesterinwert), Bewegungsmangel, Übergewicht, Hypertonie. Ihre Modifikation gelingt häufig nicht ganz einfach und oft bedarf es ärztlicher und psychologischer Hilfe.

Niedriger sozialer Status (Schul- und Berufsausbildung, familiäres Einkommen, Position in der beruflichen Hierarchie etc.) stellt neben dem Rauchen einen der stärksten Prädiktoren für die Krankheitsentstehung und den Verlauf dar (36).

Stress wird von den meisten Betroffenen an erster Stelle ursächlich für die Krankheitsentstehung verantwortlich gemacht (13). Auch wissenschaftlich ist gesichert, dass chronische und akute Belastungen für die Entstehung und Auslösung der KHK relevant sind. Die empirische Befundlage ist uneinheitlich, weil das Phänomen Stress methodisch natürlich schwer fassbar ist. So genannte Stresssituationen lösen bei verschiedenen Menschen Unterschiedliches aus und die folgenden Stressreaktionen sind meist individuell moduliert. So kann eine Situation von einem Individuum als sehr belastend empfunden werden und mannigfaltige Körperreaktionen auslösen, während ein anderer Mensch sie als Herausforderung erlebt.

Viele Patienten mit koronarer Herzkrankheit zeigen eine erhöhte Stressvulnerabilität und -reaktivität. Sie neigen dazu, belastende Situationen selbst hervorzurufen und/oder in objektiv belastenden Situationen mit erhöhtem mentalen und zeitlichen Einsatz sowie einer Zunahme von Kontrollambitionen zu reagieren.

Hierdurch geraten Patienten mit KHK in eine schwierige, oft chronisch belastende Konstellation, in der sie dann zunehmend weitere risikosteigernde Verhaltensweisen entwickeln (Kaffeekonsum, Tabakabusus, Ausweitung der Überstunden, ungesunde Ernährung, Bewegungsmangel, fehlende kompensatorische Lebensbereiche).

Die Typologien solcher **internaler Stressproduktionen** und der **maladaptiven Stressverarbeitungsmechanismen** sind außerordentlich vielfältig und können vermutlich – je nach Biographie – nahezu alle Erlebnisbereiche betreffen, weshalb entsprechende wissenschaftliche Konzepte bisher immer an ihrer Generalisierung scheitern.

Am besten belegt sind Stress- und Belastungsfaktoren innerhalb der Arbeitswelt. Hier werden zwei wichtige Modelle diskutiert, die in den vergangenen Jahren

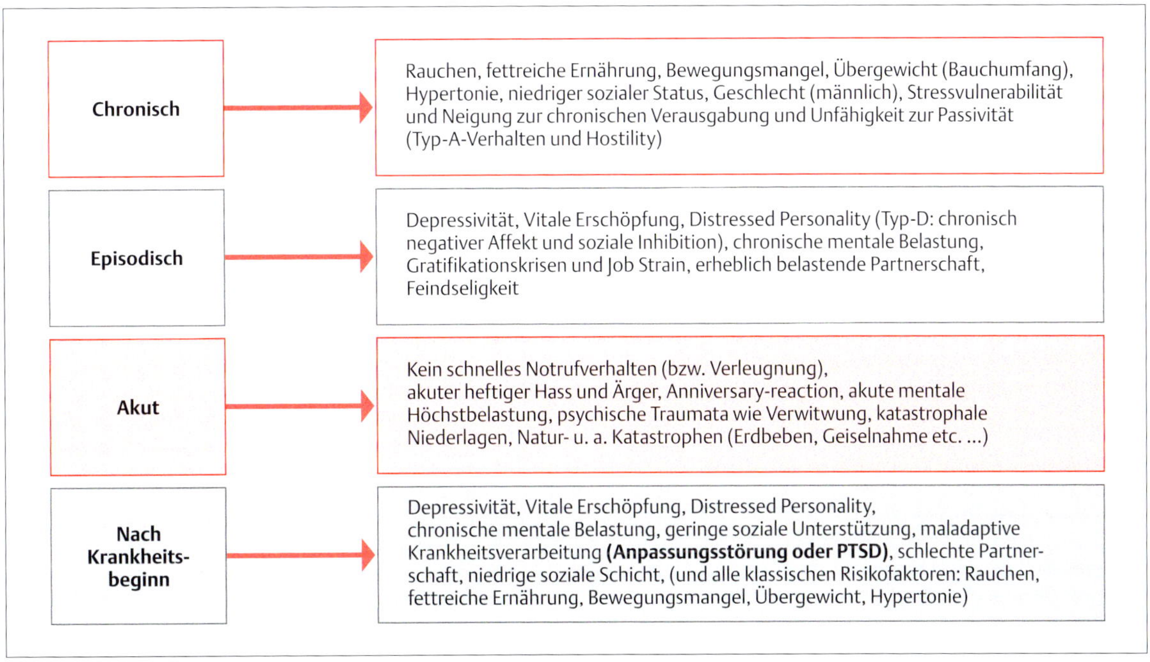

Abb. 11.**5** Psychische und soziale Faktoren der koronaren Herzerkrankung im Zeitverlauf (Jochen Jordan 2006, in Anlehnung an W.J. Kop 1999).

vielfache empirische Bestätigung erlangt haben und als ausgesprochen gut belegt gelten:

- Das Anforderungsmodell und
- das Gratifikationskrisenmodell (36).

> ! Die Kehrseite der Stressvulnerabilität ist die **Unfähigkeit zu entspannen**, lustvoll zu leben und Dinge im Leben zu integrieren, die Körper und Seele gut tun.

Das Typ-A-Verhaltensmuster (so genanntes coronary prone behavior) besteht aus übersteigertem Tatendrang bei schlecht definierten Zielen, Aggressivität, Ehrgeiz und Konkurrenzstreben sowie einem ständigen Gefühl von Zeitdruck mit motorischer Hyperaktivität. Es wurde von Rosenman u. Friedman erstmals publiziert und bestimmte viele Jahrzehnte die Psychokardiologie. 1981 wurde das Typ-A-Verhalten von der American Heart Association als eigenständiger Risikofaktor der koronaren Herzkrankheit anerkannt. Da es sich um Verhaltensmuster handelt, die lediglich als Indikatoren eines komplexen Erlebnis- und Verhaltensstils angesehen werden können und die wiederum mit zahlreichen anderen Risikofaktoren (v.a. Rauchen, Cholesterin, Bewegungsmangel) korrelieren, haben umfangreiche Meta-Analysen nicht bestätigen können, dass hier ein eigenständiger Risikofaktor vorliegt.

Etwas widersprüchlicher ist die Datenlage bezüglich des Nachfolgekonstrukts der **Hostility/Feindseligkeit**. Feindseligkeit und eine chronisch ungesunde Art der Ärgerregulation gelten als derzeit noch kontroverse Konstrukte mit signifikanten aber niedrigen Korrelationen mit der KHK (18, 19, 31). Einige Publikationen zeigen immer wieder interessante Ergebnisse und es erfordert sicher noch viel Forschungsarbeit, um hier eine Klärung herbeizuführen. Das Konstrukt selbst ist ähnlich schwer zu operationalisieren wie das Stresskonzept und es ist daher sicher nicht einfach, eine empirische Evidenz zu finden.

Episodische Risikofaktoren

Episodische Faktoren sind solche, die in einem kürzeren Zeitfenster relevant sind. Man nimmt hier ein Zeitfenster von 2 bis 3 Jahren an.

An erster Stelle stehen in Abbildung 11.**5** zwei psychologische Konstrukte, die in den letzten Jahren große Beachtung erlangt haben: **Depressivität** und **Vitale Erschöpfung**. Beide Konstrukte haben eine hohe Prävalenz in der Bevölkerung und spielen auch bei anderen Erkrankungen eine wichtige verlaufsmodulierende Rolle. Die Depressivität wurde in einem eigenen Kapitel dieses Buchs abgehandelt (Kapitel 10.2).

Unter **vitaler Erschöpfung** wird ein Erlebniszustand verstanden, der durch starke Ermüdung, Schlafstörungen, zunehmende Entmutigung (Gefühl der Demoralisierung) und Reizbarkeit gekennzeichnet ist. Dieser Symptomkomplex findet sich gehäuft als Prodromalsyndrom bei Patienten vor einem Infarktereignis (2). Patienten mit einer erheblichen Ausprägung dieser Komponenten haben auch im weiteren Verlauf hinsichtlich psychischer und physischer Variablen eine schlechtere Prognose.

Mentale Belastungen (Stress) wurden bereits im Abschnitt der chronischen Risikofaktoren erläutert. Als episodische Stressoren gelten hier nun zugespitzte Krisen, Niederlagen und berufliche Degradierungen, die von den betroffenen Personen als katastrophal erlebt werden. Die o.g. soziologischen Forschungen haben methodisch auf hohem Niveau nachgewiesen, dass berufliche Belastungen, v.a. die **Imbalance** aus beruflicher Verausgabung und (materiellen wie immateriellen) Gegenleistungen (so genannte. effort-reward-imbalance bzw. **Gratifikationskrisen**) eine erhebliche prädiktive Bedeutung haben (36). Klinisch ist sehr oft zu beobachten, dass solche krisenhaften Zuspitzungen dann in den Folgemonaten zu Krankheitszeichen oder zum Infarkt führen.

Bei Koronarpatienten wurde ein „neuer" Persönlichkeitstyp als Risikofaktor für ungünstige Krankheitsverläufe beschrieben. Diese **„Distressed Personality"** oder **Typ-D** wurde von Denollet (8, 10) beschrieben. Die Bezeichnung Persönlichkeitstyp ist dabei irreführend. Vielmehr handelt es sich um zwei mittels Fragebogen erfassbare Verhaltens- und Erlebnismuster, deren Kombination bei etwa 20–30 % der Patienten mit koronarer Herzkrankheit festgestellt werden kann: negative Affektivität und soziale Inhibition:

- **Negative Affektivität** kennzeichnet Indikatoren für chronisch maladaptive soziale Beziehungsmodulationen: Menschen mit einer hohen Ladung auf diesem Faktor scheinen chronisch soziale Interaktionen so zu gestalten und/oder zu erleben, dass sie häufig mit negativen Affekten unterschiedlicher Qualität zurückbleiben.
- **Soziale Inhibition** kennzeichnet Verhaltensweisen mangelnder sozialer Offenheit in alltäglichen Begegnungen. Dieses Konzept der sozialen Inhibition hat viele Berührungspunkte mit dem schon seit langem formulierten Theorem der **mangelnden sozialen Unterstützung**, das für viele Erkrankungen als negativer Prognosefaktor gilt, wobei die „soziale Inhibition" besonders die **aktive** Vermeidungshaltung betont. Koronarpatienten mit dem Typ-D-Muster weisen gegenüber „Nicht-Typ-D-Patienten" eine deutlich erhöhte Sterblichkeit auf; ungewiss ist aber bislang, ob Typ-D-Patienten auch primär häufiger Herzerkrankungen erwerben.

Eine erheblich belastende **Partnerschaft** gilt nach den vorliegenden Forschungsergebnissen ebenfalls als ein Faktor, der die Krankheitswahrscheinlichkeit steigert. Hinsichtlich der Bedeutung der Partnerschaft ist die Forschungslage sehr komplex, denn „allein leben" ist ebenfalls ein Faktor mit negativer Konsequenz. Umgekehrt kann eine befriedigende Partnerschaft als wichtiger Rückhalt und daher als protektiver Faktor angesehen werden (37).

Akut wirksame Risikofaktoren

Umfangreiche Forschungen haben sich der Frage gewidmet, ob dem akuten Infarkt **auslösende Bedingungen** vorausgehen. Psychische und/oder physische Belastungen ließen sich in weniger als 50 % der Fälle nachweisen, wobei psychische Faktoren zweifellos zur Ereignisauslösung beitragen können. Eine aktuelle Metaanalyse (7) nennt psychosozialen Stress bei Frauen als häufigsten, bei Männern als zweithäufigsten Infarktauslöser. Schwere natürliche **Katastrophen** wie Erdbeben aber auch so genannte Man-made-Disaster sind ebenfalls als auslösende Faktoren gut erforscht.

Auch **persönliche Niederlagen** oder persönlich **bedeutsame Ereignisse** (wie Verwitwung, schwere bedrohliche Erkrankungen von Kindern oder PartnerInnen, Jahrestage von belastenden Situationen) können bei vorbestehender Schädigung der Koronarien als akute Faktoren die Herzkreislauffunktionen so sehr belasten, dass ein Infarkt oder eine bedrohliche Rhythmusstörung eintritt.

Ein wesentlicher risikosteigernder Faktor ist die **Tendenz zur Verleugnung**, die dazu führt, dass bedrohliche Vorzeichen einer kardialen Krise, z.B. Angina pectoris, nicht wahrgenommen bzw. verharmlosend uminterpretiert werden und auf diese Weise viel zu spät ein Notarzt gerufen wird. Dieses Verhalten kostet viele Menschenleben, weil die Betroffenen dann vor dem Eintreffen ins Krankenhaus versterben. Im englischsprachigen Raum wurde hierfür ein eigener Begriff kreiert: **cardiac denial**. Dass es sich nicht um einen Mangel an Information, sondern um Verleugnung handelt, sieht man daran, dass Menschen, die bereits einen Infarkt hatten, auch beim 2. Infarkt dazu neigen, wiederum zu lange zu warten.

Seit vielen Jahrzehnten gilt es als eine sichere Erfahrung der Menschen und auch der Mediziner, dass heftiger **Ärger bzw. Hass** akut einen Herzinfarkt auslösen kann. Dies ist plausibel, wenn man vorgeschädigte Koronarien als notwendige Bedingung annimmt.

Psychische Faktoren nach Krankheitsbeginn

Alle bisher dargestellten Faktoren besitzen auch nach Krankheitsbeginn prognostische Bedeutung. Allerdings kommen zwei Faktoren hinzu, die nachfolgend abgehandelt werden: Die psychische Verarbeitung des Erlebten führt zuweilen zu so genannten **Anpassungsstörungen** oder (seltener) zu **posttraumatischen Belastungsstörungen**.

Das Erleben eines Herzinfarkts oder die Mitteilung der Diagnose einer koronaren Herzkrankheit lösen häufig **Ängste, v.a. Todesangst** aus. Weiterhin entstehen Gefühle von Unbestimmtheit und Ungewissheit über den weiteren Lebensweg und Befürchtungen hinsichtlich der Qualität der medizinischen Versorgung und der behandelnden Ärzte. Auftretende Einschränkungen der körperlichen Leistungsfähigkeit und die Erfordernisse der dauernden, lebenslänglichen Medikamenteneinnahme und deren Nebenwirkungen sind für viele Patienten unangenehme Folgen.

> Gerade „typische“ Koronarpatienten mit überwertiger Leistungsorientierung und Unabhängigkeitsstreben, die dadurch eine bestehende Selbstregulationsstörung und latente Depressivität oft nur mühsam kompensieren, sind in ihrer emotionalen Balance besonders anfällig für Gefühle von Schwäche, Ungewissheit und Abhängigkeit.

Neben den erforderlichen diagnostischen und therapeutischen Maßnahmen, die nach vorliegenden Untersuchungen im Allgemeinen gut bewältigt werden, ist die psychische Adaptation an die neue Situation besonders schwierig, weil es oft viele Wochen dauert, bis hier eine gewisse Sicherheit gewonnen werden kann. Häufig ist die Erkrankung mit deutlichen, zuweilen schmerzlich empfundenen Veränderungen der sozialen Rolle in Familie, Freizeit und Beruf verbunden und zusätzlich werden von Seiten der Kardiologen sehr drastische Richtlinien zur Lebensstiländerung formuliert, deren Befolgung alles andere als einfach ist. Eine Hilfe bei der Umsetzung gibt es in den meisten Gesundheitssystemen der Welt nur sehr selten.

Nach einem emotional schwer belastenden und das Leben nachhaltig beeinflussenden Ereignis wie einem akuten Myokardinfarkt oder der Diagnose einer koronaren Herzkrankheit ist mit einer hohen Prävalenz von **Anpassungsstörungen** (ca. 20–25 %) und akuten sowie **posttraumatischen Belastungsstörungen** (PTSD) (Prävalenz bis zu 11 %) zu rechnen.

Beide Diagnosen sind nicht einfach zu stellen und erfordern eine hohe Qualifikation und viel klinische Erfahrung. Die Schwierigkeit besteht darin, dass Beschwerden und psychische Störungen (Tab. 11.**6**) jeweils einzeln diagnostiziert werden können, dass sie aber häufig Teil eines Syndroms im Sinne einer Anpassungsstörung oder eines akuten/posttraumatischen Belastungssyndroms sein können.

> So handelt es sich bei den häufig nach Infarkt beschriebenen Depressionen zum Großteil eigentlich um Anpassungsstörungen mit depressiver Symptomatik.

Interaktion der Risikofaktoren

Faktisch handelt es sich bei den genannten psychosozialen Prädiktor- und Risikofaktoren zwar um statistisch unabhängige Effekte; in aller Regel interagieren aber mehrere dieser Faktoren entlang der individuellen Lebenslinie miteinander sowie mit somatischen Pathogeneseprozessen. Sinnvoller als ein Nebeneinander immer weiter aufdifferenzierter Einzelaspekte ist für das Verständnis des einzelnen Patienten daher ein **integratives biopsychosoziales Genesemodell** wie es nur in einer differenzierten biografischen Anamnese entwickelt werden kann. Hier findet man dann die konkreten Lebensbedingungen einzelner Episoden in ihrer Wechselwirkung und kann sie auf aktuelle psychische Mechanismen beziehen.

Tabelle 11.**6** Die häufigsten in der Literatur genannten Symptome nach Herzinfarkt

Störung	Symptome
Depressivität/ Depressive Störungen	Selbstzweifel Verminderte internale Kontrollüberzeugungen, verminderte Selbstwirksamkeitserwartung, Schlafstörungen Sozialer Rückzug
Angst(erkrankungen)	Ängste im Zusammenhang mit sozialem Statusverlust Panikstörungen und ausgeprägtes Vermeidungsverhalten Sekundäre Herzangst mit funktionellen Symptomen Zwangssymptome
Störungen des Körpererlebens	Dissoziative Störungen Somatisierungsstörungen Sexuelle Störungen
Störungen des Verhaltens	Probleme bei der familiären Reintegration Probleme bei der Rückkehr zur Arbeit Probleme bei Änderungen des Lebensstils Impulsives Verhalten
Gesundheitsgefährdende Verhaltensweisen wie z.B. Substanzmissbrauch	

Literatur

1. Albus C, Jordan J, Herrmann-Lingen C. Screening for psychosocial risk factors in patients with coronary heart disease-recommendations for clinical practice. European Journal of Cardiovascular Prevention and Rehabilitation. 2004; 11: 1–5
2. Appels A. Psychological prodromata of myocardial infarction and sudden death. Psychother Psychosom. 1980; 34: 187–195
3. Bardé B, Jordan J. Psychodynamische Beiträge zu Ätiologie, Verlauf und Psychotherapie der koronaren Herzerkrankung – 100 Jahre psychoanalytische Forschung. Frankfurt a.M.: VAS; 2003
4. Barth J, Bengel J. Interventionen zur Raucherentwöhnung bei kardiovaskulären Erkrankungen. Darstellung der Maßnahmen und Stand der Evaluation. Frankfurt a.M.: VAS; 2003
5. Bruckenberger E. Herzbericht 2001 mit Transplantationschirurgie (14. Bericht der Arbeitsgruppe Krankenhauswesen der Arbeitsgemeinschaft der obersten Landesgesundheitsbehörden der Länder). Hannover: Selbstdruck; 2002
6. Carney RM, Rich MW, Jaffe AS. Depression as a risk factor for cardiac events in established coronary heart disease: A review of possible mechanisms. Annals of Behavioral Medicine 1995; 17: 142–149
7. Culic V, Eterovic D, Miric D. Meta-analysis of possible external triggers of acute myocardial infarction. Int J Cardiol. 2005; 99: 1–8.
8. Denollet J. Type D personality. A potential risk factor refined. J Psychosom Res 2000; 49: 255–266
9. Denollet J, Brutsaert DL. Reducing emotional distress improves prognosis in coronary heart disease: 9-year mortality in a clinical trial of rehabilitation. Circulation 2001; 104: 2018–2023
10. Denollet J, Sys SU, Brutsaert DL. Personality and mortality after myocardial infarction. Psychosom Med. 1995; 57: 582–591.
11. Dunbar F. Psychosomatic diagnosis. New York, London: Harper 1943
12. Dusseldorp E, van Elderen T, Maes S, Meulman J, Kraaij V. A meta-analysis of psychoeducational programms for coronary heart disease patients. Health Psychology 1999; 18: 506–519
13. Fahrenberg J, Myrtek M, Trichtinger I. Die Krankheitsursache aus der Sicht des Koronarpatienten. In: Langosch W (Hrsg.). Psychische Bewältigung chronischer Herzerkrankungen. Berlin: Springer 1985: 32–40
14. Fischer G, Riedesser P. Lehrbuch der Psychotraumatologie. München: Reinhardt 1988
15. Flatten G, Hofmann A, Liebermann P, Wöller W, Siol T, Petzold E. Posttraumatische Belastungsstörung. Leitlinien und Quellentext. Stuttgart: Schattauer 2001
16. Fuster V, Pearson TA. Matching the intensity of risk factor modification with the hazardfor coronary disease events. In: Wenger NK, Smith K, Froelicher ES, Comoss P. Cardiac Rehabilitation. A Guide to Practice in the 21st century. New York: Marcel Dekker 1999: 193–199
17. Grande G, Badura B. Die Rehabilitation der KHK aus gesundheitssystemanalytischer Perspektive. Frankfurt a.M.: VAS 2001
18. Hank P, Mittag O. Zur Bedeutung von Ärger und Ärgerausdruck für die Entstehung und Prognose der koronaren Herzkrankheit. Frankfurt a.M.: VAS 2003
19. Hank P, Mittag O, Schwenkmezger P. Zur Bedeutung von Ärger und Ärgerausdruck für die Entstehung der KHK. Frankfurt: VAS 2003
20. Herrmann-Lingen C. Biopsychosoziale Faktoren in Genese und Manifestation der koronaren Herzkrankheit. Zsch psychosom Med 2000; 46: 315–330
21. Herrmann-Lingen C, Buss U. Angst und Depressivität im Verlauf der koronaren Herzerkrankung. Frankfurt a.M.: VAS 2002
22. Horowitz MJ. Stress response syndromes. Character style and dynamic psychotherapy. Arch Gen Psychiatry 1974; 31: 768–781
23. Klasmeier P. Zum Beziehungsgeschehen mit psychosomatischen Patienten in einer kardiologischen Rehabilitationsklinik. Zeitschrift für Individualpsychologie 1991; 16: 274–286
24. Kutz I, Garb R, David D. Post-traumatic stress disorder following myocardial infarction. General Hospital Psychiatry 1988; 10: 169–176

25. Ladwig KH, Erazo N, Rugulies R. Vitale Erschöpfung, Depression und Angst vor Ausbruch der koronaren Herzerkrankung. Frankfurt a.M.: VAS 2003
26. Lesperance F, Frasure-Smith N. Depression in patients with cardiac disease: a practical review. J Psychosom Res 2000; 48: 379–391
27. Linden W. Psychological treatments in cardiac rehabilitation: review of rationales and outcomes. J Psychosom Res 2000; 48: 443–454
28. Linden W, Stossel C, Maurice J. Psychosocial interventions for patients with coronary artery disease. A meta-analysis. Archives of Internal Medicine 1996; 156: 745–752
29. Lindy JD. Focal psychoanalytic psychotherapy of posttraumatic stress disorder. In: Wilson JP, Raphael B, eds. International Handbook of Traumatic Stress Syndromes. New York: Plenum 1993: 803–810
30. Lindy JD. Psychoanalytic psychotherapy of posttraumatic stress disorder. In: Van der Kolk BA, McFarlane S, Weisaeth L (eds.). Traumatic Stress: The Effects of Overwhelming Experience on Mind, Body and Society. 1996: 525–536
31. Myrtek M. Das Typ-A-Verhaltensmuster und Hostility als eigenständige Risikofaktoren der koronaren Herzkrankheit. (Vols. 2) Frankfurt: VAS 2000
32. Ornish D. Avoiding revascularization with lifestyle changes: The Multicenter Lifestyle Demonstration Project. Am J Cardiol 1998: 82: 72T-76T
33. Ornish D, Brown SE, Billings JH, et al. Can lifestyle changes reverse coronary atherosclerosis? Four-year results of the Lifestyle Heart Trial. Circulation 1993; 88: I–385
34. Ornish D, Brown SE, Scherwitz LW, et al. Can lifestyle changes reverse coronary heart disease? The Lifestyle Heart Trial. Lancet. 1990; 336: 129–133
35. Rugulies R. Depression as a predictor for coronary heart disease. a review and meta-analysis. Am J Prev Med 2002; 23: 51–61
36. Rugulies R, Siegrist J. Soziologische Aspekte der Entstehung und des Verlaufs der koronaren Herzkrankheit: Soziale Ungleichverteilung der Erkrankung und chronische Distress-Erfahrungen im Erwerbsleben. (Vols. Band 4) Frankfurt a.M.: VAS 2001
37. Titscher G, Schöppl C. Die Bedeutung der Paarbeziehung für Genese und Verlauf der koronaren Herzkrankheit. Frankfurt a.M.: VAS 2000
38. Wilson JP, Lindy JD. Countertransference in the Treatment of PTSD. New York: Guilford Press 1994

12 Indikationsspezifische Besonderheiten

12.1 Nach akutem Koronarsyndrom

E. Hoberg

Das Wichtigste in Kürze

Das akute Koronarsyndrom (ACS) wird in 4 Untergruppen unterteilt: die instabile Angina pectoris, den Nicht-ST-Streckenhebungsinfarkt (NSTEMI), den ST-Streckenhebungsinfarkt (STEMI) und den plötzlichen Herztod. Pathophysiologische Grundlage des akuten Koronarsyndroms ist in der Regel die Plaqueruptur. Wichtige Bestandteile der kardiologischen Rehabilitation nach ACS sind die medizinische Diagnostik und Therapie, die Verbesserung der körperlichen Leistungsfähigkeit sowie die Unterstützung des Patienten bei der Krankheitsverarbeitung. Durch die konsequente Ausschaltung modifizierbarer Risikofaktoren kann die Prognose der Erkrankung verbessert und die Teilhabe der Patienten langfristig gefördert werden. Der Einleitung eines entsprechenden Lebensstils kommt daher während der kardiologischen Rehabilitation eine herausragende Bedeutung zu.

Vorbemerkungen und Grundlagen

Definition und Bedeutung des ACS

Das ACS umfasst die unmittelbar lebensbedrohlichen Erscheinungsformen der koronaren Herzkrankheit (KHK). Dazu zählen:

- instabile Angina pectoris,
- Myokardinfarkt (STEMI, NSTEMI)
- plötzlicher Herztod.

Auf der Basis des EKG wird zusätzlich zwischen akuten Koronarsyndromen mit ST-Streckenhebung (**ST-Hebungsinfarkt – STEMI**) und ohne ST-Streckenhebung (**instabile Angina pectoris** und **Nicht-ST-Hebungsinfarkt – NSTEMI**) unterschieden. Für die klinische Diagnose eines Nicht-ST-Hebungsinfarkts ist der Nachweis biochemischer Myokardnekrosemarker im Serum entscheidend (Abb. 12.**1**).

Bei dem ACS handelt es sich um eine Erkrankung von großer medizinischer und ökonomischer Bedeutung (Kapitel 1). Derzeit kann pro Jahr von etwa 500 000 stationären Aufnahmen wegen des Verdachts auf ein ACS ausgegangen werden. Die Krankenhaussterblichkeit und die 1-Jahressterblichkeit sind mit den Behandlungsfortschritten der letzten Jahre deutlich zurückgegangen (Kapitel 1). Aber immer noch versterben ca. 30 % aller Herzinfarktpatienten, bevor sie die Klinik erreichen (11), was die große Bedeutung präventiver Maßnahmen unterstreicht.

> Für die kardiologische Rehabilitation haben die KHK allgemein und das ACS im Speziellen allein schon aufgrund ihrer Häufigkeit die mit Abstand größte Bedeutung.

Pathophysiologie des ACS

Grundlagenwissen zu Pathophysiologie und Prognose sowie zur Diagnostik und Therapie im Akutstadium ist Voraussetzung für die fachgerechte Versorgung und Behandlung des Patienten während der Rehabilitation. In diesem Kapitel kann nur in begrenzten Umfang darauf eingegangen werden. Zur Wissensvertiefung wird auf die aktuellen Leitlinien der nationalen (9, 10) und internationalen kardiologischen Gesellschaften (1, 2, 4, 14) sowie auf entsprechende Fachbücher verwiesen.

Vertiefendes Wissen

Pathophysiologische Grundlage des ACS ist in der Regel die Ruptur einer atherosklerotischen Plaque in einer Koronararterie. Diese Plaque kann sich langsam über viele Jahre entwickeln. Ein stabiles Plaquewachstum ohne Ruptur führt über eine zunehmende Lumeneinengung zu einer zunehmend reduzierten Sauerstoff- und Energieversorgung des Myokards. Ab einem Stenosegrad von etwa 70 % können Situationen, die eine vermehrte Herzarbeit erfordern (körperliche Anstrengung, psychischer Stress), Myokardischämien auslösen. Klinisches Korrelat sind dann belastungsabhängige thorakale Beschwerden, die „stabile Angina pectoris".

Etwa 30 % der Patienten mit signifikanten Koronarstenosen empfinden trotz nachweisbarer passagerer Myokardischämien nie pektanginöse Beschwerden. Bei ihnen manifestiert sich die KHK als „stumme Ischämie". Wächst die atherosklerotische Plaque allmählich weiter ohne zu rupturieren, wird die Ausbildung von Kollateralen gefördert. Selbst ein kompletter Verschluss einer Koronararterie muss dann nicht zu einer Myokardnekrose führen und kann asymptomatisch verlaufen.

In allen Stadien des Plaquewachstums kann es zu einem Einriss kommen. Insbesondere weiche, stark mit Lipiden beladene Plaques neigen zur Ruptur. Durch Einriss der Intima gelangt thrombogenes Material in das Blut. Konsekutiv führen Thrombozytenaktivierung und -aggregation zu einer akuten Gefäßthrombose (Abb. 12.**2**). Je nach Ausmaß dieser Thrombose wird der Blutstrom unterschiedlich stark beeinträchtigt, bis hin zu einer völligen Unterbrechung bei einem kompletten Gefäßverschluss.

Die aktuelle Koronarmorphologie gibt also nur bedingt Aufschluss darüber, wie sich die Grundkrankheit entwickeln und klinisch manifestieren wird.

In seltenen Fällen können akute schwere Ischämien auch ohne angiographisch nachweisbare atherosklerotische Veränderungen durch Gefäßspasmen (Prinzmetal-Angina, „Apical Ballooning" beim Tako-Tsubo-Syndrom (13) oder durch Koronarembolien ausgelöst werden.

Risikofaktoren und Prognose

Die Entstehung und Entwicklung der atheromatösen Plaques werden durch verschiedene Risikofaktoren und Risikoerkrankungen beschleunigt. Zu den nicht beeinflussbaren Risikofaktoren zählen Alter, Geschlecht und genetische Faktoren. Die beeinflussbaren kardiovaskulären Risikofaktoren und Risikoerkrankungen sind in Kapitel 7.2 und Kapitel 8 im Detail dargestellt. Auch psychosoziale Faktoren spielen für die Entstehung und den klinischen Verlauf einer KHK eine wichtige Rolle (Kapitel 10).

Prognose des Akuten Koronarsyndroms: Die Krankenhaus- und die Langzeitsterblichkeit ist bei Patienten mit STEMI, NSTEMI und instabiler Angina pectoris unterschiedlich. Die Mortalität während der Akutphase in der Klinik ist bei Patienten mit STEMI am höchsten. Im weiteren Verlauf sind NSTEMI-Patienten jedoch stärker gefährdet, sodass die Sterblichkeit nach einem Jahr für beide Infarkttypen vergleichbar ist (ACOS-Register) (Abb. 12.**3**). Dies könnte damit zusammenhängen, dass bei NSTEMI-Patienten die KHK in der Regel weiter fortgeschritten ist. Die Prognose dieser Patienten wird entscheidend von der Risikokonstellation geprägt (Kapitel 7.2). Hierzu zählen neben der Ausprägung der KHK v.a.

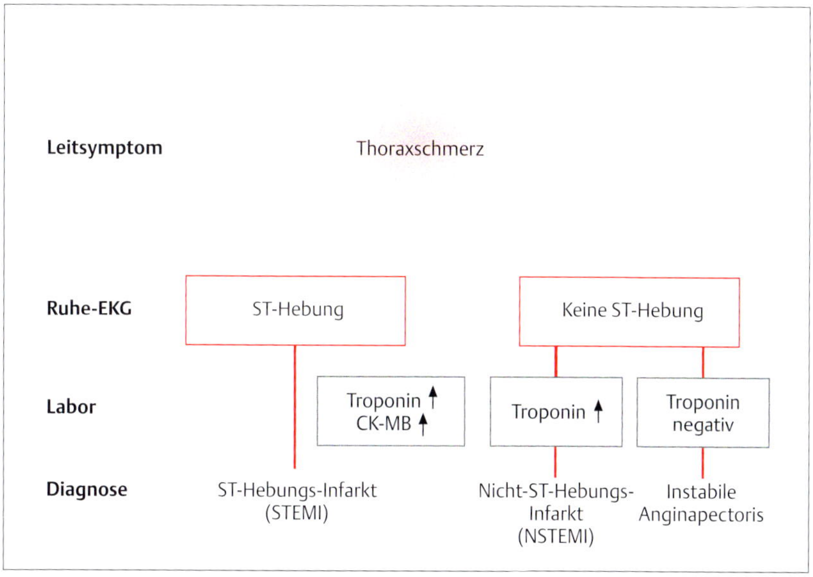

Abb. 12.**1** Terminologie und Einteilung des ACS. Die Differenzierung zwischen den Unterformen des ACS erfolgt auf der Basis des initialen 12-Kanal-Ruhe-EKG und des Troponin-Test-Ergebnisses. Bei ST-Hebung (oder neu aufgetretenem Linksschenkelblock sind die weiteren Therapieschritte (z.B. Reperfusion) umgehend einzuleiten, d.h. die Laborergebnisse werden nicht abgewartet. Bei unauffälligem Ekg und negativem Troponin-Test müssen diese Untersuchungen nach 6 Std. wiederholt werden.

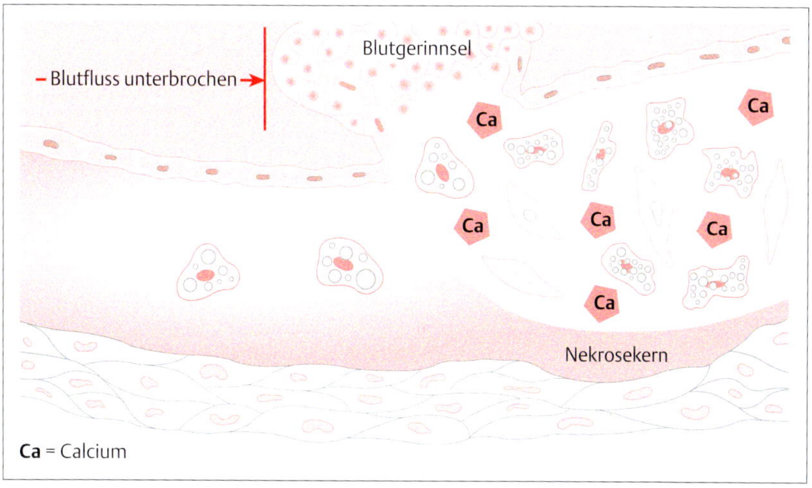

Abb. 12.**2** Plaqueruptur. Mit dem Einriss des Gefäßendothels bei einer Plaqueruptur gelangt thrombogenes Material aus dem Plaquekern in die Blutbahn und führt über eine Thrombozytenaktivierung zu einer Gefäßthrombose und damit zu einem partiellen oder totalen Verschluss der Koronararterie.

die kardiovaskulären Risikofaktoren und Risikoerkrankungen, die Pumpfunktion des Herzens sowie die therapeutischen Maßnahmen in der Akut-Phase (z.B. erfolgreiche Rekanalisation) und im Rahmen der Sekundärprävention. Patienten mit hohem Risiko haben eine bis zu 5-fach höhere 1-Jahres-Sterblichkeit (15).

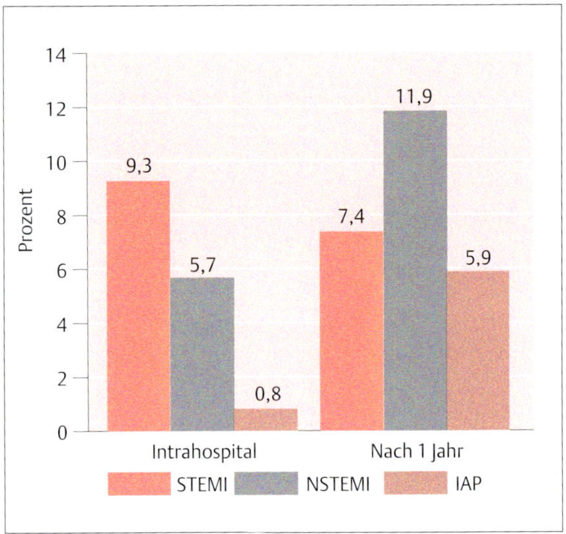

Abb. 12.**3** Mortalität nach ACS: Mortalität der Unterformen des ACS in der Akutklinik und 1 Jahr nach dem Ereignis. Nach einem NSTEMI ist die 1-Jahresmortalität wegen der hohen Mortalität im poststationären Verlauf mit der 1-Jahresmortalität nach STEMI vergleichbar. Bei instabiler Angina (IAP) ist die hospitale Sterblichkeit zwar niedrig, die Langzeitprognose dennoch eingeschränkt. (ACOS-Register, mit Genehmigung Senges J. u. Gitt A.)

Ziele und Inhalte

Ein abgelaufener Herzinfarkt kann als klassische Indikation zur kardiologischen Anschlussheilbehandlung (AHB) angesehen werden. Die Rehabilitationsmaßnahme (ambulant oder stationär) wird vom Arzt und Sozialdienst in der Akutklinik beim zuständigen Kostenträger beantragt und innerhalb von 2 Wochen, am besten jedoch unmittelbar nach der Entlassung aus dem Krankenhaus begonnen. Bisher hat das ACS als Oberbegriff keinen Eingang in die Indikationskataloge der deutschen Kostenträger gefunden, sodass hier auch nicht zwischen STEMI und NSTEMI unterschieden wird. Auch nach instabiler Angina pectoris können Patienten einer Rehabilitation zugeführt werden, sofern ein individueller Rehabilitationsbedarf besteht (Kapitel 5).

Zur Durchführung der kardiologischen Rehabilitation nach ACS soll der Patient eine hinreichende Mobilität und klinische Stabilität erreicht haben (keine Zeichen einer dekompensierten Herzinsuffizienz, keine persistierende instabile Angina pectoris, hinreichende Rhythmusstabilität).

Ziele

Die allgemeinen Ziele und die Inhalte der kardiologischen Rehabilitation sind in Kapitel 4 dargestellt. Die individuelle somatische, psychische und soziale Situation bestimmt die initiale Zielvereinbarung zwischen Patienten und Arzt. Dabei sind die Ergebnisse der Risikostratifizierung zu Beginn der Rehabilitation eine wesentliche Grundlage für die Planung der Rehabilitation und der längerfristigen Nachsorge (Kapitel 7.2).

Als zentrale Ziele sind in der Regel die individuell angepasste Steigerung der körperlichen Leistungsfähigkeit und die Stabilisierung des psychischen Befindens mit der Wiederherstellung des Vertrauens in die Funktionstüchtigkeit des eigenen Herzens anzusehen. Aus Sicht des Arzts sind die rechtzeitige Erkennung von Komplikationen und deren Verhinderung bzw. adäquate Therapie von besonderer Bedeutung.

Für die mittel- und langfristige Betrachtung stehen die Einleitung einer effektiven Sekundärprävention und die Gewährleistung einer aktiven Teilhabe am gesellschaftlichen und ggf. beruflichen Leben im Vordergrund.

Inhalte des Rehabilitationsprogramms

Der individuell zu erstellende Behandlungsplan stützt sich im Wesentlichen auf die in den entsprechenden Kapiteln 8–11 ausführlich dargestellten Bereiche (somatischer, edukativer, psychologischer und sozialer Bereich).

Der **somatische Bereich** umfasst die Elemente der Bewegungstherapie und die medikamentöse Therapie (Sekundärprävention, Behandlung von Risikoerkrankungen, Herzinsuffizienz, Begleiterkrankungen; Kapitel 8, 12.3, 13).

Der **edukative Bereich** konzentriert sich auf die Vermittlung der Selbstverantwortung der Patienten bei der Umsetzung der Sekundärprävention und der dazu erforderlichen Kenntnis in Bezug auf die Erkrankung, deren Folgen und deren Behandlung (Kapitel 9.). Er enthält auch spezielle Schulungen zur Raucherentwöhnung, zur Gewichtsabnahme, zum Umgang mit Diabetes, zur Blutdruckselbstkontrolle und zum Verhalten bei chronischer Herzinsuffizienz.

Die Unterstützung bei der Krankheitsverarbeitung und die Hilfe bei aktuellen Konflikten, Angst und Depression fällt in den **psychologischen Bereich** (Kapitel 10).

Die berufliche und soziale Wiedereingliederung ist ein zentrales Anliegen der Rehabilitation, das dem **sozialen Bereich** zuzuordnen ist (Kapitel 11).

Medikamentöse Therapie

Im Folgenden wird auf die medikamentöse Therapie des ACS in der Erkrankungsphase eingegangen, in der sich die Patienten während der AHB befinden, also auf die ersten Wochen nach dem Akutereignis.

Die medikamentöse Behandlung kann die notwendigen Lebensstiländerungen bei KHK und insbesondere nach ACS nicht ersetzen. Umgekehrt sind bestimmte medikamentöse Maßnahmen von hoher prognostischer Relevanz und daher dringend indiziert.

Thrombozytenaggregationshemmer

Nach ACS ist eine dauerhafte Therapie mit einem Thrombozytenaggregationshemmer indiziert (Empfehlungsgrad I, Evidenzgrad A).

In Deutschland wird Acetylsalicylsäure (ASS) in einer Dosis von 100 mg als Standard empfohlen (9). Nach einer Koronarintervention bei ACS ohne persisitierende ST-Hebung ist zusätzlich die Gabe von Clopidogrel (75 mg/Tag) über die Dauer von mindestens 9 Monaten indiziert (9) (B;I). Für die Gabe von Clopidogrel nach STEMI unabhängig von einer Koronarintervention liegen derzeit keine Daten vor, sodass sie nicht in die nationalen Leitlinien aufgenommen wurde (10).

Nach Implantation von so genannten „Bare Metal"-Stents (BMS = Metall-Stents ohne Medikamentenbeschichtung) ist die Kombination von ASS und Clopidogrel für die Dauer von mindestens 4 Wochen zwingend indiziert (A;I), empfohlen wird jedoch eine Kombinationstherapie über 9 Monate (B;I). Nach Implantation von medikamentenbeschichteten Stents (DES = drug eluting stents) ist diese Kombination aktuellen internationalen Leitlinien zufolge wegen der Gefahr später Instent-Thrombosen bei verzögerter Reendothelialisierung für mindestens 12 Monate aufrechtzuerhalten (6).

Die praktische Umsetzung dieses Regimes stößt dann auf **Schwierigkeiten**, wenn **gleichzeitig eine Indikation zu einer Antikoagulation** besteht (Patienten mit Vorhofflimmern, Ventrikelthrombus, mechanischer Herzklappe, Patienten nach venösen Thromboembolien). Die Kombination einer oralen Antikoagulation mit einer kombinierten Thrombozytenaggregationshemmung ist mit einem deutlich erhöhten Blutungsrisiko verbunden. Kontrollierte Studien zur besten Therapieoption in dieser Situation liegen nicht vor. Grundsätzlich ist in diesen Fällen das therapeutische Vorgehen mit dem einweisenden Arzt bzw. einweisenden Klinikum abzustimmen.

Bei Patienten mit Indikation zur Antikoagulation können folgende Vorgehensweisen als grobe Orientierung dienen, von der im Einzelfall abgewichen werden kann:

- Nach Implantation von Bare-Metal-Stents werden für die Dauer von 4 Wochen zusätzlich zur Kombination von ASS plus Clopidogrel niedermolekulare Heparine appliziert. Anschließend erfolgt die Umstellung auf die orale Antikoagulation mit einem Coumadin als Monotherapie.
- Nach Implantation medikamentenbeschichteter Stents kann für die angestrebte Dauer der Thrombozytenaggregationshemmung (mindestens 12 Monate) Clopidogrel mit einem Coumadin (INR je nach Thromboserisiko 2,0–2,5 oder 2,5–3,0) kombiniert werden. Anschließend erfolgt die Monotherapie mit einem Coumadin.
- In der klinischen Praxis werden befristet auch Dreifachkombinationen (ASS + Clopidogrel + Coumadin) verabreicht.

Betarezeptorenblocker

Für mehrere Betarezeptorenblocker wurde nachgewiesen, dass sie die kardiovaskuläre Ereignisrate nach Myokardinfarkten reduzieren. Außerdem wirken sie bei der Behandlung von Patienten mit Herzinsuffizienz prognostisch günstig (Bisoprolol, Carvedilol, Metoprolol und Nebivolol bei älteren Patienten) (I, A).

Daher sollen alle Patienten nach ACS unter Berücksichtigung der Kontraindikationen dauerhaft mit einem Betablocker behandelt werden.

Zu den **Kontraindikationen** zählt neben höhergradigen AV-Blockierungen das allergische Asthma bronchiale. Die chronisch obstruktive Lungenerkrankung (COPD) und ein Diabetes mellitus sind keine Kontraindikationen für die chronische Betablockertherapie. Bei Patienten mit Herzinsuffizienz und/oder mit COPD ist eine niedrige Anfangsdosis zu wählen, nach der eine langsame Dosissteigerung in kleinen Schritten erfolgt.

ACE-Hemmer und AT1-Rezeptorenblocker

ACE-Hemmer und AT1-Rezeptorenblocker senken den peripheren arteriellen Widerstand und damit die Nachlast des Herzens. Sie verhindern bzw. verringern ein späteres „Remodelling". ACE-Inhibitoren oder AT1-Rezeptorenblocker sind bei Patienten mit eingeschränkter linksventrikulärer Funktion, arterieller Hypertonie, Diabetes mellitus oder chronischer Niereninsuffizienz indiziert (Kapitel 8.5.1; I, A).

Statine

Statine sind ein fester Bestandteil der Langzeitbehandlung nach ACS (Kapitel 8.5.2; I, A). Die prognostisch günstige Wirkung der Statine ist wahrscheinlich nicht allein auf die deutliche Senkung des LDL-Cholesterins zurückzuführen. Antiinflammatorische und antithrombogene Effekte, die Verbesserung der Endothelfunktion und die Stabilisierung atherosklerotischer Plaques dürften ebenfalls von Bedeutung sein.

NO-Donatoren und Kalziumkanalblocker

NO-Donatoren (Nitrate, Molsidomin) spielen in der Langzeitbehandlung nach akutem Koronarsyndrom eine untergeordnete Rolle. Eine prognostisch günstige

Wirkung konnte bisher nicht gezeigt werden. Ihre antianginöse Wirkung wird zur Behandlung einer Angina pectoris genutzt (I, C).

Ähnliches gilt für **Kalziumkanalblocker**. Sie wirken blutdrucksenkend und antianginös. Eine prognostisch günstige Wirkung wurde lediglich für Verapamil bei erhaltener linksventrikulärer Funktion nach Myokardinfarkt gezeigt (12). Bei Kontraindikationen gegen eine Betablockerbehandlung kann deshalb bei Postinfarktpatienten mit erhaltener Pumpfunktion eine Behandlung mit Verapamil eine sinnvolle Alternative sein. Ähnliches gilt für Diltiazem nach der Studienlage allenfalls nach NSTEMI (5).

> Die Kombination von Verapamil/Diltiazem mit Betablockern ist absoluten Ausnahmefällen vorbehalten und nur unter Monitorkontrolle einzuleiten.

Weitere Maßnahmen

Eine Infektion mit Influenza-Viren ist bei KHK-Patienten nicht nur mit einem erhöhten Risiko für bedrohliche Infektionsverläufe, sondern auch für kardiovaskuläre Ereignisse verbunden. Da dieses Risiko durch eine **Grippeschutzimpfung** vermindert werden kann (8), ist eine jährliche Immunisierung in die Empfehlungen zur Sekundärprävention der KHK aufgenommen worden (I, B) (3).

Die zusätzliche Einnahme hochkonzentrierter und gereinigter **Omega-3-Fettsäuren** ist nach einer älteren Studie mit einer Reduktion des plötzlichen Herztodes nach akutem Herzinfarkt assoziiert (7). Inwieweit diese Beobachtung auch unter den Bedingungen der modernen Infarkt- und Postinfarkttherapie Gültigkeit hat, ist Gegenstand aktueller Untersuchungen.

Für **Vitamine, Spurenelemente, Sauerstofftherapie oder Hormonbehandlungen** konnte bislang keine günstige Wirkung auf den Verlauf nach ACS gezeigt werden. Sie sind deshalb nicht indiziert.

Zur **medikamentösen Unterstützung notwendiger Lebensstiländerungen** sei auf die entsprechenden Kapitel verwiesen (Kapitel 8.5.3; 10.4).

Spezielle Probleme und Komplikationen nach ACS

Der Schweregrad der Koronarsklerose und das Ausmaß der Myokardschädigung beeinflussen den kurz- und langfristigen Krankheitsverlauf. Bei dem überwiegenden Teil der Patienten, die nach ACS rehabilitiert werden, ist der Koronarstatus kurz zuvor erhoben worden. Dieser muss beim Auftreten von kardialen Beschwerden und Symptomen während der Rehabilitation zwingend berücksichtigt werden.

Thoraxschmerzen

Thoraxschmerzen treten während der kardiologischen Rehabilitation besonders häufig auf. Oft sind diese Beschwerden unspezifisch, nicht typisch für eine Angina pectoris und häufig muskuloskeletal bedingt. Die psychische Verunsicherung der Patienten durch das vorausgegangene kardiale Ereignis kann zu einer übersteigerten Schmerzwahrnehmung beitragen. Es ist die Aufgabe des Rehabilitationsarzts, einerseits den Patienten bei der richtigen Einschätzung solcher Beschwerden zu unterstützen, andererseits eine ischämiebedingte Symptomatik rechtzeitig zu erkennen.

Insbesondere die umgehende Identifikation eines **ACS-Rezidivs** als Ursache für den Thoraxschmerz ist für die Einleitung der dann notwendigen Diagnostik und Therapie von entscheidender Bedeutung. Tritt ein Rezidiv des ACS während der Rehabilitation auf, ist der Patient nach Einleitung der **Initialtherapie** unverzüglich mit dem Notarzt in die nächste geeignete Akutklinik zu verlegen. Die umgehende Information des Herzkatheterteams in der anzufahrenden Klinik ist wichtig, damit keine für den Patienten wertvolle Zeit verloren geht.

Wenn es darum geht, eine ischämische Ursache eher untypischer Thoraxschmerzen und/oder unspezifischer ST-T-Veränderungen auszuschließen, ist ein **Troponin-Test** indiziert. Ein positiver Befund kann dann für einen NSTEMI sprechen und Anlass sein, kurzfristig eine Koronarangiographie in die Wege zu leiten. Zur richtigen Interpretation eines positiven Troponin-Nachweises im Serum sind folgende Punkte von Bedeutung:

- Troponin I kann bis zu 10 Tage und Troponin T bis zu 14 Tage nach einem akuten Myokardinfarkt im Serum nachweisbar sein.
- Falsch positive Befunde können bei eingeschränkter Nierenfunktion, bei Lungenembolien und bei Kollagenosen auftreten.
- Der Troponin-Test ist frühestens 2 Stunden nach Schmerzbeginn positiv.

Die Indikation zur Ableitung eines **12-Kanal-Ruhe-EKGs** und zur Bestimmung von Troponin im Serum sollte großzügig gestellt werden. Bei negativen Befunden sind diese Untersuchungen in einem zeitlichen Abstand von 6 h zu wiederholen. Bei der Beurteilung des EKGs sind, wenn immer möglich, die Vorbefunde mit einzubeziehen. Dynamische ST-T-Veränderungen sind primär als akutes ischämisches Geschehen zu deuten. Persistierende ST-Strecken-Hebungen weisen auf einen ausgedehnten Myokardschaden mit Ausbildung eines Aneurysmas hin und sind mit einer eingeschränkten Prognose assoziiert. Daher sind diese Patienten auch nach Ausschluss einer akuten Ischämie als Hochrisikopatienten einzustufen und während der Rehabilitation entsprechend zu behandeln.

Diagnostik und Initialtherapie des ACS in der Rehabilitationseinrichtung bis zur Verlegung mit dem Notarzt in das Akutkrankenhaus (9, 10)

Leitsymptom: Brustschmerz während körperlicher Ruhe > 20 min

Erstmaßnahmen:
- Lagerung mit 30° angehobenem Oberkörper, Herz-Lungen-Auskultation, peripherer Venenzugang, RR-Messungen, EKG-Monitoring
- **Messung von Troponin T/I**
- **12-Kanal-Ruhe-EKG:**
  - **STEMI:** ST-Streckenhebungen ≥ 0,1 mV in ≥ 2 Extremitäten- oder ≥ 2 Brustwandableitungen;
  - **NSTEMI** und **instabile Angina pectoris**: variable ST-T-Veränderungen möglich und mit ungünstiger Prognose assoziiert (ST-Streckensenkungen, T-Negativierungen),
- O_2 über Nasensonde (4–8 l/min),
- 0,4–0,8 mg (1–2 Hub/1 Kps.) Glyceroltrinitrat s.l.,
- 3–5 mg Morphin evtl. wiederholt bis Schmerzfreiheit,
- Heparin 70 U/kg i.v. max. 5000 U oder Enoxaparin 30 mg i.v. + 1 mg/kg s.c.,
- Acetylsalicylsäure (≥ 250 mg i.v.)
- Bei Bedarf zusätzlich: Atropin 0,5 mg i.v. bei vagaler Reaktion, Betablocker (z.B. Metoprolol 5 mg) langsam i.v. bei Tachykardie ohne Zeichen der Linksherzinsuffizienz, Antiemetika bei Erbrechen.

Herzinsuffizienz

Die Therapie des Patienten mit chronischer Herzinsuffizienz ist in Kapitel 12.3 beschrieben. Während der Rehabilitation nach ACS sind dabei die folgenden Aspekte von besonderer Bedeutung:

Ausgedehnte Vorderwandinfarkte neigen auch ohne Ventrikelaneurysma zur Ausbildung wandständiger Thromben. Das Risiko ist während der ersten 3 Monate besonders hoch. Bei Patienten mit persistierenden ST-Strecken-Hebungen sollte deshalb vor der Ergometrie eine zweidimensionale Echokardiographie durchgeführt werden. Bei Nachweis eines Thrombus sollten diagnostische oder therapeutische Belastungen so lange zurückgestellt werden, bis eine effektive Antikoagulation vorliegt. Zu berücksichtigen sind die oben genannten Probleme in der Kombination mit Thrombozytenaggregationshemmern nach Stent-Implantation.

Die **medikamentöse Langzeittherapie** wird in der Akut-Klinik eingeleitet. Während der Rehabilitation ist die Medikation individuell weiter anzupassen. Insbesondere ist die Dosis der ACE-Hemmer/AT1-Blocker und der Betarezeptorenblocker gemäß den Leitlinien weiter anzupassen.

Regelmäßiges Ausdauertraining im aeroben Bereich ist wesentlicher Bestandteil der Behandlung der chronischen Herzinsuffizienz. Bei Patienten mit eingeschränkter Pumpfunktion nach großem Infarkt ist das Training mit niedriger Intensität zu beginnen und individuell unter medizinischer Aufsicht in kleinen Schritten zu steigern.

Zur **Therapiekontrolle** bei Patienten mit chronischer Herzinsuffizienz eignet sich grundsätzlich die Bestimmung des BNP/NT-proBNP zu Beginn und gegen Ende der Rehabilitation (BNP=B-Typ natriuretisches Peptid). Dieses Vorgehen ist allerdings derzeit sehr kostenintensiv und bleibt daher ausgewählten Fällen vorbehalten.

Indikationsstellung und Implantation von **biventrikulären Schrittmachersystemen oder internen Defibrillatoren** sind Aufgaben entsprechender Spezialabteilungen. Während der Rehabilitation sollte die potenzielle Indikation geprüft werden und ggf. eine Absprache mit dem zuständigen Herzzentrum über das weitere Vorgehen erfolgen.

Langzeitprogramme. Speziell für Patienten mit chronischer Herzinsuffizienz eingerichtete Langzeitprogramme sind – bis auf regionale Ausnahmen – in Deutschland nicht etabliert. Solche Programme reduzieren nachweislich die Rate der Krankenhauseinweisungen und wahrscheinlich auch die Sterblichkeitsrate. Sofern regional spezialisierte Langzeitprogramme für Patienten mit chronischer Herzinsuffizienz bestehen, sollte eine Teilnahme empfohlen und eingeleitet werden. Ansonsten ist die Teilnahme an einem geeigneten „Disease management"-Programm (DMP KHK) zu empfehlen.

Sozialmedizinische Aspekte

Bei der sozialmedizinischen Beurteilung ist neben dem somatischen Befund und der psychosozialen Ebene auch die jeweils aktuelle Arbeitsmarktsituation zu berücksichtigen. Die Erhaltung des Arbeitsplatzes bleibt auch bei chronischer Erkrankung und funktionaler Einschränkung ein entscheidendes Rehabilitationsziel.

Der **linksventrikulären Funktion** kommt für die hierzu erforderliche **Beurteilung der Belastungsgrenzen** eine besondere Bedeutung zu. Dabei sind folgende Punkte zu beachten:

- Eine nach einem großen Herzinfarkt mit akuter Revaskularisation zunächst eingeschränkte Myokardfunktion kann sich im Laufe der ersten Monate verbessern. Das heißt eine eingeschränkte Pumpfunktion zu Beginn der Rehabilitation sollte am Ende der Maßnahme, ggf. auch erneut 3 Monate später, echokardiographisch überprüft werden. Erst dann ist eine endgültige Festlegung der körperlichen und beruflichen Belastbarkeit möglich. Der Rehabilitationsarzt muss also bei der Beurteilung der beruflichen Belastbarkeit diese **Dynamik im Krankheitsverlauf** berücksichtigen.
- Trotz oft deutlich eingeschränkter Pumpfunktion zeigen manche Patienten (insbesondere jüngere, bis zum Infarkt gut trainierte Patienten) eine hohe körperliche Leistungsfähigkeit mit hoher maximaler

Leistung im Belastungs-EKG. Diese Leistungsbreite darf während der Rehabilitation nicht ausgeschöpft werden, da sonst eine hämodynamisch ungünstige Dilatation des linken Ventrikels droht. Bei diesen Patienten liegt die aktuelle „Belastbarkeit" deutlich unter der „Leistungsfähigkeit", und die Intensität des Rehabilitationstrainings hat sich primär an der Pumpfunktion und der Ausdehnung geschädigter Myokardareale zu orientieren. Ebenso hat sich bei diesen Patienten die Beurteilung der körperlichen Belastbarkeit im Alltag und im Beruf primär an der Entwicklung der Pumpfunktion des Herzens zu orientieren.

Selbstverständlich müssen in der sozialmedizinischen Beurteilung bei der Einschätzung der körperlichen Belastbarkeit auch **einschränkende Komorbiditäten** wie muskuloskeletale Erkrankungen, eine periphere arterielle Verschlusskrankheit, eine COPD, Aortenaneurysmen oder der insulinpflichtige Diabetes mellitus Berücksichtigung finden.

Für die gutachterliche Stellungnahme zur körperlichen Belastbarkeit im Beruf stehen Tabellen zur Verfügung, die die Maximalleistung im Belastungstest mit der Dauerbelastbarkeit korrelieren (Tab. 12.**1**). Diese Korrelationen sind insbesondere im chronischen Stadium der KHK sinnvoll anwendbar. Nach Beendigung der Rehabilitation nach ACS kann sich die Belastbarkeit im weiteren Verlauf verbessern. Bei der sozialmedizinischen Beurteilung ist unter Berücksichtigung der zur Verfügung stehenden Informationen auf die später zu erwartende Belastbarkeit zu extrapolieren.

Literatur

1. Anbe DT, Armstrong PW, Bates ER, et al. ACC/AHA Guidelines for the Management of Patients With ST-Elevation Myocardial Infarction – Executive Summary. Circulation 2004; 110: 588–636
2. Bertrand ME, Simmoons ML, Fox KA, et al. Management of acute coronary syndromes: acute coronary syndromes without perstistent ST segment elevation. Recommendations of the Task Force of the European Society of Cardiology. Eur Heart J 2000; 221: 1406–32
3. Davis MM, Taubert K, Benin AL, et al. AHA/ACC Science Advisory Influenza Vaccination as Secondary Prevention for Cardiovascular Disease: A Science Advisory From the American Heart Association/American College of Cardiology. Circulation 2006; 114: 1549–1553
4. Gibler WB, Cannon CP, Blomkalns AL, et al. AHA Scientific Statement: Practical Implementation of the Guidelines for Unstable Angina/Non-ST-Segment Elevation Myocardial Infarction in the Emergency Department. Circulation 2005; 111: 2699–2710
5. Gibson RS, Boden WE, Theroux P, et al. and the Diltiazem Re-infarction Study (DRS) Group. Diltiazem and reinfarction in patients with non-Q-wave myocardial infarction. Results of a double-blind, randomized, multicenter trial. N Engl J Med 1989; 315: 423–4
6. Grines CL, Bonow RO, Casey DE Jr., et al. AHA/ACC/SCAI/ACS/ADA Science Advisory:Prevention of Premature Discontinuation of Dual Antiplatelet Therapy in Patients With Coronary Artery Stents. Circulation 2007; 115: 813–818
7. Gruppo Italiano por lo Studio della Sopravivenza nell'Infarto Miocardico: Dietary supplementation with n-3 polyunsaturated fatty acids and vitamin E after myocardial infarction: results of the GISSI-Prevenzione trial. Lancet 1999; 354: 447–58
8. Gurfinkel EP, de la Fuente RL. Two-year follow-up of the FLU Vaccination Acute Coronary Syndromes (FLUVACS) Registry. Tex Heart Inst J 2004; 31: 28–32
9. Hamm CW, Arntz HR, Bode C, et al. Leitlinien und Empfehlungen: Leitlinien: Akutes Koronarsyndrom (ACS) Teil 1: ACS ohne persistierende ST-Hebung. Z Kardiol 2004; 93: 72–90
10. Hamm CW, Arntz HR, Bode C, et al. Leitlinien und Empfehlungen. Leitlinien: Akutes Koronarsyndrom (ACS) Teil 2: Akutes Koronarsyndrom mit ST-Hebung. Z Kardiol 2004; 93: 324–341
11. Löwel H, Meisinger C, Heier M, et al. Herzinfarkt und koronare Sterblichkeit in Süddeutschland. Dtsch Arztebl 2006; 103(10): A 616–22
12. The Danish Study Group on Verapamil in Myocardial Infarction: Effect of verapamil on mortality and major events after acute infarction (The Danish Verapamil Infarction Trial II – DAVIT II). Am J Cardiol 1990; 66: 779–87
13. Tsuchihashi K, Ueshima K, Uchida T, et al. Angina Pectoris-Myocardial Infarction Investigations in Japan. Transient left ventricular apical ballooning without coronary artery stenosis: a novel heart syndrome mimicking acute myocardial infarction. J Am Coll Cardiol 2001; 38: 11–8
14. Van de Werf F, Ardissino D, Betriu A, et al. Management of acute myocardial infarction in patients presenting with ST-segment elevation. European Heart Journal 2003; 24: 28–66
15. Wienbergen H, Gitt A, Schiele R, et al for the ACOS-study group. Actual clinical practice of exercise testing in consecutive patients after non ST-elevation myocardial infarction – results of the acute coronary syndromes registry. Eur J Cardiovasc Prev Rehab 2006; 13: 457–63

Tabelle 12.**1** Sozialmedizinische Beurteilung der körperlichen Belastbarkeit bei KHK

Maximalleistung (Ergometrie)	**Dauer-belastbarkeit**	**körperliche Belastbarkeit**
ca. 75 Watt (ca. 1 Watt/kg KG)	ca. 50 Watt	leicht
> 75–125 Watt (> 1–1,5 Watt/kg KG)	> 50–75 Watt	mittelschwer
125–150 Watt (> 1,5–2 Watt/kg KG)	75–100 Watt	schwer
ab 150 Watt (> 2 Watt/kg KG)	ab 100 Watt	schwerst

12.2 Nach Myokarditis

B. Schwaab

Das Wichtigste in Kürze

Die Myokarditis ist meist sehr schwierig zu diagnostizieren; Goldstandard ist die Biopsie. Zu günstigen Effekten von Maßnahmen in der Rehabilitation gibt es keine gesicherten Daten; zudem sind Patienten mit Myokarditis durch Rhythmusstörungen extrem gefährdet. Daher gilt: Die kardiologische Rehabilitation von Patienten mit Myokarditis beinhaltet die anspruchsvolle Suche nach dem individuell besten Kompromiss zwischen der Förderung körperlicher und seelischer Genesung sowie der Prävention von immobilisationsbedingten Erkrankungen durch adäquate körperliche Aktivität auf der einen Seite und der Gefahr arrhythmogener Komplikationen sowie einer hämodynamischen Verschlechterung durch zu frühes und überdosiertes Training andererseits.

Symptome, Ätiologie

Die **Symptome** der Myokarditis sind ausgesprochen variabel und reichen von Befindlichkeitsstörungen wie Müdigkeit, Leistungsknick, evtl. mit thorakalen Missempfindungen oder mit Fieber und Palpitationen über Belastungsdyspnoe bis hin zu akuter, beatmungspflichtiger Linksherzdekompensation oder dem plötzlichen Herztod (5). Ein protrahierter, fieberhafter Infekt ist zwar ein ernst zu nehmender klinischer Hinweis, jedoch keinesfalls pathognomonisch.

Neben einer genetischen Prädisposition kommen **ätiologisch** Bakterien, Pilze, Protozoen, Parasiten und Toxine in Betracht. Eine Myokarditis kann begleitend zu Autoimmunerkrankungen oder einem Hypersensitivitätssyndrom auftreten. Als häufigste Ursache in Europa und USA wird jedoch eine virale Genese angenommen (5).

Aufgrund der heterogenen Symptome ist es praktisch nicht möglich, eine Myokarditis klinisch zu diagnostizieren (5, 6). Daher schwanken die Angaben zur Prävalenz der Erkrankung in Abhängigkeit von dem untersuchten Kollektiv erheblich und liegen zwischen 1 und 21 % (5, 6).

Diagnostik

Wahrscheinlich wird jedoch die Mehrzahl der Myokarditiden überhaupt nicht diagnostiziert. Das Ruhe-EKG ist unspezifisch, häufig tachykard und kann alle Formen von supra- und/oder ventrikulären Arrhythmien, Überleitungsstörungen sowie Kammerendteilveränderungen aufweisen. Kardiale Biomarker (CK, CK-MB, Troponin) sowie allgemeine Entzündungsmarker (BSG, Leukozyten, CRP) sind nur wenig sensitiv und nicht spezifisch genug. Ein unauffälliges EKG und normale Laborwerte schließen eine Myokarditis nicht aus (5, 6). Gleiches gilt für den serologischen Erregernachweis und die Bestimmung immunologischer Parameter.

Echokardiographische Befunde einer Dilatation der Herzinnenräume, eines Perikardergusses sowie einer eingeschränkten systolischen oder diastolischen Funktion sind ebenfalls unspezifisch. Selbst eine regional suspekte Myokardtextur (umschriebene Wanddickenzunahme und Intensivierung der Echogenität) als Hinweis auf ein fokales entzündliches Ödem ist nicht pathognomonisch (5, 6).

Nuklearmedizinische Verfahren haben wegen ihrer eingeschränkten Sensitivität und/oder Spezifität nur eine untergeordnete Bedeutung (5, 6). Die **kardiale Magnetresonanztomographie** (MRT) hat in den letzten Jahren als einziges nichtinvasives, bildgebendes Verfahren deutlich an Stellenwert in der Diagnostik der Myokarditis gewonnen (5, 6).

Goldstandard ist jedoch auch heute noch die **Endomyokardbiopsie** (EMB), wenn die vollständige Aufarbeitung der Proben mit histologischen, immunhistochemischen und molekularpathologischen Methoden gewährleistet ist (5, 6). Die ausschließlich lichtmikroskopische Befundung (Dallas-Kriterien) unterschätzt die wahre Prävalenz und ist nicht geeignet, die Ätiologie der Myokarditis zu klären, was jedoch eine unabdingbare Voraussetzung für jeden kausalen Therapieansatz darstellt (2, 5, 6).

> ! Durch klinische Symptomatik, EKG, Labor, Echo und Szintigraphie lässt sich eine Myokarditis weder nachweisen noch ausschließen. Das kardiale MRT ist ein geeignetes bildgebendes Verfahren, die Myokardbiopsie bleibt der Goldstandard zur Diagnose der Myokarditis.

Empfehlungen für die Rehabilitation

Die **schwierige definitive Diagnostik** hat zur Folge, dass Patienten in die kardiologische Rehabilitation aufgenommen werden, deren unklare linksventrikuläre Funktionseinschränkung in Wirklichkeit eine nicht entdeckte chronische Myokarditis sein könnte. Andererseits werden Patienten mit der Diagnose „Zustand nach Myokarditis" rehabilitiert, bei denen die Diagnose bioptisch nicht gesichert wurde. Dieses Dilemma ist von großer klinischer Bedeutung, da die körperliche Trainingstherapie einen zentralen Bestandteil der kardiologischen Rehabilitation bei Patienten mit eingeschränkter systolischer LV-Funktion darstellt, Patienten mit akuter oder chronischer Myokarditis jedoch durch das Auftreten von Kammerflimmern während körperlicher Belastung vital gefährdet sind (1, 7).

> ! Leitlinien zur Rehabilitation von Patienten mit Myokarditis liegen nicht vor. Allerdings besteht Einigkeit darin, dass ergometrische Tests und körperliches Training bei Patienten mit akuter Myokarditis absolut kontraindiziert sind (3, 9, 11).

Im weiteren Verlauf der Erkrankung ist intensives Training oder gar kompetitive körperliche Aktivität für etwa 6 Monate nach Beginn der Symptomatik konsequent zu vermeiden (8, 10). Einige Autoren fordern sogar ein „striktes Verbot sportlicher Aktivitäten" bis Viruspersistenz und Autoimmunprozesse in der Endomyokardbiopsie nicht mehr nachweisbar sind (1). Andererseits scheint eine niedrigdosierte körperliche Aktivität vertretbar – so lange, „bis keine aktiven Zeichen der myokardialen Inflammation mehr vorliegen" (3). In einer deutschen Publikation zur Rehabilitation von Patienten mit bioptisch gesicherter Myokarditis wird davor gewarnt, die körperlichen Trainingsprogramme „der Koronarkranken auf Patienten mit Myokarditis zu übertragen", ohne allerdings spezifische Trainingsempfehlungen für die Patienten mit Myokarditis zu geben (4).

Trotz fehlender Evidenz können folgende konkrete **Empfehlungen für die kardiologische Rehabilitation** von Patienten mit Myokarditis aus der zitierten Literatur abgeleitet werden:

1. Im Stadium der akuten (bioptisch gesicherten) Myokarditis oder bei klinisch hochgradigem Verdacht auf eine akute Myokarditis mit deutlicher linksventrikulärer Dysfunktion, neuem Perikarderguss, persistierenden EKG-Veränderungen oder Rhythmusinstabilität sollte noch keine kardiologische Rehabilitation eingeleitet werden.
2. Im Stadium der abheilenden (bioptisch gesicherten) Myokarditis oder bei klinisch diagnostizierter subakuter Myokarditis mit rückläufigen EKG-Veränderungen, ohne Nachweis relevanter Arrhythmien im 24-h-Langzeit-EKG, mit sich erholender linksventrikulärer Funktion, nach Rückbildung des Perikardergusses und bei klinisch stabilem Patienten scheinen sehr leichte körperliche Aktivitäten (Stufe 6–8 auf der 20-stufigen Borg-Skala) vertretbar, die die Herzfrequenz nicht wesentlich ansteigen lassen.
3. Im Stadium der ausgeheilten (bioptisch gesicherten) Myokarditis oder nach kompletter Rückbildung der „klinischen Zeichen der Inflammation" (echokardiographisch normale linksventrikuläre Parameter, kein Perikarderguss, unauffälliges 12-Kanal-EKG in Ruhe, kein Nachweis relevanter Arrhythmien im 24-h-Langzeit EKG, normale kardiale Biomarker und normale serologische Entzündungsparameter) ist eine symptomlimierte ergometrische Testung mit anschließender Trainingssteuerung nach üblichen Kriterien möglich (3).
4. In der Regel werden die Patienten mit der Diagnose „nach Myokarditis" der kardiologischen Rehabilitation jedoch ohne Endomyokardbiopsie zugewiesen und befinden sich klinisch zwischen Punkt 2.) und 3.). Hier scheint eine vorsichtige, symptomlimitierte ergometrische Testung vertretbar, wenn im 12-Kanal-Ruhe-EKG lediglich noch geringe morphologische Veränderungen (z.B. unspezifisches ST-T Segment) und keine hochgradigen Überleitungsstörungen vorliegen, die linksventrikuläre Funktion nur gering eingeschränkt, das Cavum des linken Ventrikels nur mäßig vergrößert ist und sich ein vorbestehender Perikarderguss zurückgebildet hat, im 24-h-Langzeit-EKG keine relevanten Arrhythmien vorliegen und die kardialen und Entzündungsmarker im Serum negativ sind. Eine maximale Ergometrie sollte auch bei diesen Patienten keinesfalls durchgeführt werden.
5. Die Intensität des Ausdauertrainings sollte bei den Patienten unter Punkt 4.) ein leichtes bis höchstens moderates subjektives Anstrengungsempfinden (Borg Skala 8–10) nicht überschreiten. Die Spiroergometrie oder die Bestimmung der Laktatwerte sind hilfreich, damit die ergometrische Testung und die daraus resultierende Trainingsempfehlung sicher im aeroben Bereich liegen.
6. Während der Trainingsaktivität sollten die Patienten mittels EKG- und RR-Monitoring überwacht werden, damit mögliche proarrhythmische Wirkungen oder negative hämodynamische Auswirkungen der körperlichen Aktivität umgehend erfasst werden. Regelmäßige Kontrollen des klinischen Befindens, des 12-Kanal-Ruhe-EKG, der Echokardiographie sowie der kardialen Marker (im Zweifel evtl. mit NT-proBNP) und der Entzündungsparameter im Serum sind erforderlich, damit ungünstige Auswirkungen des Trainings auf den Heilungsverlauf der Myokarditis rechtzeitig erkannt werden. In diesem Falle ist die körperliche Aktivität umgehend einzustellen.

In allen Stadien der Myokarditis gehören die multimodalen Aktivitäten des interdisziplinären Teams unter besonderer Berücksichtigung der psychologischen, sozialmedizinischen und beruflichen Aspekte der häufig jüngeren Patienten sowie die Optimierung der medikamentösen Herzinsuffizienztherapie zum Standard der kardiologischen Rehabilitation.

! Gesicherte Daten über positive Effekte des körperlichen Trainings bei Patienten mit Myokarditis liegen nicht vor. Weil diese Patienten in allen Stadien der Erkrankung durch arrhythmogene Komplikationen besonders gefährdet sind, muss die Trainingstherapie sehr vorsichtig dosiert und konsequent überwacht werden.

Literatur

1. Alter P, Grimm W, Herzum M et al. Physical exercise in patients with heart failure due to myocarditis and dilated cardiomyopathy. Herz 2004; 29: 391–400
2. Baughman K. Diagnosis of myocarditis: death of the Dallas criteria. Circulation 2006; 113: 593–595
3. Fletcher G, Balady G, Amsterdam E, et al. Exercise standards for testing and training. Circulation 2001; 104: 1694–1740
4. Förster A, Geißler W, Meyer R, et al. Zur Therapie und Rehabilitation von Patienten mit Myokarditis. Z ärztl Fortb 1991; 85: 571–575
5. Magnani J, Dec W. Myocarditis. Current trends in diagnosis and treatment. Circulation 2006; 113: 876–890
6. Mangin M, Mahrholdt H, Sechtem U. Diagnostik der Myokarditis: Darstellung und Bewertung der verfügbaren Methoden. Dtsch Med Wochenschr 2006; 131: 1228–1234
7. Maron B. Sudden death in young athletes. N Engl J Med 2003; 349: 1064–1075

8. Task Force 4: HCM and other cardiomyopathies, mitral valve prolapse, myocarditis and Marfan syndrome. J Am Coll Cardiol 2005: 45: 1340–1345
9. Trappe H, Löllgen H. Leitlinien zur Ergometrie. Z Kardiol 2000; 89: 821–837
10. Wike J, Kernan M. Sudden cardiac death in the active adult. Curr Sports Med Rep 2005; 4: 76–82
11. Working Group Report. Recommendations for exercise training in chronic heart failure patients. Eur Heart J 2001; 22: 125–135

12.3 Chronische Herzinsuffizienz

Ch. J. F. Holubarsch

Das Wichtigste in Kürze

Die Fortschritte der kardiovaskulären Medizin in den letzten Jahren betreffen auch und v.a. die Diagnostik und Therapie der chronischen Herzinsuffizienz: Neben den klassischen klinischen Symptomen und apparativen Untersuchungen gewinnt die Bestimmung des „brain natriuretic peptide" (BNP) oder seines Abspaltprodukts NT-proBNP zunehmend an Bedeutung für primäre Diagnostik, Steuerung und Entscheidung der Therapie, für prognostische Abschätzung und Verlaufskontrolle (Abschnitt Diagnostisches Vorgehen) (9).

Bei der medikamentösen Therapie haben sich neben ACE-Hemmern die Angiotensin-Rezeptorblocker etabliert. Körperliche Bewegung hat jüngsten Untersuchungen zufolge einen positiven Effekt auch auf die Überlebensdauer. Entscheidend ist jedoch auch die Selbstdiziplin des Patienten in Bezug auf Therapie und Lebensstil.

Einleitung

Die Bestimmung des **„brain natriuretic peptide"** (BNP) oder seines Abspaltprodukts NT-proBNP spielt für die Diagnostik der chronischen Herzinsuffizienz zunehmend eine wichtige Rolle; die erhobenen Werte haben auch für die Therapie, Verlaufskontrolle sowie Abschätzung der Prognose eine wichtige Bedeutung.

Bei der **medikamentösen Therapie** haben sich die Angiotensin-Rezeptorblocker neben den ACE-Hemmern – auch in Kombinationstherapie – etabliert (14). Auch ist die viel gestellte Frage wissenschaftlich geklärt worden, ob stets zuerst ein ACE-Hemmer und erst an zweiter Stelle ein Betarezeptorenblocker zu verabreichen ist: Der medikamentöse Start mit einem Betarezeptorblocker ist keinesfalls von Nachteil und im Einzelfall von Vorteil (20). Aldosteron-Antagonisten sind heutzutage nicht nur bei der schweren Form der Herzinsuffizienz indiziert (17), sondern auch in der Postinfarktsituation (16) (Abschnitt Therapeutische Prinzipien).

Aufgrund von jüngsten Metaanalysen muss davon ausgegangen werden, dass **tägliches körperliches Ausdauertraining** nicht nur die Symptomatik des Patienten mit chronischer Herzinsuffizienz bessert, sondern auch die Überlebenswahrscheinlichkeit erhöht (15, 18; Abschnitt Elektrophysiologie und Chirurgische Maßnahmen).

Der Schlüssel für eine erfolgreiche Dauerbehandlung unserer Patienten mit chronischer Herzinsuffizienz liegt jedoch in der **Erziehung des Patienten zur Selbstdisziplin**, welche folgende vier Maßnahmen umfasst:

- Disziplin bei der täglichen Medikamenteneinnahme.
- Disziplin bei der täglichen Dokumentation von Körpergewicht, Puls und Blutdruck.
- Disziplin bei der Ernährung.
- Disziplin beim täglichen körperlichen Training.

Dabei kann die Führung eines Patiententagebuchs für Patient und Arzt eine große Hilfe sein.

Definition und Epidemiologie der chronischen Herzinsuffizienz

Klinisch ist die Herzinsuffizienz definiert durch das Auftreten folgender Symptome:

- Subjektiv: Luftnot in Ruhe oder bei Belastung, Müdigkeit, Nachlassen der körperlichen und psychischen Belastungsfähigkeit.
- Objektiv: Ödeme und Ergüsse.

Zur endgültigen Diagnose Chronische Herzinsuffizienz sind jedoch noch die echokardiographischen Zeichen der linksventrikulären Dysfunktion erforderlich (8; Abschnitt Diagnostisches Vorgehen).

In westlichen Ländern wird die Prävalenz auf ca. 3 % der Bevölkerung geschätzt, die Inzidenz auf 0,1–0,5 % Patienten pro Jahr (10).

Da die chronische Herzinsuffizienz eine altersabhängige Erkrankung ist, beträgt die Prävalenz bei über 70-jährigen Patienten sogar mehr als 10 %, und aufgrund der Alterung der westlichen Population ist in den nächsten 20 Jahren mit einer enormen Zunahme dieser Zahlen zu rechnen.

Ätiologie, Pathophysiologie und Prognose

Ätiologisch gehen in das Syndrom der chronischen Herzinsuffizienz mindestens 4 verschiedene Krankheitsentitäten ein:

- die koronare Herzerkrankung,
- die dilatative Kardiomyopathie,
- die hypertensive Kardiomyopathie und
- der Verlust der myokardialen Kontraktilität bei dekompensierten Herzklappenvitien.

Am häufigsten anzutreffen ist die koronare Herzerkrankung (ca. 60%), gefolgt von der dilatativen Kardiomyopathie (ca. 30%) (6).

Aufgrund von rechtzeitigen und adäquaten therapeutischen Interventionen sind die hypertensive Herzerkrankung und die Klappenvitien zahlenmäßig in den Hintergrund getreten. Dies gilt nicht für die diastolische Form der Herzinsuffizienz mit Linksherzhypertrophie. Trotz dieser 4 völlig unterschiedlichen Ätiologien sind die pathophysiologischen Mechanismen des klinischen Syndroms Chronische Herzinsuffizienz immer dieselben.

Die Abbildung 12.**4**. zeigt den **klassischen Circulus vitiosus der chronischen Herzinsuffizienz**: Ein initiales Ereignis wie Infarkt, Myokarditis, toxische Schädigung oder Druck- und Volumenüberlastung führt zu Myokardverlust, wodurch reflektorisch neuroendokrine Systeme aktiviert werden, z.B. Sympathikustonus, Renin-Angiotensin-System, und Arginin-Vasopressin-Ausschüttung.

Diese leiten die für die Herzinsuffizienz negativen Reaktionsmuster des Organismus ein: Remodelling des vitalen Myokards, Rückgang der kontraktilen Reserve. Die Salz- und Wasserretention wird verstärkt mit resultierender Ödembildung und Volumenbelastung des Kreislaufs einerseits und Vasokonstriktion mit Nachlaststeigerung für das ohnehin lädierte Myokard andererseits.

Die Prognose der chronischen Herzinsuffizienz kann in vielen Fällen schlechter sein als eine bösartige Tumorerkrankung. Sie hängt jedoch in starkem Maße von dem Schweregrad und der Compliance der Patienten ab. Patienten im Stadium NYHA II–III haben zu 50% eine Überlebenschance von 5 Jahren. Demgegenüber überleben nur 50% der Patienten im Stadium NYHA IV das folgende Jahr.

Diagnostisches Vorgehen bei chronischer Herzinsuffizienz

Wie bei fast keinem anderen Krankheitsbild zählen beim „Syndrom der Chronischen Herzinsuffizienz" weniger

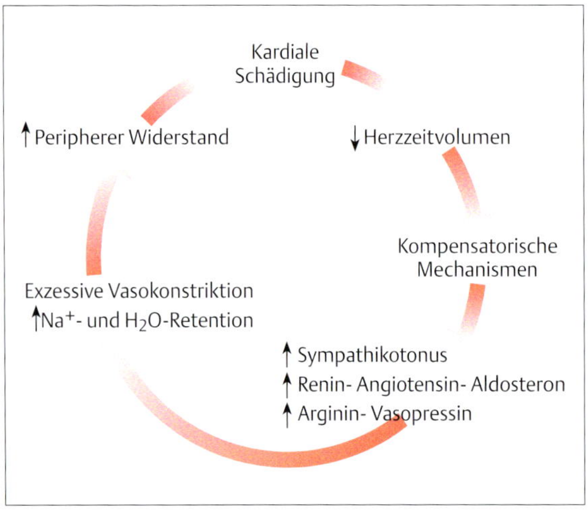

Abb. 12.**4** Circulus vitiosus der chronischen Herzinsuffizienz: Ein stark simplifiziertes Modell.

technisch-aufwendige Zusatzuntersuchungen, sondern steht die **klinische Untersuchung inklusive sorgfältiger Anamnese** im Vordergrund. Flüssigkeitseinlagerungen (Beinödeme, Aszites) sowie die Füllung der Halsvenen werden bereits bei der Inspektion erfasst. Über Perkussion, Palpation und Auskultation des Herzens und der Lungen lassen sich Lungenödem und Pleuraergüsse diagnostizieren und der Funktionszustand des Herzens beurteilen (Galopp-Rhythmus, Tachykardie, absolute Arrhythmie, Mitralinsuffizienzgeräusch).

Ergänzt wird die klinische Untersuchung durch die klassischen Techniken des **EKGs** (Rhythmus, Hypertrophie, Ischämiezeichen) und die **Röntgen-Thorax-Aufnahme** (Pleuraerguss, Perikarderguss, periphere Stauung, zentrale Stauung) und der **Echokardiographie**. Letztere erlaubt die Differenzierung zwischen systolischer und diastolischer Dysfunktion, bestimmt die linksventrikuläre Ejektionsfraktion (LVEF), diagnostiziert Vitien und Thromben in den Vorhöfen (Vorhofflimmern) und Kammern (Aneurysma).

! Neu in der Diagnostik und Verlaufsbeobachtung der Herzinsuffizienz ist die Bestimmung des NT-proBNPs.

In folgenden Situationen ist die **Bestimmung von BNP oder NT-proBNP** von Vorteil:

- In der Notaufnahme zur Differenzierung von pulmonaler oder kardialer Dyspnoe. Zudem kann eine Risikostratifizierung in hohes oder niedriges Risiko erfolgen (3, 9, 13).
- Im Akut-Krankenhaus wie auch in der Rehabilitation kann durch die NT-proBNP-Messung der Krankheitsverlauf zuverlässig überwacht werden und die Therapie dem aktuellen Risiko des Patienten angepasst werden (9).

Durch **Belastungsuntersuchungen** lassen sich bei Herzinsuffizienz folgende Parameter erfassen: Individuelle Belastbarkeit, Trainingsfrequenz, Belastungsreaktion des Blutdrucks und belastungsinduzierte Rhythmusstörungen.

Die Durchführung einer **Spiroergometrie** ist bei allen Patienten mit Herzinsuffizienz wünschenswert, aber aus Kostengründen nicht umfassend möglich. Sie ist obligat bei Patienten vor Herztransplantation.

Die **Herzkatheteruntersuchung mit Koronarangiographie** sollte initial klären, ob ursächlich evtl. eine KHK die Herzinsuffizienz verursacht und ob diese durch die Revaskularisationstherapie gebessert werden kann.

Therapeutische Prinzipien

Die therapeutischen Strategien bei chronischer Herzinsuffizienz umfassen:

- Medikamentöse Therapie,
- körperliches Training,
- ernähungsphysiologische Maßnahmen sowie
- psychologische Führung des Patienten.

- ein weibliches Geschlecht,
- Symptome der Herzinsuffizienz,
- Komorbiditäten wie Diabetes mellitus, Adipositas oder orthopädische Erkrankungen,
- eine depressive Stimmungslage sowie
- eine reduzierte körperliche Alltagsaktivität (5, 9).

Besonders **ältere Frauen** weisen eine deutlich geringere körperliche Aktivität auf als jüngere Frauen oder Männer. Parallel hierzu ist ihre Lebensqualität reduziert. Verbunden ist die eher reduzierte Aktivität mit vermehrten Tätigkeiten im Haushalt und weniger mit Sport oder Erwerbsarbeit (3). Die reduzierte körperliche Aktivität bei Frauen ist auch mit einer erhöhten Prävalenz von Herzkreislauf-Risikofaktoren verbunden.

Die **Belastbarkeit des Herzkreislaufsystems** ist postoperativ bei den meisten Patienten annähernd auf 60 % der maximalen Sauerstoffaufnahme altersgleicher gesunder Personen eingeschränkt (10). Bei gleicher Belastung ist die endokrine Antwort auf die Belastung bei den transplantierten Patienten ausgeprägter (Abb. 12.**8**) als bei den Kontrollpersonen und zeigt die geringere Belastungsreserve an (2). Deshalb ist das Muskelaufbautraining initial eher als Intervalltraining zu planen, wobei der aerobe Stoffwechselbereich nicht überschritten werden sollte (10).

Die Belastbarkeit kann bei fehlender Herzfrequenzadaptation an die Belastung nur über Laktatmessungen oder die Atmung kontrolliert werden. Bei besonders geschwächten Patienten kann das Training verkürzt, aber häufiger (bis 3-mal pro Tag) erfolgen. Nach ersten Erfolgen kann dann im Laufe der Rehabilitation auf das übliche Kraft-Ausdauertraining übergegangen werden. An der Beinpresse können die Patienten ohne erhöhtes Risiko trainieren (11). Initial sollte der Kraftaufbau über eine zunehmende Anzahl von Wiederholungen erfolgen, in zweiter Linie könnte dies dann durch Erhöhung der Gewichte geschehen.

Das körperliche Training ist bei Abstoßungsreaktionen oder anderen schweren Komplikationen deutlich zu reduzieren.

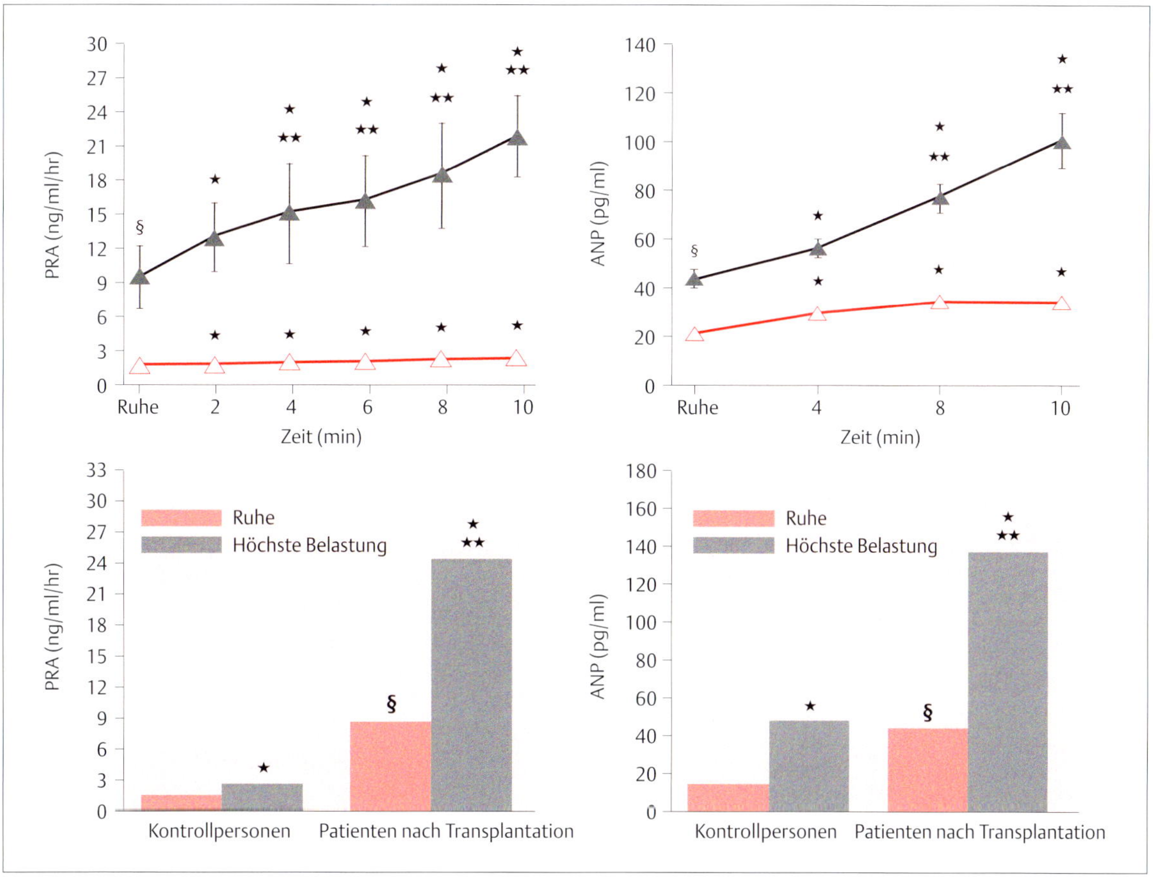

Abb. 12.**8** Veränderung der Plasmareninaktivität (PRA) und des atrialen natriuretischen Peptids (ANP) unter körperlicher Belastung bei Kontrollpersonen (offene Zeichen oder Säulen) und Patienten nach Herztransplantation (gefüllte Zeichen oder Säulen). Die oberen Grafiken zeigen die Veränderungen bei konstanter Belastung von 70 % der maximalen Belastbarkeit, die unteren Grafiken die Veränderungen am Ende einer stufenweisen submaximalen Belastung (modifiziert nach [2]). Mittelwert ± SEM, § $p<0{,}05$ zwischen den Gruppen in Ruhe, * $p<0{,}05$ zwischen Ruhe und Belastung, ** $p<0{,}05$ zwischen den Gruppen unter Belastung.

Ernährungstherapie

Bei der Ernährung ist zu beachten, dass in der ersten Phase der hochdosierten Immunsuppression mit Steroiden keine Rohkost verabreicht werden darf. Dies gilt für Obst, Salate oder Gemüse. Zudem geht auch von Sauermilchprodukten, Eis, rohem Fleisch jeder Art oder ungekochten Eiern und Eiprodukten ein erhöhtes Infektionsrisiko aus.

Innerhalb der ersten 3 Monate nach Transplantation sind wegen einer evtl. Aspergillusinfektion Müsli, Nüsse und ungemahlener Pfeffer verboten. In der Nachsorge empfiehlt es sich für die Patienten, auf ein normales Gewicht zu achten, gesättigte Fette zu meiden und Omega-3-Fettsäuren zu beachten, Kochsalz zu meiden und freien Zucker zu reduzieren.

Pflegebetreuung

Entsprechend gelten auch in der Pflege in der ersten Phase der Nachtransplantationsbehandlung strengere Hygieneregeln. So müssen in dieser Zeit Personal und Besucher Kittel, Mundschutz und Handschuhe tragen und sich stets die Hände desinfizieren. Schnittblumen dürfen erst ab der 4. Woche ins Patientenzimmer gestellt werden, Topfblumen sind über 1 Jahr zu meiden.

Psychologische Betreuung

Bei den transplantierten Patienten treten nicht selten Störungen in der **Krankheitsbewältigung** auf. In solchen Fällen ist es dann erforderlich, durch geschulte Kardiopsychologen die Patienten in der Bewältigung ihrer Krankheit, in der Akzeptanz des neuen Herzens und in der Überwindung ihrer Ängste zu unterstützen. In Gesprächen mit dem behandelnden Arzt und dem Psychologen muss auch die Sexualfunktion nach Transplantation thematisiert werden. Den Patienten fehlt oft das Vertrauen in den eigenen Körper und sie meiden deshalb den partnerschaftlichen Kontakt. Untersuchungen haben aber ergeben, dass die Patienten nach Transplantation eher wieder eine bessere Sexualfunktion aufweisen als vor der Transplantation und daher eine Versagensangst unbegründet ist (7).

Ein besonderes Risiko für den Posttransplantationsverlauf mit erhöhter Morbidität und Mortalität stellen **präoperative Störungen** wie durchgemachte Suizidversuche, bekannte Non-Compliance, Sucht-Erkrankungen mit Entzugbehandlungen oder Depressionen dar (12).

Hinzu kommt, dass diese Patienten eine hohe Compliance gegenüber der Therapie aufbringen müssen, was ihnen nicht in allen Phasen der Behandlung leichtfällt und langfristig nur bei einer stabilen psychischen Situation gelingt (6). In einem Langzeitvergleich konnte nachgewiesen werden, dass die körperliche Aktivität mit dem Abstand zur Transplantation langsam wieder abnimmt. Ein wiederholtes Auseinandersetzen mit dem eigenen täglichen Verhalten im Vergleich zu den optimalen Verhaltensmustern ist somit angebracht (4).

Gesundheitsinformation

In gezielten **Informationsgesprächen** werden die Patienten über ihre Krankheit, die Folgen der Transplantation inklusive ihrer Komplikationen, ihre Behandlungsmöglichkeiten und die Sekundärprävention aufgeklärt. Bei den Komplikationen sollte auf die Abstoßungsreaktion, die Infektionsgefahr, die mögliche Vaskulopathie, Osteoporose und erhöhte Malignomrate hingewiesen werden. Hierzu können die Vorträge der allgemeinen Gesundheitsbildung empfohlen werden, themenzentrierte Gespräche in kleinen Gruppen stattfinden oder aber auch individuelle Einzelgespräche sinnvoll sein.

Sozialmedizinische Beratung

Wichtig ist es auch, die Nachsorge nach Entlassung durch den **Sozialdienst** zu regeln. Dies gilt besonders für die häusliche Versorgung und die Reintegration in die frühere Arbeit, wenn die körperliche und geistige Leistungsfähigkeit dies zulassen. In einer Untersuchung konnte gezeigt werden, dass die Patienten, die vor oder nach der Transplantation nicht in die Arbeit reintegriert werden konnten, auch höhere Komplikationsraten aufwiesen und subjektiv einem höheren Leidensdruck ausgesetzt waren. Hingegen traten bei den Patienten, die vor oder nach Transplantation arbeitsfähig waren, deutlich weniger Abstoßungskrisen, Infektionen oder Rehospitalisierungen auf.

Nach 1 Jahr waren 26 % der Transplantierten wieder an die Arbeit zurückgekehrt. **Prädiktoren für eine bessere Reintegration in das Arbeitsleben** nach Transplantation waren:

- eine gute körperliche Funktionalität,
- eine höhere Ausbildung,
- weniger endokrine Probleme,
- weniger Abstoßungsreaktionen und
- eine kurze Wartezeit bis zur Transplantation (17).

Nachsorgeprogramm

Nach der Anschlussheilbehandlung sollen die transplantierten Patienten zügig der Phase-III-Rehabilitation in **ambulante Herzgruppen** zugeführt werden. Hierdurch lässt sich über lange Zeit die körperliche Leistungsfähigkeit verbessern oder zumindest stabil halten, die Lebensqualität auf hohem Niveau und das koronare Risiko durch Kontrolle der Risikofaktoren niedrig halten (15).

Literatur

1. Bohdjalian A, Devyatko E, Dunkler D, Ehrlich M, Grimm M, Rödler S, Wieselthaler G, Wolner E, Zuckermann A. J Kardiol 2004; 11: 3–8
2. Braith RW, Wood CE, Limacher MC, et al. Abnormal neuroendocrine responses during exercise in heart transplant recipients. Circulation 1992; 86: 1453–1463

3. Evangelista LS, Dracup K, Doering L, Moser DK, Kobashigawa J. Physical activity patterns in heart transplant women. J Cardiovasc Nursing 2005; 20: 334–339
4. Flattery MP, Salyer J, Maltby MC, Joyner PL, Elswick RK. Lifestyle and health status differ over time in long-term heart transplant recipients. Progress in Transplantation 2006; 16: 232–238
5. Grady KL, Naftel DC, Kirklin JK, et al. Predictors of physical functional disability at 5 to 6 years after heart transplantation. J Heart Lung Transplant 2005; 24: 2279–2285.
6. Gulla B. Psychologinczne aspekty transplantacji serca. Psychiatria polska 2006; 40: 323–334
7. Huang X, Chen D, Chen L, Lin Z, Liao C. Investigation of sexual function rehabilitation of 11 male heart transplant recipients. Nat J Andrology (China) 2004; 10: 196–197
8. Kamler M, Herold U, Aleksic I, Jakob H. Sport nach Herztransplantation. Herz 2004; 29: 435–441
9. Leung TC, Ballman KV, Allison TG, et al. Clinical predictors of exercise capacity 1 year after cardiac transplantation. J Heart Lung Transplant 2003; 22: 16–27
10. Mettauer B, Levy F, Richard R, et al. Exercising with a denervated heart after cardiac transplantation. Annals Transplantation 2005; 10: 35–42
11. Oliver D, Pflugfelder PW, McCartney N, McKelvie RS, Suskin N, Kostuk WJ. Acute cardiovascular responses to leg-press resistance exercise in heart transplant recipients. Int J Cardiol 2001; 81: 61–74
12. Owen JE, Bonds CL, Wellisch DK. Psychiatric evaluations of heart transplant candidates: predicting post-transplant hospitalisations, rejection episodes, and survival. Psychosomatics 2006; 47: 213–222
13. Pokan R, von Duvillard SP, Ludwig J, et al. Effect of high-volume and -intensity endurance training in heart transplant recipients. Medicine and science in sports and exercise 2004; 36: 2011–2016
14. Rajendran AJ, Pandurangi UM, Mullasari AS, Gomathy S, Rao KV, Vijayan VK. High intensity exercise training programme following cardiac transplant. The Indian journal of chest disease and allied sciences 2006; 48: 271–273
15. Tegtbur U, Busse MW, Jung K, et al. Phase-III-Rehabilitation nach Herztransplantation. Effekte auf Lebensqualität, Leistungsfähigkeit und kardiovaskuläre Risikofaktoren. Zschr Kardiol 2003; 92: 908–915
16. Van de Loo A, Martin J. Transplantationsmanual Herz. Universitätsklinikum Freiburg, 2003, S. 1–125
17. White-Williams C, Jalowiec A, Grady K. Who returns to work after heart transplantation? J Heart Lung Transplant 2005; 24: 2255–2261

12.5 Kardiologische Rehabilitation nach Implantation eines implantierbaren Cardioverter-Defibrillator (ICD) und eines Aggregats zur kardialen Resynchroniation (CRT)

R. Reibis, H. Völler

Das Wichtigste in Kürze

Während ein ICD zunächst nur nach überlebtem plötzlichen Herztod bei malignen ventrikulären Arrhythmien implantiert wurde, ist dieses Therapieverfahren nun zunehmend auch bei Patienten mit systolischer Linksherzinsuffizienz (LVEF < 35 %) zur Primärprophylaxe eines plötzlichen Herztodes indiziert. ICD-Patienten nehmen eine Sonderstellung in der Rehabilitation ein, die sich u.a. durch die hohe psychische Belastung der Patienten ergibt. Eine Rehabilitation ist auch bei ICD-Patienten komplikationsfrei möglich. Allerdings ist die körperliche Aktivität ggf. mit erhöhten Gefahren verbunden; dies ist zu beachten und die Patienten sind entsprechend zu beraten. Zudem spielt bei ICD-Trägern in der Rehabilitation neben der psychischen Betreuung auch eine spezielle Beratung und Überwachung der Funktion des Aggregats eine bedeutende Rolle – hier sind entsprechende Kompetenzen erforderlich.

Einleitung

Seit der Erstimplantation 1985 durch Mirowski erfolgte die Implantation eines ICD anfänglich ausschließlich nach überlebtem plötzlichen Herztod bei malignen ventrikulären Arrhythmien. In den letzten Jahren stellt diese Therapieform in zunehmendem Maße auch für Patienten mit systolischer Linksherzinsuffizienz und einer resultierenden LVEF von < 35 % ein Klasse-IA-Therapieverfahren zur Primärprophylaxe des plötzlichen Herztodes dar.

ICD-Patienten nehmen in der kardiologischen Rehabilitation eine Sonderstellung ein; Gründe dafür sind sowohl das implantierte Aggregat als auch symptomatische Herzinsuffizienz und die häufig vorhandene posttraumatische Stressreaktion infolge des überlebten plötzlichen Herztodes. Der Anteil von Patienten mit ICD in kardiologischen Rehabilitationskliniken liegt derzeit bei bis zu 2 %. Dabei ist eine Zunahme von älteren Patienten in einem Alter > 70 Jahren von ca. 25 % zu verzeichnen; gleichzeitig verkürzt sich der Intervall seit Krankenhausentlassung (9). Dies erfordert einen komplexen Ansatz, der neben der Trainingskomponente auch psychoedukative und aggregatassoziierte technische Aspekte beinhaltet.

! Somit sollte die Rehabilitation von ICD-Patienten den Zentren vorbehalten werden, die sowohl den personellen wie auch den technischen Erfordernissen Rechnung tragen können (Tab. 12.**2**).

Effekte und Sicherheit von Trainingsprogrammen

Typischerweise zeichnen sich herzinsuffiziente Patienten durch eine physische Dekonditionierung aus, die durch die ICD-Implantation mit additiver Verunsicherung und Vermeidungsverhalten aggraviert wird. **Ziel** ist somit, eine individualisierte Therapiestrategie während der Rehabilitation zu erarbeiten und möglichst im ambulanten Sektor weiterzuführen.

Tabelle 12.**2** Erfordernisse zur Rehabilitation von ICD-Patienten

Technische Aspekte	Psychologische Aspekte	Seminarthemen
Betreuung durch einen rhythmologisch versierten Kardiologen mit ausreichenden Kenntnissen in der ICD-Therapie, insbesondere der Programmierung	Betreuung durch einen mit der speziellen Problematik von ICD-Patienten vertrauten Psychologen	Betreuung durch einen in der Schulung versierten Kardiologen mit ausreichenden Kenntnissen in der ICD-Therapie
Komplette ICD-Nachsorge (Ausstattung mit den erforderlichen Programmiergeräten)	Posttraumatische Stressbewältigung	Aufbau und Funktionsweise des Aggregats
Erkennen und Behandlung von ICD-Fehlfunktionen	Verarbeitung von Ängstlichkeit und Depressivität	Komplikationen
Langzeit-EKG mit Schrittmacherauswertung	Steigerung der Lebensqualität	Elektromagnetische Interferenz
Biplane Röntgen-Thorax-Anlage, optional: Durchleuchtung	Verhaltenstherapie	Fahrtauglichkeit
Intensivmedizinsches Monitoring bei Therapieabgabe	Motivationsschulung	Selbsthilfegruppen
Vorhandensein der erforderlichen antiarrhythmischen Medikation (i.v., oral)	Individuelle psychologische Führung nach Schockabgabe	Verhalten im Alltag inklusive Aushändigung von Informationsmaterial
Konzept zur zügigen notärztliche Versorgung gegeben	ICD-Selbsthilfegruppen	Verhalten in Schocksituationen

! Es konnte mehrfach gezeigt werden, dass eine kardiologische Rehabilitation komplikationsfrei bei ICD-Patienten erfolgen kann (3, 4, 6). Bislang liegen keine Hinweise dafür vor, dass durch Trainingsprogramme vermehrt inappropriate Schocks oder Elektrodendysfunktionen zu verzeichnen sind (5, 17).

Obwohl die aktuelle Datenlage durch geringe Fallzahlen limitiert ist, ließ sich mehrfach ein positiver Effekt auf die Konditionierung von ICD-Patienten durch rehabilitative Maßnahmen dokumentieren. In der bislang größten Patientengruppe von 92 ICD-Patienten war durch ein 3-monatiges Trainingsprogramm eine signifikante Zunahme der maximalen Sauerstoffaufnahme sowie eine Steigerung des Sauerstoffpulses als indirekter Indikator des Herzzeitvolumens zu erzielen (17). Retrospektiv konnte eine Reduktion adäquater Schocks bei trainierten ICD-Patienten gezeigt werden (4). Einhergehend mit einer Steigerung der aeroben Leistungsfähigkeit und verstärkter endothelabhängiger Vasodilatation ließ sich die Rehospitalisationsrate signifikant reduzieren (3).

Limitierend wirkt sich jedoch aus, dass **bislang keine standardisierten Empfehlungen zu Belastungsprotokollen** für ICD-Patienten vorliegen. Hier sollte unter Berücksichtigung echokardiographischer und spiroergometrischer Parameter ein individueller Trainingsplan erstellt und die Einhaltung auch im ambulanten Sektor überwacht werden.

Zur **Durchführung von Freizeitsportaktivitäten** liegen aktuelle Empfehlungen der Europäischen Gesellschaft für Prävention und Rehabilitation vor (7). Allgemein wird empfohlen, 6 Wochen nach ICD-Implantation auf größere sportliche Aktivitäten zu verzichten. Sollten während dieser Zeit eine adäquate oder inadäquate Schockauslösung bzw. längere Phasen einer antibradykarden Stimulation dokumentiert werden, verlängert sich dieses Intervall erneut um 6 Wochen. Die speziellen Empfehlungen sind in Tabelle 12.**3** zusammengestellt. Beachtenswert ist dabei insbesondere bei jüngeren Patienten ein ausreichender Sicherheitsabstand zwischen der belastungsinduzierten maximalen Sinusfrequenz und der Therapieerkennungssequenz des Aggregats.

Fahrtauglichkeit

Die Bestätigung einer Fahrtauglichkeit für Patienten der Gruppe 1 (Tab. 12.**3**) ist vorwiegend abhängig vom Intervall zum rhythmologischen Indexereignis. Während Patienten mit primärprophylaktischer ICD-Implantation keinen verkehrsrechtlichen Beschränkungen unterliegen, ist für die Patienten mit dokumentierter maligner Arryhthmie ein mindestens halbjähriges ereignisfreies Intervall erforderlich. Sollte es sich jedoch dabei um eine ventrikuläre Tachykardie mit hämodynamischer Instabilität handeln, sind die Voraussetzungen zum sicheren Führen eines Kraftfahrzeugs nicht gegeben und der Patient somit fahruntüchtig. Die Voraussetzungen zur Bewältigung der Anforderungen zum Führen eines KfZ der Gruppe 2 sind in der Regel für ICD-Patienten nicht mehr gegeben (Tab. 12.**4**) (Kapitel 11.5).

Psychologische Führung/Schulungen

Polymorbide Patienten mit einem implantierbaren Defibrillator sind häufig durch einen abgelaufenen

Tabelle 12.**3** Empfehlungen der Europäischen Assoziation für kardiovaskuläre Prävention und Rehabilitation für Patienten mit implantierbarem Kardioverter-Defibrillator zur Teilnahme an Freizeitaktivitäten (nach 7)

	Zu vermeiden sind	Grund
(1)	Sportarten mit engem Körperkontakt	Mögliches subkutaner Trauma an der ICD-Tasche/Elektrode
(2)	Sportliche Aktivitäten während Schwindel und Präsynkopen	Mögliche maligne Herzrhythmusstörung
(3)	Extreme ipsilaterale Armbewegungen (Volleyball, Basketball, Tennis, Handball, Schwimmen)	Elektrodenbruch, Dislokation, Reibung zwischen 1. Rippe und Clavicula. Zeitraum: Woche 1–6 post implantationem
(4)	Sportarten, die mit elektrischen Feldern assoziiert sind	Mögliche elektromagnetische Interferenz und Fehldetektion, inappropriate Schocks
(5)	Extremsportarten bei jungen Menschen mit Ausbildung einer Sinustachykardie in der Detektionszone	Inappropriate Schocks mit der Gefahr der Akzeleration zur malignen ventrikulären Arrhythmien
(6)	Extremsportarten bei jungen Menschen mit Ausbildung eines Vorhofflimmerns mit tachyarrhythmischer Überleitung	Inappropriate Schocks mit der Gefahr der Akzeleration zur malignen ventrikulären Arrhythmien
(7)	Wettkampfsport außer Sportarten mit geringem Anforderungsprofil (Golf, Billard)	Vermeidung überschießender sympathikotoner Stimulation, insbesondere bei adrenerg getriggerten ventrikulären Arrhythmien

Tabelle 12.**4** Empfehlungen zur Begutachtung der Fahrtauglichkeit von ICD-Patienten (nach 7)

Kategorie	Gruppe	Risiko	Implantationsindikation	Fahrbeschränkung
I	1	niedrig	Prophylaktische Implantation	Keine Einschränkung
II			Alle anderen ICD-Patienten (nicht Berufskraftfahrer)	Einschränkung für einen bestimmten Zeitraum
➤ IIA	➤ 1	➤ niedrig	➤ kein Rezidiv	➤ 6 Monate
➤ IIB	➤ 1	➤ moderat	➤ Patienten mit gut tolerierten ventrikulären Tachykardien	➤ Bis zum Nachweis der Symptomfreiheit unter ICD-Therapie
III	2	hoch	Instabile ventrikuläre Tachykardie (Berufskraftfahrer)	Voraussetzung zum sicheren Führen von Kraftfahrzeugen nicht gegeben

Gruppe 1 umfasst die Führer von Fahrzeugen der Klassen A, A1, B, BE, M, L und T (Krafträder, Kraftwagen mit einer Gesamtmasse <3500 kg, Fahrzeugkombinationen mit Zugfahrzeug <3500 kg Gesamtmasse, außerdem Kleinkrafträder sowie land- und fortwirtschaftliche Zug- und Arbeitsmaschinen)
Gruppe 2 umfasst die Führer von Fahrzeugen der Klassen C, C1, CE, C1E, D, D1, DE, D1E und die Fahrerlaubnis zur Fahrgastbeförderung (Kraftwagen mit Gesamtmasse >3500 kg einschließlich Fahrzeugkombinationen, Kraftwagen zur Personenbeförderung)

Myokardinfarkt, lange intensivmedizinische Hospitalisierungsphasen bzw. einen überlebten plötzlichen Herztod mit nachfolgender Reanimation traumatisiert. Dabei unterscheiden sich herzinsuffiziente Patienten mit ICD nicht wesentlich von denen ohne implantiertes Aggregat. Bei ca. 30% wird eine ängstlich-depressiv gefärbte phobische Verstimmung festgestellt (15). Bei einigen Patienten führt die Aggregatimplantation zu einer gewissen Erleichterungsreaktion (9), die jedoch durch die erste Auslösung nachhaltig beeinträchtigt wird (2). Es konnte gezeigt werden, dass durch eine umfassende physische und edukative Rehabilitation nach ICD-Implantation eine signifikante **Reduktion von Ängstlichkeit und Depressivität** in standardisierten Fragebögen (HADS-A und HADS-D) zu objektivieren ist (3, 13). Schwerpunktmäßig sollte dies in Patientenschulungen erfolgen (Tab. 12.**2**).

Nach Implantation eines ICD sind viele Patienten sehr verunsichert bezüglich der erlaubten Belastungsstufen und zu vermeidender Situationen im **alltäglichen Leben**. Hilfreich können hier die firmenspezifischen Aufklärungsschriften oder Schulungen durch einen in der ICD-Therapie erfahrenen Kardiologen sein. In Seminaren erhalten die Patienten ein Forum, sämtliche den ICD betreffende Fragen zu erläutern; dies kann dazu führen, dass die Patienten bezüglich auftretender Herzrhythmusstörungen oder evtl. Aggregatdysfunktionen hinreichend aufmerksam werden. Das Gefühl der Bedrohung durch bereits erlebte Schocks lässt sich im Gespräch mildern, dem Patienten können gezielte Handlungsanweisungen bei Aggregatauslösungen vermittelt werden.

Durch bildliche Darstellungen von **Aggregatinfektione**n ist es möglich, dem Patienten die Frühstadien dieser bedrohlichen Komplikation zu erläutern, sodass durch regelmäßige Selbstkontrolle der ICD-Tasche evtl. mechanische Drucknekrosen vor der Entwicklung einer Systeminfektion erkannt und therapiert werden können. Situationen mit möglicher **elektromagnetischer Interferenz** sind im häuslichen Bereich selten, jedoch sollten insbesondere aktive und berufstätige Patienten über Störquellen informiert werden.

ICD-Nachsorge

Nach der Implantation eines antitachykarden Aggregats ist während der Rehabilitation neben der Routinenachsorge explizit auf **belastungsinduzierte Dysfunktionen** zu achten, die in bis zu 10 % der ICD auftreten können (9). Obwohl durch die Nutzung steroidfreisetzender Elektroden die Reizschwellenanstiege heutzutage deutlich moderater sind, zeigt sich jedoch weiterhin bei einzelnden Patienten eine überschießende Entzündungsreaktion an der Elektrodenspitze. Ist dies durch einen Reizschwellentest objektivierbar und der Patient antibradykard zu stimulieren, bietet sich die kurzzeitige antiinflammatorische Therapie mit Prednisolon unter Kontrolle der Elektrodenparameter an.

Elektrodendislokationen scheinen während der Rehabilitation auch bei physiotherapeutischer Behandlung des Schulter-Arm-Gürtels nicht signifikant häufiger aufzutreten als im Alltagsleben (6).

Oversensing durch diaphragmale Myopotenziale mit konsekutiver **Fehltriggerung** können durch Provokationsmaneuver während der Nachsorge im intrakardialen EKG sowie durch die Anlage von 24-h-EKGs objektiviert werden und erfordern ggf. eine Parameteränderung. Dabei ist jedoch zu beachten, dass insbesondere bei ICD die programmierte Empfindlichkeit zur sicheren Detektion ventrikulärer Tachyarrhythmien häufig sehr hoch gewählt wird, was zwar zu einem möglichen ventrikulären Oversensing führen kann, jedoch zur sicheren Detektion niederamplitudiger Flimmerwellen erforderlich ist. Sollten die Fehltriggerungen nicht durch Umprogrammierung zu beheben sein, ist eine Sondenrevision erforderlich.

Herzinsuffiziente Patienten weisen durch postischämische oder postinflammatorische Veränderungen des Sinusknoten und/oder durch Betarezeptorenblocker zu einem geringen Prozentsatz eine **chronotrope Inkompetenz** mit einer nativen Ventrikelfrequenz von < 100/min unter submaximaler Belastung auf. Da die Vermeidung rechtsventrikulärer Stimulationen ein wichtiges Therapieprinzip ist, sollte nur bei sicher assoziierter subjektiver Symptomatik die frequenzadaptive Stimulation aktiviert werden. Dabei ist zu beachten, dass für eine adäquate Programmierung eine Laufbandtestung der Ergometrie überlegen ist, da die in überwiegendem Maße implantierten Akzelerometer sensitiver auf Erschütterungen des Oberkörpers während der Schritte auf dem Laufband reagieren und so eine alltagsnahe Situation simuliert wird.

> ! In jedem Fall sollte bei relevanten Änderungen der Programmierung Rücksprache mit dem implantierenden Zentrum genommen werden. Sämtliche Änderungen sind detailliert im ICD-Ausweis zu vermerken. Auf einen kurzfristigen Nachkontrolltermin im Implantationszentrum sollte geachtet werden.

Berufliche Wiedereingliederung

Die berufliche Wiedereingliederung von ICD-Patienten gestaltet sich häufig schwierig. Dabei stellt das implantierte Aggregat lediglich bei der Gefahr einer möglichen elektromagnetischen Interferenz bei Einkopplung von Störströmen eine Kontraindikation zur erneuten Arbeitsaufnahme in speziellen Bereichen dar. Besteht Unsicherheit über die elektromagnetischen Störfaktoren im Arbeitsbereich, bedarf es einer exakten Arbeitsplatzanalyse entsprechend der Unfallverhütungsvorschrift BGV B 11. Diese ist durch den technischen Service des Betriebs, die Berufsgenossenschaft oder den TÜV anhand von Feldmessung vorzunehmen und mit dem betreuenden Vertreter des ICD-Herstellers abzustimmen. Die nur geringe Rate der Rückkehr zum Arbeitsplatz wird jedoch überwiegend durch die kardiale Grunderkrankung limitiert.

Nachsorge biventrikulärer Aggregate

Gemäß der Leitlinien zur Herzschrittmachertherapie der Deutschen Gesellschaft für Kardiologie stellt eine linksventrikuläre Ejektionsfraktion von < 35 % in Kombination mit einem Linksschenkelblock (QRS-Breite > 120 ms) bei Patienten im NYHA-Stadium-III und Sinusrhythmus trotz optimierter medikamentöser Therapie die Indikation zur Implantation eines biventrikulären Aggregats dar. Dies wird im optimalen Fall kombiniert mit einer antitachykarden Absicherung im Sinne eines biventrikulären ICD (CRT-D) (12).

Patienten nach CRT-D-Implantation weisen bezüglich der Nachsorge, Schulungen und Leistungsfähigkeit im Vergleich zu den Ein- und Zweikammeraggregaten mehrere **Besonderheiten** auf. Die Ansprechrate auf die biventrikuläre Stimulation mit Besserung der linksventrikulären Pumpleistung und der kardiopulmonalen Belastbarkeit liegt nach aktuellen Daten bei ca. 70 % (1, 6). Die sich der Implantation anschließende Rehabilitationsphase ermöglicht es bereits, die Situation in der Dynamik der Leistungsparameter und somit die Effizienz der biventrikulären Stimulation zu beurteilen.

Entsprechend der Nachsorge herzinsuffizienter Patienten sind bei Patienten mit erfolgter CRT-D-Implantation folgende Aspekte zu erfragen und zu dokumentieren:

- anamnestische und klinische Dekompensationszeichen,
- zusätzlich Missempfindungen im Aggregatbereich,
- Muskelzucken und Zwerchfellstimulationen sowie
- bemerkte Therapieabgaben mit und ohne Prodromi.

Einen wichtigen hämodynamischen Beitrag leistet bei erhaltenem Sinusrhythmus die **schrittweise Optimierung der AV-Zeit und VV-Zeit** unter biventrikulärer Stimulation. Dafür hat sich die Quantifizierung der linksventrikulären Füllungszeit, der E/A-Ratio im transmitralen Profil, die Kalkulation des dp/dt über der Mitralinsuffizienz sowie die Bestimmung des „myocardial performance index (MPI)“ etabliert (14). Gewebedoppleruntersuchungen ermöglichen die Quantifizierung intra- und interventrikulärer Asynchronien und erlauben prognostische Aussagen (10).

Kommt es während der Rehabilitationsphase zu einem erneuten Leistungsabfall nach vorangegangener Besserung, ist eine zügige Nachkontrolle des biventrikulären Aggregats empfehlenswert, da in den häufigsten Fällen durch eine Dislokation der Koronarsinuselektrode nunmehr eine rechtsventrikuläre Stimulation mit ungünstiger hämodynamischer Auswirkung resultiert. Neben der Messung der Elektrodendaten und der echokardiographisch bestimmten Ejektionsfraktion ist hier eine biplane Röntgenthoraxaufnahme im Vergleich zum unmittelbar postoperativen Status erforderlich. Bei Sondendislokation ist eine Revision indiziert.

Literatur

1. Ansalone G, Giannantoni P, Ricci R, Trambaiolo P, Fedele F, Santini M. Biventricular pacing in heart failure: back to basics in the pathophysiology of left bundle branch block to reduce the number of nonresponders. Am J Cardiol. 2003; 91: 55F-61F
2. Baumert J, Schmitt C, Ladwig KH. Psychophysiologic and affective parameters associated with pain intensity of cardiac cardioverter defibrillator shock discharges. Psychosom Med. 2006; 68: 591–7
3. Belardinelli R, Capestro F, Misiani A, Scipione P, Georgiou D. Moderate exercise training improves functional capacity, quality of life, and endothelium-dependent vasodilation in chronic heart failure patients with implantable cardioverter defibrillators and cardiac resynchronization therapy. Eur J Cardiovasc Prev Rehabil. 2006; 13: 818–25.
4. Davids JS, McPherson CA, Earley C, Batsford WP, Lampert R. Benefits of cardiac rehabilitation in patients with implantable cardioverter-defibrillators: a patient survey. Arch Phys Med Rehabil. 2005; 86: 1924–8
5. Deutsche Rentenversicherung Bund: Leitlinien zur sozialmedizinsichen Leistungsbeurteilung bei Koronarer Herzkrankheit. www.deutsche-rentenversicherungbund.de/Begutachtung/leitlinien_sozmed_leistungsbeurteilung.html
6. Fitchet A, Doherty PJ, Bundy C, Bell W, Fitzpatrick AP, Garratt CJ. Comprehensive cardiac rehabilitation programme for implantable cardioverter-defibrillator patients: a randomised controlled trial. Heart. 2003; 89: 155–60
7. Heidbuchel H, Corrado D, Biffi A, et al. on behalf of the Study Group on Sports Cardiology of the European Association for Cardiovascular Prevention and RehabilitationRecommendations for participation in leisure-time physical activity and competitive sports of patients with arrhythmias and potentially arrhythmogenic conditions Part II: Ventricular arrhythmias, channelopathies and implantable defibrillators. Eur J Cardiovasc Prev Rehabil. 2006; 13: 676–686.
8. Jarcho J. A. Biventricular Pacing. N Engl J Med 2006; 355: 288–294
9. Kamke W, Dovifat C, Schranz M, Behrens S, Moesenthin J, Voller H. Cardiac rehabilitation in patients with implantable defibrillators. Feasibility and complications. Z Kardiol. 2003; 92: 869–75.
10. Knebel F, Reibis RK, Bondke HJ, et al. Tissue Doppler echocardiography and biventricular pacing in heart failure: patient selection, procedural guidance, follow-up, quantification of success. Cardiovasc Ultrasound. 2004; 2: 17
11. Ladwig KH, Wirsching C, v. Hammerstein A, Danner R, Baumert J, Schmitt C. Angst und Angstmanagement bei Patienten mit implantiertem Kardioverter-Defibrillator (ICD). Dtsch Med Wochenschr 2004; 129: 2311–2315
12. Lemke B, Nowak B, Pfeiffer D. Leitlinien zur Herzschrittmachertherapie. Z Kardiol. 2005; 94: 704–20
13. Lewin RJ, Frizelle DJ, Kaye GC. A rehabilitative approach to patients with internal cardioverter-defibrillators. Heart. 2001; 85: 371–2.
14. Porciani CM, Fantini F, Musilli N, et al. A perspective on atrioventricular delay optimization in patients with a dual chamber pacemaker. Pacing Clin Electrophysiol. 2004; 27: 333–8.
15. Schmidt JP, Anderegg M, Heimgartner C, Saner H. Response to exercise training in ICD vs. non-ICD patients in a heart failure population. Eur J Cardiovasc Prev Rehabil. 2006; 13: Suppl 1, A 172
16. Sears SF Jr, Todaro JF, Lewis TS, Sotile W, Conti JB. Examining the psychosocial impact of implantable cardioverter defibrillators: a literature review. Clin Cardiol. 1999; 22: 481–9.
17. Vanhees L, Schepers D, Heidbuchel H, Defoor J, Fagard R. Exercise performance and training in patients with implantable cardioverter-defibrillators and coronary heart disease. Am J Cardiol. 2001; 87: 712–5.
18. Vanhees L, Kornaat M, Defoor J, et al. Effect of exercise training in patients with an implantable cardioverter defibrillator. Eur Heart J. 2004; 25: 1120–6.

12.6 Leben mit dem implantierbaren Cardioverter-Defibrillator (ICD)

K.-H. Ladwig

Das Wichtigste in Kürze

Die ICD-Implantation führt bei der Mehrheit der Patienten initial zu einer Erleichterungsreaktion und einem andauernden Gefühl von basaler Sicherheit. Bei einer klinisch bedeutsamen Untergruppe von Patienten finden sich Zeichen einer schwergradigen psychischen Maladaptation mit Zuständen von Ausweglosigkeit, Niedergeschlagenheit, katastrophierender Zukunftserwartung, bisweilen verbunden mit dem Wunsch nach Explantation des Aggregats.

Neurophysiologisch löst die Schockapplikation als aversive Stimulation eine Notfallreaktion aus, die reflexartig eine „fight or flight"-Reaktion zur Folge hat, deren Realisierung aber unmöglich ist. Hemmung der Fluchtreaktion, verbunden mit dem Gefühl der Ausweglosigkeit, ist die Folge.

Bei postakuten Koronarpatienten, die mit einem ICD versorgt worden sind, stellt die stationäre Anschlussheilbehandlung eine geeignete Umgebung dar, diesen Patienten gezielt mit psychotherapeutischen Angeboten zu helfen.

Funktion des ICD

Primäre Zielsetzung des implantierbaren Cardioverter-Defibrillators (ICD) ist es, den plötzlichen Herztod zu verhindern. Bei Detektion von ventrikulären Tachyarrhythmien werden diese durch die Applikation eines oder mehrerer zwischen ca. 18–36 Joule starken elektrischen Impulse beendet; so wird ein Zusammenbruch der Zirkulation verhindert. **Sekundäre Ziele** des ICD sind:

- die antitachykarde Stimulation mit kleinen, schnellen elektrischen Stimulationsimpulsen sowie
- die antibradykarde Stimulation, bei der das ICD-System eine Schrittmacherfunktion übernimmt.

Vor der Implantation des Geräts muss sich der Patient einer aufwendigen invasiven koronarangiographischen und elektrophysiologischen Diagnostik unterziehen. Ebenso ist eine qualitativ hochwertige Nachsorge bei den ICD-Patienten unverzichtbar, bei der nach Empfehlung der DGK alle 3–6 Monate ein Kontrolltermin in der ICD-Sprechstunde in für diese Therapie spezialisierten Zentren stattfinden sollte (21). Geprüft werden hier der Batteriestatus und der Speicher für tachykarde sowie bradykarde Episoden. Ebenso sollten Therapiezufriedenheit und die psychische Adaptation an das Gerät erfragt werden. Die Lebensdauer eines Geräts beträgt ca. 7–8 Jahre.

Psychische Adaptation an das Gerät

Patienten mit einem ICD sind in der Regel körperlich schwerkranke Menschen, die nicht selten einen traumatisierenden Krankheitsverlauf mit Herzstillstand, anschließender Reanimation und anhaltender existenzieller Bedrohung erlebt haben (29). Andere Patienten haben kein akutes Ereignis erfahren, sondern leiden an einer schleichend progredienten Erkrankung, z.B. einer Herzinsuffizienz. Nicht selten haben gerade diese Patienten über lange Zeit versucht, das sich progressiv entwickelnde Krankheitsgeschehen ungeschehen zu machen, bis Luftnot und andere Krankheitszeichen die Gewissheit einer schwerwiegenden Erkrankung nicht mehr verdrängen ließen (31).

In der Zeit **vor** ICD-Implantation erleiden etwa 40% der betroffenen Patienten andauernde Zustände von Todesangst (39). Die krankheitsbezogene Lebensqualität der ICD-Patienten zu Beginn der Therapie entspricht der von älteren Patienten mit fortgeschrittener Herzinsuffizienz (42). Unmittelbar nach der Implantation steigt die Lebensqualität der Patienten zunächst signifikant an. Das ICD-Gerät wird als „Lebensretter" wahrgenommen (9). Entsprechend fanden **nach** ICD-Implantation eine Reihe von Untersuchungen (39, 41, 46) eine signifikante Abnahme an Zuständen von Todesangst und beschreiben das psychische Erleben nach Implantation eines ICD-Geräts als Erleichterungsreaktion (relief reaction).

! Dennoch ist insgesamt das Ausmaß an (passageren) affektiven Störungen, die Patienten mit ICD im Verlauf der Erkrankung nach der ICD-Implantation erleiden (Lebenszeit-Prävalenz), klinisch höchst bedeutsam.

Es werden beobachtet:

- Angstzustände von Krankheitswert bei 13–38%,
- vital erschöpfte und depressive Stimmungslagen bei 24–33% dieser Population (46).

Die Punktprävalenz affektiver Störungen liegt mit einem Anteil von 12,7% für klinisch relevante Angstwerte (19), von 34% der Patienten mit Symptomen einer Panikstörung (39), von 19,4% mit Agoraphobien/Angststörungen (14) in einem Prävalenzbereich, der deutlich über dem einer unausgelesenen Bevölkerungsstichprobe (ca. 5%) (52) liegt. In anderen Kulturkreisen ist die Prävalenz ICD-assoziierter psychischer Störungen möglicherweise noch höher, wie eine Untersuchung in der Türkei zeigt, die eine Prävalenz von 46% für Angst und 41% für Depression ermittelte (5). Die traumatisierenden Umstände vieler Krankheitsverläufe lassen vermuten, dass diese Patienten auch an posttraumatischen Belastungsstörungen (PTBS) leiden können. Die Daten in der Literatur hierzu sind allerdings gegenwärtig noch spärlich (16).

In einer 12-monatigen Nachverfolgungsstudie von 95 Patienten konnten Lüderitz et al. (32) zeigen, dass für 26% die Angst vor Schockauslösung ein beherrschendes Gefühl in ihrem Leben blieb. May et al. (33) fanden bei 21 untersuchten Patienten einen deutlichen Einbruch (gegenüber dem Prä-Implantatstatus) im emotionalen Erleben nach 6 Monaten, jedoch eine Verbesserung nach 12 Monaten. Zu den wichtigen personenbezogenen **Risikofaktoren für einen psychisch belasteten Verlauf** gehören (7, 32, 33, 42, 43):

- das jüngere Alter von Patienten,
- Berufstätigkeit und
- weibliches Geschlecht.

Untersuchungsergebnisse der „Triggers of Ventricular Arrhythmias (TOVA)" Studie mit 645 eingeschlossenen Patienten hat die bisher deutlichste empirische Evidenz für das maligne Potenzial negativer Affektivität bei ICD-Patienten erbracht. Erhöhte Depressionswerte waren mit einem relativen Risiko von 3,2 (95% Konfidenzintervall 1,1–9,9) mit einer früheren Zeit bis zum Auftreten eines ersten regelkonformen Schocks assoziiert. In der Gruppe der Patienten im Zustand nach Infarkt war dieser Effekt noch deutlicher ausgeprägt (51).

Lebensqualität und Therapiezufriedenheit

Unterschiede in der krankheitsbezogenen Lebensqualität der ICD-Therapie im Vergleich zu einer pharmakologischen Therapie mit Amiodaron wurden in zwei groß angelegten, randomisierten Therapiestudien untersucht. Während die AVID-Studie (42) keine Unterschiede ermittelte, konnte die CIDS Studie (22) eine signifikante Überlegenheit der ICD-Therapie belegen. In einer weiteren prospektiven Studie (40) wurde über einen einjährigen Beobachtungszeitraum ein signifikanter Abfall in der Lebensqualität der Untersuchten (gemessen mit dem SF36) in Bezug auf die Selbsteinschätzung der generellen Gesundheit und in Bezug auf die soziale Funktionsfähigkeit der Betroffenen dokumentiert.

Letzteres mag damit zusammenhängen, dass den Patienten trotz einer insgesamt hohen Akzeptanz des Geräts im weiteren Verlauf allmählich – u.a. bedingt durch strikte Monitorroutinen – die lebenslange diskrete Abhängigkeit vom Funktionieren des ICD bewusst wird.

> Das ICD-Gerät garantiert das Überleben des Patienten, verursacht aber auch eine deutliche Abhängigkeit davon.

Manche Patienten rebellieren gegen das Gefühl der Abhängigkeit mit kontra-phobischer Angstabwehr; mit schablonenhafter Normalität, die in Krisensituationen nicht tragfähig ist und dann zu bedeutsamen existenziellen Einbrüchen führt. Häufigere Reaktion ist jedoch in aller Regel unterschwellige Unzufriedenheit, in der sehr verhalten die Notwendigkeit des Implantats in Frage gestellt oder eine unzureichende Beratung moniert wird (2, 31).

Zu den konkreten **Problemen**, die Patienten im Kontext mit dem ICD erleben können, gehören (6, 13):

- Gefühle von Unsicherheit über die Zukunft,
- Kontrollverlust über das eigene Leben,
- pausenlose Abhängigkeit vom Funktionieren der Technik,
- sozialer Rückzug,
- Schlafstörungen,
- Störungen in der intimen Partnerbeziehung sowie
- andauernde innere Anspannung und Beschäftigung mit dem Gerät.

In einer Kohorte von Patienten mit ICD im **Alter unter 40 Jahren** beschränkten 63% aus Furcht vor einer Schockauslösung ihre körperliche Aktivität deutlich (7). Aus der Sicht von spezialisierten Ärzten und Pflegekräften sind die Hauptprobleme dieser Patientengruppe folgende:

- die Beschränkungen beim PKW Fahren,
- der Umgang mit der Schockauslösung,
- psychische Störungen,
- familiäre Überfürsorglichkeit,
- sexuelle Probleme und
- der Umgang mit Stress.

Die Ärzte zeigten sich insgesamt weniger über die subjektive Seite des Krankheitsverlaufs informiert als die Pflegekräfte (48).

Die Erfassung der Therapiezufriedenheit mit dem ICD-System ist ein bedeutsamer Aspekt einer subjektiven Technologiefolgenabschätzung. Auch hier zeigten bisherige Untersuchungen einen hohen Grad von Zustimmung (30). Die bislang umfangreichste Untersuchung auf diesem Gebiet ermittelte als Dimensionen der ICD-Therapie-Unzufriedenheit (Tab. 12.**5**) eine misstrauisch, reservierte Attitüde, ein Infragestellen der Therapienotwenigkeit und ein negatives Körperbild (30).

> Ein wichtiges Ergebnis der Studie war die ausgeprägte Assoziation des psychologischen Status des Patienten und der Therapiezufriedenheit: Patienten mit niedriger Therapiezufriedenheit waren ausgeprägt ängstlicher und phobischer, zeigten ein höheres Ausmaß an Depression und Hilflosigkeit.

Bewältigung der Schockauslösung

Die therapeutische Überlebensfunktion des Geräts (im deutlichen Gegensatz zu einer pharmakologischen Therapie) ist mit einem in der Regel bewusst erlebten, gleichzeitig völlig unerwarteten und unvorbereiteten intrakardialen Schockerleben verknüpft. Mit einer solchen Schockauslösung haben im ersten Jahr nach Implantation 30–50% der ICD-Träger zu rechnen. Die durchschnittliche Schockapplikationshäufigkeit pro Jahr (bei eher regulärem Verlauf) beträgt ca. 2,5 Schocks (1) – keineswegs seltene Gerätefehlfunktionen

Tabelle 12.**5** Dimensionen der Therapiezufriedenheit bei Patienten mit implantierten Cardioverter/Defibrillatoren (ICD)

Misstrauisch, reservierte Attitüde
➤ Gefühl der Abhängigkeit vom Gerät ➤ Häufiges Sich-Erinnern an die Existenz des Geräts ➤ Pessimistische Zukunftserwartung ➤ Ängste seit Implantation ➤ Gerät vermittelt kein Gefühl von Sicherheit und Schutz
Zweifel an der Therapienotwendigkeit
➤ Mangelnde Einsicht in Notwendigkeit ➤ Würde einem Freund/Partner etc. nicht zur Implantation raten ➤ Würde jetzt einer Implantation nicht mehr zustimmen
Negatives Körperbild
➤ Fremdkörpergefühl ➤ Negativ berührt durch Veränderungen am Körper

und Komplikationen wie Sondenbrüche und Fehlinterpretationen nicht mitgerechnet (1, 40).

Die interozeptive Wahrnehmung eines Schmerzreizes am Herzen infolge eines homogenen ICD-Schocks variiert zwischen den einzelnen Patienten extrem stark. Dies wiederum beeinflusst die Bewältigung des Ereignisses mit. Das Spektrum reicht von der Schmerzbewertung als unerträglich bis überhaupt nicht bemerkt (1, 3, 4, 28, 40).

Die **Gründe für diese Varianz** sind bislang nicht vollständig aufgeklärt. Bislang bekannte Faktoren einer Schmerz-Sensibilisierung sind das frühere Erleben eines ICD-Schocks, das Auftreten einer Post-Schock-Angst und eine zentralnervös induzierte neurophysiologische Erregbarkeit (4), was für die Bedeutung von zentral-nervöse neuronalen Netzwerken („gates") (28) spricht.

Die Schockabgabe des Implantats erfordert, mit dem Erleben einer aversiven Stimulation im Inneren des eigenen Körpers fertig zu werden. Überraschenderweise scheinen aber die ersten, noch vereinzelten Schockabgaben die Akzeptanz des Geräts eher weiter zu steigern (19). Die Patienten erleben die Abhängigkeit vom Implantat noch als lebensrettend und bilanzieren vermutlich unbewusst das aversive Erleben einer intrakardialen Schockabgabe gegenüber der Überlebenschance als positiv.

> ! Die Applikation von 5 und mehr intrakardialen Schocks des ICD hat sich aber als ein bedeutsamer Grenzwert in der psychischen Belastbarkeit der Patienten erwiesen. Mit der Applikation von ≥ 5 Schocks steigt die psychische Morbidität der Patienten deutlich an (17, 18, 19, 22, 27, 32).

Die Gründe, warum eine akkumulierte intrakardiale Applikation von ≥ 5 Schocks ein kritischer Schwellenwert für das Risiko ist, eine andauernde psychische Anpassungsstörung zu entwickeln, sind bislang nicht ausreichend verstanden worden – denkbar ist als Grundlage der psychischen Alteration eine andauernd erhöhte Bereitschaft des autonomen Nervensystems zu überschießenden Reaktionen („sustained sympathetic arousability") (26).

Leider werden die Patienten auch mit Clustern oder in Einzelfällen sogar mit **Stürmen von ICD-Applikationen** konfrontiert (11, 44). Diese Patienten erleben extrem schmerzhafte interozeptive Stimuli – das Gefühl von Sicherheit, mit dem sie die damit verbundenen unkonditionierten Schreckreize bislang weitgehend kompensieren konnten, bricht zusammen und macht dem Einbruch dysfunktionaler, katastrophierender Gedanken Platz, die die Patienten zusätzlich in eine extrem leidvolle Situation bringen und den Charakter einer posttraumatischen Belastungsstörung annehmen können (16).

Anxiogenese bei ICD Trägern

Die Entstehung von schwerwiegenden „Post-Schock"-Angststörungen lässt sich erschöpfend nicht über einen einzigen Mechanismus erklären.

Klassische Konditionierung

Dem unkonditionierten Reiz (die ICD-Schockapplikation) folgt eine unkonditionierte Angst und Schreck-Antwort des Patienten. Dabei werden zunächst neutrale Stimuli (Umgebung, Aktivitäten wie Fernsehen) während des Schocks mit diesem Stimulus assoziiert und führen so zu einer konditionierten Reaktion. Tatsächlich können Patienten aber Zustände von präokkupierender Erwartungsangst vor Schockauslösung erleben, ohne jemals einen Schock erlebt zu haben (50). Überdies reagieren keineswegs alle Betroffenen uniform auf eine intrakardiale Schockapplikation im Sinne einer „unkonditionierten" Schreckreaktion.

Kognitive Antizipation einer aversiven Stimulation

Obwohl die Mehrzahl der ICD Patienten eine lebensbedrohliche Situation überstanden haben, richtet sich der Fokus der Angst nicht so sehr auf das Vergangene, sondern vielmehr auf mögliche zukünftige Ereignisse. Im Gegensatz zu einem klassischen Trauma beinhaltet der spezifische Stressor der ICD-Therapie einen zukunftsorientierten Aspekt: die Antizipation der Schockabgabe, die andauernde Lebensgefahr und neue Schrecken, die auf den Betroffenen zukommen können (35).

> ! Der ICD bleibt ein andauernder und starker Mahner des zugrunde liegenden Krankheitsprozesses und kann so unter Umständen katastrophierende Ängste wecken.

Dazu gehören: präokkupiert zu sein von einer angstvollen Beobachtung interozeptiver Signale und damit zunehmend in eine selektive Wahrnehmungsfokusierung zu geraten; überzeugt zu sein, reliabel bedrohliche Körpersignale diskriminieren zu können und damit diskrete Körperveränderungen als Zeichen eines malignen Krankheitsverlaufs zu interpretieren.

Gelernte Hilflosigkeit

Neurophysiologisch löst die Schockapplikation als aversive Stimulation eine **Notfallreaktion** aus, die reflexartig eine „fight or flight"-Reaktion zu Folge hat. Bei einer intrakardialen Schockauslösung ist deren Realisierung aber unmöglich. Hemmung der Fluchtreaktion, verbunden mit dem Gefühl der Ausweglosigkeit, ist die Folge. Laborexperimente in der Tierforschung haben die Bedeutung einer unentrinnbaren aversiven Situation für die Entstehung von extremen Angstzuständen erhellt.

Vulnerabilitäts-Stress-Modell

Unter ausreichender Stimulierung durch Stress kann jedes Individuum eine Angststörung entwickeln. Individuen unterscheiden sich jedoch nach dem Ausmaß der notwendigen „Dosierung" einer aversiven Stimulation. ICD-Schockapplikation führt zu einer dauerhaft erhöhten autonomen Schreckreagibilität. Neurophysiologisch geraten diese Patienten in einen Zustand dauerhaft **erhöhter Bereitschaft zu einer sympathikotonen Hyperregulation**, die die Vulnerabilität für ein erhöhtes Angstniveau und möglicherweise auch die Schwelle für die Auslösung ventrikulärer Tachykardien herabsetzt und damit im Sinne eines **Circulus vitiosus** auf die Grunderkrankung zurückwirken kann (20).

Umgang mit dem Patienten und therapeutische Konsequenzen

Strukturiertes Patientengespräch und Patientengruppen

Sears et al. (45) schlagen eine Art Leitfaden zur psychosozialen Versorgung der Patienten vor und empfehlen eine **„Four A's checklist":**

- ask (fragen),
- advise (empfehlen),
- assist (unterstützen) und
- arrange referral (weitervermitteln).

Der erste Schritt dieses Vorgehens beinhaltet das Fragen nach ICD-bezogenen Problemen und deren diagnostische Spezifikation. Ratsam ist es, sich hierbei die Fragen aus dem Therapiezufriedenheits-Inventar (30) oder – im Zustand nach Schockapplikation – Fragen des Post-Schock-Inventars (24) zu eigen zu machen. Es folgen Empfehlungen zum Umgang mit dem Problem, unterstützende Maßnahmen wie Psychoedukation und kurze, problemorientierte Interventionen sowie eine mögliche Weitervermittlung an psychiatrisches und psychotherapeutisches Fachpersonal.

Viele große ICD-Implantationszentren bieten „Patientengruppen" (so genannte support groups) mit einem niedrigschwelligen gruppenpsychotherapeutischen Gesprächsangebot an. Der Bedarf von Seiten der Patienten ist hoch, und eine Teilnahme scheint unmittelbar das Wohlbefinden der Patienten zu verbessern (2, 18, 34). Die Effektivität in Bezug auf kardiologische Outcome-Variablen derartiger Interventionen ließ sich bislang aber nicht eindeutig nachweisen (46).

Fitchet et al. (12) berichten, dass sowohl die Index- als auch die Kontroll-Patienten ihrer Interventionsstudie Zugang zu einer solchen Unterstützungsgruppe hatten, sowie eine 24-Stunden-Telefonhilfe in Anspruch nehmen konnten, und dass der Therapieeffekt trotzdem positiv signifikant zu erkennen war. In der Untersuchung von Heller et al. (18) berichteten Teilnehmer, sich gesünder als vor der Implantation zu fühlen und mehr an sozialen Kontakten interessiert zu sein. Allerdings berichteten sie auch von größeren Ängsten in Bezug auf Schockauslösung. Fragen der Gruppenzusammensetzung und differenzielle Zuweisungen wurden nach unserem Eindruck bislang vernachlässigt.

Psychotherapie-Studien bei ICD-Patienten

Gegenwärtig existieren nur Pilotstudien mit kleinen Fallzahlen (31), die den Nutzen einer psychotherapeutischen Behandlung bei ICD-Patienten begründen können. Die psychotherapeutischen Verfahren (Tab. 12.**6**) richteten sich auf im Rahmen der ICD-Therapie komorbid aufgetretenen psychischen Störungen, wie die posttraumatische Belastungsstörung (37), Angst und Depression (15, 46) oder die Agoraphobie mit Panikstörung (25, 38). Erfolge in der therapeutischen Behandlung zeigten sich bei folgenden Verfahren:

- eher unspezifische kognitive Therapieverfahren (8),
- Ansätze aus der Krisenintervention (37),
- kognitive Verhaltenstherapie (12, 23, 38) sowie
- telefonische Beratung (49).

> Richtungsweisend könnte die Kombination verhaltenstherapeutischer Behandlungskonzepte mit pharmakologischen anxiolytischen Therapiestrategien sein.

Eine psychosomatische Krisenintervention sollte „ressourcenorientiert" schwerpunktmäßig auf eine Verbesserung der allgemeinen Stressbewältigungsfertigkeiten hinwirken. Wert gelegt werden sollte auf den Aufbau und die Aufrechterhaltung eines intakten sozialen Netzwerks als Schutzfaktor gegenüber krankheitsbedingten Belastungen, wozu auch unter Umständen die Einbindung der Patienten und deren Angehörigen in speziellen Gruppen zählt (34).

Natürlich bleibt die Bearbeitung von überflutenden Angstsymptomen im Zustand nach Schockapplikation zentraler Fokus der psychotherapeutischen Betreuung der Patienten: Spezifische Belastungen, die durch Schockereignisse oder darauf bezogene Ängste verursacht werden, könnten durch Training einer funktionalen, mit der Eskalation von Ängsten inkompatiblen Bewältigungsroutine verringert werden (2). Inhalte dieser Routine könnten selbst instruierte Bewältigungsgedanken und Wahrnehmungslenkung sowie das Herbeiführen physiologischer Entspannung (47) sein.

Darüber hinaus empfehlen sich Methoden der kognitiven Umstrukturierung, um dysfunktionale Gedankeninhalte in Bezug auf die Herzerkrankung zu verändern (8) und depressiogene Grundüberzeugungen zu bearbeiten (47). Hier besteht die Intervention darin, die unmittelbar nach der Defibrillation auftretenden aversiven Reaktionen auf emotionaler Ebene quantitativ einzuschränken und/oder qualitativ in positiver Richtung zu verändern. Hierfür ist ein Training vorgesehen, das es dem Patienten ermöglichen soll, unmittelbar nach einer Defibrillation auf ablenkende und bewältigungsorientierte Kognitionen zu fokussieren sowie mit

Tabelle 12.**6** Studien zur psychosozialen Intervention bei ICD-Patienten

Studie	n	Messziel	Absicht und Ergebnisse
Badger u. Morris (1989)	12	psychosoziale Anpassung	unterstützende Gruppe vs. Kontrollgruppe; lediglich tendenzieller Effekt
Molchany u. Peterson (1994)	11	Angst	unterstützende Gruppe vs. Kontrollgruppe; lediglich tendenzieller Effekt
Sneed et al. (1997)	34	Angst, Depression und Aggression	Gruppensitzungen und beratende Telefongespräche vs. Kontrollgruppe; kein signifikanter Effekt
Sears et al. (1998)	2	Angst und Depression	2 Einzelfalldarstellungen zur psychopathologischen Auswirkung und Therapie bei multiplen Entladungen
Kohn et al. (2000)	49	Angst und Depression	individuelle kognitive Verhaltenstherapie vs. üblicher Nachsorge; signifikanter Effekt
Kujipers et al. (2002)	5	Agoraphobie mit Panik	Pharmakotherapie mit Verhaltenstherapie als Follow-up-Studie, keine Kontrollgruppe; signifikante Verbesserung
Fitchel et al. (2003)	16	Angst und Depression	physiotherapeutisch-psychologisches Rehabilitationsprogramm vs. Kontrollgruppe; signifikanter positiver Effekt
Frizelle et al. (2004)	22	Lebensqualität, Angst und Depression	physiotherapeutisch-psychologisches Rehabilitationsprogramm vs. Wartegruppe; signifikante Effekte bei allen Variablen
Chevalier et al. (2006)	70	ICD-Schocks, autonome Regulation, Lebensqualität	Randomisiert, kognitive Verhaltenstherapie, Nachuntersuchung nach 3 und 12 Monaten; keine Unterschiede in der Schockzahl, alle anderen Variablen signifikant verbessert in der KVT-Gruppe

zu negativen Emotionen inkompatiblen Verhaltensweisen zu reagieren.

Rehabilitativer Zugang im Umgang mit ICD Patienten

Das britische National Institute for Clinical Excellence (NICE) hat die Empfehlung einer verstärkten Nutzung der ICD-Technologie in der Behandlung von Risikopatienten ausdrücklich mit der Aufforderung zur Entwicklung eines „... rehabilitative approach to aftercare which includes psychological preparation for living with an ICD" (36) verknüpft. Die stationäre Anschlussheilbehandlung stellt bei postakuten Koronarpatienten, die im Zuge der Akutbehandlung mit einem ICD versorgt worden sind, eine geeignete Umgebung dar, diesen Patienten gezielt mit psychosozialen oder (besser noch) psychotherapeutischen Angeboten zu helfen.

! Es sollte allerdings sichergestellt sein, dass die behandelnden Therapeuten sowohl ausreichende Kenntnisse über die Grundfunktionen der ICD-Therapie als auch entsprechende Fähigkeiten speziell im Umgang mit Angststörungen besitzen.

Die Entwicklung von ICD spezifischen Curricula, die auch die Angehörigen einschließt, ist gegenwärtig in Arbeit.

Literatur

1. Ahmad M, Bloomstein L, Roelke M, Bernstein AD, Parsonnet V. Patients' attitudes toward implanted defibrillator shocks. Pacing Clin Electrophysiol 2000; 23: 934–938.
2. Badger JM, Morris PL. Observations of a support group for automatic implantable cardioverter-defibrillator recipients and their spouses. Heart Lung 1989; 18: 238–243.
3. Bainger EM, Fernsler JI. Perceived quality of life before and after implantation of an internal cardioverter defibrillator. Am J Crit Care 1995; 4: 36–43.
4 Baumert J, Schmitt C, Ladwig KH. Psychophysiologic and affective parameters associated with pain intensity of cardiac cardioverter defibrillator shock discharges.Psychosom Med. 2006; 68: 591–7.
5. Bilge AK, Ozben B, Demircan S, Cinar M, Yilmaz E, Adalet K. Depression and anxiety status of patients with implantable cardioverter defibrillator and precipitating factors. Pacing Clin Electrophysiol. 2006; 29: 619–26.
6. Carroll DL, Hamilton GA, McGovern BA. Changes in health status and quality of life and the impact of uncertainty in patients who survive life-threatening arrhythmias. Heart Lung 1999; 28: 251–260.
7. Dubin AM, Batsford WP, Lewis RJ, Rosenfeld LE. Quality-of-life in patients receiving implantable cardioverter defibrillators at or before age 40. Pacing Clin Electrophysiol 1996; 19: 1555–1559.
8. Dunbar SB, Summerville JG. Cognitive therapy for ventricular dysrhythmia patients. J Cardiovasc Nurs 1997; 12: 33–44.
9. Duru F, Buchi S, Klaghofer R, Mattmann H, Sensky T, Buddeberg C, Candinas R. How different from pacemaker patients are recipients of implantable cardioverter-defibrillators with respect to psychosocial adaptation, affective disorders, and quality of life? Heart 2001; 85: 375–9.
10. Edelman S, Lemon J, Kidman A. Psychological therapies for recipients of implantable cardioverter defibrillators. Heart Lung 2003; 32: 234–240.

ersatz durchgeführt wurde, haben postoperativ für gewöhnlich eine niedrige Belastungstoleranz. Zusätzlich kann der residuelle Gradient über der Klappe und der deutliche Anstieg des Gradienten bei Anstieg der Herzfrequenz unter Belastung ein körperliches Training besonders schwierig gestalten. Vor Beginn eines Trainings sollte die Herzfrequenz medikamentös mithilfe eines Betablockers sowohl in Ruhe als auch unter Belastung kontrolliert werden. Dies ist besonders für Patienten mit Vorhofflimmern von Bedeutung. Sofern möglich, sollte Vorhofflimmern zu Sinusrhythmus konvertiert werden, allerdings ist dies zumeist erst nach 4–6 Wochen dauerhaft erfolgreich. Ein spezielles Programm für diese Patienten schließt gymnastische Übungen, Gehen, und Fahrradergometrie unter besonderer Berücksichtigung der maximalen Herzfrequenz ein. Für diese Patienten ist ein Trainingsprogramm möglich, das dem der Patienten mit Herzinsuffizienz angeglichen ist.

Weitere Faktoren, die bei den Empfehlungen für ein körperliches Training nach Klappenoperation Berücksichtigung finden sind:

- Alter,
- Gewicht,
- früherer Trainingsgrad,
- postoperativer funktioneller Status beurteilt durch ein Belastungs-EKG,
- Echokardiographie und
- Langzeit-EKG zur Beurteilung von Arrhythmien.

Um den Trainingsgrad festzulegen, sind die Ergebnisse des Belastungs-EKG und gelegentlich des Einschwemmkatheters von Bedeutung (3, 6, 7, 8). Der Grad der körperlichen Belastung, der noch mit einer normalen Hämodynamik verbunden ist, kann auch als Maß für die körperlichen Aktivitäten in der Freizeit angesehen werden. Sofern hämodynamische Befunde nicht vorhanden sind, kann das Maß der Anstrengung – beurteilt nach der Borg Scala (2), dem so genannten Redetest, ein Maß für die Intensität der Anstrengung sein. Der Redetest drückt das Maß einer körperlichen Aktivität aus, bei der der Patient noch eine Konversation ohne Beschwerden führen kann.

Art des körperlichen Trainings

Dynamisches, aerobes körperliches Training wie Gehen, Joggen und Fahrrad fahren sind isometrischen Belastungen vorzuziehen. Jedoch kann bei älteren Patienten mit Muskelschwäche ein Krafttraining erfolgreich sein, um Muskelkraft und Koordination zu verbessern (5, 19). Schwimmen ist mit einem Energiebedarf verbunden, der 100–150 Watt entspricht, was Herzfrequenz, Noradrenalin- und Laktatspiegel betrifft (16). Die Patienten sollten über die verschiedenen Sportarten und den damit verbundenen Energieverbrauch sowie über die für sie günstigsten Aktivitäten informiert werden.

Ein submaximaler Belastungstest kann nach der Frühmobilisation durchgeführt werden und auch dann, wenn der Patient 2 Treppen ohne Symptome steigen kann, was für gewöhnlich nach 2 Wochen der Fall ist. Ein symptomlimitierter maximaler Belastungstest kann nach 3 bis 4 Wochen stattfinden.

Empfehlungen zum körperlichen Training

Die Beratung zum körperlichen Training nach Klappenoperation sollte einen Hinweis für aerobes und Krafttraining enthalten sowie für Intensität, Dauer, Frequenz und Modalität (6).

Für ein **aerobes Training** gilt:

- Intensität (50–80 % der maximalen Belastungstoleranz, Herzfrequenz < 130 Schlägen/min)
- Dauer: 20–60 min,
- Frequenz: 3- bis 5-mal/Woche,
- Art des Trainings: Gehen, Fahrrad fahren, Laufband, Treppensteigen.

Für ein **Krafttraining** gilt:

- Intensität: 5 Wiederholungen zum Krafttraining, 8–15 Wiederholungen zum Ausdauertraining.
- Dauer 1–3 Sets von 6–10 unterschiedlichen Übungen des Oberkörpers und Unterkörpers (20–30 min),
- Frequenz: 2- bis 3-mal/Woche,
- mit elastischen Bändern, Manschettengewichten, Hanteln, Kraftmaschinen.

Das Training kann mit einer niedrigen Intensität nach 2 Wochen bei Patienten nach Aortenklappenersatz oder Mitralklappenrekonstruktion und normaler linksventrikulären Funktion begonnen werden. Bei Patienten mit Mitralklappenersatz und solchen mit eingeschränkter linksventrikulärer Funktion kann es erforderlich sein, mit dem Training erst nach 3 Wochen zu beginnen und es danach allmählich zu steigern.

Schwimmen sollten Patienten erst, wenn die Sternalwunde komplett verheilt und das Sternum stabil ist. Dies ist für gewöhnlich nach 2–3 Monaten der Fall.

Berufliche Wiedereingliederung

Der Prozentsatz der Patienten, die nach einem Klappenersatz wieder zur Arbeit zurückkehren, schwankt in der Literatur von 24 % bis zu 80 % (15, 17, 19, 21, 22). Die Wiedereingliederung ist von einer Vielzahl von medizinischen und nichtmedizinischen Faktoren bestimmt; in einer multivariaten Analyse waren der präoperative berufliche Status, das Geschlecht und der funktionelle Status nach der Operation die wichtigsten Determinanten der postoperativen beruflichen Wiedereingliederung.

Patienten mit Aortenklappenersatz, besonders bei präoperativer Aortenstenose, hatten eine höhere Wiedereingliederungsrate als Patienten mit Mitralklappenersatz bei präoperativ rheumatischen Mitralvitien. Die funktionelle Beurteilung und das Ausmaß der Verbesserung sollten einen hohen Stellenwert in der umfassenden kardiologischen Rehabilitation und Beratung zur beruflichen Wiedereingliederung nach Klappenoperation haben.

Die Belastungstoleranz, die Möglichkeit zur beruflichen Wiedereingliederung und die Teilnahme an Freizeitaktivitäten einschließlich Sport sind entscheidende Parameter, die die Lebensqualität mitbedingen. Die frühe Rehabilitation ist eine wichtige Maßnahme, um dies nach der Klappenoperation zu erreichen und den Patienten ebenfalls Wege aufzuzeigen, mit den palliativen Aspekten einer Klappenoperation zu leben.

Fazit für die Praxis

! Eine erfolgreiche Klappenoperation führt zu einer deutlichen Besserung der Symptome, der Belastungstoleranz, Lebensqualität und Prognose.

Der Grad der subjektiven und objektiven Verbesserung hängt von einer Vielzahl von präoperativen Faktoren ab, wie dem NYHA-Status, der linksventrikulären Funktion, der Art der Klappenerkrankung und dem Typ der ersetzten Klappe sowie peri- und postoperativen Faktoren. Dazu gehören das Auftreten eines perioperativen Myokardinfarkts, das Ausmaß der intraoperativen Myokardschädigung, der Typ der Klappenoperation, die Geschwindigkeit der Rückbildung der linksventrikulären Hypertrophie und Dilatation, der Regression der pulmonalen Hypertrophie sowie die Besserung der linksventrikulären Funktion.

Die kardiale Rehabilitation als ein multifaktorielles Interventionsprogramm, das die Optimierung der medikamentösen Therapie, körperliches Training, Information und Schulung des Patienten zu Aspekten des gesunden Lebensstils sowie zu klappenspezifischen Fragen umfasst, sollte für alle Patienten ein integraler Bestandteil des frühen postoperativen Managements nach Klappenoperation sein.

Spezielle Aspekte der Therapie von Patienten nach Herzklappenoperation beinhalten die Indikation zur Endokarditisprophylaxe und zur oralen Antikoagulation bei Trägern von Kunststoffklappen. Die Patienten, bei denen eine lebenslange orale Antikoagulation notwendig ist, sollten das Angebot zur Schulung in der INR-Selbstbestimmung und dem Selbstmanagement der Antikoagulation erhalten (Tab. 12.**9**).

Tabelle 12.**9** Empfehlungen (modifiziert nach 1, 3, 6, 8)

Empfehlung	Grad	Level
Alle Patienten nach Herzklappenoperation sollten eine rehabilitative Maßnahme erhalten.	I	B
Die Rehabilitation sollte ein körperliches Training enthalten, dessen Dauer und Intensität nach Alter, Gewicht, präoperativem Trainingsgrad, Art der Klappenerkrankung und der Klappenoperation und dem postoperativen Status ausgerichtet sein sollte.	I	B
Der postoperative Status des Patienten sollte vor Beginn des Trainings mithilfe der klinischen Untersuchung, des Echokardiogramms und des Belastungs-EKGs beurteilt werden.	I	C
Alle Patienten sollten eine intensive Aufklärung und ein Merkblatt über die Endokarditisprophylaxe erhalten.	I	C
Alle Patienten mit Kunststoffprothesen bedürfen der lebenslangen Antikoagulation.	I	A
Die Intensität der Antikoagulation sollte der Art der Klappenprothese und den vorhandenen Risikofaktoren angepasst werden.	I	B
Alle Patienten, die der Antikoagulation bedürfen, sollten intensiv über Wirkung, Nebenwirkungen und Interaktionen mit anderen Medikamenten aufgeklärt werden und ein Merkblatt erhalten.	I	B
Geeignete Patienten, die der lebenslangen Antikoagulation bedürfen, sollten das Angebot zur Schulung in der INR-Selbstbestimmung und Managment erhalten.	I	B
Bei Patienten mit Bioprothesen und Patienten nach Mitralklappenrekonstruktion besteht die Indikation zur oralen Antikoagulation:		
➤ In den ersten 3 Monaten postoperativ	➤ IIa	➤ C
➤ Bei paroxysmalem oder permanentem Vorhofflimmern	➤ I	➤ C
➤ Bei stark eingeschränkter linksventrikulärer Funktion	➤ I	➤ C
➤ Nach TIA, Schlaganfall oder peripherer Embolie	➤ I	➤ B
Bei Vorhofflimmern sollte frühpostoperativ eine Frequenzkontrolle mit Betablockern und oder frequenzsenkenden Kalziumantagonisten und Digitalis oder Amiodaron bei eingeschränkter Ventrikelfunktion erfolgen.	I	C
Bei persistierendem Vorhofflimmern sollte in Abhängigkeit von der präoperativen Dauer des Vorhofflimmerns und der Größe des linken Vorhofs nach 4–6 Wochen eine Konversion zu Sinusrhythmus angestrebt werden.	I	C

Literatur

1. Bjarnason-Wehrens B, et al. Deutsche Leitlinie zur Rehabilitation von Patienten mit Herz-Kreislauferkrankungen 2007 in press
2. Borg GA. Psychophysical basis of perceived exertion. Med Sci Sports 1982; 14: 377–81
3. Butchart EG, Gohlke-Barwolf K, Antunes MJ, et al. Recommendations for the management of patients after valvular heart surgery. Working Group Valvular Heart Disease of the European Society of Cardiology, Eur Heart J 2005; 26(22): 2463–71
4. Douard H, Chevalier L, Labbe L, Choussat A, Broustet JP. Physical training improves exercise capacity in patients with mitral stenosis after balloon valvuloplasty. Eur Heart J 1997; 18 (3): 464–469
5. Fiatarone MA, Marks EC, Ryan ND, Meredith CN, Lipsitz LA, Evans WJ. High-intensity strength training in nonagenarians. Effects on skeletal muscle. JAMA 1990; 263: 3029–34
6. Gohlke-Bärwolf C,Björnstad H: Rehabilitation. In: Butchart E, Gohlke-Bärwolf C, Anunes M, Hall R JC (eds). Heart Valve Disease, A Guide to Patient Management After Surgery. 2006: 21–29
7. Gohlke-Bärwolf C, Gohlke H, Samek L, et al. Exercise tolerance and working capacity after valve replacement. J Heart Valve Dis 1992; 1: 189–95
8. Gohlke-Bärwolf C, Gohlke H. Allgemeine Untersuchung und Behandlung vor und nach herzchirurgischen Eingriffen, in Roskamm H, Neumann FJ, Kalusche D, Bestehorn HP (eds). Herzkrankheiten, 5. Aufl., Heidelberg: Springer-Verlag 2004: S. 1087–1096
9. Gummert J.F., Funkat A, Krian A. Cardiac Surgery in Germany during 2004: A Report on Behalf of the German Society for Thoracic and Cardiovascular Surgery. Thorac Cardiovasc Surg 2005; 53: 391–9
10. Habel-Verge C, Landry F, Desaulnier D, et al. L'entrainement physique apres un remplacement valvulaire mitral. Can Med Ass J 1987; 136: 142–47
11. Iung B, Gohlke-Bärwolf C, Tornos P, et al. Recommendations on the management of the asymptomatic patient with valvular heart disease. Eur Heart J 2002; 23: 1253–66
12. Jairath N, Salerno T, Chapman J, Dornan J, Weisel R. The effect of moderate exercise training on oxygen uptake post-aortic/mitral valve surgery. J Cardiopulm Rehabil 1995; 15: 424–430
13. Landry F, Habel C, Desaulniers D, Dagenais GR, Moisan A, Cote L. Vigorous physical training after aortic valve replacement: analysis of 10 patients. Am J Cardiol 1984; 53: 562–566
14. Meurin P, Iliou MC, Driss AB, et al. Early exercise training after mitral valve repair: a multicentric prospective French study. Chest 2005; 128: 1638–1644
15. Newell JP, Kappagoda CT, Stoker JB, Deverall PB, Watson DA, Linden RJ. Physical training after heart valve replacement. Br Heart J 1980; 44: 638–49
16. Samek L, Lehmann M, Keul J, Roskamm H. Rückwirkungen leichter Schwimmbelastungen bei KHK- Patienten und gesunden Kontrollpersonen aud Kreislaufgrossen, Katecholamine und Laktatspiegel. In: Rieckert H (ed). Sportmedizin-Kursbestimmung. Heidelberg: Springer-Verlag, 1987: 912–15
17. Schmidt J, Klein G. Rehabilitation nach Herzklappenersatz. Herz/Kreisl 1997; 29: 207–212
18. Sire, S. Physical training and occupational rehabilitation after aortic valve replacement. Eur Heart J 1987; 8: 1215–1220
19. Toyomasu K, Nishiyama Y, Yoshida N, et al. Physical training in patients with valvular heart disease after surgery. Jpn Circ J 1990; 54: 1451–1458
20. Ueshima K, Kamata J, Kobayashi N, et al. Effects of exercise training after open heart surgery on quality of life and exercise tolerance in patients with mitral regurgitation or aortic regurgitation. Jpn Heart J 2004; 45:789–797
21. Vanhees L, Stevens An, Schepers D, Defoor J, Rademakers F, Fagard R. Determinants of the effects of physical training and of the complications requiring resuscitation during exercise in patients with cardiovascular disease. Eur J Cardiovasc Prev Rehabil 2004; 11: 304–312
22. Walter TPJ, Ibe B, Gottwik M. Return to work after heart valve replacement. In: Walter TPJ (ed). Return to work after coronary artery bypass surgery. Heidelberg: Springer-Verlag 1985: 125–33

12.8 Aortenaneurysma und Aortendissektion

C. Wilhelm

Das Wichtigste in Kürze

Als Aneurysma definiert man eine Erweiterung der Aorta über 50% der altersentsprechenden Größennorm (Gefäßquerschnitt). Sie liegt am häufigsten in der abdominalen Aorta, am zweithäufigsten in der Aorta ascendens vor (8). In den Industrienationen sind Aortenaneurysmen und -dissektionen für den Tod von 1–2% der Bevölkerung verantwortlich. Patienten mit Aortenerkrankungen stellen für die kardiologische Rehabilitation eine besondere Herausforderung dar. Aufgrund der potenziellen Komplikationen bedürfen sie einer engen medizinischen Überwachung und Führung.

Aneurysma und Aortendissektion der thorakalen Aorta

Bei den meisten Aneurysmen der Aorta sowie der peripheren Arterien lässt sich eine Degeneration der Gefäßmedia und der elastischen Fasern aufgrund einer degenerativen Arteriosklerose nachweisen. Seltene Sonderformen stellen die zystische Medianekrose Erdheim-Gsell, das Marfan-Syndrom, das Ehlers-Danlos-Syndrom und das inflammatorische Bauchaortenaneurysma dar. Letzteres ist charakterisiert durch eine ausgeprägte Wandverdickung mit einer porzellanähnlichen perianeurysmatischen Fibrose und starken Verwachsungen mit anliegenden Strukturen (7).

> ! Bei den disseziierenden Aneurysmen der thorakalen Aorta unterscheidet man heute nach Stanford die Typ-A-Dissektion mit Beteiligung der Aorta ascendens von der Typ-B-Dissektion mit ausschließlicher Beteiligung der Aorta descendens. Die ältere Klassifikation nach de Bakey wird kaum noch verwendet (Abb. 12.**9**).

Die Mortalität der **Typ-A-Dissektion** ist extrem hoch! Sie liegt ohne chirurgische Therapie bei ca. 20% innerhalb eines Tages und bei 50% innerhalb eines Monats. Die Therapie der Wahl ist der chirurgische Ersatz der Aorta ascendens. Je nach Lokalisation und Ausdehnung der Dissektion und Beteiligung der Aortenklappe wird eine reine Aortenrohrprothese oder ein klappentragendes Aortenconduit implantiert oder es wird ein kompletter Aortenbogenersatz mit Reimplantation der abgehenden Gefäße durchgeführt.

Bei **Typ-B-Dissektionen** (Dissektion der Aorta descendens) wird primär konservativ behandelt, da operative Eingriffe an der deszendierenden Aorta thoracalis mit einer Paraplegierate von bis zu 18 % assoziiert sind (10). Eine neue Option ist die Implantation einer Stentprothese, die mit einer deutlich geringeren Paraplegierate von unter 2 % einhergeht.

Weitere Aneurysmen. Bei einem Aneurysma der Aorta ascendens ohne Dissektion wird die operative Korrektur bei einem Durchmesser > 55 mm, bei Marfan-Syndrom und bei bicuspider Aortenklappe bei > 50 mm empfohlen (9).

Konsequenzen für die Rehabilitation

Nach operativer Korrektur einer Typ-A-Dissektion oder eines thorakalen Aneurysmas ist die Rehabilitation indiziert. Die Mobilisierung und Belastung hängt ganz wesentlich vom Ausmaß der Restbefunde, vom postoperativen Zustand und von der Genese des Aneurysmas ab. Nach Evaluierung der Belastbarkeit durch ein Belastungs-EKG können diese Patienten unter Beachtung der Blutdruckwerte an den üblichen kardiologischen Belastungsgruppen teilnehmen.

> ! Belastungen wie Heben und Tragen > 10 kg oder Belastungen, die eine Pressatmung hervorrufen, sollten in den ersten 6 postoperativen Monaten unterbleiben. Bei Patienten mit Marfan-Syndrom oder bei nachweisbar persistierenden Dissektionen gilt diese Regel lebenslang! Mittelschwere bis schwere körperliche Arbeit ist diesen Patienten nicht mehr zuzumuten.

Ist postoperativ distal des Aortenkonduits weiterhin eine Dissektion nachweisbar, sollte der **Blutdruck in Ruhe unter 120/80 mmHg, unter Belastung nicht wesentlich höher als 140/80 mmHg liegen**. Bei diesen Patienten ist eine engmaschige sonographische Über-

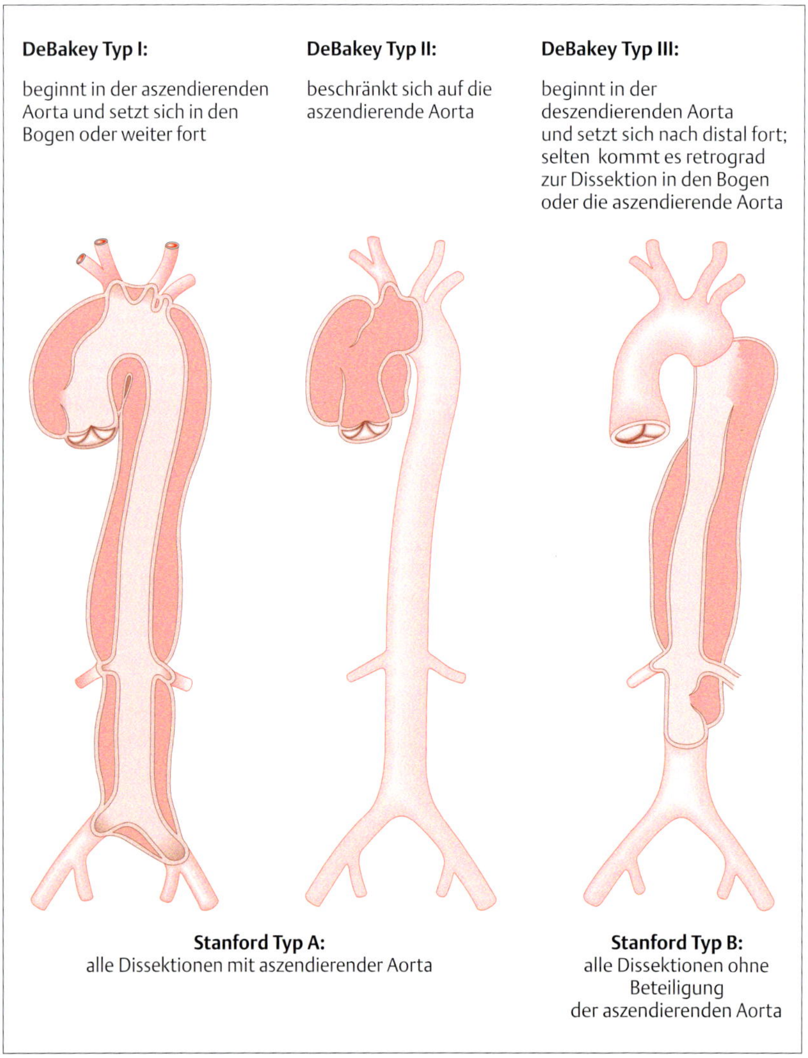

Abb. 12.**9** Klassifikation der Aortendissektion (10).

wachung der Situation im Bereich der abdominellen Aorta, der abdominellen Organdurchblutung und der peripheren Durchblutung auch während der Rehabilitation indiziert.

Die Einstellung des Blutdrucks erfolgt primär mit einem **kardioselektiven Betablocker**, da hierdurch die systolische Dehnung der Aortenwand vermindert werden kann. Bei Patienten mit Marfan-Syndrom konnte eine signifikante Reduktion der Aortenwurzeldilatation in der mit Betablockern behandelten Gruppe nachgewiesen werden (9, 11).

Fazit für die Praxis

Bei Patienten mit nach distal reichenden Dissektionen ist eine engmaschige bildgebende Überwachung nötig. Bei diesen Patienten sollte auch die körperliche Belastung eingeschränkt werden. Bei allen Erkrankungen der Aorta muss der Blutdruck optimal eingestellt werden (Ruhe-Blutdruck <120/80 mmHg), wobei die kardioselektiven Betablocker die medikamentöse Basistherapie darstellen.

Aneurysma der abdominalen Aorta

Definition. Ein Aneurysma der abdominellen Aorta (AAA; Bauchaortenaneurysma BAA) liegt vor, wenn der minimale anterior-posteriore-Durchmesser über 3 cm misst (5).

Die Prävalenz des AAA steigt mit dem Lebensalter. Nordeuropäische und skandinavische Register zeigen bei Männern im Alter von 45–54 Jahren eine Prävalenz von 1,3 % und im Alter von 45–54 Jahren von 12,5 %. Bei Frauen kann eine relevante Prävalenz von 5,2 % erst im höheren Lebensalter nachgewiesen werden (1). Die familiäre Disposition, männliches Geschlecht und Nikotinabusus sind unabhängige **Risikofaktoren** für die Entwicklung eines AAA.

Das abdominelle Aortenaneuryma ist mit der Arteriosklerose anderer Organe vergesellschaftet. Bei Männern im mittleren Alter von 66 Jahren mit AAA konnte in 71 % eine KHK, in 46 % eine PAVK und in 27 % eine zerebrovaskuläre Erkrankung nachgewiesen werden. 24 % der untersuchten Patienten hatten in allen 3 Regionen nachweisbare Veränderungen (12). Man sollte zudem die Koinzidenz von 13 % für andere Aneurysmen (z.B. A. poplitea) beachten. Bei Patienten mit thorakalen Aneurysmen liegt in 25–28 % auch ein Bauchaortenaneurysma vor (3, 4).

Die gefürchteten **Komplikationen** beim AAA sind:

- die Ruptur,
- periphere Embolisationen bei wandständigen Thromben
- Kompression oder Erosion anliegender Strukturen.

Die Mortalität rupturierter Aneurysmata liegt bei 90 % und die Gefahr spontaner Rupturen ist direkt proportional zum Durchmesser, aber auch abhängig vom arteriellen Blutdruck. Das **Risiko der Ruptur** liegt bei

- 20 % für Aneurysmen > 5 cm,
- 40 % für Aneurysmen > 6 cm und
- über 50 % für Aneurysmen > 7 cm (7).

Therapie. Patienten mit infra- oder juxtrarenalem AA > 5,5 cm sollten chirurgisch oder interventionell behandelt werden, AA zwischen 4,0–5,4 cm sollen in 6–12 monatigen Abständen bildgebend kontrolliert werden, bei symptomatischen Patienten (Trias: Rücken- oder Bauchschmerzen, pulsatile abdominelle Struktur und Hypotonie) ist die Operation unabhängig vom Durchmesser indiziert. Die 30 Tage-Mortalität liegt bei elektiven Eingriffen bei 2–6 %, bei Notfalleingriffen bei 37 % (7).

Vor allem bei Patienten mit ernsten Kontraindikationen für einen operativen Eingriff stellt die endovaskuläre Therapie (Stentprothese) eine weitere Option zur Behandlung des AAA dar. Voraussetzung ist eine ausreichend große aneurysmafreie Zone unterhalb der Nierenarterien, um den Stent sicher zu verankern und die Nierenperfusion nicht zu gefährden.

Konsequenzen für die Rehabilitation

Nach **offener chirurgischer Protheseninterposition** gibt es in ca. 9 % Komplikationen, wie Pseudoaneurysmata an der Anastomose, Prothesenthrombosen, Fisteln und Protheseninfektion. (6). Die Langzeitprognose ist sehr gut, die Überlebensraten frei von Prothesenkomplikationen liegen nach 10 Jahren bei 88 % (2).

Die häufigsten Komplikationen nach **Implantationen von Stentprothesen** (Abb. 12.**11**) sind Lecks (im ersten Jahr nach Implantation), Stentverschlüsse (in den ersten Monaten nach Implantation) und Stentdislokationen (1–2 Jahre nach Implantation). Zweiteingriffe sind deshalb häufiger (6).
Neben der Kontrolle möglicher postinterventioneller Komplikationen (Doppleruntersuchung; Farbduplex-Sonographie) steht im Rahmen der Rehabilitation sol-

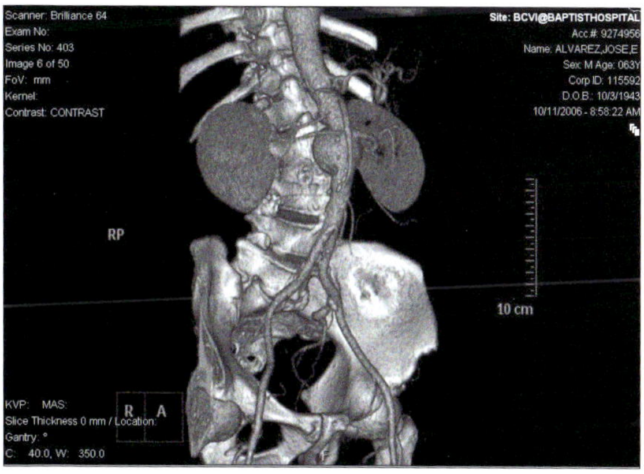

Abb. 12.**10** Infrarenales Aneurysma der abdominellen Aorta.

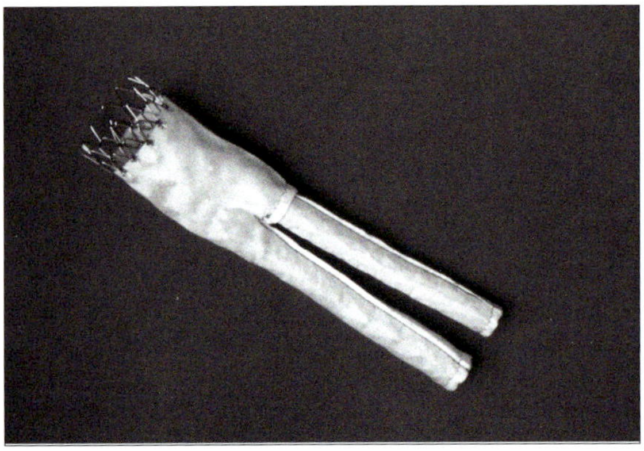

Abb. 12.**11** Stent-Prothese.

cher Patienten die Eliminierung der kardiovaskulären Risikofaktoren ganz im Vordergrund (12).

> ! Die Blutdruckeinstellung sollte mit einem kardioselektiven Betablocker erfolgen. Nach chirurgischer oder endovaskulärer Therapie wird ASS 100 mg als Dauertherapie empfohlen.

Die Bewegungstherapie kann als Gehtraining durchgeführt werden (Terrainwanderung, Walking, Pendeltraining). Ergometertraining wird wegen Dehnung der Abdominalnarbe häufig nicht gut vertragen.

> ! Die Haupteinschränkung betrifft in den ersten Monaten das Heben und Tragen von Lasten. Die empfohlene Lastgrenze liegt in den ersten 3 Monaten postoperativ < 10 kg, in den folgenden 3 Monaten < 20 kg.

Fazit für die Praxis

Bei einem Großteil der Patienten mit Bauchaortenaneurysma liegt ein **atherogenes Risikoprofil** vor. Bauchaortenaneursymen sind deshalb sehr häufig mit einer PAVK, einer KHK oder zerebrovaskulären Erkrankungen assoziiert. Deshalb kommt dem Risikofaktorenmanagement eine besondere Bedeutung zu. Besonders wichtig ist hierbei die Einstellung des Blutdrucks sowie die Beendigung des Nikotinabusus. Patienten nach endovaskulärer Therapie (Stentimplantation) sind auch während und nach der Rehabilitation engmaschig diagnostisch zu kontrollieren.

Literatur

1. Bengtsson H, Sonesson B, Bergquist D. Incidence an prevalence of abdominal aortic aneurysms, estimated by necropsy studies an population screening by ultrasound. Ann N Y Acad Sci 1996; 800: 1–24
2. Biancari F, Ylonen K, Antila V, et al. Durabiltiy of open repair of infrarenal abdominal aortic aneurysm: a 15-year follow-up study. J Vasc Surg 2002; 35: 87–93
3. Bickerstaff LK, Pairolero PC, Hollier LH, et al. Thoracic aortic aneurysms: a population-based study. Surgery 1982; 92: 1103–8
4. Crawford ES, Cohen ES. Aortic aneurysm: a multifocal disease. Arch Surg 1982; 117: 1393–400
5. Ebaugh Jl, Garcia ND, Matsumura JS. Screening and surveillance for abdominal aortic aneurysm: who needs it and when. Semin Vasc Surg 2001; 14: 193–4
6. Hallet JW Jr, Marshall DM, Petterson TM, et al. Graft-related complications after abdominal aortic aneurysm repair: reassurance from a 36-year population-based experience. J Vasc Surg 1997; 25: 277–84;discussion 285–6
7. Hirsch AT, Haskal ZJ, Hertzer NR, et al. ACC/AHA 2005 Practice Guidelines for the management of patients with peripheral arterial disease (lower extremity, renal, mesenteric, and abdominal aortic). Circulation 2006; 113(11): e463–654
8. Loeys, Bart L, De Paepe, Anne M. Genetik von Aortenerkrankungen. Kardiologie up2date2 2006, 93–102
9. Nataf Patrick, Lansac Emmanuel. Dilation of the thoracic aorta: medical and surgical management. Heart 2006; 92: 1345–1352
10. Nienaber C, Eagle K, et. al. Diagnostik und Management der Aortendissektion – Orientierung zwischen Empfehlung und Registerdaten. Kardiologie up2date1 2005, 63–76
11. Shores J, Berger KR, Murphy EA, et al. Progression of aortic dilatation and the benefit of long-term beta-adrenergic blockade in Marfan's syndrome. N Engl J Med 1994; 330: 1335–41
12. Sukhija R, Aronow Ws, Yalamanchili K, Sinha N, Babu S. Prevalence of coronary artery disease, lower extremity peripheral arterial disease, and cerebrovascular disease in 110 men with an abdominal aortic aneurysm. Am J Cardiol. 2004; 94(10): 1358–9

12.9 Periphere arterielle Verschlusskrankheit (PAVK)

C. Wilhelm

Das Wichtigste in Kürze

Wie bei KHK-Patienten ist in der Therapie des PAVK-Patienten das Risikofaktorenmanagement ein wesentlicher Bestandteil, um die Prognose und den Verlauf der Erkrankung zu verbessern.

Im Stadium II besteht die Therapie in einem Funktions- und Gehtraining, welches mindestens 3-mal pro Woche über 30–45 min durchgeführt werden soll. Das Training sollte überwacht und regelmäßig an die verbesserte Gehstrecke angepasst werden. Die Patienten sollten motiviert werden sich einer ambulanten Gefäßsportgruppe anzuschließen.

Postoperativ sollten die Patienten engmaschig doppler- und duplexsonographisch auf Komplikationen überwacht werden. Lymphdrainagen bei postischämischem/postoperativem Ödem, Schuhversorgung und qualifizierte Wundversorgung sollten in einer kardiologisch-angiologisch spezialisierten Rehabilitationseinrichtung möglich sein.

Bedeutung der PAVK in der kardiologischen Rehabilitation

Die PAVK der Becken-Beinarterien ist neben der koronaren Herzkrankheit (KHK) und den zerebrovaskulären

Erkrankungen eine der 3 wichtigsten Manifestationen der stenosierenden Arteriosklerose. Im Krankengut deutscher Arztpraxen konnte eine mittlere Prävalenz der PAVK von 18% nachgewiesen werden. (Frauen 16,8%, Männer 19,8%). Weniger als die Hälfte davon waren symptomatisch. Die Prävalenz der PAVK nimmt mit dem Alter deutlich zu (3, 4).

Da die Arteriosklerose als Systemerkrankung aufgefasst werden kann, deren Manifestation individuell unterschiedliche Organschwerpunkte hat, ist es nicht verwunderlich, dass viele PAVK-Patienten auch eine manifeste koronare Herzkrankheit (29% der PAVK-Patienten) oder eine zerebrovaskuläre Erkrankung (15% der PAVK-Patienten) haben. Dies gilt auch umgekehrt: die koronare Herzkrankheit (KHK) und zerebrovaskuläre Erkrankungen sind sehr häufig mit einer PAVK vergesellschaftet.

Bei KHK-Patienten kann der zusätzliche Nachweis einer PAVK als prognostischer Risikofaktor betrachtet werden. Liegt eine PAVK vor, erhöht sich schon im asymptomatischen Stadium das Risiko, an einem Koronarereignis oder an einem Schlaganfall zu sterben (2, 4, 5).

Die PAVK spielt demnach auch in der kardiologischen Rehabilitation eine große Rolle, sei es als Begleiterkrankung oder sei es als Hauptindikation zur Durchführung einer Rehabilitation.

Ursachen der PAVK

Die Entwicklung einer PAVK wird durch ähnliche Risikofaktoren und Risikoerkrankungen begünstigt wie die KHK (männliches Geschlecht, Alter, Diabetes mellitus, Rauchen, Hypertonie, Hypercholesterinämie, Hyperfibrinogenämie und Hyperhomocysteinämie). Rauchen und Diabetes mellitus spielen dabei eine herausragende Rolle.

Rauchen. Inhalierendes Rauchen ist der wichtigste beeinflussbare Risikofaktor. Epidemiologische Studien belegen, dass Rauchen das Risiko eine PAVK zu entwickeln, 2- bis 6-fach erhöht. Mehr als 80% aller PAVK-Patienten sind Raucher oder ehemalige Raucher (10).

Diabetes mellitus. Diabetes erhöht das Risiko 2- bis 4-fach und die Diabetesprävalenz liegt bei 12–20% aller PAVK-Patienten. Ist bei PAVK-Patienten ein Diabetes mellitus mit vergesellschaftet, erhöht sich das Risiko einer Extremitätenamputation um das 7- bis 15-Fache (10).

Hypercholesterinämie. Das Risiko, eine PAVK zu entwickeln, steigt um 5–10% pro 10 mg/dl erhöhtem Gesamtcholesterin. Die Senkung des LDL-Cholesterins unter 100 mg/dl unter Einsatz von Statinen verbessert nicht nur die Prognose des Patienten, v.a. durch Beeinflussung des koronaren Risikos, sondern sie verbessert auch die schmerzfreie Gehstrecke (9, 12).

Hypertonie. Die Bedeutung der arteriellen Hypertonie als unabhängiger Risikofaktor für die Entwicklung einer PAVK ist dagegen geringer; es sei denn, die PAVK-Patienten haben zusätzlich Diabetes. Bei Patienten mit Typ-2-Diabetes und PAVK lässt ich durch aggressive Senkung des arteriellen Drucks eine signifikante Verbesserung der Prognose durch Reduktion kardiovaskulärer Ereignisse erreichen (13).

Bei Patienten mit Diabetes mellitus ist die konsequente Blutdrucksenkung ein entscheidendes Therapieziel, und dies gilt auch für Patienten mit PAVK und Diabetes.

Hyperhomocysteinämie. Ein erhöhter Homocysteinspiegel im Serum erhöht die Gerinnbarkeit des Bluts und ist bei PAVK-Patienten ein stärkerer Risikofaktor als bei KHK-Patienten. Ob eine medikamentöse Senkung den Verlauf der Erkrankung günstig beeinflusst, ist bislang nicht untersucht (10).

Wie präsentieren sich PAVK-Patienten dem Rehabilitationsarzt?

Sofern die PAVK nicht die Hauptindikation zur Durchführung der Rehabilitationsmaßnahme ist, bleibt sie als Begleiterkrankung oft unentdeckt. In der kardiologischen Rehabilitation sollten deshalb grundsätzlich alle Patienten mit einfachen klinischen Mitteln (Anamnese und körperlicher Befund) nach einer PAVK „gescreent“ werden. Nach dem klinischen Erscheinungsbild lassen sich nach Fontaine folgende **Krankheitsstadien** einteilen:

- **Stadium I:** nachweisbare Strömungshindernisse der Becken-Beinarterien, jedoch Beschwerdefreiheit.
- **Stadium II:** Schmerzen in den Muskelgruppen distal von Gefäßstenosen nach einer individuell unterschiedlich langen schmerzfreien Gehstrecke (Claudicatio intermittens). Das Stadium II wird weiter unterteilt in Stadium IIa (Muskelschmerzen nach einer Gehstrecke von > 200 m) und Stadium IIb (Muskelschmerzen nach einer Gehstrecke < 200 m).
- **Stadium III:** Ruheschmerzen und evtl. beginnende trophische Störungen.
- **Stadium IV:** Nekrosen und Gangrän.

Sonderformen der PAVK

Seltenere Sonderformen und Ursachen einer PAVK sind:

- die Thrombangiitis obliterans,
- das popliteale „Entrapment“-Syndrom
- die zystische Adventiadegeneration.

Diese Krankheitsbilder sollten bei der Eingangsdiagnostik ausgeschlosssen werden.

Die **periphere arterielle Embolie** mit Verschluss großer Arterien ist in der Regel ein akutes Krankheitsbild mit akuten Schmerzen in der betroffenen Extremität und Weißverfärbung der Extremitätenanteile distal des akuten Verschlusses. Hier handelt es sich um einen internistischen **Notfall**, der die Einweisung in ein entsprechendes Akutkrankenhaus notwendig macht.

Diagnostik der PAVK im Rahmen der kardiologischen Rehabilitation

In der Regel sind die Patienten in der kardiologischen Rehabilitation hinreichend vordiagnostiziert, sodass es sich v.a. um die Erfassung des aktuellen Krankheitsstadiums handelt. Hierzu gehören die Anamnese (Risikofaktoren? Claudicatio?), die Inspektion (Farbe der Extremitäten? Ödeme? Trophische Störungen? Nekrosen?), der Pulsstatus und etwaige Strömungsgeräusche über den Arterien.

> ! Bei allen PAVK-Patienten sollten neben der klinischen Untersuchung die arterielle Dopplerdruckmessung in Ruhe und nach Belastung und eine Gehstreckenbestimmung auf dem Laufband durchgeführt werden.

Arterielle Dopplerdruckmessung

Hierbei werden Blutdruckmanschetten im Knöchelbereich und am Oberschenkel platziert. Zu vermeiden sind bei der Dopplerdruckmessung das Anlegen der Manschette im Bypass- oder Anastomosenbereich sowie in Höhe intravasaler Stents. Nach Aufpumpen der Manschette wird der systolische Systemdruck einzelner Arterien durch die distale Ableitung des Dopplersignals bestimmt. Der Referenzwert ist der systolische Druck der A. brachialis. Normalerweise entspricht der periphere Druck mindestens dem der A. brachialis, in der Regel liegt er sogar etwas höher.

Bei Mediasklerose sind die peripheren Arterien starr und nicht komprimierbar, sodass beim Aufblasen der Manschette über 200 mmHg das Dopplersignal nicht sistiert. Die Untersuchung ist dann nicht verwertbar. Mit den gemessenen Dopplerdrucken kann auch der **Knöchel-Arm-Index (ABI)** berechnet werden:

ABI = höchster Unterschenkelarteriendruck: den höchsten Brachialisdruck (Normalwert: 0,9–1,2).

Bei über 1,3 besteht der Verdacht auf eine Mediasklerose, unter 0,9 liegt eine PAVK vor. Ein Druckabfall unter Belastung ist beweisend für ein Strombahnhindernis.

Standardisierte Gehstrecke

Auf jeden Fall soll bei allen Patienten mit PAVK am Beginn und am Ende der Rehabilitation die standardisierte Gehstrecke ermittelt werden (Laufband: Steigung 12%, Geschwindigkeit 3,0 km/h; Gehtest: der Patient geht mit 2 Schritten pro Sekunde in der Ebene (entspricht 5 km/h)). Bei beiden Methoden wird die Strecke bis zum Auftreten der Symptome, die maximale Gehstrecke, die Schmerzlokalisation und der Abbruchgrund registriert (7).

Weiterführende Diagnostik

Bei fehlender Vordiagnostik, fortgeschrittener Erkrankung oder zur Testung des Ergebnisses nach einer Gefäßintervention (Angioplastie oder Bypassoperation) sind weitere diagnostische Maßnahmen angezeigt. Hierzu gehören die farbkodierte Duplexsonographie und bei besonderen Fragestellungen, insbesondere zur Indikation eines Gefäßeingriffs, die Kontrastmittel-Angiographie und die Magnetresonanzangiographie (MRA).

Therapie der PAVK im Rahmen der kardiologischen Rehabilitation

Die Behandlung der Risikofaktoren hat bei der PAVK dieselbe zentrale Bedeutung wie bei der KHK.

> ! Dabei ist die absolute Nikotinkarenz und das konsequente Gehtraining die Basis jeder PAVK-Therapie. Ergänzend ist auf eine kaloriengerechte Mittelmeerkost zu achten.
>
> Im Stadium III und IV sind primär revaskularisierende Methoden die Therapie der Wahl, ein Gehtraining ist kontraindiziert.

Neben den grundlegenden Lebensstiländerungen ist die medikamentöse Therapie von zentraler Bedeutung (Tab. 12.**10**). Die medikamentöse Therapie orientiert sich an den individuellen kardiovaskulären Risikofaktoren des Patienten, und die zu erreichenden Zielwerte entsprechen denen der KHK-Patienten. Die bei fortgeschrittener PAVK früher eingeleitete Therapie mit Cumarinen (Marcumar) ist nicht mehr indiziert, da sich ein prognostisch günstiger Effekt nicht nachweisen ließ. Zum Standard gehört heute die Therapie mit Thrombozytenfunktionshemmern. Ergänzend zu der tabellarisch aufgeführten Therapie ist die Anwendung von Prostanoiden bei Patienten im Stadium III und IV zu erwägen. Auch bei Patienten mit sehr kurzen Gehstrecken im Stadium II können Prostanoide oder Ciloslazol in Ergänzung zum Gehtraining angewendet werden (6).

Vertiefendes Wissen

Studienlage zum Gehtraining: In einer Meta-Analyse randomisierter kontrollierter Studien zeigte sich durch Gehtraining eine Verlängerung der maximalen Gehstrecke im Mittel von 150% (74–230%). (11) Die besten Ergebnisse zeigte ein Training von über 30 min mehr als 3-mal pro Woche und länger als 6 Monate. Überwachtes Training zeigte bessere Erfolge als häusliches Training. Die größten Erfolge wurden erzielt, wenn beim Gehen die Schmerzgrenze erreicht wurde (8). Es muss an dieser Stelle deutlich gemacht werden, dass das Gehtraining der medikamentösen Therapie mit Pentoxifylline (20–25% Verbesserung) oder mit Cilostazol (40–60% Verbesserung) deutlich überlegen ist.

Abhängig von den Begleiterkrankungen und dem subjektiven Empfinden der Einschränkungen der Lebensqualität sind darüber hinaus interventionelle oder chirurgische Eingriffe zu erwägen (Angioplastie, Endarteriektomie, Bypassoperation) (10).

Tabelle 12.**10** Empfehlungen des American College of Cardiology (ACC) und der American Heart Association (AHA) zur medikamentösen Therapie der PAVK (10)

Ziel	Maßnahme	Empfehlungsgrad/ Evidenzgrad
LDL-Cholesterin < 100mg% (Verbesserung der Prognose)	Bevorzugt Statine	I, B
LDL-Cholesterin < 70 mg% bei hohem Risiko für ischämische Ereignisse (z.B. bei Diabetikern) (Verbesserung der Prognose)	Bevorzugt Statine	IIa, B
RR <140/90 mmHg; bei Diabetikern und bei Niereninsuffizienz < 130/80 mmHg (Verbesserung der Prognose, Erhaltung der Nierenfunktion)	Bevorzugt ACE-Hemmer oder Angiotensinrezeptorblocker	I, A
HbA_{1C} < 6,5 % bei Diabetikern (Reduktion mikroangiopathischer Komplikationen)		I, B
Hemmung der Thrombozytenfunktion (Reduktion zerebrovaskulärer und kardialer ischämischer Ereignisse)	Acetylsalicylsäure 75–325 mg/Tag oder Clopidogrel 75 mg/Tag	I, A I, B
Verlängerung der Gehstrecke	Cilostazol 2 x 100mg/Tag bei Patienten ohne Herzinsuffizienz im Stadium II	I, A

Rehabilitationsspezifische Gesichtspunkte

Rehabilitationsziele

Rehabilitationsziele bei Patienten mit PAVK:

- Verbesserung der Prognose durch Verbesserung des Risikoprofils,
- Verbesserung der Körperfunktion und Teilhabe durch Verlängerung der Gestrecke
- Verhinderung und Behandlung postoperativer Komplikationen (Behandlung des postischämischen oder postoperativen Lymphödems, Abschluss der Wundheilung, Linderung von postoperativen Schmerzen).

Die Indikation zur Rehabilitation ergibt sich bei PAVK-Patienten im Stadium II (medizinische Rehabilitation im Antragsverfahren) oder nach interventionellen oder gefäßchirurgischen Eingriffen im Rahmen eines Anschlussheilverfahrens. Bei beiden Patientengruppen ist es das Ziel, den klinischen Verlauf und die Prognose durch Reduktion der kardiovaskulären Risikofaktoren zu verbessern.

Dies ist auch die Voraussetzung für die Erhaltung und Verbesserung der Teilhabe. Die Teilhabe hängt bei PAVK-Patienten zudem unmittelbar mit der Erhaltung und Verbesserung der Gehstrecke und des körperlichen Aktionsradius zusammen. Hier steht das **Gehtraining** im Mittelpunkt. Nach interventioneller Therapie und nach einer Bypassoperation ist die Einleitung und konsequente Fortführung des Gehtrainings die zwingende Voraussetzung für einen längerfristigen Therapieerfolg.

Bei Patienten nach gefäßchirurgischen Eingriffen wird von den Kostenträgern erwartet, dass vor Beginn der Rehabilitation die gesamte Wundheilung abgeschlossen sein sollte. Diese Forderung entspricht in vielen Fällen nicht dem natürlichen Krankheitsverlauf, bei dem die Abheilung peripherer Läsionen über Wochen protrahiert sein kann und die Patienten in dieser Zeit selbstverständlich dennoch in einem individuell angemessenen Maße und ärztlich überwacht remobilisiert werden müssen (Abb. 12.**12**).

Durchführung des körperliches Trainings und physikalische Maßnahmen

Das Gehtraining sollte mindestens 3-mal pro Woche über 30–45 min überwacht auf einem definierten mit Streckenangaben versehenen Parcours oder auf dem Laufband durchgeführt werden. Die Patienten werden angeleitet, bei leicht beginnenden Symptomen kurz zu pausieren. Die Verlängerung der Gehstrecke kann von den Patienten selbst überprüft werden und ist damit eine starke Motivation für das weitere Training. Am Anfang und Ende der Rehabilitation wird eine kontrollierte Gehstreckenbestimmung auf dem Laufband durchgeführt (s.o.).

Zur Beurteilung der sozialmedizinisch relevanten Gehstrecke (**Wegefähigkeit**) wird ein 500 m-Gehtest auf der Ebene durchgeführt, bei dem die Zeit und die Pausenzahl dokumentiert werden. Liegt dieser Wert unter 20 min, ist der Patient wegefähig.

Parallel dazu werden die Patienten in der Gefäßgruppe mit Übungen nach Ratschow und mit Zehenstandsübungen vertraut gemacht. Falls keine Kontraindikationen (gelenküberschreitende Bypässe) bestehen, kann auch ein Ergometertraining, v.a. bei proximalem Verschlusstyp, eingesetzt werden.

Ratschow-Lagerungsübung. Der Patient befindet sich in Rückenlage, dann hebt er die gestreckten Beine an und kreist die Füße. Im Anschluss setzt er sich rasch

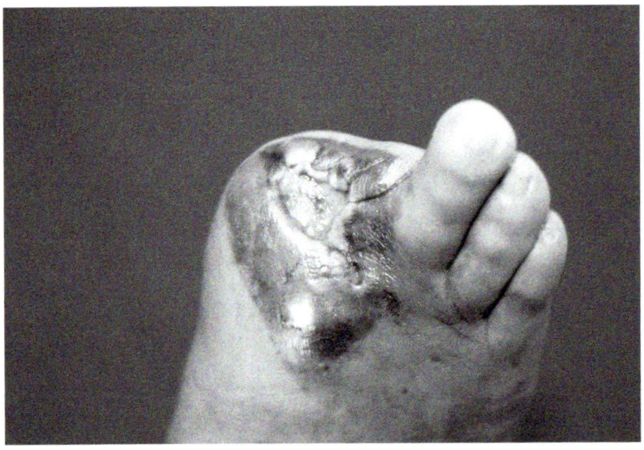

Abb. 12.**12** Sekundäre Wundheilung nach erfolgreicher Revaskularisation. Auch bei solchen Patienten soll in einer geeigneten und fachlich spezialisierten Einrichtung eine Rehabilitation durchgeführt werden.

auf. Es kommt zu einer reaktiven Mehrdurchblutung nach der vorausgegangenen Ischämie.

Zur **Verbesserung der Koordination** sind ein Hindernisparcours, Gehen zu Takt oder Musik, Übersetzen der Beine oder Gehen auf einer Linie vorteilhaft. Günstig sind bei PAVK-Patienten auch Wasserübungen.

Physikalische Maßnahmen

Bei postoperativen Patienten, v.a. nach infra-inguinalen Bypässen, steht häufig ein deutlich ausgeprägtes Lymphödem mit Schmerzen und Einschränkungen im oberen Sprunggelenk im Vordergrund. Manuelle Lymphdrainagen fördern hierbei den Rückgang des Lymphödems. Bei peripheren Bypässen und noch eingeschränkter peripherer Perfusion sollte eine Kompressionstherapie nach Möglichkeit vermieden werden. Auch ohne Kompression kann das Lymphödem häufig gut behandelt werden.

Bestehen bei längerer und schwerer AVK durch Fehlbelastungen Myogelosen und Schmerzen im Bereich der unteren Wirbelsäule, sprechen diese gut auf manuelle Massagen an.

Wundversorgung und Hilfsmittelversorgung

Die Wundversorgung sollte ausschließlich durch erfahrenes und dafür ausgebildetes Personal unter ärztlicher Aufsicht durchgeführt werden. Gerade bei peripheren Kunststoffbypässen können Wundinfekte schnell auf das Bypassmaterial übergreifen und schlimmstenfalls zur Explantation führen. Bei sehr distalen Bypässen besteht häufig auch postoperativ noch eine eingeschränkte Perfusion; Wundinfektionen können deshalb, insbesondere bei Diabetikern, leichter manifest werden und eine Osteomyelitis hervorrufen.

Auf eine optimale Schuhversorgung z.B. mit einem Verbandsschuh oder Vorfußentlastungsschuh sollte geachtet werden.

Sozialmedizinische Aspekte

> ! Die PAVK tritt häufig bereits im berufsfähigen Alter auf. Etwa 20 % aller Betroffenen scheiden im Durchschnitt 4 Jahre früher aus dem Berufsleben aus.

Bei Patienten im Stadium II ist zur sozialmedizinischen Begutachtung die **„Wegefähigkeit"** zu bestimmen (s.o.). Gelingt es nicht innerhalb von 2 Jahren die Wegefähigkeit zu erreichen, ist dem Patienten eine geregelte Tätigkeit im Berufsleben nicht mehr zuzumuten.

Bei der Wiedereingliederung ist auch zu bedenken, dass das Tragen von Lasten die Gehstrecke vermindert. Bereits eine Last von 8 kg verringert die Gehtrecke auf 50–60 %. Außerdem wird die Gehleistung von externen Faktoren wie Wetter, Temperatur, Schuhwerk, Geländebeschaffenheit beeinflusst.

Bei postoperativen Patienten sollte bei gelenküberschreitenden Bypässen übermäßige Gelenkbewegung vermieden werden (z.B. keine Arbeiten in Hockstellung).

Nach aortofemoralen und aortoiliakalen Bypässen sollte in den ersten 2–3 Monaten die Last bei Hebe- und Tragearbeiten 5–15 kg nicht überschreiten. Nach 6 Monaten ist jegliche Belastung, auch schweres Tragen mit Lasten bis zu 40 kg wieder möglich, vorausgesetzt, es bestehen kein Narbenbruch, kein Nahtaneurysma oder andere einschränkende Erkrankungen (1).

Literatur

1. Baitsch G, Gülich M. Der Gefäßkranke im Erwerbsleben. Sozialmedizinische Begutachtung in der gesetzlichen Rentenversicherung. Verband Deutscher Rentenversicherungsträger 1995, Gustav-Fischer-Verlag
2. Criqui MH, Fronek A, et al. Mortality over a period od 10 years in patients with peripheral arterial disease. NEJM 1992; 326: 381–386
3. Diehm C, Schuster A, Allenberg J, et al. High prevalence of peripheral arterial disease and co-morbidity in 6880 primary care patients: cross-sectional study. Atherosclerosis 2004; 172: 95–105
4. Diehm C, Lange S, Darius H, et al. Association of low ankle brachial index with high mortality in primary care. Eur Heart J 2006; 27(14): 1743–1749
5. Diehm C, Trampisch HJ, Lange S, et al. Hohe 1-Jahres-Mortalität bei Patienten mit peripherer arterieller Verschlusskrankheit. Cardio Vasc 2004; 8: 23–28
6. Diehm C., Kuhn A, Struss R, et al. Effects of regular physical training in a supervised class and additional intravenous prostaglandin E1 and naftidrofuryl infusion therapy in patients with intermittent claudication – a controlled study. Vasa Suppl 1989; 28: 26–30
7. Deutsche Gesellschaft für Angiologie. Leitlinien zur Diagnostik und Therapie der arteriellen Verschlusskranheit der Becken-Beinarterien. VASA 2001; 30: Suppl. 57:7
8. Gardner AW, Poehlmann ET. Exercise rehabilitation programs for the treatment of claudicaion pain: a meta-analysis. JAMA 1995; 274: 975–980

9. Heart Proteciton Study Group: MRC/BHF. Heart protection study of cholesterol lowering with simvastatin in 20 536 high-risk individuals: a randomized placebo controlled trial. Lancet 2002; 360: 7–22
10. Hirsch AT, Haskal ZJ, Hertzer NR, et al. ACC/AHA 2005 Practice Guidelines for the management of patients with peripheral arterial disease (lower extremity, renal, mesenteric, and abdominal aortic). Circulation 2006;113(11): e463–654
11. Leng GC, Fowler B, Ernst E. Exercise for intermittent claudication. Cochrane Database Syst Rev 2000; CD000990
12. Mc Dermott MM, Guvalnik JM, Greenland P. Statin use and leg functioning in patients with and without lower extremity peripheral disease. Circulation 2003; 107: 757–761
13. Mehler PS, Coll JR, Estarcio R, et al. Intensive blood pressure control reduces the risk of cardiovascular events in patients with peripheral arterial disease in type 2 diabetes. Circulation 2003; 207: 753–756

13 Zusatzfaktoren und Begleiterkrankungen

13.1 Der ältere Patient in der Rehabilitation

S. Böhmen

Das Wichtigste in Kürze

Aufgrund der demografischen Veränderungen sowie der Fortschritte der Kardiochirurgie werden kardiologische Patienten zunehmend älter; zudem erhöht sich der Anteil älterer Frauen besonders stark. Diese Patienten zeichnen sich im Gegensatz zu Jüngeren durch eine eher höhere Komorbidität, verminderte kognitive Leistungen und Beeinträchtigung der Sinnesorgane aus. Daher sind für die Rehabilitation älterer Patienten in allen Bereichen besondere Punkte zu beachten.

Einleitung

! § (DGPR 2006): Ältere und alte Menschen sollten nicht von einer Rehabilitation ausgeschlossen werden, unabhängig von der Art der zugrunde liegenden kardiovaskulären Erkrankung.

Von ihren Anfängen bis in die 1990er Jahre hinein bestand die Aufgabe der kardiologischen Rehabilitation ganz wesentlich in der Wiederherstellung der Erwerbstätigkeit von Myokardinfarktpatienten (**„Reha vor Rente“**). Gleich mehrere parallele Entwicklungen führen derzeit zu erheblichen Veränderungen in der kardiologischen Rehabilitation, die für den Großteil der Rehabilitanden einen Paradigmenwechsel bedeutet (**„Reha vor Pflege“**):

- Die wichtigste Veränderung ist die zunehmende Alterung der Gesamtbevölkerung. Aktuell sind ca. 12% der Deutschen älter als 70 Jahre, 3,8% sind 80 Jahre alt oder älter. Bis zum Jahr 2050 wird der Anteil der über 80-Jährigen auf ca. 12% ansteigen (11). Damit verbunden ist auch eine Verschiebung zwischen den Geschlechtern: der Frauenüberhang in der Altersgruppe der 75- bis 85-Jährigen beträgt ca. 80% und steigt in der Altersgruppe der über 90-Jährigen auf ca. 240% an (5).
- Durch die demografische Entwicklung einerseits sowie Fortschritte in der Kardiochirurgie andererseits, gepaart mit einer deutlichen Kapazitätsausweitung in den letzten zwei Jahrzehnten, hat sich auch die Altersstruktur der kardiochirurgisch behandelten Patienten eindrucksvoll verändert: von 1990 bis 2004 ist es in der Altersgruppe der 70- bis 80-Jährigen zu der höchsten absoluten Steigerungszahl an Herzoperationen mit Herz-Lungen-Maschine (HLM) gekommen (von 95 auf 495 auf 100000 Einwohner), in der Altersgruppe der über 80-Jährigen zu der höchsten relativen Zunahme (von 13 auf 194 pro 100000 Einwohner). Im Jahr 2004 waren ca. 75% der Patienten, die einer HLM-Operation unterzogen wurden, älter als 60 Jahre, ca. 40% waren sogar älter als 70 Jahre (5).
- Seit den 1980er Jahren ist es in Deutschland zu einem kontinuierlichen Rückgang des akuten Myokardinfarkts gekommen. Parallel dazu kam es aber zu einer Zunahme der chronisch ischämischen Herzerkrankung sowie Herzinsuffizienz und Klappenerkrankungen mit steigendem Lebensalter. In den europäischen Infarktregistern beträgt der Anteil der über 75-Jährigen ca. ein Drittel (24–42%). Für das Jahr 2050 wird erwartet, dass 2/3 der Infarktpatienten älter als 75 Jahre sein werden (10).

! In der **Konsequenz** bedeutet dies, dass immer mehr ältere und alte Patienten in der kardiologischen Rehabilitation betreut werden. Diese Patienten sind dazu in der überwiegenden Zahl interventionell oder herzchirurgisch vorbehandelt.

Da Rehabilitationsbehandlungen bei Erwerbstätigen von der Gesetzlichen Rentenversicherung (GRV) und bei Rentnern von der Gesetzlichen Krankenversicherung (GKV) gewährt werden, liegen seit 1997 mit Einstellung der bundesweiten Rehabilitationsstatistik, die alle Einrichtungen und Kostenträger umfasste, keine verlässlichen Zahlen zur Altersstruktur der Patienten in den Rehabilitationseinrichtungen mehr vor. Nur durch Befragung der Rehabilitationseinrichtungen selber lassen sich verlässliche Daten erheben. Einrichtungen, die überwiegend oder ausschließlich von der GRV belegt werden, betreuen jüngere, erwerbstätige Rehabilitanden und haben somit eine Altersstruktur, die von anderen Einrichtungen, die von GRV und GKV belegt werden, abweicht.

Die stationäre Morbiditätsziffer für ischämische Herzkrankheiten in der kardiologischen Rehabilitation von Männern und Frauen erreicht den höchsten Wert in der Altersgruppe der 70- bis 75-Jährigen bzw. 75- bis 80-Jährigen (5).

Besonderheiten älterer Patienten – Komorbiditäten

Ein höheres Lebensalter bedeutet aber per se auch höhere Komorbidität. So weisen Infarktpatienten über

75 Jahre einen höheren Anteil prognostisch bedeutsamer Komorbiditäten wie Herzinsuffizienz, Diabetes mellitus, Niereninsuffizienz etc. auf. Auf der anderen Seite sind die „klassischen“ Risikofaktoren wie Rauchen, Hypercholesterinämie, Adipositas und arterielle Hypertonie bei der Gruppe der >75-Jährigen seltener vertreten als bei den <75-Jährigen (12). Dies ist darauf zurückzuführen, dass Menschen mit ungesundem Lebensstil und ausgeprägten „klassischen“ Risikofaktoren schon in jüngerem Lebensalter erkranken.

Hinzu kommen orthopädische Leiden, die die Mobilität zusätzlich einschränken, wie auch kognitive Defizite. Eine begleitende Zerebralsklerose, ggf. mit Ischämien in der Vorgeschichte sowie ein demenzieller Abbau im Alter sind häufige Ursachen der kognitiven Defizite. Durch die veränderte Umgebung sowie wechselnde Ansprechpartner kann es zu einer Demaskierung bzw. Dekompensation der kognitiven Einschränkungen kommen.

Erschwerend treten Beeinträchtigungen der Sinnesorgane wie (Alters-)Schwerhörigkeit und eingeschränktes Sehvermögen hinzu, die die Orientierung in der fremden Umgebung und die Kommunikation erschweren. Besonderes Augenmerk erfordert das Hirnorganische Psychosyndrom, welches gehäuft nach HLM-Operationen bei älteren Patienten auftritt und zu z.B. nächtlichen Stürzen mit gravierenden Folgen führen kann.

Schlussfolgerungen für die Praxis

Für die Praxis der kardiologischen Rehabilitation ergeben sich aus dem Genannten wichtige Schlussfolgerungen:

Edukativer Bereich: Im Vergleich zu den jüngeren benötigen die älteren Patienten ein weniger differenziertes Behandlungsangebot, da weniger „klassische“ Risikofaktoren vorliegen. Zudem ist die Zielsetzung verändert. Lebensstiländerungen spielen eine untergeordnete Rolle. So steht z.B. bei der Ernährungsberatung nicht die Über- oder Fehlernährung, sondern die Vermeidung von Mangelzuständen im Mittelpunkt, die durch einen eingeschränkten Zugang zu frischen Lebensmitteln und unzureichendem Zahnersatz entstehen können.

Somatischer Bereich: Beim körperlichen Training steht nicht die sportliche Aktivität, sondern die Bewältigung des Alltags im Vordergrund (ADL). Spezielle Gruppen für z.B. Patienten mit Rollatoren und Kleingruppen für das Alltagstraining sind erforderlich. Dynamisches Krafttraining hat bei diesen Patienten eine besondere Bedeutung für die Alltagsbewältigung und Sturzprophylaxe erlangt (6). Grundsätzlich profitieren ältere und alte Menschen mit kardiovaskulären Erkrankungen von einer Trainingstherapie im Rahmen einer Rehabilitationsbehandlung in gleichem Maße wie jüngere Patienten (1, 3, 4, 7, 8, 16, 17).

Sozialer Bereich: Der überwiegende Teil der älteren Patienten ist alleinstehend (65% im Berliner Herzinfarktregister „BHIR“). Ambulante Rehabilitationsformen sind durch diesen Faktor erschwert. Im Mittelpunkt der sozialen Beratung steht die Absicherung der häuslichen Versorgung, z.B. durch ambulante Dienste.

Psychischer Bereich: Zunehmende Vereinsamung und das Gefühl der sowohl körperlichen als auch geistigen Überforderung können zu einer depressiven Verstimmung führen oder eine bereits bestehende depressive Verstimmung verstärken. Durch eine Rehabilitationsmaßnahme werden auch psychische Faktoren wie Depressivität, Ängstlichkeit und allgemein die Lebensqualität positiv beeinflusst (2, 3, 4, 7, 8, 13, 14, 15, 16, 17).

Zusammenfassung

Während die älteren und alten Patienten von früheren Rehabilitationsstudien ausgeschlossen wurden, liegen seit einigen Jahren Verlaufsbeobachtungen und auch eine randomisierte Studie vor (13), die die Wirksamkeit einer kardiologischen Rehabilitation unabhängig vom Lebensalter überzeugend belegen (3, 4, 7, 8, 16, 17).

Dabei waren die positiven Effekte, verglichen mit jüngeren Patienten (<60 Jahre), bezüglich körperlicher Belastbarkeit, Depressivität, Ängstlichkeit und Somatisierung stärker ausgeprägt (7). Es kann zudem belegt werden, dass eine Rehabilitation auch bei älteren und alten Menschen zu einer verringerten Rehospitalisierung führt (2).

Die in Tabelle 13.**1** zusammengefassten Punkte sollten bei der Rehabilitation älterer und alter Menschen Beachtung finden.

Literatur

1. AACVPR (2004). Guidelines for Cardiac Rehabilitation and Secondary Prevention Programs – 4th Edition; Human Kinetics
2. Ades PA, Huang D, Weaver SO. Cardiac rehabilitation participation predicts lower rehospitalization cost. Am Heart J 1992; 123; 916–921
3. Ades PA, Waldmann MC, Gillespie C. A controlled trial of exercise training in older coronary patients. J Gerontol A Biol Sci Med Sci 1995; 50A: M7–11
4. Ades PA, Waldmann ML, Poehlmann ET, Gray P, Horton ED, Horton ES, Le Winter MM. Exercise conditioning in older coronary patients: submaximal lactate response and endurance capacity. Circulation 1993; 88: 572–577
5. Bruckenberger E. Herzbericht 2004; Hannover 2005, www.herzbericht.de
6. Fiatarone MA et al. Exercise Training and Nutritional Supplementation for Physical Frailty in Very Eiderly People; N Eng J Med 1994; 330: 1769–1775
7. Lavie CJ, Milani RV. Effects of cardiac rehabilitation and exercise training programs in patients ≥75 years of age. Am J Cardiol, Vol. 78, Sept. 15, 1996
8. Lavie CJ, Milani RV, Littmann AB. Benefits of cardiac rehabilitation and exercise training in secondary coronary prevention in the elderly. J Am Coll Cardiol 1993, Sept.; 22: 678–683

Tabelle 13.1 Wichtige Punkte bei der Rehabilitation älterer und alter Patienten

Handicap beachten!	Training	Schulung
➤ reduzierte Muskelkraft ➤ reduzierte Mobilität ➤ verlangsamte Reflexe ➤ eingeschränkte Sensorik ➤ gestörtes Gleichgewicht ➤ eingeschränktes Kurzzeitgedächtnis ➤ Komorbidität ➤ altersentsprechende Umgebung schaffen (z.B. geeignete Bodenbeläge zur Sturzvermeidung)	➤ geeignete Trainingsgeräte auswählen, Geräte anpassen: Umkippen verhindern, Aufstiegshilfen wie Trittstufen bereitstellen, auf genügend Platz zum Auf- und Absteigen achten. ➤ Flexibilität und Beweglichkeit fördern ➤ langsame Steigerung, um Überlastungen zu vermeiden ➤ Anweisungen häufig wiederholen, durch Plakate und Skripte unterstützen ➤ Aktivitäten des täglichen Lebens in den Mittelpunkt stellen ➤ Geduldig sein!	➤ Materialien anpassen: Skripte für Schwerhörige, große Schrift für Sehbehinderte ➤ Informationen in kleinen Schritten mit häufigen Wiederholungen vermitteln ➤ Informationen möglichst individuell weitergeben ➤ Familienangehörige oder ggf. Pflegedienste einbeziehen ➤ Ernährungsempfehlungen altersgemäß gestalten ➤ Lernbarrieren erkennen ➤ ambulante Angebote bei Tageslicht, da Ältere die Dunkelheit meiden

Interventionsstrategien bei älteren Patienten (in Anlehnung an: AACVPR 2004, Guidelines for Cardiac Rehabilitation Programs)

9. Lee Py, Alexander KP, Hammill BG, Pasquali SK, Peterson ED (2001). Representation of elderly persons and women in published randomized trials of acute coronary syndromes. JAMA 286: 708–713 (4 in 21)
10. Maier B, Balzi D, Tiia A, Zeller M, Kallischnigg G, Barchielli A, Teesalu R, Yves C, Theres H, Buiatti E, Jaan E, Beer JC (2005). Hospital care of patients with ST-elevation myocardial infarction in four different european regions: Data from regional myocardial infarction registries in Berlin, Dijon, Florence, Tartu. Bundesgesundheitsblatt – Gesundheitsforschung – Gesundheitsschutz 48 (10): 1176–1183 (2 in 21)
11. Pötsch O, Sommer B (2005). 10. koordinierte Bevölkerungsvorausberechnung. Statistisches Bundesamt. www.destatis.de/presse/deutsch/pk/2003/bev-2050.htm (1 in 21).
12. Schuler J, Maier B, Behrens S, Thimme N (2006). Present treatment of acute myocardial infarction in patients over 75 years. Clin Res Cardiol 95: 360–367
13. Stahle A, Mattsson E, Ryden L, Unden A, Nordlander R. Irnproved physical fitness and quality of life following training of elderly patients after acute coronary events. A 1 year follow up-randomized controlled study. Eur Heart J 1999; 20: 1475–87
14. Stahle A, Nordlander R, Bergfeldt L. Aerobic group training improves exercise capacity and heart rate variability in elderly patients with a recent coronary event. A randomized controlled study. Eur Heart J 1999; 20: 1638–46
15. Stahle A, Nordlander R, Ryden L, Mattsson E Effects of organized aerobic group training in elderly patients discharged after an acute coronary syndrome. A randomized controlled study. Scand J Rehabil Med 1999; 31: 101–7
16. Williams MA, Maresh CCM, Aronow VVS, Esterbrooks DJ, Mohiuddin SM, Sketch MH. The value of early outpatient cardiac exercise programs for the elderly in comparison with other selected age groups. Eur Heart J 1984; 5 (Suppl E): 1 1 3–115
17. Williams MA, Maresh CCM, Esterbrooks DJ, Harbrecht JJ, Sketch MH, Early MH. Early exercise training in patients older than age 65 years compared with that in younger patients after acute myocardial infarction or coronary artery bypass grafting. Am J Cardiol 1985; 55: 263–6

13.2 Geschlecht

E. Kuhlmann

Das Wichtigste in Kürze

Die Ursachen für Geschlechterunterschiede in Krankheit und Gesundheit sind wenig erforscht. Auch wenn die eher schlechtere Versorgung von Frauen in der Medizin ein sogar „globales Phänomen“ ist, gibt es im Bereich Kardiologe, und hier besonders bei der KHK, spezielle Aspekte. Die KHK hat ein „maskulines“ Image; und dieser Umstand trägt zur Ungleichbehandlung von Frauen mit KHK bei. Mit dem Ziel einer gendersensiblen Versorgung sind biologische Unterschiede, geschlechterspezifische soziale Unterschiede sowie v.a. auch unterschiedliche stereotypische Einstellungen unter Ärzten zu berücksichtigen. Gerade weil die Rehabilitation enger als die Akutmedizin mit der sozialen Situation der Patienten verzahnt ist, spielen Geschlechterunterschiede hier eine Rolle. Werden diese erkannt und berücksichtigt, trägt dies zu einer Verbesserung der Rehabilitation bei.

Einleitung

Geschlechterunterschiede in Krankheit und Gesundheit sind zunehmend dokumentiert, doch die Gründe hierfür erst wenig erforscht. Sie sind in biologischen Unterschieden ebenso wie in geschlechterspezifischen sozialen Lebenslagen zu vermuten. Geschlechterunterschiede werden jedoch auch durch Defizite im Versorgungssystem selbst hervorgerufen. Letztere können durch gezielte Interventionsmaßnahmen und eine verbesserte Sensibilisierung in der Ärzteschaft und anderer Gesundheitsberufe verringert werden und stehen nachfolgend im Zentrum.

Kardiovaskuläre Erkrankungen nehmen insgesamt eine Vorreiterrolle ein, um Defizite in der Versorgung aufzudecken und gendersensible Ansätze zu fördern.

Internationale Studien und Daten aus Deutschland weisen darauf hin, dass eine schlechtere Überlebensprognose und höhere Morbidität bei Frauen mit KHK nicht nur auf biologische Unterschiede und ein höheres Durchschnittsalter, sondern auch auf Mängel im Versorgungssystem zurückzuführen sind (10). Das Image der KHK als Männerkrankheit hat zu einer systematischen Vernachlässigung der Bedarfslagen von Frauen geführt. Obschon die Probleme nicht spezifisch für die kardiologische Rehabilitation sind, stellen sich gerade hier besondere Anforderungen.

Für viele Fragen mangelt es, wie insgesamt für die Rehabilitation, an evidenzbasierten Studien. Einige der Probleme sind jedoch zu verringern, wenn das Geschlecht systematisch als ein möglicher Einflussfaktor berücksichtigt wird; die erste deutsche Leitlinie zur kardiologischen Rehabilitation setzt hier ein Zeichen. **Ziel dieses Beitrags** ist es, die Notwendigkeit einer systematischen Berücksichtigung von Geschlechterunterschieden und frauenspezifischen Bedarfslagen sowie Möglichkeiten für Veränderungen in der Praxis aufzuzeigen.

Gendersensible Gesundheitsversorgung – eine neue Herausforderung für die Medizin

Geschlechterunterschiede spielten bis vor kurzem keine Rolle in der medizinischen Ausbildung und der Forschung. Abgesehen von der reproduktiven Gesundheit dominiert ein geschlechtsneutrales Modell des Patienten, das jedoch, wie ein Blick in die medizinischen Lehrbücher bestätigt, überwiegend den Körper von Männern als Vorbild nimmt. Wesentliche Veränderungen wurden seit Beginn der 1990er Jahre v.a. durch neue Auflagen zur Berücksichtigung von Gender in der US-amerikanischen Forschung und den internationalen medizinischen Fachgesellschaften und Journals eingeleitet (5, 9), die sich zunehmend auch in Deutschland auswirken.

Eine gendersensible Versorgung beinhaltet nicht nur die Unterscheidung nach Frauen und Männern und nach **biologischen Merkmalen** (sex differences). Sie erfordert auch die Berücksichtigung **geschlechterspezifischer sozialer Lebenslagen**, die unterschiedliche Therapien und Angebotsstrukturen erfordern können, sowie das Erkennen **stereotypisierter Einstellungen in der Ärzteschaft**.

Eine gendersensible Versorgung stellt also erhebliche Herausforderungen und erfordert ein grundlegendes Umdenken in der Ärzteschaft.

Hinzu kommt, dass der jahrelange Ausschluss von Frauen aus den klinischen Studien zu einem Mangel an evidenzbasierten Entscheidungsgrundlagen geführt hat. So basiert z.B. selbst die Evidenz der unter Federführung der American Heart Association entwickelten ersten Leitlinie für die kardiologische Prävention bei Frauen z.T. auf Studien mit Männern (1). Dennoch liegen mittlerweile klinische Studien und epidemiologische Daten vor, die sowohl Aussagen über Geschlechterunterschiede zulassen als auch Hinweise auf Versorgungsdefizite geben, die aus der Nicht-Berücksichtigung dieser Unterschiede resultieren.

Genderaspekte werden auf 2 Ebenen relevant:

- Berücksichtigung von Geschlechterunterschieden im Risikoprofil und Morbidität und
- Erkennen eines „gender bias" in der medizinischen Therapie und den Verhaltensweisen von Ärztinnen und Ärzten, der wesentlich aus dem maskulinen Image der KHK resultiert (11, 16).

Geschlechterspezifische Unterschiede bei der KHK und in der KHK-Versorgung

Die KHK ist für Männer wie für Frauen die häufigste Todesursache, doch sind Frauen bei Ausbruch der Erkrankung im Durchschnitt etwa 10 Jahre älter als Männer (6). Vor dem 65. Lebensjahr ist die KHK bei Männern etwa 4- bis 5-mal häufiger als bei Frauen (8). Dennoch lassen sich Geschlechterunterschiede nicht auf Altersunterschiede reduzieren; vielmehr weisen die Risikoprofile von Frauen und Männern vielfältige Unterschiede auf (18).

Alarmierend sind v.a. die schlechtere Überlebensprognose und höhere Morbidität von Frauen, und dies gilt nochmals verstärkt für jüngere Altersgruppen (17, 20).

Wesentliche in der **Therapie** zu berücksichtigende Unterschiede sind, dass Frauen mit KHK häufiger als Männer an Diabetes mellitus erkrankt sind (4) und häufiger unter Depressionen leiden (1). Psychosoziale Faktoren scheinen ebenfalls eine höhere Bedeutung bei Frauen zu haben (4, 19). Weiter ist zu berücksichtigen, dass die Standarddiagnostik oftmals eine geringere Aussagekraft bei Frauen hat (3) und medikamentöse Therapien ebenfalls im Geschlechtervergleich unterschiedlich wirken können, aber die leitliniengestützten Therapieempfehlungen nicht hinreichend für Frauen validiert sind.

Weitere Probleme ergeben sich aus **Unterschieden in der Versorgung** (8, 10). So zeichnet sich insgesamt ab, dass Frauen seltener als Männer nach evidenzbasierten Standards therapiert werden und die empfohlenen Standardmedikationen seltener erhalten (7).

Die voreingestellte Arzneimitteltherapie ist speziell unter diesem Aspekt kritisch zu überprüfen und möglicherweise zu korrigieren. Jede Diagnostik und Therapie ist daraufhin zu prüfen, ob sie für Frauen und für Männer die gleiche Aussagekraft, Effektivität hat und ggf. sind geschlechterspezifische Differenzierungen vorzunehmen.

Das „maskuline" Image der KHK als Risikofaktor für Frauen

Die KHK, und insbesondere der Herzinfarkt, galten bis vor kurzem als Männerkrankheit. Die Forschung und die Medien haben ein Stereotyp des Herzinfarkts als Managerkrankheit kreiert, das nachhaltige Auswirkungen auf die Versorgung hat. Die Klassifizierungen der Risikofaktoren als Typ A, B und C sind ein Beispiel für den Einfluss von Geschlechterstereotypen. Der Aufstieg und Fall des „Typ-A-Mannes" vollzog sich jedoch ohne eine kritische Analyse der geschlechterspezifischen Verzerrungen (4).

Das maskuline Image der KHK wird so zu einem signifikanten Risikofaktor für Frauen. Es beeinflusst die Wahrnehmungen der Patientinnen und Patienten ebenso wie die therapeutischen Entscheidungen der Ärztinnen und Ärzte. Diese Zusammenhänge sind weitgehend verborgen und werden erst in jüngster Zeit thematisiert.

So weist z.B. eine britische Studie in einem Vergleich der Behandlung kardiovaskulärer Risikofaktoren bei Menschen mit Diabetes in der Primärversorgung mit den Leitlinien des National Institute of Clinical Excellence (NICE) nach, dass Defizite in der Diagnose von Diabetes und eine Unterversorgung von Bluthochdruck und Cholesterinspiegeln im Blut bei Frauen stärker ausgeprägt sind als bei Männern (15).

Weiterführende Hinweise auf Geschlechterunterschiede in der Therapie und **stereotypisierte Einstellungen in der Ärzteschaft** bietet eine randomisierte experimentelle Studie mit Ärztinnen und Ärzten in den USA und Großbritannien. Die Studie zeigt, dass das Geschlecht der Patienten einen signifikanten Einfluss auf ärztliche Entscheidungen ausübt, wohingegen der soziale Status, Alter und Ethnizität keinen Einfluss haben. Frauen wurden weniger Fragen gestellt, sie erhielten weniger Untersuchungen und diagnostische Tests auf KHK als Männer; die Unterschiede in der Fragestellung und Medikation waren am höchsten ausgeprägt in der mittleren Altersgruppe der Frauen. Die Autorinnen und Autoren schlussfolgern, dass ärztliche Verhaltensweisen zu einer Verstärkung von Geschlechterungleichheit beitragen können (2). Anzunehmen ist, dass sich solche stereotypen Einstellungen in ähnlicher Weise auch im rehabilitativen Bereich finden.

Eine schlechtere Versorgung von Frauen kann jedoch nicht nur allein mit individuellen Fehlentscheidungen erklärt werden. Vielmehr handelt es sich um ein **„globales" Phänomen**, das in unterschiedlichen Ländern und in allen Versorgungsbereichen zu beobachten ist. Neben gesundheitspolitischen Vorgaben und Veränderungen in der medizinischen Ausbildung bieten sich Möglichkeiten, um effektive und nachhaltige Verbesserungen in der Versorgung von Frauen zu erzielen.

> ! Gezielte Fort- und Weiterbildungsangebote und die Entwicklung gendersensibler Leitlinien bieten ebenso Ansatzpunkte wie die Qualitätszirkel und die Fallbesprechungen in den stationären Einrichtungen. Systematische Fallvergleiche zwischen der Behandlung von Frauen und Männern mit KHK können wesentlich zu einer Sensibilisierung beitragen und die meist unbewussten stereotypisierten Einstellungen der kritischen Reflexion zugänglich machen.

Rehabilitation als Schnittstelle zwischen Versorgungssystem und Lebenswelt – Berücksichtigung frauenspezifischer Lebenslagen und Bedürfnisse

Die Rehabilitation ist enger als die Akutversorgung mit dem sozialen Lebensbereich der Patientinnen und Patienten verzahnt. Die Berücksichtigung geschlechterspezifischer sozialer Lebenslagen hat demzufolge gerade in der Rehabilitation eine sehr hohe Bedeutung. Die Probleme beginnen bereits damit, dass Frauen seltener als Männer rehabilitative Maßnahmen erhalten. Dieses ist z.T. auf die Struktur der Finanzierung zurückzuführen, aber auch auf vielschichtige individuelle Einflüsse, die über die Beteiligung an Rehabilitationsmaßnahmen entscheiden (8, 12, 13). Doch profitieren auch die Frauen, die eine Therapie erhalten, oftmals weniger davon als Männer.

Die Angebotsstruktur ist am Bedarf und an den Bedürfnissen von Männern orientiert. Die Programme der Rehabilitation wurden mit Blick auf jüngere, noch berufstätige Männer entwickelt (12, 13). Dies gilt für die stationäre und die ambulante Rehabilitation. Die Defizite zeigen sich jedoch besonders deutlich an den Schnittstellen zwischen Versorgungssystem und Pateninitiative: in den koronaren Herzgruppen und Herzsportgruppen (10).

> ! Zu berücksichtigen ist weiterhin, dass die Frauen der durchschnittlich betroffenen Altersgruppen kaum gelernt haben, ihre Bedürfnisse selbstbewusst zu artikulieren; institutionelle Veränderungen in der Angebotsstruktur sind deshalb zwingend notwendig.

Soziale Lebensbedingungen unterscheiden sich nicht nur nach Geschlecht und sind auch in der Gruppe der Frauen – ebenso wie in der Gruppe der Männer – sehr verschieden. Dennoch zeichnen sich insgesamt wesentliche **Geschlechterunterschiede** ab, die bei der Therapie und der Entwicklung von Angeboten zu berücksichtigen sind:

- unterschiedliche Präferenzen für stationäre und ambulante Angebote,
- geringere sportliche Betätigung bei Frauen dieser Altersgruppen und Präferenzen für weniger wettbewerbsorientierte und stärker kommunikative Formen der Sport- und Bewegungstherapie,

- geschlechterspezifische Zeitstrukturen, insbesondere infolge höherer Familienverpflichtungen bei Frauen und eines höheren Sicherheitsbedürfnisses in den Abendstunden,
- geringere soziale Unterstützung bei Frauen und
- eine geringere Mobilität bei Frauen dieser Altersgruppen.

Systematische Berücksichtigung von Genderaspekten – ein wichtiger Beitrag zu Qualität und Effizienz der Rehabilitation

Die generelle Nicht-Berücksichtigung geschlechterspezifischer Bedarfslagen hat auch in der kardiologischen Rehabilitation zu erheblichen Qualitätsdefiziten geführt. Die negativen Auswirkungen eines maskulinen Image der Herzerkrankungen auf die Versorgung von Frauen werden zunehmend als Problem erkannt, aber Veränderungen stehen v.a. in Deutschland erst am Anfang. Dies zeigt sich auch, wenn Frauen als „Sonderfall" betrachtet werden, obschon beide Geschlechter gleichermaßen von KHK betroffen sind.

Ein Patentrezept oder „Goldstandard" für evidenzbasierte Entscheidungen für eine gendersensible rehabilitative Versorgung sind nicht vorhanden und auch zukünftig kaum zu erwarten. Vielmehr geht es darum, Geschlechterunterschiede ebenso wie den Einfluss von Geschlechterstereotypen auf medizinische Entscheidungen jeweils im individuellen Fall kritisch zu reflektieren. Patientenorientierung heißt also auch, die unterschiedlichen sozialen Lebenslagen von Frauen und Männern zu erfassen.

Gendersensible Ansätze in der kardiologischen Rehabilitation lassen sich wesentlich verbessern durch:

- eine systematische Integration von Genderaspekten in die Leitliniendiskussion und die Dokumentation und Evaluation von Therapien sowie eine Selbstverpflichtung der Einrichtungen und Fachgesellschaften,
- durch eine Integration in die unterschiedlichen Instrumente der ärztlichen Fortbildung, insbesondere Falldiskussionen, und
- verstärkte Einbeziehung der Patientinnen und Patienten in alle Entscheidungen.

Literatur

1. American Heart Association (AHA), Expert Panel/Writing Group. Evidence-based guidelines for cardiovascular disease prevention in women. Circulation 2004; 109: 672–93
2. Arber S, McKinley J, Adams A, Marceau L, Link C, O'Donnell A. Patient characteristics and inequalities in doctor's diagnostic and management strategies relating to CHD: a video-simulation experiment. SocSciMed 2006; 62: 103–15
3. Argogast A, Sechtem U. Geschlechtsunterschiede im Aussagewert der Diagnostik der KHK. In: Brachmann J, Medau H-J. Die koronare Herzkrankheit der Frau. Darmstadt: Steinkopff 2002
4. Brezinka V, Kittel F. Psychosocial factors of coronary heart disease in women: a review. SocSciMed 1995; 42: 1351–65
5. Council of Ethical and Judicial Affairs, American Medical Association. Gender disparities in clinical decision making. JAMA 1991; 266: 559–62
6. Gesundheitsberichterstattung des Bundes 2006. http://www.gbe-bund.de
7. Glaeske G, Janhsen K. GEK-Arzneimittel-Report 2003. St. Augustin: Asgard 2003
8. Härtel U. Krankheiten des Herz-Kreislauf-Systems bei Männern und Frauen. In: Hurrelmann K, Kolip P. Geschlecht, Gesundheit und Krankheit. Bern: Huber 2002
9. Healy B. The yentle syndrome. NEJM 1991; 325: 274–6
10. Kuhlmann E. Disease Management Programme und Gender Mainsteraming. Das Beispiel koronare Herzerkrankungen. Expertise, Bundeskoordination Frauengesundheit im Auftrag BMFSFJ. http//www.zes.uni-bremen.de/~kuhlmann/expertise.pdf
11. Kuhlmann E, Kolip P. Gender und Public Health: Orientierungen für Forschung, Praxis und Politik. Weinheim: Juventa 2005
12. Lieberman L, Meana M, Stewart D. Cardiac rehabilitation: gender differences in factors influencing participation. Journal of Women's Health 1998; 7: 717–23
13. Mittag O, Horres-Sieben B, Maurischat C, China C. Koronare Herzerkrankung bei Frauen und Männern. Übersichtsartikel. Praxis Klinische Verhaltensmedizin und Rehabilitation 2000; 13: 62–71
14. Natarajan S, Liao Y, Cao G, Lipsit SR, McGee DL. Sex differences in risk for coronary heart disease mortality associated with diabetes and established coronary heart disease. Arch Intern Med 2003; 163: 1735–40
15. Petri A, de Lusignan S, Williams J, Chan T, Majeed A. Management of cardiovascular risk factors in people with diabetes in primary care: cross-sectional study. Public Health 2006; 120: 654–63
16. Riska E. Masculinities and men's health: coronary heart disease in medical and public discourse. New York: Rowman & Littlefield 2004
17. Rosengren A, Spetz CL, Koster M, Hammar N, Alfredsson L, Rosen M. Sex differences in survival after myocardial infarction in Sweden: data from the National Acute Myocardial Infarction Register. European Heart Journal 2001; 22: 314–22
18. Schenk-Gustafsson K. Risk factors for cardiovaskular disease in women: assessment and management. European Heart Journal 1996; 17 Suppl. D: 2–8
19. Sundquist K, Lindström M, Malmström M, Johansson S-E, Sundquist J. Social participation and coronary heart disease: a follow-up of 6900 women and men in Sweden. SocSciMed 2004; 8: 615–22
20. Vaccarino V et al. Sex differences in hospital mortality after coronary artery bypass surgery: Evidence for a higher mortality in younger women. Circulation 2002; 105

13.3 COPD

H. Teschler

Das Wichtigste in Kürze

Die COPD ist eine häufige Krankheit, die mit hoher Morbidität und Mortalität einhergeht. Hauptursache ist das inhalative Rauchen, aber es sind auch Schadstoffexposition, z.B. am Arbeitsplatz, sowie genetische Ursachen zu beachten (Alpha-1-Proteinaseninhibitor-Mangel). Pathophysiologisch erklärbar ist der Zusammenhang zwischen COPD und einem erhöhten Risiko für kardiovaskuläre Erkrankungen.

Als Therapieoptionen sind neben Vermeidung der Risikofaktoren medikamentöse und nichtmedikamentöse, in Spätstadien auch apparative und operative Maßnahmen zu nennen. Gerade in fortgeschrittenen Stadien kommt der Rehabilitation eine wichtige Rolle zu.

Definition

Der Begriff COPD (chronic obstructive pulmonary disease) beschreibt eine Volkskrankheit, die sich aus den Komponenten chronische, obstruktive Bronchitis und/oder Lungenemphysem zusammensetzt (7, 10).

Klinisch imponiert eine Kombination aus chronischem Husten, vermehrter Sputumproduktion und Atemnot, die erst unter Belastung auftritt oder dabei weiter zunimmt. Die COPD ist funktionsanalytisch gekennzeichnet durch eine progrediente, nach Gabe von Bronchodilatatoren und/oder Glukokortikoiden nicht vollständig reversible Atemwegsobstruktion (7, 10). Diese Limitation des Atemflusses, also die Obstruktion, schreitet meist schleichend oder stufenförmig, aber unaufhaltsam fort.

Zugrunde liegt eine **pathologische Entzündungsantwort der Lunge** auf respirable Partikel wie Feinstäube oder gasförmige Noxen. Hauptursache ist ohne Zweifel das inhalative Zigarettenrauchen (Evidenzgrad A) (2, 6). Der Entzündungsprozess bei COPD hat Auswirkungen auf Herz und Kreislauf, Atem- und Skelettmuskulatur, Skelettsystem, Psyche. Die GOLD-Initiative ergänzte deshalb kürzlich die obige Definition dahingehend, dass die COPD systemische Folgen der pulmonalen Veränderungen aufweist (7).

Der Schweregrad einer COPD wird anhand von FEV_1 mit und ohne klinische Symptome oder Komplikationen wie etwa dem Cor pulmonale definiert (Tab. 13.**2**) (7, 10).

Epidemiologie und sozioökonomische Bedeutung

Die COPD ist eine Volkskrankheit mit hoher Morbidität, Mortalität und zunehmender Prävalenz (7, 8, 10). Genaue Zahlen für Deutschland fehlen. Weltweit ist die COPD gegenwärtig die fünfthäufigste Todesursache. Für die nächsten Jahrzehnte ist ein weiterer Anstieg von Prävalenz, Morbidität und Mortalität zu erwarten, sodass die COPD im Jahre 2020 den 3. Platz unter den häufigsten Todesursachen einnehmen wird. Im Hinblick auf die Krankheitsfolgen wird sie von Rang 12 auf Rang 5 der 15 weltweit häufigsten Erkrankungen vorrücken. Die sozioökonomische Bedeutung der COPD mit direkten Kosten von ca. 4,5 Mrd. Euro und indirekten Kosten von rund 3,94 Mrd. Euro ist unbestritten. Diese Kosten entfallen zu 41,4 % auf Arzneimittel, 31,6 % auf Krankenhauskosten und 20,6 % auf Kosten für ärztliche Leistungen. Bei den indirekten Kosten bildet die Arbeitsunfähigkeit mit 45,8 % den größten Anteil und 21,7 % entfallen auf Pflegekosten.

Risikofaktoren

Unter dem Blickwinkel der primären, sekundären und tertiären Prävention ist die Erkennung – und wenn möglich Ausschaltung – von Risikofaktoren einer COPD von zentraler Bedeutung (Tab. 13.**3**). Die Anamnese

Tabelle 13.**2** Schweregradeinteilung der COPD (modifiziert nach 10)

COPD-Schweregrad	Kriterien
IV (sehr schwer)	➤ $FEV_1 \leq 30\,\%$ Soll, ➤ $FEV_1/VC < 70\,\%$ oder ➤ $FEV_1 < 50\,\%$ Soll plus Zeichen der schweren respiratorische Insuffizienz und/oder Zeichen der Rechtsherzinsuffizienz
III (schwer)	➤ $30\,\%$ Soll $< FEV_1 < 50\,\%$ Soll, $FEV_1/VC < 70\,\%$ ➤ mit/ohne chronische Symptome (Husten, Auswurf, Dyspnoe)
II (mittel)	➤ $50\,\%$ Soll $\leq FEV_1 < 80\,\%$ Soll, $FEV_1/VC < 70\,\%$ ➤ mit/ohne chronische Symptome (Husten, Auswurf, Dyspnoe)
I (leicht)	➤ $FEV_1 \geq 80\,\%$ Soll, $FEV_1/VC < 70\,\%$ ➤ mit/ohne Symptomatik (Husten, Auswurf)
0	➤ normale Spirometrie ➤ chronische Symptome (Husten, Auswurf)

Anmerkung: Der Schweregrad bezieht sich auf das FEV_1 nach Bronchodilatation.

muss gesundheitliche Probleme der Kindheit ebenso umfassen wie den Tabakkonsum nach Dauer und Menge (Packungsjahre) und die Exposition nach Art und Umfang – insbesondere in der Arbeitswelt, doch auch beim Hobby und im allgemeinen Leben. Bei positiver Familienanamnese oder klinisch relevanter COPD vor dem 50. Lebensjahr ist stets ein Alpha-1-PI-Mangel auszuschließen.

Alpha-1-Proteinaseninhibitor-Mangel

Homozygote Defektträger (meist Phänotyp PI ZZ) entwickeln in hohem Prozentsatz im Erwachsenenalter eine COPD, die bereits vor dem 60. Lebensjahr zum Tode führt (1). Beim Alpha-1-PI-Mangel verkürzen aktiver Zigarettenkonsum und passives Rauchen die asymptomatische Phase des Leidens und die Lebenserwartung um 10–20 Jahre. Auch heterozygote Merkmalsträger (z.B. Phänotyp MZ und MS) sind gefährdet, insbesondere Raucher und Menschen mit starker Schadstoffbelastung beispielsweise am Arbeitsplatz.

> Somit ergeben sich Konsequenzen für die Berufswahl und Berufsausübung der Betroffenen, die auch in der Rehabilitation überdacht werden müssen.

Bei Verdacht auf Alpha-1-PI-Mangel als Ursache einer COPD besteht die Indikation zur Bestimmung des Serumspiegels dieser Antiprotease. Ein Alpha-1-PI-Mangel kann mit dem HeredTest oder Alpha-Kit mit höchster Spezifität und Sensitivität einfach in einem auf Papier eingetrockneten Tropfen Blut diagnostiziert werden. Dazu wird vom Deutschen Referenzlabor an der Universität Marburg ein kostenfreier Test angeboten (www.alphakit.de). Doch wird auch bei Erwachsenen mit COPD ein Alpha-1-PI-Mangel sehr häufig zu spät diagnostiziert, was angesichts der Möglichkeit einer wirksamen Prävention und Substitutionstherapie (z.B. mit Prolastin HS) extrem bedauerlich ist.

Kardiovaskuläre Komorbiditäten bei COPD

Für die systemische Komponente der COPD werden u.a. der pulmonale Inflammationsprozess und die damit in Verbindung stehende systemische Reaktion in Verbindung gebracht (7, 9). Das hochsensitive CRP ist auch dann bei Patienten mit COPD stadienabhängig erhöht, wenn eine koronare Herzerkrankung ausgeschlossen ist (9). Es finden sich in der Zirkulation zelluläre Veränderungen und vermehrt proinflammatorische Zytokine sowie Belege für einen vermehrten oxidativen Stress. Die **atherogene Wirkung des systemischen Entzündungsprozesses** ist experimentell gut belegt (Abb. 13.**1**). Deshalb verwundert es nicht, dass epidemiologische Studien einen Zusammenhang zwischen Einschränkung der Lungenfunktion und erhöhtem Risiko der kardiovaskulären Mortalität zeigen, wobei die Größenordung zusätzlich vom Raucherstatus abhängt (6, 9).

Therapieziele und -optionen

Definitionsgemäß ist die COPD eine Erkrankung mit chronisch progredienter, irreversibler oder allenfalls teilreversibler Obstruktion der Atemwege, und in fortgeschrittenen Stadien treten respiratorische Insuffizienz und Cor pulmonale auf (10).

> Zentrales Ziel der Therapie ist deshalb keinesfalls die klinisch relevante Besserung der Lungenfunktion, sondern die Verbesserung der Lebensqualität (Atemnot, Husten, körperliche Fitness, Mobilität, Schlaf, usw.), die Senkung der Morbidität (Exazerbationen, Arbeitsunfähigkeit, Hospitalisation usw.) und der Mortalität aus pulmonalen oder kardiovaskulären Gründen (7, 10).

Um dieses Ziel zu erreichen, schlagen die aktuellen Leitlinien und Empfehlungen (z.B. GOLD-Initiative, Atemwegsliga und DGP) ein **Stufenschema als Grundlage der Therapieplanung** vor, das sich am Schweregrad nach Lungenfunktionskriterien und klinischen Parametern orientiert. Bei Progression wird es eskaliert und sieht neben medikamentösen und nichtmedikamentösen Behandlungen apparative und operative Maßnahmen vor (Tab. 13.**4**) (7, 10).

Präventive Maßnahmen

Es gibt keine medikamentösen Maßnahmen, die der progressiven Verschlechterung der Lungenfunktion und Häufung von Exazerbationen besser entgegenwirkt als die strikte aktive und passive Tabakabstinenz (Abb. 13.**1**) (2, 6). Deshalb hat die Raucherberatung und **Tabakentwöhnung** höchste Priorität und sollte selbst Patienten mit wiederholten Rückfällen immer wieder angeboten werden.

Tabelle 13.**3** Risikofaktoren für die Entwicklung der COPD (modifiziert nach 10)

Genuine Faktoren	Genetische Prädisposition (z.B. Alpha-1-PI-Mangel) Bronchiale Hyperreaktivität Störungen des Lungenwachstums
Erworbene Faktoren	Tabakkonsum, auch Passivrauchen (Packungsjahre) Berufsbedingte Stäube (Berufskrankheit) Allgemeine Luftverschmutzung (Feinstaubbelastung) Häufige Atemwegsinfektionen in der Kindheit

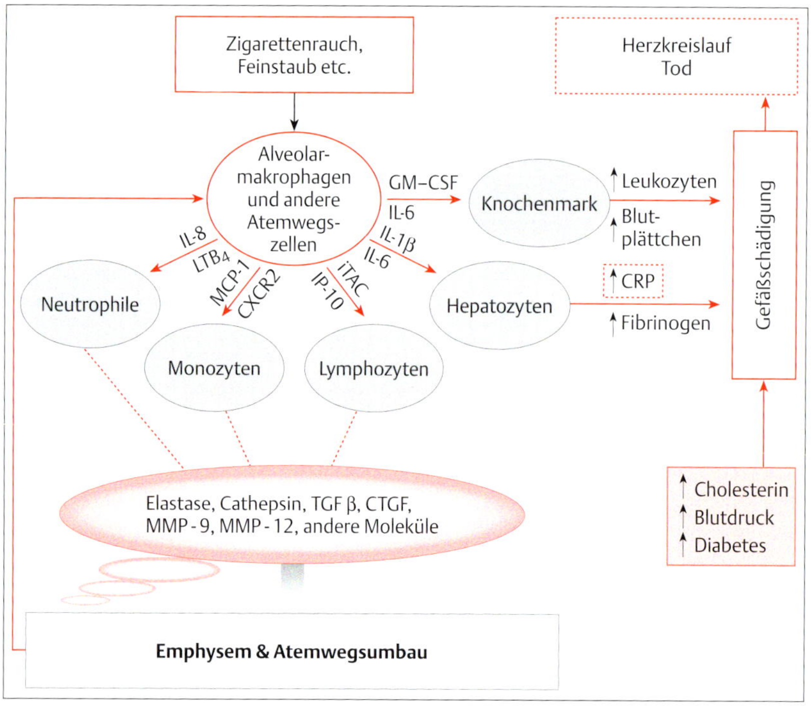

Abb. 13.**1** Zusammenhang zwischen inhalierbaren Noxen, Entstehung einer COPD und von kardiovaskulären Erkrankungen durch systemische Reaktion.

Tabelle 13.**4** Therapieoptionen bei COPD (modifiziert nach 7, 10)

Prävention	Medikamentöse Behandlung	Nichtmedikamentöse Behandlung	Apparative/operative Behandlung
➤ Raucherberatung und Tabakentwöhnung ➤ Influenza-Schutzimpfung ➤ (Pneumokokken-Impfung?) ➤ Hygiene am Arbeitsplatz	➤ Anticholinergika ➤ Beta-2-Sympathomimetika ➤ Theophylline ➤ Glukokortikoide möglichst inhalativ ➤ Mukopharmaka bei Exazerbation ➤ Antibiotika nach aktuellen Empfehlungen	➤ Ausdauertraining und Training der peripheren Muskulatur (z.B. Lungensport) ➤ Patientenschulung (z.B. COBRA) ➤ Physiotherapie (Atemgymnastik, Lagerungsdrainage, inspiratorisches Muskeltraining) ➤ Ernährungsberatung	➤ Sauerstoff-Langzeittherapie ➤ Nichtinvasive Beatmung ➤ Emphysemchirurgie (Pneumothorax-OP, Bullektomie, Lungenvolumenreduktion) ➤ Lungentransplantation (selten Lungen-Herztransplantation)

Die **Grippeschutzimpfung** sollte jährlich bei allen Patienten mit COPD in der 2. Oktoberhälfte mit dem aktuellen Impfstoff durchgeführt werden. Bei Patienten mit COPD wurde eine erhebliche Reduktion der Morbidität und Abnahme von sekundär auftretenden Pneumonien nachgewiesen (Evidenzgrad A) (10). Der klinische Stellenwert der Pneumokokkenvakzinierung ist weniger gut abgesichert. Sie sollte aber zumindest ab dem mittelschweren Stadium der COPD empfohlen werden (7).

Auch die Exposition am **Arbeitsplatz** kann eine COPD verursachen oder die Entstehung von Exazerbationen fördern (7, 10). Als gefährdend gelten beispielsweise Tätigkeiten im Bergbau, Arbeiten mit Rohbaumwolle und im Zusammenhang mit der Getreideverladung, ferner Schweiß-, Isolier- und Feuerlöscharbeiten. Als potenzielle Ursachen einer „occupational bronchitis" werden Noxen wie quarzhaltige Stäube, Getreidestäube, Schweißrauche, Mineralfasern und irritativ wirksame Gase wie Chlorgas, Ozon und Stickstoffdioxid genannt. Die Anerkennung einer obstruktiven Atemwegserkrankung vom Typ der COPD ist bei Arbeitern mit langjähriger Untertage-Tätigkeit im Steinkohlenbergbau unter der BK-Nummer 4111 auch dann möglich, wenn radiologisch keine eindeutigen Zeichen einer Silikose vorliegen.

Medikamentöse Maßnahmen

In Tabelle 13.**4** sind die medikamentösen Behandlungsmaßnahmen stadienabhängig zusammengestellt (7, 10). Im Stadium 0 bis 1 stehen kurz wirksame Beta-2-Mimetika und Anticholinergika zur Symptombehandlung zur Verfügung. Ab Stadium 2 kommen lang wirkende Bronchodilatatoren wie Formoterol oder Salmeterol zur Verbesserungder FEV_1, der Symptome und des

450 men and women with congestive heart failure. Am J Respir Crit Care Med 1999; 160: 1101–6
8. Sleep-related breathing disorders in adults: recommendations for syndrome definition and measurement techniques in clinical research. The Report of an American Academy of Sleep Medicine Task Force. Sleep 1999; 22: 667–89
9. Teschler H, Döhring J, Wang YM, Berthon-Jones M. Adaptive pressure support servo-ventilation: a novel treatment for Cheyne-Stokes respiration in heart failure. Am J Respir Crit Care Med 2001; 164: 614–9
10. Teschler H, Töpfer V, Woehrle H. In: Schönhofer B (Hrsg.). Nicht-invasive Beatmung. Uni-Med Verlag 2006:129–145
11. Wang Y, Teschler T, Weinreich G, Hess S, Wessendorf TE, Teschler H. Validierung von microMESAM als Screeningsystem für schlafbezogene Atmungsstörungen. Pneumologie 2003; 57: 734–40
12. Yaggi HK, Concato J, Kernan WN, Lichtman JH, Brass LM, Mohsenin V. Obstructive sleep apnea as a risk factor for stroke and death. N Engl J Med 2005; 353 (19): 2034–41
13. Young T, Palta M, Dempsey J, Skatrud J, Weber S, Badr S. The occurrence of sleep-disordered breathing among middle-aged adults. N Engl J Med 1993; 328: 1230–5

13.5 Zustand nach zerebralem Insult

M. Holzgraefe

Das Wichtigste in Kürze

Nach einem zerebralen Insult muss zur Funktionswiederherstellung und zur Verhinderung von Sekundärschäden (Kontrakturen, Dekubiti, Pneumonien, Schluckstörungen!!) die neurologische Rehabilitation so früh wie möglich beginnen. Assessments sind zu Beginn und im weiteren Verlauf zu erheben. Kurzfristige und langfristige Ziele sind festzulegen. Einbindung des Patienten und der Angehörigen in den Rehabilitationsprozess ist erforderlich. Die Wahl der therapeutischen Maßnahmen hängt von der Funktionsstörung ab (Motorik, Kognition, Sprache usw.) und muss evidenzbasiert sein. Bei einem Reinfarkt müssen neben der Modifikation der Thrombozytenaggregation die Therapie und die Risikofaktoren überdacht werden.

Definition des zerebralen Insults

> ! Beim zerebralen Insult handelt sich um ein Krankheitsbild, bei dem sich die klinischen Zeichen einer fokalen oder globalen zerebralen Funktionsstörung rasch bemerkbar machen, mindestens 24 h anhalten oder zum Tode führen und offensichtlich auf andere als vaskuläre Ursachen zurückgeführt werden können (WHO).

Nach den Leitlinien der Deutschen Gesellschaft für Neurologie wird der Begriff der transitorischen ischämischen Attacke (TIA) nicht mehr benutzt und durch eine pathophysiologische Einteilung ersetzt (9).

Epidemiologie des zerebralen Insults

Der zerebrale Insult (CI) ist die häufigste Ursache für eine lebenslange Behinderung. Mit zunehmendem Alter steigt das Risiko eines zerebralen Insults deutlich an (10). Aufgrund der zunehmenden Lebenserwartung muss mit einem Anstieg der Schlaganfallhäufigkeit gerechnet werden. Die Zahlen der jährlich auftretenden Schlaganfälle variieren zwischen 120 000 und 350 000 (7). Hirninfarkte (Makroangiopathie 20,9 %, Kardioembolie 25,6 %, Mikroangiopathie 20,5 %) sind die häufigsten Ursachen des zerebralen Insults, gefolgt von der Hirnblutung und der Subarachnoidalblutung (3). Die Letalität des zerebralen Insults innerhalb der ersten 12 Monate beträgt bis zu 38 % bei den kardioembolisch verursachten Hirninfarkten. Die Letalität bei den Hirnblutungen (ICB) und Subarachnoidalblutungen (SAB) ist höher.

Für die Prävalenz von Schlaganfallpatienten liegen für Deutschland keine exakten Zahlen vor. Legt man die Untersuchung von Wade and Hewer (15) zugrunde, so ergeben sich für Deutschland 480 000 Betroffene, davon wären 60 % oder 288 000 als behindert einzustufen (8). Aufgrund der demografischen Entwicklung und der verbesserten medizinischen Versorgung (Stroke Units, Sekundärprophylaxe) ist die Zahl höher anzusetzen (1).

Pathophysiologie und Prognose

Verglichen mit anderen Organen hat das Gehirn einen extrem hohen Bedarf an Sauerstoff und Glukose. Unterbrechung der Blutzufuhr und strukturelle Zerstörung bei einer ICB führen zu Verlust von neurologischen Funktionen. Die Wiederherstellung der Durchblutung bei engem Zeitfenster von 3–6 h sowie die Verhinderung von einer sekundären Ausweitung der betroffenen Hirnregionen steht im Zentrum der Akutmedizin. Durch die Einrichtung von Stroke Units in Deutschland ist hier eine wesentliche Verbesserung eingetreten. Neben der Einrichtung flächendeckender Stroke Units haben die Aufklärung der Bevölkerung über die Symptome eines Hirninfarkts sowie das verbesserte Rettungswesen die Therapiemöglichkeiten verbessert.

Immer kürzere Akutliegezeiten, auch bedingt durch die Einführung der GDRG, stellen zunehmende Herausforderungen, aber auch Chancen an die neurologische Rehabilitation. Als ein wichtiges Kriterium für die **prognostische Einschätzung** hat sich der initiale Barthel-Index herausgestellt (2). Negative Faktoren sind persistierende Urininkontinenz, Reinfarkt, Alter, visiokonstruktive Störungen (6). Prognostisch günstige Faktoren sind früher Beginn interdisziplinärer/multidisziplinärer Therapieansätze, Intensität, aufgabenspezifisches Training (12).

Diagnostische und therapeutische Maßnahmen in der Rehabilitation

Generell muss jede therapeutische rehabilitative Maßnahme dem individuellen Schadensmuster des Patienten angepasst werden. Dies betrifft sowohl den körperlichen, kognitiven Bereich als auch die Ausweitung der Maßnahme auf das Alltagsleben des Patienten (soziale, berufliche oder schulische Erfordernisse). Jede rehabilitative Therapie muss vor Beginn den funktionellen Befund erheben – bei gleichzeitiger Berücksichtigung des sozialen Umfeldes.

Dabei sollte auf die International Classification of Functioning, Disability and Health (ICF) zurückgegriffen werden, um den Rehabilitationsbedarf, die notwendige Diagnostik sowie die Evaluation der getroffenen Maßnahmen festzulegen. Mit den ICF gelingt es, die Beeinträchtigung auf den Ebenen Organismus, Aktivität und Teilhabe einschließlich der relevanten individuellen Umfeldfaktoren zu beschreiben.

Vor Beginn einer neurologischen Rehabilitationsmaßnahme muss ein **validiertes Assessment für die beeinträchtigten Leistungsbereiche** erstellt werden (Sensomotorik, Kognition, Sprache, Schlucken s.o.). Die Darstellung der Alltagsfähigkeit erfolgt durch den Barthel-Index. Dieser hat den Nachteil, dass bestimmte, z.T. schwerwiegende Funktionsstörungen nicht erfasst werden (Schlucken, Orientierung, Trachealkanüle, Kommunikationsstörungen u.a.). Neuere Skalen wie der Frühreha-Barthel-Index versuchen dies adäquat darzustellen (11, 15); zudem stehen zahlreiche evaluierte Skalen zur Verfügung (16, 11).

Der **frühe Rehabilitationsbeginn**, meist auf der Stroke Unit, verfolgt den Ansatz, Komplikationen zu vermeiden, die den weiteren Rehabilitationsprozess negativ beeinflussen können. Dazu gehören Verhinderung von Thrombosen, Kontrakturen, Dekubitus, Pneumonien, Blasen-Mastdarmstörungen, Schulterluxationen sowie kardiale Komplikationen. Der Arzt als Leiter des therapeutischen Teams koordiniert die notwendigen diagnostischen und therapeutischen Interventionen. Die Frühmobilisation durch die Physiotherapie/Pflege, die Diagnostik und Therapie von Schluckstörungen durch die Logopädie sowie die Anbahnung der Selbstständigkeit, Körperpflege, Essen, Anziehen durch die Ergotherapie stehen im Vordergrund.

Unklar ist die genaue zeitliche Dosierung dieser Maßnahmen in der frühen Phase eines zerebralen Insults vor dem Hintergrund der metabolischen Belastung des noch instabilen neuronalen Netzwerkes. Die im hohen Prozentsatz nach einem Hirninfarkt auftretende so genannte **„Post stroke Depression"** bedarf häufig einer medikamentösen Therapie (13).

Die **therapeutischen Ansätze** in der neurologischen Rehabilitation haben in den letzten Jahren einen **Paradigmenwechsel** durchgeführt. Durch die Entwicklung evidenzbasierter Methoden in der neurologischen Rehabilitation hat sich die Bedeutung der „Schulen" Bobath, Voijta, PNF deutlich reduziert (5).

Früher Beginn, interdisziplinäre, multidisziplinäre, intensivierende Therapie und Aufgabenspezifität sind die Basis für eine erfolgreiche Therapie (12). Jedes Training sollte aufgabenspezifisch sein und Elemente der Repetition beinhalten (Wer laufen will, muss laufen; wer greifen will, muss greifen lernen.) Die **Motivation des Patienten** ist ein wesentlicher Faktor. Ziel muss sein, die erlernte Funktion in den Alltag zu transferieren.

In interdisziplinären/multidisziplinären Teamsitzungen werden die Teilziele festgelegt sowie überprüft. Die Wahl der Methoden hängt z.B. von dem Vorhandensein oder Fehlen von Willkürbewegung und der Aufmerksamkeit ab. Zwei Methoden werden aufgrund ihrer zunehmenden Bedeutung für die gestörte Motorik erwähnt:

- Der Gangtrainer mit einer teilweisen Gewichtsentlastung sowie
- das Forced use Training (4, 5, 13) (Tab. 13.**5**).

Bei der gewünschten hohen Intensität z.B. beim Gangtraining mit und ohne Gewichtsentlastung ist eine Analyse und Beurteilung der kardiopulmonalen Belastbarkeit notwendig, um eine adäquate Balance zwischen aerober Belastbarkeit und rehabilitativ gewünschter Intensität zu erlangen. Es zeigt sich, dass Patienten mit einem adäquaten, begleitenden kardiopulmonalen Training im Bezug auf ihre neurologischen Defizite zusätzlich profitieren (1).

Tabelle 13.**5** Beispiel einer gestuften neurologischen Rehabilitation bei gelähmter Hand (modifiziert 5)

	Neurologischer Befund	Maßnahmen
1. Schritt	plegische Hand	➤ repetitive passive Bewegung funktionelle Elektrostimulation (FES) ➤ Stimulation der Sensorik
2. Schritt	geringe Willkürbewegung	➤ repetitives Training der möglichen Bewegungen ➤ manuelles Training
3. Schritt	grobe Willkürmotorik möglich	➤ Forced use ➤ manuelles Training
4. Schritt	verbesserte Handfertigkeit	➤ Forced use ➤ Schreibtraining ➤ Einübung der HDL

Aufgaben und Ziele der neurologischen Rehabilitation nach zerebralem Insult

Der Patient mit zerebralem Insult stellt eine große Patientengruppe mit steigender Tendenz dar. Neben den eigentlichen neurologischen Ausfällen muss bei den häufig multimorbiden Patienten den **Begleiterkrankungen** besondere Aufmerksamkeit gewidmet werden. Bedingt durch die Einführung der DRG ist es notwendig, die auf der Stroke Unit begonnene Therapie (Hypertonuseinstellung, Diabetes mellitus, Marcumarisierung usw.) zu überwachen und ggf. zu modifizieren. Die bislang durchgeführte Diagnostik ist auf Vollständigkeit zu überprüfen und ggf. zu ergänzen.

Die Ziele der neurologischen Rehabilitation im Sinne der ICF umfassen die möglichst umfassende Wiederherstellung der gestörten Funktionen und Teilhabe (Kapitel 7). Gleichzeitig ist die Bedeutung dieser Funktionsstörungen auf das soziale Umfeld zu berücksichtigen. Die Einbeziehung des Patienten sowie seiner Angehörigen, die Arbeit in einem interdisziplinären multiprofessionellen Team ist die Voraussetzung für eine erfolgreiche neurologische Rehabilitation. Gelingt es nicht, die körperlichen Ausfälle ausreichend funktionell wieder herzustellen, ist es notwendig, kompensatorische Maßnahmen zu planen (z.B. Umbau der Wohnung, Treppen, Badezimmer, Verschreibung von Hilfsmitteln z.B. Rollstuhl). Hilfreich erweist sich hier bei einer umfassenden Planung ein Hausbesuch der Therapeuten zusammen mit dem Patienten und den Angehörigen.

Am Ende der stationären Rehabilitationsmaßnahme sollte eine möglichst genaue Einschätzung der Prognose des vorhandenen Defizits stehen, damit von Seiten des Patienten und der Angehörigen eine realistische Einschätzung des Krankheitsverlaufs möglich ist.

Langzeittherapie und Prävention

Die Langzeittherapie und Prävention bei zerebralem Insult gliedert sich in 2 Bereiche:

1. Behandlung der Risikofaktoren sowie
2. die neurologische Rehabilitation.

Die ungenügende Behandlung der Risikofaktoren (Hypertonus, kardiale Erkrankungen, Rauchen, Fettstoffwechselstörungen usw.) erhöht das Risiko eines erneuten Schlaganfalls. Oft wird bei einem Reinfarkt nur der Thrombozytenaggregationshemmer modifiziert. Die sorgfältige Überprüfung der anderen Risikofaktoren unterbleibt. Bei bestehenden funktionellen Defiziten ist nach Abschluss der stationären Rehabilitation oft eine weiter begleitende Therapie (Physiotherapie, Ergotherapie) notwendig. Der funktionelle Reorganisationsprozess ist etwa nach einem Jahr abgeschlossen. Ohne begleitende Therapie bei persistierenden Funktionsstörungen (Physiotherapie, Ergotherapie) wird oft ein Verlust der bislang erworbenen Fähigkeiten beobachtet.

Die hochfrequente Therapie in einem definitiven Zeitraum ist effektiver als die Zahl der Therapien über einen längeren Bereich zu strecken.

Literatur

1. Gordon NF, Gulnaik, Costa F, Flechter G, Franklin BA, Roth EJ, Shephard T. Physical activity and exercise recommendations for stroke survivors. Stroke 2004; 35: 1230–40
2. Granger C, Lewis L, Peters N. Stroke rehabilitation: analysis of repeated Barthel index measures. Arch Phys Med Rehabil. 1997; 60: 14–7
3. Grau AJ, Weimar C, Buggle F, et al. Risk factors, outcome and treatment in subtypes of ischaemic stroke: the German stroke data bank. Stroke 2001; 32: 2559–66
4. Hesse S, Konrad M, Uhlenbrock D. Treadmill walking with partial body weight support versus floor walking in hemiparetic subjects. Arch Phys med Rehabil. 1999; 80(4): 421–7
5. Hömberg V. Evidence based medicine in neurological rehabilitation a critical review. Acta Neurochir (Supp) 2005; 93: 3–14
6. Jongbloed L. Prediction after stroke: a clinical review. Stroke. 1986; 765–76
7. Kolominsky-Rabas P, Sarti C, Heuschmann P, et al. A prospective community-based study of stroke in Germany – the Erlanger Stroke Project ESPro). Stroke 1999; 29: 2501–6
8. Kurtzke JF. The current neurological burden of illness and injury in the United States. Neurol 1982; 32: 1207–14
9. Leitlinien für Diagnostik und Therapie: 3. überarbeitete Auflage 2005; ISBN 3-1324139 Stuttgart: Georg Thieme Verlag
10. Malmgren R, Bamford J, Warlow C, Sandercock P, Slattery I: Geographical and secular trends in stroke incidence. Lancet 1987; 2: 1196–1200.
11. Masur H. Skalen und Scores in der Neurologie: Quantifizierung neurologischer Defizite in Forschung und Praxis. Stuttgart, New York: Georg Thieme Verlag 1995
12. Mauritz KH. Rehabilitation neurologischer Erkrankungen. In: Neurologische Rehabilitation. Hrsg. G. Nelles. Stuttgart: Georg Thieme Verlag 2004; 204–17.
13. Pohl M, Werner C, Holzgraefe M, Kroczek G, Mehrholz J, Wingendorf I, Hölig G, Koch R, Hesse S. Repetitive locomotor training and physiotherapy improve walking and basic activities in daily living after stroke: a single blind randomised multi-centre trial. Clinical rehabil. 2006 in print.
14. Robinson RG, Star LB, Price TR. A two year longitudinal study: mood disorders following stroke: prevalence and duration at six months follow up. Br J Psychiatry 1984; 144: 256–65
15. Wade DT, Hewer RL. Functional abilities after stroke: Measurement, natural history and prognosis. J Neurol Neurosurg Psychiat 1987; 50: 177–82
16. Wade DT. Measurement in neurological rehabilitation. New York: Oxford University Press; 1992

13.6 Orthopädische Begleiterkrankungen

B. Fromm

Das Wichtigste in Kürze

Es gibt eine Reihe von Erkrankungen im orthopädischen Fachbereich, die pektanginöse Beschwerden simulieren können. Dem Orthopäden wie Internisten ist somit zu raten, bei nicht klar einzuordnenden thorakalen bzw. (pseudo-)pektanginösen Beschwerden Erkrankungen aus dem jeweils anderen Fachgebiet mit in die Differenzialdiagnose aufzunehmen und einen entsprechend erfahrenen Kollegen der anderen Disziplin in die Behandlung mit einzuschalten.

Einleitung

Überschneidungen zwischen orthopädischen und internistischen Krankheitsbildern bei Thoraxschmerzen sind weniger selten als allgemein angenommen: Bei 20–25% aller Patienten, die über (pseudo-)pektanginöse Beschwerden klagen, stammen diese Schmerzen aus dem Haltungs- und Bewegungsapparat (3, 5).

Ziel dieses Artikels ist die Auflistung orthopädischer Krankheitsbilder, die thorakale Schmerzen mit Schmerzprojektion in den linken Arm vortäuschen können.

Halswirbelsäule

Bandscheibenvorfall HWS

Zervikale Bandscheibenvorfälle können kardiale Ischämieschmerzen imitieren (8). Hierbei ist meist die untere Halswirbelsäule betroffen: am häufigsten die Bandscheibe zwischen den Halswirbelkörpern HWK 5/6 und 6/7, seltener zwischen HWK7/BWK1. Das **Schmerzbild** sind heftige Beschwerden, die über die Schulter, den Ober- und Unterarm bis in die Hand ausstrahlen können. Aufgrund der Wurzelkompressions-Symptomatik sind die Schmerzen jedoch klassisch radikulärer Natur und somit dermatombezogen.

In der **bildgebenden Diagnostik** ist das Röntgenbild, abgesehen von einer gelegentlichen Steilstellung der Halswirbelsäule, nicht richtungsweisend. Die Computertomographie ist nicht die Methode der Wahl zum Nachweis zervikaler Bandscheibenvorfälle, diese sollten kernspintomographisch abgeklärt und in der Regel zunächst einer konservativen Therapie zugeführt werden.

Therapie. Hier empfiehlt sich die temporäre externe Ruhigstellung mittels Halskrause oder Orthese, die Gabe nichtsteroidaler Antiphlogistika sowie physikalische Therapiemaßnahmen (detonisierende Massagen, Wärmeanwendungen, Physiotherapie). Bei Therapieresistenz muss das betroffene Bandscheibenfach von ventral ausgeräumt und mittels Spacer, Pallacosplombe oder bevorzugt einem Knochendübel zur Fusion gebracht werden.

Zervikale Myogelosen („HWS-Syndrom")

Verspannungen der Schulter-/Nackenmuskulatur können zu heftigen Schmerzen mit pseudoradikulärer Ausstrahlung führen, die, sollte die obere HWS betroffen sein, über das Hinterhaupt bis in die Stirn und retrobulbär ausstrahlen können. Ist die untere Halswirbelsäule betroffen, so entstehen Schmerzen, die über die Schulter bis in Ober- und Unterarm ausstrahlen (10).

Bei der klinischen Untersuchung ist die betroffene Muskulatur deutlich druckschmerzhaft, insbesondere über den Myogelosen, den lokalen muskulären Verhärtungen. Auslösende Faktoren sind Stress, Arbeiten in unphysiologischen Zwangshaltungen (Arbeit an Supermarktkassen, Bildschirmarbeit).

Da **bildgebende Verfahren** nicht richtungsweisend sind, erfolgt die Diagnosestellung klinisch. **Therapeutisch** sollte – wenn überhaupt – nur kurzfristig mittels Zervikalbandagen ruhiggestellt werden. Pharmakologisch sind nichtsteroidale Antiphlogistika und Myotonolytica die Mittel der Wahl. Der Schwerpunkt der Behandlung sollte jedoch auf physikalischen Therapiemaßnahmen liegen (detonisierenden Massagen, Wärmeanwendungen, Physiotherapie), ggf. profitieren Patienten auch von Triggerpointinfiltrationen mit Lokalanästhetika.

Schulter

Impingement des M. supraspinatus

Reizzustände der Rotatorenmanschette können klassischerweise heftige Schmerzen mit pseudoradikulärer Schmerzausstrahlung auslösen, die von der betroffenen Schulter bis in den Ober- und Unterarm ausstrahlen (7).

Bei der klinischen Untersuchung sind die so genannten **Impingementzeichen** richtungsweisend, d.h. die Schmerzverstärkung bei weiterer Einengung des subakromialen Raums durch Eindrehen des Tuberculum majus in den subakromialen Raum.

Diagnostik. Sonographisch lassen sich derartige Veränderungen gut nachweisen. Nativradiologisch empfehlen sich Aufnahmen der Schulter in Innen- bzw. Außenrotation sowie der so genannten Y-Aufnahme, einer Schrägaufnahme, die den subakromialen Raum freiprojiziert. Auch kann der Nachweis einer entsprechenden Weichteildegeneration kernspintomographisch geführt werden. Beweisend ist der so genannte **Neertest**, d.h. die Schmerzfreiheit nach subakromialer Infiltration von wenigen Kubikzentimetern eines Lokalanästhetikums.

Bei therapieresistenten Beschwerden von mehr als 6-monatiger Dauer ist die Indikation zur subakromialen Dekompression bzw. zur Rotatorenmanschettenrekonstruktion zu stellen; dies kann entweder offen oder zunehmend häufig auch arthroskopisch durchgeführt werden.

Omarthrose

Seltener sind pseudopektanginöse Schmerzen durch die Arthrose des Schultergelenks (Omarthrose) bedingt. Hier sind die Schmerzen belastungs- bzw. bewegungsabhängig, sonographisch lässt sich häufig ein Reizerguss des Schultergelenks nachweisen. Arthritische Reizzustände eines arthrotisch veränderten Gelenks sind konservativen Therapiemaßnahmen gut zugänglich und können Patienten mit Schultergelenksarthrosen über längere Zeit relative Beschwerdearmut verschaffen.

Bei therapierefraktären Beschwerden gilt der endoprothetische Ersatz des Schultergelenks als ein mittlerweile etabliertes Behandlungsverfahren, das dem Patienten seine Beschwerden nimmt. Schwere körperliche Arbeiten sind mit derartigen Prothesen jedoch nicht mehr durchzuführen.

Brustwirbelsäule

Muskuläre Verspannungen („BWS-Syndrom")

Muskulär bedingte Thoraxschmerzen sind eine häufige Differenzialdiagnose zu pektanginösen Beschwerden (11). Diese strahlen thorakal-paravertebral meist vom Schulterblattbereich bis nach (retro-)sternal aus und sind wie auch das HWS-Syndrom durch das Einnehmen von Zwangshaltungen prädisponiert.

Bildgebende Verfahren sind unauffällig, eine detaillierte Anamneseerhebung besonders wichtig. Therapeutisch steht die Schmerzbekämpfung mit NSAR sowie die Entspannung der verkrampften Muskulatur mit Myotonolytica, ggf. in Kombination mit Querfriktionen im Vordergrund. Auf eine entsprechende Patientenschulung zur Erklärung der Schmerzursache und damit zur Möglichkeit der Ursachenbeseitigung ist großen Wert zu legen.

Blockierungen der Intevertebral- oder Rippengelenke

Patienten mit derartigen Krankheitsbildern präsentieren mit plötzlich einsetzenden, meist atemabhängigen paravertebralen Schmerzen, die gegensätzlich zu den zuvor genannten Krankheitsbildern eher radikulärer Natur sind (13). Durch sorgfältige manualtherapeutische bzw. segmentale Untersuchungstechniken lassen sich diese Blockierungen diagnostizieren und chirotherapeutisch deblockieren. Von rezidivierenden, nicht diskriminativen Deblockierungen („Knacken") sollte jedoch Abstand genommen werden.

Interkostalneuralgie

Auch hierbei handelt es sich um eine klassische Differenzialdiagnose zu kardiogenen Beschwerdebildern (1). Die Schmerzausstrahlung ist hier streng radikulär, bildgebende Verfahren sind nicht richtungsweisend. Therapeutisch sollte hochdosiert analgetisch behandelt werden, als physikalische Therapiemaßnahmen eignen sich Kälte oder Wärme im akuten bzw. im chronischen Stadium. Gegebenenfalls kann auch mittels transkutaner elektrischer Nervenstimulation (TENS) erfolgreich therapiert werden.

Spondylodiszitis

Die Spondylodiszitis verursacht unspezifische oder auch radikuläre thorakale Beschwerden, die häufig lange Zeit nicht richtig zugeordnet werden können. Prädisponiert sind Diabetiker, Immunsupprimierte, Alkoholiker oder Asylanten (TB). Das bildgebende Verfahren der Wahl ist die Kernspintomographie, da hiermit nicht nur die ossären und diskogenen Veränderungen, sondern auch entsprechende Weichteilbeteiligungen gut dargestellt werden können.

Therapeutisch muss das betroffene Bandscheibenfach in der Regel von ventral dekomprimiert und stabilisiert werden, anschließend wird eine hochdosierte Doppeltantibiose über Monate mit knochengängigen Antibiotika notwendig (12).

Osteoporosefrakturen

Osteoporosefrakturen im Bereich der mittleren BWS äußern sich durch heftige thorakale Beschwerden, die bei fehlender Nervenwurzelkompression pseudoradikulär, anderenfalls auch radikulär aussstrahlen und durchaus mit kardiogenen Beschwerden verwechselt werden können.

Osteoporoseschmerzen sind bewegungs- bzw. atemabhängig, es besteht ein isolierter Druck- und Klopfschmerz über dem zusammensinternden Wirbelkörper, dessen pathologische Deformierung sich während der Fließverformung nativradiologischer Diagnostik entziehen kann. Häufig lässt sich die Diagnose Osteoporosefraktur im oberen und mittleren BWS-Abschnitt erst nach Abklingen der Schmerzen, d.h. nach Abschluss der Zusammensinterung des betroffenen Wirbelkörpers, radiologisch diagnostizieren (6).

Therapie. Osteoporosefrakturen sind massiv schmerzhaft, hier steht die hochdosierte Analgetikagabe im Vordergrund, die gelegentlich bis zur Opiatgabe gesteigert werden muss. Eine temporäre Immobilisation bringt in der Regel Linderung, ein Mieder immobilisiert die Brustwirbelsäule bis in das mittlere Thorakalniveau. Wenn höher gelegene Sinterungsfrakturen stabilisiert werden müssen, ist dies nur im Rahmen einer 3-Punkte-Abstützung durch ein Korsett möglich, das die Kraftüberleitung auf das Brustbein ermöglicht.

Knochentumore

BWS-Tumore, seien es Metastasen ossär streuender Karzinome wie Mamma, Niere (Hypernephrom), Lunge oder Prostata, können mit kardiogenen Beschwerden im oberen und mittleren BWS-Abschnitt verwechselt werden.

Eine gewisse Sonderform nimmt das **Osteoidosteom** ein, dessen Nidus bzw. perifokale Sklerose sich in der Regel konventioneller Röntgendiagnostik entzieht und deshalb häufig für lange Zeit nicht erkannt wird. Diagnostische Methoden der Wahl sind die Knochenszintigraphie bzw. die Feinschnittcomputertomographie des betroffenen Wirbelsäulenabschnitts (2).

Fibromyalgie

Zum Schluss sei die Fibromyalgie erwähnt, die gelegentlich kardiogene Schmerzen imitieren kann. Es handelt sich hierbei um eine somatoforme Schmerzstörung mit Druckschmerzen über Triggerpunkten bzw. ossären Prominenzen. Orthopädisch ist dieses Krankheitsbild nur bedingt therapierbar, auch hier können physikalische Therapiemaßnahmen sowie der Einsatz nichtsteroidaler Antiphlogistika zum Einsatz kommen, die Einbindung eines psychosomatisch ausgebildeten Fachkollegen ist in jedem Fall empfehlenswert (4, 9).

Literatur

1. Arroyo JF, Jolliet P, Junot AF. Costovertebral joint dysfunction: another misdiagnosed cause of atypical chest pain. Postgrad Med J 1992; 68(802): 655–9
2. Dominkus M, Krepler P, Schwameis E, Kotz R. Knochentumoren. In: Wirth CJ (ed). Praxis der Orthopädie, Band 1. Stuttgart: Thieme Verlag 2001: 561–593
3. Fromm B: Orthopädische Differentialdiagnostik pektanginöser Schmerzen. MMW Fortschr Med 2002; 25,144(17): 31–3
4. Husser D, Bollmann A, Kuhne C, Molling J, Klein HU. Evaluation of noncardiac chest pain: diagnostic approach, coping strategies and quality of life. Eur J Pain 2006; 10(1): 51–5
5. Jensen S. Musculoskeletal causes of chest pain. Aust Fam Physician 2001; 30(9): 834–9
6. Kanis JA. Die Osteoporose und ihre Folgen. In: Kanis JA (ed). Osteoporose. Blackwell Wissenschaftsverlag 1995: 15–20
7. Meislin RJ, Sperling JW, Stitik TP. Persistent shoulder pain: epidemiology, pathophysiology, and diagnosis. Am J Orthop 2005; 34(13 Suppl): 5–9
8. Mitchell LC, Schafermeyer RW. Herniated cervical disk presenting as ischemic chest pain. Am J Emerg Med 1991; 9(5): 457–60
9. Moorahrend U, Lautenschläger J. Problemdiagnose Fibromyalgie. Grundlagen zu wissenschaftlichen Ansätzen über Diagnostik und Therapie, 2. Aufl. Balingen: Spitta Verlag 2002
10. Mork AA, Haufe SM, Yancey WB. Sometimes (what seems to be) a heart attack is (really) a pain in the neck. J Am Board Fam Pract 2004; 17(1): 74–7
11. Wise CM, Semble EL, Dalton CB. Musculosceletal chest well syndromes in patients with noncardiac chest pain: a study of 100 patients. Arch Phys Med Rehabil 1992; 73(2): 147–9
12. Wittenberg RH, Rubenthaler F. Entzündliche und degenerative Wirbelsäulenerkrankungen. In: Wirth CJ (ed). Praxis der Orthopädie, Band 1. Stuttgart: Thieme Verlag 2001: 514–517
13. Wolf E, Stern S. Costosternal syndrome: its frequency and importance in differential diagnosis of coronary artery heart disease. Arch Intern Med 1976; 136(2): 189–91

14 Strukturen der Rehabilitation in Deutschland

14.1 Formen der Rehabilitation in Phase II

14.1.1 Ambulante Rehabilitation

G. Sauer, D. Gysan

Das Wichtigste in Kürze

Auf der Basis wissenschaftlicher Daten ist die ambulante Rehabilitation in Deutschland der stationären Rehabilitation gesetzlich gleichgestellt. Vorteil der ambulanten Rehabilitation ist die Wohnortnähe mit der Möglichkeit der Vernetzung mit Krankenhaus, Vertragsärzten und betriebsärztlichen Diensten im Sinne einer integrierten Versorgung.

Einleitung

Nach Definition der WHO wird die Rehabilitation herzkranker Patienten in 3 Phasen eingeteilt. Die Phase I (Akutbehandlung) findet immer unter stationären Bedingungen statt. Die weitere Rehabilitation erfolgt bisher in Deutschland überwiegend unter stationären Bedingungen in der Regel für 3 Wochen in entsprechend ausgerichteten Fachkliniken (Phase II) wohnortfern und danach weiterführend am Wohnort im Rahmen der Herzsportgruppen (Phase III). Während in den übrigen westeuropäischen Ländern und in Nordamerika die Rehabilitation der Phase II ganz überwiegend unter ambulanten Bedingungen stattfindet, werden in der Bundesrepublik Deutschland dagegen die AHB-Verfahren ganz überwiegend stationär durchgeführt (8).

Da von vielen Patienten stationäre Rehabilitationsmaßnahmen häufig aus persönlichen oder beruflichen Gründen abgelehnt werden und wohnortnahe Einrichtungen, die ambulante Maßnahmen ermöglichen, nicht zur Verfügung stehen, wird nach einem Akutereignis häufig keine Rehabilitationsmaßnahme von den Patienten wahrgenommen, obwohl diese nach den in der Bundesrepublik Deutschland bestehenden gesetzlichen Voraussetzungen erfolgen könnte (Sozialgesetzbuch V und IX).

Befragungen von Patienten haben ergeben, dass in den Fällen, in denen keine Rehabilitationsmaßnahme durchgeführt wurde, der Grund hierfür in den fehlenden ambulanten, wohnortnahen Möglichkeiten liegt (17). Eine Bedarfsanalyse Ende der 1990er Jahre hat gezeigt, dass etwa 40 % der Patienten bei leichtem Verlauf eines Herzinfarkts und bis zu 20 % der Patienten bei schwerer Erkrankung eine ambulante Variante der Rehabilitation bevorzugen würden (19).

Durch die Änderungen der Sozialgesetze V und IX wurden die gesetzlichen Rahmenbedingungen dafür geschaffen, dass **ambulante kardiologische Rehabilitation gleichberechtigt neben stationärer Rehabilitation** durchgeführt werden kann. Die Patienten haben heute die Möglichkeit zwischen den verschiedenen Rehabilitationsformen auszuwählen.

Um einen gleichartigen Qualitätsstandard wie bei den stationären Einrichtungen zu erreichen, wurden erstmals von der Bundesarbeitsgemeinschaft für Rehabilitation (BAR) 1995 allgemein für die ambulante kardiale Rehabilitation Rahmenbedingungen definiert. Seit Oktober 2000 gibt es Rahmenbedingen zur Struktur und Prozessqualität in der kardiologischen Rehabilitation. Zuletzt wurden 2005 die Rahmenempfehlungen von den Kostenträgern überarbeitet (5).

Wissenschaftliche Evidenz

Mit der zunehmenden Anzahl von ambulanten Rehabilitationszentren in Deutschland wurde auch im Vergleich zu der etablierten stationären kardiologischen Rehabilitation der Ruf nach wissenschaftlicher Überprüfung und Evaluation dieser Rehabilitationsform laut. Schon Ende der 1980er Jahre wurde in 2 Metaanalysen von randomisierten Studien zur ambulanten Rehabilitation der Phase II in Nordamerika eine signifikante Senkung der Reinfarktrate (minus 25 %), der kardial bedingten Todesfälle (minus 22 %) und der Gesamtmortalität (minus 20 %) nachgewiesen (13, 14). Alle Risikofaktoren für Herzkreislauferkrankungen konnten erfolgreich reduziert werden, die Lebensqualität wurde von den Patienten als besser beschrieben und die Kosten des Krankheitsfalls wurden in der Summe gesenkt (15, 16).

Erste Erfahrungen über ambulante kardiologische Modellprojekte in Deutschland und in der Schweiz wurden Ende der 1990er Jahre publiziert (6, 7, 11, 20, 22). Besonders hervorzuheben ist hierbei das so genannte **Kölner Modell**. Es konnte nachgewiesen werden, dass die Ergebnisqualität einer ambulanten kardiologischen Rehabilitation nicht schlechter als die einer stationären Rehabilitation ist (18). Dabei wurden auch erstmalig Follow-Up-Untersuchungen durchgeführt, um das Rehabilitationsergebnis ein oder zwei Jahre nach kardiologischer Rehabilitation zu beschreiben (1).

Zur weiteren Evaluierung der ambulanten kardiologischen Rehabilitation wurde an einem größeren Patientenkollektiv das so genannte „Rheinische Modell" durchgeführt. Im Auftrag der DRV Rheinland und der Rheinischen Krankenkassen wurden an Rehabilitationseinrichtungen in Bonn, Duisburg, Essen, Köln, Leichlingen und Waldbröl unter wissenschaftlicher Leitung der Deutschen Sporthochschule Köln 553 Patienten eingeschlossen. Es zeigte sich, dass die bestehenden Risikofaktoren langfristig positiv beeinflusst und der Trainingszustand verbessert werden konnte (3, 2). Besonders hervorzuheben ist, dass 2 Jahre nach Rehabilitation ca. 75% der rehabilitierten Patienten sich noch im Arbeitsprozess befanden. Dies entspricht auch anderen Veröffentlichungen, nach denen knapp 73% (1) bzw. 81% (7) der Patienten ihre Arbeit wieder aufgenommen haben.

Diese positiven Langzeitergebnisse sind womöglich dadurch zu erklären, dass bei einer wohnortnahen Rehabilitation das soziale Umfeld (Partner, Familie), aber auch die betriebsärztlichen Dienste und sozialen Einrichtungen vor Ort besser mit in den Rehabilitationsprozess einbezogen werden können.

Derzeitiger Stand und weitere Entwicklung

Wegen dieser guten Ergebnisse wird in den letzten Jahren seitens der Kostenträger versucht, den Anteil der ambulanten kardiologischen Rehabilitation ständig zu steigern. Aktuell existieren in Deutschland 156 Einrichtungen für kardiologische Rehabilitation (4). Davon werden an 128 Einrichtungen stationäre Rehabilitationen, und an 109 Einrichtungen ambulante Rehabilitationen durchgeführt. Alle stationären Einrichtungen sind von den Kostenträgern angehalten, auch ambulante kardiologische Rehabilitation anzubieten.

Inzwischen existieren 24 Einrichtungen mit alleiniger ambulanter Rehabilitation (4). Diese fungieren in folgenden Organisationsstrukturen:

- Angegliedert an kardiologische Gemeinschaftspraxen, in der Regel als selbstständige wirtschaftliche Einrichtung (z.B. GmbH).
- Ambulante kardiologische Rehabilitationseinrichtungen angegliedert an Versorgungskrankenhäuser in der Regel als selbstständige wirtschaftliche Einrichtung (z.B. GmbH).
- Ambulante kardiologische Rehabilitationszentren als eigenständige ambulante Einrichtung ohne Angliederung an eine kardiologische Praxis oder an ein Krankenhaus.
- Ambulante kardiologische Rehabilitationszentren in bestehenden stationären Rehabilitationskliniken.
- Ambulante Kardiologische Rehabilitation angegliedert an universitäre Einrichtungen.

Im Jahre 2005 wurden von der Deutschen Rentenversicherung Bund für Krankheiten des Herzkreislaufsystems 10210 kardiologische Anschlussheilbehandlungen durchgeführt (12). Dies entsprach einem Anteil von 51% an allen kardiologischen Rehabilitationen. Der Anteil der ambulanten Rehabilitationsmaßnahmen ist nach Angaben der DRV vom Jahre 2004 auf das Jahr 2005 deutlich gestiegen. So nahm der Anteil der ambulant durchgeführten Maßnahmen auf insgesamt 7% in 2005 zu. In Ballungsgebieten betrug der Anteil sogar schon 11% (12).

Ambulante kardiologische Rehabilitation wird zurzeit in Deutschland in unterschiedlichen Organisationsformen angeboten. Dabei wird von den Kostenträgern streng darauf geachtet, dass diese Einrichtungen wirtschaftlich getrennt in eigener Verantwortung geführt werden.

Qualitätssicherung

Die ambulante kardiologische Rehabilitation in Deutschland findet unter strengen Qualitätsrichtlinien statt. Die Rentenversicherungsträger und Krankenkassen fordern für alle Einrichtungen, dass die **Struktur- und Prozessqualitätsnormen der BAR-Empfehlungen** (5) eingehalten werden. Die meisten ambulanten Einrichtungen lassen sich zusätzlich von der Deutschen Gesellschaft für Prävention und Rehabilitation als Fachgesellschaft zertifizieren. Darüber hinaus bestehen Bestrebungen seitens der Kostenträger, auch die Ergebnisqualität zu überprüfen. Im Bereich der stationären Rehabilitation erfolgt dies bereits in Zusammenarbeit mit der Abteilung Qualitätsmanagement und Sozialmedizin (AQMS) der Universität Freiburg (9).

Im Bereich der ambulanten kardiologischen Rehabilitation wurde Ende 2005 ein **Pilotprojekt** durch das AQMS abgeschlossen (10). Ein Arbeitkreis der ambulanten Rehabilitationseinrichtungen in der DGPR hat ein Register zur Qualitätssicherung entwickelt, um in Zukunft die Ergebnisqualität zu überprüfen (8). Das Register erfasst 40 Einzelitems einschließlich der beruflichen Reintegration. Darüber hinaus wird in weiteren 12 Einzelitems die Patientenzufriedenheit abgefragt. Ein Follow-Up für 12 Monate ist vorgesehen. Hier werden weitere 16 Einzelitems erfasst. Das kardiologische Rehabilitationsregister wird in der BNK Service GmbH des Bundesverbandes niedergelassener Kardiologen geführt und ist in das eQM-Portal der BNK-Service GmbH integriert (21). Zukünftig soll auch stationären Rehabilitationseinrichtungen die Möglichkeit eingeräumt werden, an dem Register teilzunehmen.

Literatur

1. Bjarnason-Wehrens B, et al. Ambulante kardiale Rehabilitation der Phase II „Kölner Modell" – einschließlich der Ergebnisse drei Jahre nach Abschluss der Rehabilitation. Herz 1999; 24, Suppl I: 9–23
2. Bjarnason-Wehrens B, et al. Die Effektivität einer ambulanten kardiologischen Rehabilitation der Phase II. Herz 2003; 28: 404–412
3. Bjarnason-Wehrens B, et al. Long-term results of a three-week intensive cardiac out-patient rehabilitation programm in motivated patients with low social status. Clin Res Cardiol 2007; 96: 77–85
4. Bruckenberger E. Herzbericht 2005, Hannover 2006, 225–227
5. Bundesarbeitsgemeinschaft für Rehabilitation (BAR). Rahmenempfehlungen zur ambulanten kardiologischen Reha-

bilitation. Frankfurt am Main, 2005, ISSN: 0933-8462, www.bar-frankfurt.de
6. Gysan D, et al. Primärergebnisse und Langzeitergebnisse eines ambulanten, kardialen Rehabilitationsmodells (Phase II) nach Myokardinfarkt, Dilatationsbehandlung und Herzoperation. Z Kardiol 1997; 86: 691–702
7. Gysan D, et al. Auswirkungen einer vierwöchigen ambulanten kardialen Rehabilitationsmaßnahme (Phase II) auf kardiovaskuläre Risikofaktoren, körperliche Belastbarkeit und berufliche Reintegration bei Patienten nach Myokardinfarkt, Dilatationsbehandlung und Herzoperation. Herz 1999; 24, Suppl I: 44–56
8. Gysan D; Rauch B. Ambulante kardiologische Reha in Deutschland. In: Bruckenberger E. Herzbericht 2005, Hannover 2006,146–148
9. http://skl14b.ukl.uni-freiburg.de/aqms/live/Projekte/lfd-Proj.html
10. http://www.qs-reha.de11_1.pph
11. Karoff M, et al. Flexibilisierung in der kardiologischen Rehabilitation am Beispiel des Königsfelder (Ennepetaler) Modells. Versicherungsmedizin 1997; 49: 14–19
12. Korsukéwitz Ch. Medizinische Rehabilitation kardiologischer AHB-Patienten der Deutschen Rentenversicherung Bund In: Bruckenberger E. Herzbericht 2005, Hannover 2006, 130–140
13. O'Connor, et al. An Overview of Randomized Trials of Rehabilitation With Excercise After Myocardial Infarction. Circulation1989; 80: 234–244
14. Oldridge, et al. Cardiac Rehabilitation After Myocardial Infarction, Combined Experiences of Randomized Clinical Trials. JAMA 1988; 260: 945–950
15. Oldridge, et al. Effects on Quality of Life with Comprehensive Rehabilitation After Acute Myocardial Infarction. Am J Cardiol 1991; 67: 1084–1089
16. Oldridge, et al. Economic Evaluation of Cardiac Rehabilitation Soon After Acute Myocardial Infarction. Am J Cardiol 1993; 72: 154–161
17. Rost, R. Ambulante versus stationäre Rehabilitation nach stattgehabten Myokardinfarkt – pro ambulante Rehabilitation. Z Kardiol 1992; 87, Suppl I: 222–224
18. Rost R, et al. Ambulante kardiale Rehabilitation der Phase II in Deutschland. MMW 1997; 139: 419–424
19. Rost R, et al. Der Bedarf an ambulanter kardiologischer Anschlußrehabilitation in einem großstädtischen Ballungsgebiet.Ergebnisse des Kölner Modells der ambulanten kardiologischen Rehabilitation – Phase II. Z Kardiol 1999; 88: 34–43
20. Saner H, et al. Erste Erfahrungen mit einem komprensiven ambulanten Rehabilitationsprogramm für Herzpatienten. Herz 1999; 24, Suppl I: 80–88
21. Stiefelhagen P. Neue Projekte für die integrierte Versorgung. Herz 2006; 31: 717–718
22. Wendt T. Ambulante Phase II Rehabilitation Herzkranker an einem im Ballungsraum Rhein-Main gelegenen Akut-Krankenhaus: Das Frankfurter Modell. Herz 1999; 24, Suppl I: 57–62

14.1.2 Stationäre Rehabilitation

K. Held, M. Karoff

Das Wichtigste in Kürze

In Deutschland überwiegt die stationäre Form der kardiologischen Rehabilitation. Neben der generellen Verfügbarkeit spielen für die Wahl der Rehabilitationsform individuelle Faktoren wie Einschränkungen in der Mobilität, Multimorbidität, Stadium der Rekonvaleszenz, häusliche Versorgung, häusliche Belastungen, psychische Situation und nicht zuletzt der Patientenwunsch eine Rolle. Um die Erfolge der stationären wie auch der ambulanten Rehabilitation zu erhalten, bedarf es einer qualifizierten Nachsorge sowie einer guten Zusammenarbeit mit den nachsorgenden Versorgungsstrukturen.

Einleitung – Zahlen und Fakten

Nach den derzeit aktuellsten Daten des Statistischen Bundesamts befanden sich im Jahr 2004 von den 1 294 Vorsorge- oder Rehabilitationseinrichtungen die Mehrzahl (56,6%, und sogar 66,8% der Betten) in privater Trägerschaft, obwohl der Abbau in den vorhergehenden Jahren diesen Träger mit 77% besonders betroffen hatte. Freigemeinnützige Träger unterhielten 25,3% (16,1% der Betten) und öffentliche Träger 18,1% der Einrichtungen (17,1% der Betten).

Von den 1.294 Einrichtungen entfielen auf die Kardiologie 112 Abteilungen mit 10 483 Betten, in denen 127 501 vollstationäre Fälle bei einem Nutzungsgrad von 71,1% mit einer Verweildauer von 21,4 Tagen versorgt wurden. Nur etwa ein Drittel der Zugänge (34,7%) erfolgte durch direkte Verlegung aus Krankenhäusern (21).

Von ihren Anfängen bis vor einigen Jahren fand die kardiologische Rehabilitation in Deutschland ausschließlich in Kliniken, d.h. stationär statt (Kapitel 3). Auch die ambulante Form (Kapitel 14.1.1), die in den letzten Jahren besonders in Ballungsgebieten zunimmt, wird von den meisten Kliniken angeboten, aber bisher nur wenig genutzt: zwei Drittel der Kliniken berichteten in der letzten DGPR-internen Klinikumfrage einen Nutzungsgrad unter 50%.

Im Ausland überwiegt dagegen die ambulante Rehabilitation, die sich aber über einen längeren Zeitraum erstreckt (22, 23). Neben der ambulanten wird aber auch die stationäre Behandlungsform z.B. in Österreich, der Schweiz, in Frankreich, in Italien, in Skandinavien oder in einigen Ländern Osteuropas mit guten Erfolgen eingesetzt (8, 9, 12, 20). In den USA haben sich in der Zeit von 1981 bis 1994 die stationäre und die ambulante Rehabilitation in den letzten Jahren gleichermaßen entwickelt (3).

Sowohl diese internationalen Unterschiede in den Rehabilitationsformen als auch die Verschiedenheit der sozialen Absicherungssysteme lassen einen Vergleich der Rehabilitationsergebnisse nur sehr eingeschränkt zu.

Stationäre oder ambulante Rehabilitation?

In der stationären Rehabilitation wurden die gesamte „Philosophie" ganzheitlicher kardiologischer Rehabilitation, die Standards der Struktur- und Prozessqualität (4–7) ebenso wie ihre Kontrolle, ihre innerbetriebliche Organisation (wie das interdisziplinäre Team), ihre Verstetigung durch intensive Nachsorge (10, 15, 17) sowie ihre berufs- und gesundheitspolitische Außenvertretung entwickelt. Dies erfolgte durch die Rentenversicherung (19), insbesondere die damalige BfA und insbesondere auch die zahlreichen Grundsatzpapiere der Fachgesellschaft DGPR, deren Jahrestagungen vielfach programmatisch ausgerichtet waren (z.B. 18, Kapitel 3).

Die Prägung der kardiologischen Reha durch ihre ursprüngliche stationäre Form wurde nahezu unverändert auf die junge ambulante Variante übertragen – ohne die Besonderheiten und potenziellen Chancen des ambulanten Settings zu nutzen. Auch dies trug zu einem initialen Konkurrenzgefühl zwischen beiden Formen und ihren Vertretern bei, das durch geduldige Annäherung in der Fachgesellschaft DGPR langsam abgebaut werden konnte.

Die **Differenzialindikation** für das jeweilige Setting sollte sich v.a. nach folgenden Gesichtspunkten richten:

- medizinischen Gesichtspunkten,
- psychosozialen Gesichtspunkten,
- dem Wunsch des Patienten sowie
- der Verfügbarkeit von geeigneten Einrichtungen.

Diese Aspekte werden durch die Rahmenrichtlinien der BAR (2) konkretisiert. Danach ist eine stationäre Rehabilitation in der Regel **indiziert**, wenn

- Art oder Ausmaß der Schädigungen oder Beeinträchtigungen der Aktivitäten durch ambulante Reha nicht ausreichend behandelt werden können,
- eine stark ausgeprägte Multimorbidität besteht,
- eine mangelnde psychische Belastbarkeit vorliegt und/oder
- die Notwendigkeit pflegerischer Betreuung und ständiger ärztlicher Überwachung und die Notwendigkeit einer zeitweisen Entlastung und Distanzierung vom häuslichen Umfeld besteht.

Für eine **ambulante Rehabilitation gelten als weitere Voraussetzungen**:

- Erforderliche Mobilität und physische und psychische Belastbarkeit sind gegeben.
- Die ambulante Einrichtung muss in zumutbarer Fahrzeit erreichbar sein.
- Der Rehabilitand muss über eine durchgängige Kooperationsfähigkeit und -bereitschaft, Handlungs- und Lernfähigkeit sowie über eine ausreichende Compliance und Motivation verfügen.
- Die häusliche Versorgung sowie die sonstige medizinische Versorgung müssen sichergestellt sein (2).

Folgende Faktoren sprechen eher für eine **stationäre Rehabilitation**:

Zunehmendes Alter: Der allgemeinen demografischen Entwicklung folgend liegen inzwischen die Häufigkeitsgipfel für die stationäre Morbidität kardiologischer Patienten beim oder jenseits des 75. Lebensjahrs. Im Jahre 2005 entfielen insgesamt 74,6 % aller Herzoperationen auf Patienten, die älter als 60 Jahre waren, 42,9 % auf Patienten über 70 Jahre. Entsprechend liegt der Häufigkeitsgipfel stationärer Reha-Morbidität für Männer bei 70–75 Jahren, für Frauen bei 75–80 Jahren (1). Retrospektive Analysen in 3 multizentrischen Rehabilitationsstudien zeigten, dass etwa die Hälfte der kardiologischen Rehabilitanden älter als 60–65 Jahre alt ist, bei den Frauen mit einem Anteil an der Gesamtzahl von 31 % überwiegen die Älteren mit 60–70 % (11).

Multimorbidität: Die stationäre Behandlung erlaubt ein umfangreicheres Leistungsspektrum, das auch die Mitbehandlung der häufigen Begleiterkrankungen und die Notfallbehandlung ermöglicht, die besonders bei früher Verlegung in den ersten Tagen häufig erforderlich wird (24).

> ! Verkürzte Verweildauer in der Akutklinik (DRG) mit direkter Verlegung, zumindest aber verkürzter Interimszeit (10) führen dazu, dass die Patienten früher und „kränker" in die AHB gelangen, wie 2005 in einer internen Klinikumfrage der DGPR 90 % der Einrichtungen bestätigten, die zugleich in 76 % eine Zunahme an Komplikationen beobachteten.

Nach bisherigen Studien neigen jüngere und mobilere Patienten, noch Berufstätige, Selbstständige und Angehörige höherer Sozialschichten eher zur ambulanten/teilstationären Form, während Frauen, Ältere und subjektiv Kränkere eher die stationäre Rehabilitation bevorzugen (13,14).

Bedeutung und Bedingungen für die stationäre Rehabilitation

Die positiven Effekte auf die Sekundärprävention der koronaren Herzkrankheit durch therapeutische Maßnahmen in der kardiologischen Rehabilitation wurden in verschiedenen multizentrischen Beobachtungsstudien und in Registern aus der stationären Reha beschrieben (15, Kapitel 16.3). Auch die sozialmedizinischen Ergebnisse der (ehemaligen) BfA beim Erhalt der Erwerbsfähigkeit und Vermeidung von Frühberentung, die bei Männern in 70 %, bei Frauen in 64 % erzielt wurden (16), beruhen vornehmlich auf Daten aus der stationären Rehabilitation.

Die ohne wissenschaftliche Evidenz auf 3 Wochen begrenzte Rehabilitation bedarf, besonders in ihrer stationären Form, ergänzender Maßnahmen und Strukturen, um die Initialerfolge und -motivationen zu verstetigen. Dazu zählen flexible Nutzung vorhandener Strukturen (z.B. stationäre Einleitung, ambulante Fortsetzung der Reha), eine intensivierte Nachsorge (Kapitel 14.3) und die bessere Vernetzung mit den anderen

Sektoren der medizinischen Versorgung, wie in Disease-Management-Programmen (Kapitel 14.3.2) und Integrierten Versorgungsprogrammen (Kapitel 14.3.3).

Literatur

1. Bruckenberger E: Medizinische Rehabilitation von Herz-Kreislauferkrankungen – 2005/2004. Herzbericht 2005, Hannover 2006, 127–129
2. Bundesarbeitsgemeinschaft für Rehabilitation(BAR): Rahmenempfehlungen zur ambulanten kardiologischen Rehabilitation (vom 8.September 2005); www.bar-frankfurt.de
3. Dejong G, Sutton JP Rehab 2000: The Evolution of Medical Rehabilitation in American Healthcare. In: Landrum PK, Schmidz ND, McLean Jr A (eds). Outcome oriented Rehabilitation. Gaithersburg, Maryland: An Aspen publication, 1995
4. Deutsche Gesellschaft für Prävention und Rehabilitation von Herz-Kreislauferkrankungen e.V. Empfehlungen zu Standards der Prozessqualität in der kardiologischen Rehabilitation (Teil 1). Herz Kreislauf 2000; 32: 141–5
5. Deutsche Gesellschaft für Prävention und Rehabilitation von Herz-Kreislauferkrankungen e.V. Empfehlungen zu Standards der Prozessqualität in der kardiologischen Rehabilitation (Teil 2). Herz Kreislauf 2000; 32: 294–7
6. Deutsche Gesellschaft für Prävention und Rehabilitation von Herz-Kreislauferkrankungen e.V. Empfehlungen zu Standards der Prozessqualität in der kardiologischen Rehabilitation (Teil 3). Herz Kreislauf 2000; 32: 378–80
7. Deutsche Gesellschaft für Prävention und Rehabilitation von Herz-Kreislauferkrankungen e.V. Empfehlungen zu Standards der Prozessqualität in der kardiologischen Rehabilitation (Teil 4). Z Kardiol 2002; 91: 99–102
8. Goepfert PC, Maureira JJ, Courtalon T, Gilgenkrantz JM. Rehabilitation centers: for whom? Why and how long? Arch Mal Coeur Vaiss 1992; 85(11): 1677–1682
9. Grande G, Badura B. Die Rehabilitation der KHK aus gesundheitssystemanalytischer Perspektive. Frankfurt (Main) VAS 2001
10. Held K. Kardiologische Rehabilitation (Reha) in Deutschland. Aktuelle Probleme der kardiologischen Rehabilitation. In: Bruckenberger E:. Herzbericht 2005, Hannover 2006, 141–145
11. Held K, Ritter P. Altersstruktur in der kardiologischen Rehabilitation. Herzmedizin 2003; 20(3): 160–163
12. Hofmann-Bang C, Lisspers J, Nordlander R, Nygren A, Sundind Ö, Öhman A, Ryden L. Two-year results of a controlled study of residential rehabilitation for patients treated with percutaneous transluminal coronary angioplasty. European Heart Journal 1999; 20: 1465–1474
13. Karoff M. Ambulante/teilstationäre Rehabilitationsverfahren im „Ennepetaler Modell". Herz 1998; 23: 533–535
14. Karoff M, Müller-Fahrnow W, Kittel J, Vettero HO, Gülker H, Spyra C. Teilstationäre kardiologische rehabilitation-Akzeptanz und Bedingungskonfiguration für die Settingentscheidung. Rehabilitation 2002; 41: 167–174
15. Karoff M, Held K, Bjarnason-Wehrens B. Cardiac rehabilitation in Germany. Eur J Cardiovasc Prev Rehabil 2007; 14(1): 18–27
16. Korsukewitz C. Medizinische Rehabilitation kardiologischer AHB-Patienten der Deutschen Rentenversicherung Bund. In: Bruckenberger E. Herzbericht 2005, Hannover 2006, 130–140
17. Mittag O, China C, Hoberg E, et al. Outcomes of cardiac rehabilitation with versus without a follow-up intervention rendered by telephone (Luebeck follow-up trial): overall and gender-specific effects. Int J Rehab Res 2006; 29: 295–302
18. Rauch B, Held K (Hrsg.). Der schwerkranke und multimorbide Herzpatient. Eine Herausforderung für die kardiologische Rehabilitation. Darmstadt: Steinkopff Verlag 2001
19. Rehabilitation bei Krankheiten des Kreislaufsystems. In:Reha-Kommission zur Weiterentwicklung der Rehabilitation in der gesetzlichen Rentenversicherung, Abschlussberichte III, Teilband 1, 241–347. Verband deutscher Rentenversicherungsträger (VDR) 1991
20. Saner H. Ambulante Kardiale Rehabilitation in der Schweiz. Sportmedizin 2002; 53(5): 130–134
21. Statistisches Bundesamt: www.destatis.de/themen/d7thm-gesundheit.php
22. Wenger NK, Froelicher ES, Ades PA, et al. Cardiac Rehabilitation. Clinical Guideline Number 17, 1995; www.ngc.gov, Zugriff am 10.4.2004
23. Wenger NK, et al. Cardiac rehabilitation, Clinical Guideline No. 17. Rockville: U.S. Department of Health and Human Services 1995
24. Wolfram D, Held K, Karoff M, Theisen F. Notfallsituationen in der kardiologischen stationären Anschlußheilbehandlung – eine prospektive multizentrische Studie. Herzmedizin 2004; 21: 37–41

14.1.3 Zukunftsmodelle

M. Halle, B. Rauch

Das Wichtigste in Kürze

Um der zentralen sozialmedizinischen Aufgabe der Wiederherstellung und Aufrechterhaltung der Teilhabe der Patienten auch künftig gerecht zu werden, ist eine konsequente Weiterentwicklung der kardiologischen Rehabilitation in Deutschland unumgänglich. Dies betrifft Strukturen und Prozesse ebenso wie Inhalte, Qualitätssicherung und wissenschaftliche Begleitung der Rehabilitation.

Aufgabenfelder

Die Zukunft der kardiologischen Rehabilitation in Deutschland wird einen kontinuierlichen Wandel mit sich bringen, um die rehabilitationsbedürftigen Patienten besser zu erreichen und den gesetzlichen Auftrag der **Sicherung der Teilhabe** nachweislich und nachhaltig zu erfüllen. Die zeitnahe und stabile berufliche Wiedereingliederung ist somit auch künftig die zentrale sozialmedizinische Aufgabe der Rehabilitation, da aus gesellschaftlich-ökonomischen Gründen, aber auch im individuellen Patienteninteresse die vorzeitige Berentung immer seltener eine Option sein kann. Das heißt, chronische Erkrankung und Beruf müssen in Einklang gebracht werden.

Zur Erfüllung dieser Aufgabe bleibt die konsequente und nachhaltige Implementierung der Maßnahmen zur **Sekundärprävention** als grundlegende medizinische Aufgabe der kardiologischen Rehabilitation von entscheidender Bedeutung, Darüber hinaus wird die kardiologische Rehabilitation in besonderem Maße für die **schwerkranken und multimorbiden Patienten** sowie für die **Patienten mit hohem Risiko** zuständig sein müssen – Patienten also, bei denen die Teilhabe stark gefährdet oder bereits deutlich eingeschränkt ist.

Medizinische Inhalte

Vor dem oben skizzierten Hintergrund hat sich die kardiologische Rehabilitation einschließlich der ambulanten Herzgruppen auch inhaltlich vermehrt auf die Multimorbidität der Patienten einzustellen und in Kooperation mit Ärzte- und Versorgungsnetzen die Therapie der Begleiterkrankungen (z.B. Diabetes mellitus, COPD, Niereninsuffizienz) effektiv mitzugestalten. Die inhaltliche Ausgestaltung des vorliegenden Lehrbuchs versucht diesem Anspruch gerecht zu werden. Auch die sozial- und arbeitsmedizinischen Gesichtspunkte werden eine noch größere Rolle spielen müssen.

Integration der Rehabilitation in die langfristige Gesundheitsversorgung (Kapitel 14.3.3)

Um den Patienten mit Herzkreislauferkrankungen ihre verbliebene Gesundheit und eine angemessene gesellschaftliche Teilhabe zu gewährleisten und zu bewahren, muss die kardiologische Rehabilitation fester Bestandteil eines **langfristigen Gesundheitsmanagements** (unter Einbeziehung der Angehörigen und des sozialen Umfelds) werden.

Die Integration der kardiologischen Rehabilitation in die **„Disease Management Programme"** ist hierbei ein erster Schritt. Darüber hinaus wird sich die kardiologische Rehabilitation zunehmend in die ambulanten Versorgungsformen integrieren und an lokalen Versorgungsnetzen in Kooperation mit Hausärzten und niedergelassenen Fachärzten beteiligen müssen. Dies kann im Rahmen von Modellen zur **integrierten Versorgung** erfolgen, ist davon jedoch nicht abhängig. Auch könnten sich die Rehabilitationseinrichtungen an **medizinischen Versorgungszentren** beteiligen. Insbesondere in Ballungsgebieten erscheint hier die wohnortnahe Rehabilitation (gleich, ob ambulant oder stationär) von Vorteil zu sein. Dies gilt insbesondere auch deshalb, weil wohnortnahe Rehabilitationseinrichtungen die überfällige Form einer berufsbegleitenden Rehabilitation erst ermöglichen.

> ! Die Etablierung der **berufsbegleitenden Rehabilitation** in Kooperation mit den betriebsärztlichen Diensten ist eine zwingende Zukunftsentwicklung, die nun erfolgsorientiert und zeitnah zu errichten die gesellschaftliche Aufgabe ist.

Auf der anderen Seite ist es sinnvoll anzustreben, dass sich auch periphere Rehabilitationseinrichtungen öffnen und in Kooperation mit Ärzten und medizinischen Einrichtungen der Umgebung Versorgungszentren für ihre (ländliche) Region bilden. Solche Bestrebungen sind bereits im Gange, und somit haben auch **peripher gelegene Rehabilitationszentren** ihren Platz in der Zukunft, sofern sie sich der Integration in die allgemeine Gesundheitsversorgung nicht verschließen.

Rehabilitationsprozesse und zeitlicher Ablauf

Im Rahmen der integrierten und langfristig effektiven Rehabilitation von Patienten mit Herzkreislauferkrankungen ist auch über den zeitlichen Ablauf der Rehabilitationsmaßnahme nachzudenken. Allein das Modell der berufsbegleitenden Rehabilitation nötigt zu einem Umdenken, erscheint es hier doch naheliegend, die Rehabilitationsmaßnahme auf einen längeren Zeitraum zu strecken. Zeitlich gestreckte und im Ablauf weniger kompakte Rehabilitationsangebote können grundsätzlich eine attraktive Alternative zum gegenwärtigen Angebot einer ganztägigen und über 3–4 Wochen begrenzten Rehabilitation darstellen. Die wissenschaftliche Basis ist hierfür seit langem gegeben.

Ambulante Herzgruppen (Kapitel 14.3.1)

Auch die ambulanten Herzgruppen müssen in der aktuell angebotenen Form hinterfragt werden. So sinnvoll das Trainingsangebot der ambulanten Herzgruppen zur Verstetigung des Rehabilitationserfolgs ist, so begrenzt wird es von den Patienten in Anspruch genommen. Es erscheint deshalb angezeigt, über neue Formen der Verstetigung von Lebensstiländerungen nachzudenken. Auch hier könnten unbürokratische „Disease Management Modelle" unterstützend wirken. Für bestimmte Patientengruppen könnte auch ein überwachtes und kontrolliertes Heimtraining (ggf. auch unter Einsatz der Telemedizin) eine sinnvolle Alternative zur ambulanten Herzgruppe sein.

> ! Auf jeden Fall erscheint es zwingend, dass sich die ambulanten Herzgruppen über ein reines Trainingsangebot hinaus entwickeln und zunehmend auch Maßnahmen zur Unterstützung aller notwendigen Lebensstiländerungen (Tabakabstinenz, gesunde Ernährung, „Stress"-Ausgleich) integrieren.

Qualitätssicherung und wissenschaftliche Begleitung (Kapitel 15)

Die Qualitätssicherung in der kardiologischen Rehabilitation wird sich künftig wesentlich auf die Ergebnisqualität stützen, wobei neben den kurzfristigen Rehabilitationseffekten auch Kriterien der Nachhaltigkeit einzubeziehen sind. Eine sinnvolle und überprüfbare Messung der Ergebnisqualität erfordert jedoch eine vermehrte Flexibilität in Bezug auf die so genannte „Struktur- und Prozessqualität", denn Strukturen und Prozesse haben sich primär an der am höchsten erreichbaren **Ergebnisqualität** auszurichten. Auf diese Weise erhält der Wettbewerb zugunsten der besseren Versorgung des Patienten eine Chance.

Die Messung der Ergebnisqualität ist auch die entscheidende Grundlage für die kardiologische Rehabilitationswissenschaft der Zukunft. Die routinemäßige Erfassung der Ergebnisqualität ermöglicht die Etablierung einer fundierten Versorgungsforschung in der Rehabilitation. Darüber hinaus muss es Standard werden, dass sich die Rehabilitationsforschung in Deutschland dem internationalen Standard der prospektiven, kontrollierten und randomisierten Studie stellt.

14.2 Modelle zur beruflichen Wiedereingliederung

14.2.1 Stufenweise Wiedereingliederung

J. Kittel, M. Karoff

Das Wichtigste in Kürze

Die stufenweise Wiedereingliederung (SWE) soll arbeitsunfähigen Beschäftigen ermöglichen, sich schrittweise an die volle Arbeitsbelastung zu gewöhnen. Ein solcher Stufenplan wird gemeinsam mit dem Patienten und dem Arbeitgeber individuell und flexibel gestaltet. Bei jedem als arbeitsunfähig aus der kardiologischen Rehabilitation entlassenen Patienten ist zu prüfen, ob eine SWE indiziert ist.

Einleitung

Eine häufig angewandte Maßnahme zur Förderung der beruflichen Wiedereingliederung ist die stufenweise Wiedereingliederung (SWE). Sie dient dazu, arbeitsunfähige Beschäftigte nach länger andauernder schwerer Krankheit schrittweise an die volle Arbeitsbelastung am bisherigen Arbeitsplatz heranzuführen und so den Übergang zur vollen Berufstätigkeit zu erreichen (1).

Hierzu wird in Absprache mit dem Patienten, dem Arbeitgeber und dem behandelnden Arzt ein individuell zugeschnittener Wiedereingliederungsplan erstellt, in dem eine stufenweise Steigerung von Arbeitszeit und Arbeitsbelastung angestrebt wird. In Abhängigkeit vom erreichten Leistungsniveau des Patienten und von den arbeitsorganisatorischen Bedingungen sollte der Stufenplan flexibel gestaltet und gehandhabt werden.

Eine SWE wird häufig schon während der kardiologischen Rehabilitation von der Rehabilitationseinrichtung eingeleitet. Aber nicht nur die Rehabilitationsklinik kann eine SWE einleiten. Auch der Rehabilitand selbst, der behandelnde Arzt oder Betriebsarzt, die Krankenkasse oder der Arbeitgeber können initiativ werden. Auch der MDK (Medizinischer Dienst der Krankenkassen) und die Arbeitnehmervertretungen können eine SWE anregen. Für eine erfolgreiche SWE sind die Zustimmung und die aktive Mitarbeit des arbeitsunfähigen Patienten unabdingbar.

Ein therapeutischer Effekt ist nur zu erwarten, wenn der Rehabilitand sich in eigener Verantwortung für diese Maßnahme entscheiden kann und während der Zeit der Wiedereingliederung bei der schrittweisen Erhöhung der Arbeitsbelastung mitbestimmen kann.

Zielgruppe

Vor allem Patienten, die wegen schwerer Krankheiten lange Arbeitsunfähigkeitszeiten hatten, können von einer SWE profitieren. Alle schwereren bzw. chronischen Erkrankungen können eine Indikation für die SWE darstellen; dabei sind außer einer ausreichenden Belastbarkeit keine weiteren medizinischen Einschluss- oder Ausschlusskriterien zu beachten. Als **Ziele** einer SWE werden genannt:

- Vorbeugung erneuter Arbeitsunfähigkeit,
- Vermeidung von Überforderung,
- Abbau von Ängsten,
- Gewöhnung an die Belastungen des Berufsalltags,
- vorübergehender Schutz vor Leistungsdruck,
- Erkennen der eigenen Belastungsgrenzen und schließlich
- die volle Eingliederung nach dem Wiedereingliederungsplan (3).

Auch den Arbeitgebern kommt die SWE entgegen, da sie ohne Risiko eingearbeitete Fachkräfte wieder in den Betrieb eingliedern können, ohne eine Überlastung und weitere Arbeitsunfähigkeit auszulösen. Da Übergangs- oder Krankengeld bezogen wird, fallen in der Zeit für den Betrieb keine Lohnkosten an.

Man geht davon aus, dass durch die SWE die endgültige Arbeitsfähigkeit früher wiedererlangt wird und der dauerhafte Einsatz am Arbeitsplatz besser gelingt.

Der Ablauf einer SWE im Rahmen der kardiologischer Rehabilitation

Ist eine stufenweise Wiedereingliederung zur beruflichen Reintegration erforderlich, so sind von der Rehabilitationseinrichtung folgende Fragen mit dem Versicherten bzw. dem Arbeitgeber zu klären:

- Besteht ein Arbeitsverhältnis?
- Kommt der Patient unter Berücksichtigung seines aktuellen und voraussichtlichen Leistungsvermögens für eine stufenweise Wiedereingliederung in Frage?
- Ist der Patient an einer stufenweisen Wiedereingliederung interessiert?
- Ist der Arbeitgeber grundsätzlich mit einer stufenweisen Wiedereingliederung einverstanden?
- Kann mit der stufenweisen Wiedereingliederung innerhalb von 14 Tagen nach Beendigung der medizinischen Rehabilitation begonnen werden?

Was sollte die Rehabilitationseinrichtung tun?

Kommt nach den o.g. Einschlusskriterien und den Zielen eine SWE im Anschluss an eine kardiologische Rehabilitation in Frage, so sollte der Patient während der Rehabilitation umfassend informiert werden. Sowohl Ärzte als auch Sozialarbeiter und Psychologen sollten dazu beitragen, dass der Patient zu einer SWE motiviert werden kann. Vor- und Nachteile sollten offen kommuniziert werden, denn die Durchführung einer SWE basiert auf einem vertrauensvollen Zusammenwirken aller Beteiligten.

Stimmt der Rehabilitand der SWE zu, koordiniert in der Regel der Soziale Dienst der Rehabilitationseinrichtung das Verfahren. Er nimmt nach Rücksprache mit dem Patienten und dem Arzt der Rehabilitationseinrichtung Kontakt mit dem Arbeitgeber auf und bespricht den Wiedereingliederungsplan. Stimmen alle Beteiligten der SWE zu, so kann der Rehabilitand bereits unmittelbar nach dem stationären Aufenthalt mit der SWE beginnen. Der Rehabilitand, der Rentenversicherungsträger, die Krankenkasse und der Hausarzt werden von der Rehabilitationseinrichtung über die Einleitung der SWE schriftlich informiert.

Der Wiedereingliederungsplan

Der Wiedereingliederungsplan umfasst in der Regel einen Zeitraum zwischen 6 Wochen und 6 Monaten. Er wird individuell auf den erkrankten Arbeitnehmer und die Arbeitssituation zugeschnitten und berücksichtigt auch Rahmenbedingungen, z.B. weite Anfahrtswege des Rehabilitanden. Mit dem behandelnden Arzt oder Betriebsarzt werden alle Schritte der SWE abgesprochen, denn dieser wird durch regelmäßige Kontrollen den Gesundheitszustand und die Belastbarkeit des Arbeitsunfähigen überwachen.

Der Arbeitgeber ist von Anfang an maßgeblich an der individuellen Planung des SWE beteiligt und kann beispielsweise Arbeitsbereiche, in denen schwere Lasten gehoben werden müssen, ausklammern oder vermehrte Kollegenhilfe einplanen. Sowohl der erkrankte Arbeitnehmer als auch der Arbeitgeber können die SWE ohne Angabe von Gründen ablehnen. Erst mit der schriftlichen Zustimmung zum Wiedereingliederungsplan verpflichten sich beide Seiten, einen SWE durchzuführen.

Die SWE dient der Leistungserprobung am Arbeitsplatz und dem Training der Leistungsfähigkeit und muss deshalb so **flexibel und individuell geplant** sein, dass stets Veränderungen durch den begleitenden Arzt angeregt werden können. So kann beispielsweise eine Erhöhung der täglichen Arbeitszeit von 2 auf 4 h um ein oder zwei Wochen hinausgeschoben werden, falls die körperliche Leistungsfähigkeit sich langsamer als erwartet aufbaut, und es können Belastungen, wie der Einsatz an bestimmten Maschinen, auch wieder zurückgenommen werden, falls dies ratsam ist.

Versicherungsstatus des Erkrankten

Der arbeitsunfähige Rehabilitand hat während einer stufenweisen Wiedereingliederung grundsätzlich Anspruch auf Entgeltersatzleistungen. Früher war die SWE nur im SGB V verankert, und die gesetzlichen Krankenkassen mussten während der Maßnahme Krankengeld entrichten. Mit dem Gesetz zur Rehabilitation und Teilhabe behinderter Menschen ist zur Neuregelung der SWE der § 51 Abs. 5 SGB IX ab dem 1.5.2004 in Kraft getreten. Hiernach ist die SWE ein Bestandteil der Rehabilitation und das Übergangsgeld daher von dem Rentenversicherungsträger weiterzuzahlen, wenn im unmittelbaren Anschluss an die medizinische Rehabilitation eine SWE erforderlich ist.

Der Rehabilitand ist also auch während der SWE arbeitsunfähig, ihm stehen Krankengeld, Verletztengeld oder Übergangsgeld zu, und es entstehen ihm keine versicherungsrechtlichen Nachteile im Hinblick auf die Rente oder das Arbeitslosengeld. Erzielt er durch seine Arbeit während der SWE ein Arbeitsentgelt, so wird dieses auf das Krankengeld angerechnet. Während der SWE gilt der volle Unfallversicherungsschutz.

Evidenz

Die SWE ist ein seit fast 40 Jahren regelmäßiges praktiziertes Verfahren, zu dem es in der Kardiologie positive Erfahrungsberichte gibt (2). Kontrollierte Studien über die Wirksamkeit der SWE sind bisher nicht publiziert.

Zusammenfassung

Den arbeitsunfähigen Rehabilitanden bietet die SWE die Möglichkeit, unter abgesicherten Rahmenbedingungen ihre Belastbarkeit zu erproben, die Angst vor Rückfällen durch Überforderung abzubauen und ihre berufliche Selbstsicherheit wiederzugewinnen. Sie können ihren Interessen an der Wiederaufnahme der Arbeit Ausdruck verleihen und langfristig eine evtl. Kündigung vermeiden. Die Versicherungsträger überzeugt die Möglichkeit, mit der SWE eine vorzeitige Berentung und die daraus entstehenden sozialen, psychischen und familiären Probleme zu vermeiden.

! In der kardiologischen Rehabilitation sollte bei jedem arbeitsunfähig entlassenen Patienten überprüft werden, ob eine SWE indiziert ist.

Literatur

1. Bundesarbeitsgemeinschaft für Rehabilitation. Arbeitshilfe für die stufenweise Wiedereingliederung in den Arbeitsprozess. Frankfurt/Am Rhein: BAR 2004.
2. Karoff M, Gödecker N. Stufenweise Wiedereingliederung: eine Möglichkeit, die Reintegration in das Berufsleben nach langer Krankheit zu fördern. Herz/Kreislauf 1991; 23: 215–217
3. Mühlum A, Gödecker-Geenen N. Soziale Arbeit in der Rehabilitation. München: Reinhardt Verlag 2003

14.2.2 Berufsbegleitende Nachsorge

J. Kittel, M. Karoff

Das Wichtigste in Kürze

Zur Förderung der beruflichen Reintegration und zur Stabilisierung der während der Rehabilitation erreichten gesundheitlichen Fortschritte stellt die Deutsche Rentenversicherung Nachsorgeprogramme zur Verfügung, die ambulant und berufsbegleitend durchgeführt werden.

Einleitung

Eine weitere etablierte Möglichkeit, die berufliche Reintegration nach einem kardialen Ereignis zu fördern, sind Nachsorgeprogramme, die im Anschluss an die Rehabilitation berufsbegleitend durchgeführt werden. Eines der ersten Nachsorgemodelle in der kardiologischen Rehabilitation ist das in der Klinik Königsfeld der DRV Westfalen entwickelte **Therapiekonzept „Intensivierte Nachsorge" (INA)**. Im Anschluss an die medizinische Rehabilitation haben Patienten, die arbeitsunfähig entlassen werden und bei denen eine theoretische Chance der beruflichen Reintegration besteht, die Möglichkeit, an 2 Tagen in der Woche in der Klinik rehabilitative Leistungen in Anspruch zu nehmen. Das interdisziplinäre Therapieprogramm erstreckt sich über maximal 3 Monate an den Therapietagen von 9.00 Uhr bis 13.30 Uhr.

Die DRV Bund hat ein ähnliches Verfahren der **intensivierten Reha-Nachsorge (IRENA)** entwickelt. Dieses Programm kann berufsbegleitend durchgeführt werden (3). Wenn möglich, sollte während der Teilnahme an der berufsbegleitenden Nachsorge mit der beruflichen Tätigkeit begonnen werden, denn durch die Kombination von Wiederaufnahme der beruflichen Tätigkeit mit rehabilitativen Angeboten kann die Alltags- und Arbeitswirklichkeit des Patienten realitätsnah berücksichtigt werden. So lassen sich alltagstaugliche Bewältigungsfertigkeiten und Veränderungen im Verhalten erarbeiten und trainieren. Eine solche Alltags- und Zielorientierung wird am besten geleistet, wenn Patienten während des Prozesses der Auseinandersetzung mit Alltagserfordernissen rehabilitativ unterstützt werden.

Insofern bietet die stufenweise Belastungserprobung mit begleitender Rehabilitation den Idealfall einer alltagspraktisch und zielorientiert erwerbsbezogenen durchgeführten Rehabilitation.

Beispiel

Georg S. arbeitet als Konstrukteur in einem mittelständischen Unternehmen. Dort hat er eine sitzende Tätigkeit am PC, aber auch handwerklich eine mittelschwere Tätigkeit zu verrichten. Zu seinem Arbeitsplatz hat er eine Anfahrt von 90 km. Mit 59 Jahren kommt es zu Kammerflimmern, worauf er defibrilliert wird. Im Krankenhaus wird eine koronare Zweigefäßerkrankung diagnostiziert, die mit PTCA und Stentimplantation behandelt wird. Bei beiden Stentsetzungen bekommt Herr S. wieder Kammerflimmern, einhergehend mit Todesangst aufgrund seiner vorherigen Erfahrung. In Folge erlebt er immer wieder Panikattacken mit Hyperventilation.

Zur AHB kommt Herr S. unter Medikation von Remergil. In der AHB erhält er neben den sporttherapeutischen Anwendungen aufgrund seiner Ängste auch psychologische Einzelgespräche und erlernt das autogene Training, was während der Rehabilitation zu einer Angstreduktion führt. Wegen seiner noch bestehenden Angst, es könne während der langen Autofahrt zum Arbeitsplatz zu erneuten Panikattacken kommen, nimmt Herr S. im Anschluss an die AHB für 4 Wochen an der intensivierten Nachsorge (INA) teil. Herr S. lernt während der berufsbegleitenden Nachsorge Selbstsicherheit auch im Alltag aufzubauen und seine Angst zu bewältigen. Er kann schließlich das Remergil absetzen und wieder angstfrei Auto fahren und arbeiten.

Ziele und Zielgruppe

Das Ziel der berufsbegleitenden Nachsorge besteht in der **Stabilisierung** der bereits während der Rehabilitation erreichten Rehabilitationsziele. Dazu gehören im Wesentlichen folgende Punkte:

- die weitere Verbesserung noch eingeschränkter Fähigkeiten,
- die Verstetigung und Verstärkung der Selbstwirksamkeitseffekte,
- der nachhaltige und überprüfbare Transfer des Gelernten in den Alltag,
- die Förderung der persönlichen und sozialen Kompetenz und nicht zuletzt
- die Minderung von Schnittstellenproblemen in der Gesundheitsversorgung (1).

Bezogen auf die berufliche Integration ergibt sich durch die Kombination von Nachsorge und berufsintegrierenden Maßnahmen die Möglichkeit der Vermeidung von Überforderung, des Abbaus von Ängsten, der Gewöhnung an die Belastungen des Berufsalltags und dem Erkennen der eigenen Belastungsgrenzen.

Die DRV Westfalen hat das INA-Programm zur Regelleistung gemacht, die DRV Bund das IRENA-Verfahren. Darüber hinaus gibt es von anderen Rehabilitationsträgern noch verschiedene Modellprojekte, die entweder nicht primär auf die berufliche Reintegration abzielen oder noch nicht zur Regelleistung geworden sind. **Voraussetzung zur Teilnahme am IRENA-Programm** ist, dass eine Leistung zur medizinischen Rehabilitation in Anspruch genommen wurde, und dass die Patienten bezogen auf die zuletzt ausgeübte Tätigkeit und den allgemeinen Arbeitsmarkt mit einer Leistungsfähigkeit von mindestens 3 h/Tag entlassen werden und keine Rentenleistungen erhalten.

Ablauf einer berufsbegleitenden Nachsorge

Die Nachsorge sollte möglichst nahtlos an eine medizinische Rehabilitation anschließen. Die Dauer richtet sich nach der individuellen Situation des Patienten, beträgt jedoch in der Regel zwischen 6 und 8 Wochen. Da Nachsorgeprogramme zur Verbesserung der beruflichen Reintegration berufsbegleitend durchgeführt werden sollten, müssten die Anwendungen am Spätnachmittag, in den Abendstunden oder am Samstag angeboten werden. Eine andere Möglichkeit ergibt sich aus der Kombination von Nachsorge und stufenweiser Wiedereingliederung. In diesem Fall erfolgt die Steigerung der Berufstätigkeit nicht stundenweise, sondern über die Zahl der Tage pro Woche mit Berufstätigkeit. An den anderen Tagen erfolgen die Nachsorgeangebote im Rehabilitationszentrum.

Was sollte die Rehabilitationseinrichtung tun?

Liegt eine Indikation zur berufsbegleitenden Nachsorge vor und stimmt der Patient dieser zu, so beantragt die Rehabilitationseinrichtung das Verfahren beim Rentenversicherungsträger. Für das IRENA-Programm stehen Antragsformulare und eine Liste der Nachsorgeeinrichtungen auf der Homepage der DRV Bund zum Download zur Verfügung (1).

Finanzierung

Die therapeutischen Leistungen werden von den Rentenversicherungsträgern finanziert. Leistungen im Rahmen der IRENA werden zurzeit mit 25,00 € pro Behandlungstag vergütet. Darüber hinaus erhält jeder Teilnehmer pro Anwendungstag einen Fahrtkostenzuschuss von 5,00 €.

Evidenz

Das INA-Programm ist mit einer Kontrollgruppenstudie evaluiert worden (2). Es zeigte sich, dass 2 Jahre nach der Rehabilitation die Wiedereingliederungsquote in der INA-Gruppe mit 70,2 % signifikant höher ist als in der Kontrollgruppe mit 52,6 % (Abb. 14.**1**).

Zusammenfassung

Nachsorgemaßnahmen tragen zur Verbesserung der beruflichen Wiedereingliederung bei. Besonders sinnvoll erscheint eine Kombination der Nachsorgeprogramme mit stufenweiser Wiedereingliederung.

Literatur

1. DRV Bund (Hrsg.). Rahmenkonzeption Intensivierte Nachsorge „IRENA", Stand 1.10.2005. http://www.deutsche-rentenversicherung-bund.de/nn_7130/DRVB/de/Inhalt/Zielgruppen/Infos__f_C3_BCr__Rehaeinrichtungen/dateianh_C3_A4nge/irena__nachsorge/irena__anlage__11__3__koronare__herzkrankheit__zip.html
2. Karoff M, Röseler R, Lorenz C, Kittel J. Intensivierte Nachsorge (INA) – ein Verfahren zur Verbesserung der beruflichen Reintegration nach Herzinfarkt und/oder Bypassoperation. Z Kardiol 2000; 89: 423–433
3. Wille G, Buschmann H.-J. Kardiologische Rehabilitation im Wandel. DangVers 1998 ;9: 342–352

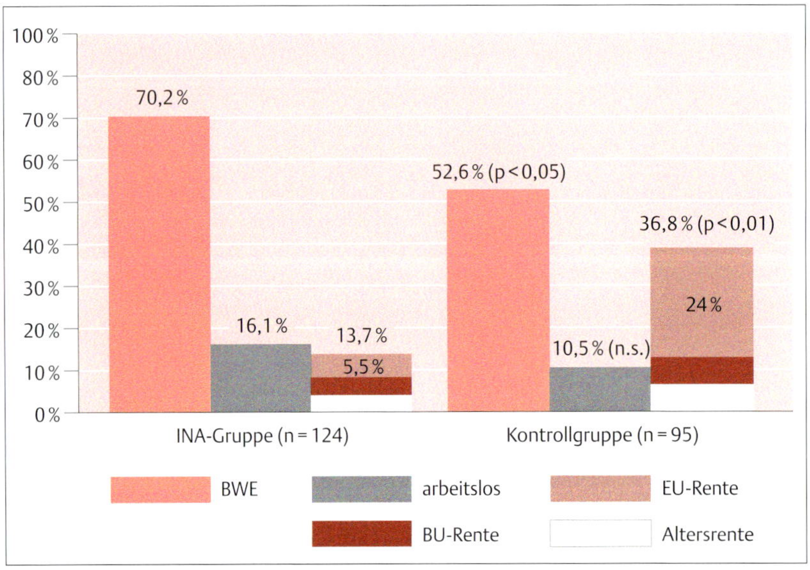

Abb. 14.**1** Erwerbsstatus 2 Jahre nach der Rehabilitation.
BWE = beruflich wieder eingegliedert

14.3 Langfristige Nachsorge

14.3.1 Ambulante Herzgruppen

I.-W. Franz, M. Halle

Das Wichtigste in Kürze

Zur Zeit bestehen in der BRD ca. 6600 ambulante Herzgruppen, die sich zu einer festen Säule der kardiologischen Rehabilitation (Phase III) entwickelt haben. Aufgrund der gesetzlichen Bestimmungen und Vereinbarungen haben Patienten mit einer Herzerkrankung einen Rechtsanspruch auf den Rehabilitationssport bei einer Regelförderung von 90 Übungseinheiten in 30 Monaten. Verantwortlich für die Organisation, Struktur und die Anerkennung der AHGs sind die Landesorganisationen der DGPR und des DBS. Auch wenn in den AHGs die ausdauerorientierte körperliche Aktivität im Vordergrund steht, so wird doch der ganzheitliche Ansatz berücksichtigt.

Geschichtliche Entwicklung

Die Umkehr von der körperlichen Schonung für Patienten nach Herzinfarkt zur Frühmobilisation bereits auf der Intensivstation bei unkompliziertem Krankheitsverlauf (Rehabilitationsphase I) führte bereits Anfang der 1970er Jahre zu Anschlussheilbehandlungen in kardiologischen Rehabilitationskliniken (Rehabilitationsphase II). Um den dort erzielten Rehabilitationserfolg langfristig zu stabilisieren, entstanden schnell in verschiedenen Zentren Deutschlands (7) die ersten, ambulanten Herzgruppen (Rehabilitationsphase III), die damals noch „koronare Herzsportgruppen" hießen. Waren es 1977 nur 77 Gruppen, so hat sich die Zahl auf 6599 Gruppen im Jahr 2005 verzehnfacht (Abb. 14.**2**).

Dieser Erfolg war nur möglich durch die sich Mitte der 1970er Jahre beginnende Gründung von Landesverbänden (Abb. 14.**3**), die eigenständig unter dem Dach der Deutschen Gesellschaft für Prävention und Rehabilitation von Herzkreislauferkrankungen (DGPR) nicht nur die Neugründungen initiierten und förderten, sondern auch durch strukturelle und organisatorische Maßnahmen – z.B. die Ausbildung von Übungsleitern und Herzgruppenärzten wie auch Organisation von Fortbildungsmaßnahmen – diese Gründungen erst ermöglichten. Heute werden ca. 110000 Herzpatienten in ein- bis zweimal wöchentlich stattfindenden Gruppen unter Anleitung eines lizenzierten Übungsleiters und der Verantwortung eines anwesenden Arztes versorgt.

Gesetzliche Grundlagen und Vereinbarung mit den Kostenträgern

Bis zum Jahr 2003 wurde die Teilnahme an der ambulanten Herzgruppe (AHG) von den Krankenkassen als ergänzende Leistung ohne gesetzlichen Anspruch – aber in der Regel zeitlich unbegrenzt – finanziell unterstützt. Diese Situation änderte sich grundlegend durch die Neufassung des SGB IX (§ 44, Abs. 1 Nr. 3, 4). Zum einen wurde vereinbart, dass der ärztlich verordnete (Formular 56) und überwachte Rehabilitationssport in AHG als ergänzende Leistung zur Rehabilitation von den Rehabilitationsträgern – also den gesetzlichen Krankenkassen und den Rentenversicherungen – als **Pflichtleistung** zu erbringen ist. Zum anderen wurde allerdings gleichzeitig eine zeitliche und in der Anzahl begrenzte Kostenübernahme der Kostenträger vereinbart, sodass eine unbegrenzte Förderung nicht mehr möglich ist.

! Hintergrund für diese Entscheidung ist die Vorstellung, dass die kardiologische Rehabilitation in Herzgruppen auf den Verlauf der Erkrankung einen positiven Effekt hat, der Rehabilitationssport aber innerhalb von 2 Jahren erlernt und nachfolgend in Eigenverantwortung fortgeführt werden sollte.

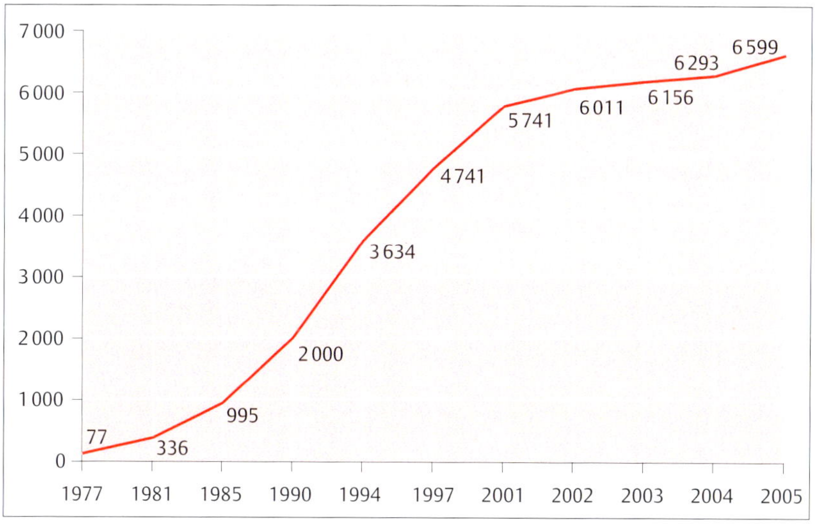

Abb. 14.**2** Entwicklung der Herzgruppen in Deutschland bis 2005 (Quelle: DGPR).

Anzahl Herzgruppen 2005 nach DGPR-Landesorganisation

Baden-Württemberg	799
Bayern	680
Berlin	460
Brandenburg	125
Bremen	52
Hamburg	155
Hessen*	948
Mecklenburg-Vorpommern	139
Niedersachsen	568
Nordrhein-Westfalen	1 530
Rheinland-Pfalz	340
Saarland	109
Sachsen	308
Sachsen-Anhalt	144
Schleswig-Holstein	131
Thüringen	111
Deutschland gesamt	**6 599**

*inklusive der nicht in der GPR Hessen organisierten Herzgruppen

Herzgruppen in Deutschland 2005
pro 100 000 Einwohner / nach Bundesländern

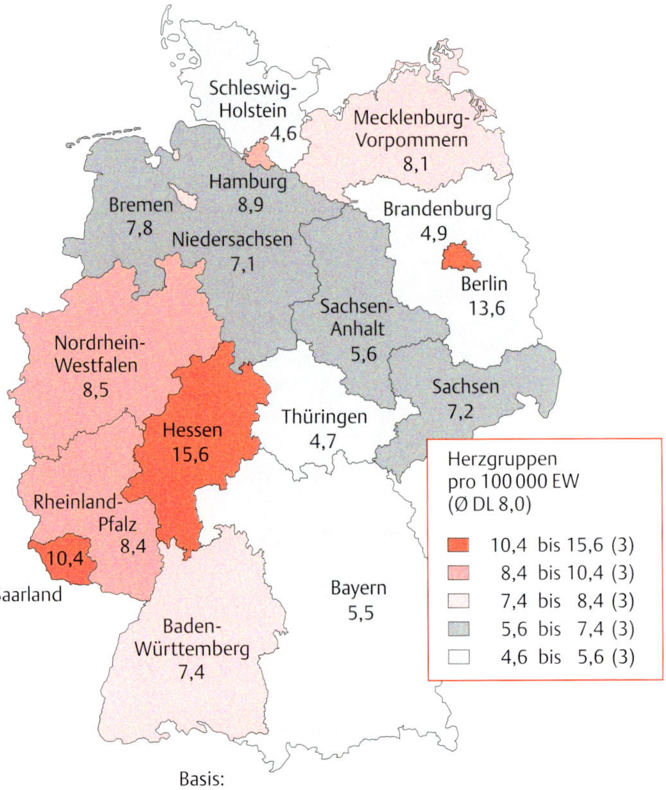

Basis:
StBA, vorläufigeEW-Zahlen 30.9.2005
Bestandserhebungen DGPR-LOs 31.12.2005

Abb. 14.**3** Herzgruppen pro 100 000 Einwohner in Deutschland in 2005. Anzahl der Herzgruppen nach DGPR Landesorganisationen (Quelle: DGPR).

So kam es auf der Ebene der Bundesarbeitsgemeinschaft für Rehabilitation (BAR) nach § 43 Absatz 1, Satz 1 SGB 5 in Verbindung mit § 44, Absatz 1, Nr. 3 SGB 9 zu einer Vereinbarung zwischen den gesetzlichen Krankenkassen, den gesetzlichen Unfallversicherungsträgern, den Trägern der gesetzlichen Rentenversicherung, der Alterssicherung der Landwirte sowie den Trägern der Kriegsopferversorgung und der DGPR, des Deutschen Behindertensportverbandes (DBS) und des Deutschen Rheumaliga Bundesverbandes zu einer Rahmenvereinbarung über den Rehabilitationssport und das Funktionstraining, die am 1.10.2003 in Kraft trat und eine begrenzte Regelförderung über 90 Übungseinheiten innerhalb eines Zeitraums von 24 Monaten beinhaltete.

Ebenfalls am 1.10.2003 trat die Vereinbarung zur Durchführung und Finanzierung des Rehabilitationssports zwischen dem Verband der Angestellten Krankenkassen e.V. (VdAK) sowie der DGPR, dem Deutschen Sportbund e.V. (DSB) und dem DBS in Kraft, die die praktische Umsetzung, aber auch die Vergütung von 6 € pro Übungseinheit und Patient (für den VdAK) regelte (8). Mit den Allgemeinen Ortskrankenkassen und den Betriebskrankenkassen wurde dann auf Landesebene durch die Landesorganisation eine eigenständige Vereinbarung bzgl. Umsetzung und Vergütung ausgehandelt, die sich zwar an der Vereinbarung mit dem VdAK orientierte, aber regional durchaus zu unterschiedlicher Höhe der Vergütung führte.

Diese Rahmenvereinbarung führte in den AHGs zu erheblichen Schwierigkeiten, sodass auf Initiative der Landesorganisation diese durch die DGPR und den DBS gekündigt und neu verhandelt wurde. Diese neue überarbeitete Fassung wird am 1.1.2007 in Kraft treten (5) und beinhaltet wichtige Veränderungen für die AHG-Träger.

> **!** So werden jetzt die 90 Übungseinheiten innerhalb eines Zeitraums von 30 Monaten gewährt und die maximale Teilnehmerzahl an einer Übungsstunde auf 20 erhöht. Darüber hinaus wird definiert, dass Rehabilitationssport nicht nur körperliches Training beinhaltet, sondern auch Maßnahmen, die einem krankheits- und behinderungsgerechten Verhalten und der Bewältigung psychosozialer Krankheiten dienen.

Besonders deutlich wurde noch einmal herausgehoben, dass der Rehabilitationsport in Herzgruppen nicht nur die Anwesenheit eines betreuenden Arztes als Nothelfer erforderlich macht, sondern dass der Herzgruppenarzt auf der Grundlage aktueller Untersuchungsbefunde die für die Einschränkung sowie auf den Allgemeinzustand des Behinderten oder von Behinderung bedrohten Menschen abgestimmten Übungen festlegt. Er stellt zudem zu Beginn jeder Übungsveranstaltung die Belastbarkeit durch Befragung fest, berücksichtigt diese und erteilt ggf. dem Übungsleiter entsprechende Anweisung; außerdem überwacht er während der Übungen die Teilnehmer und berät die Patienten.

Über den Zeitraum von 30 Monaten bzw. 90 Übungseinheiten hinaus wird von den Rehabilitationsträgern eine Mitgliedschaft in den Rehabilitationsgruppen bzw. Funktionsgruppen auf freiwilliger Basis begrüßt, um die eigenverantwortliche Durchführung der Bewegungstherapie zu fördern und nachhaltig zu sichern. Dabei ist allerdings eine Mitgliedschaft in der Gruppe oder im Verein für die alleinige Teilnahme am Rehabilitationssport für die Dauer der Verordnung zu Lasten eines Rehabilitationsträgers nicht verpflichtend.

Über die Regeldauer hinausgehende Leistungen sind nach wie vor auf Ausnahmen beschränkt. Eine Folgeverordnung über die Regeldauer hinaus in einem Leistungsumfang von 90 bzw. bei herzkranken Kindern und Jugendlichen von 120 Übungseinheiten in 30 bzw. 24 Monaten kommen in folgenden Situationen in Betracht:

- bei reduzierter linksventrikulärer Funktion (Ejektionsfraktion < 40%) und eingeschränkter Dauerbelastbarkeit (= maximale ergometrische Belastbarkeit abzgl. 30% ≤ 0,75 W/kg KG) als Folge einer Herzkrankheit oder aber
- bei symptomlimitierter Ausdauerbelastbarkeit auf Werte ≤ 0,75 W/kg KG aufgrund von Ischämiekriterien (belastungsabhängige Angina pectoris oder ST-Streckensenkungen) bei nicht revaskularisierbaren Patienten.

Grundsätzlich entsteht allerdings ein erneuter Leistungsanspruch, wenn es zu einer wiederholten und abgeschlossenen Akutbehandlung kommt, wie nach akutem Herzkreislaufstillstand, nach transmuralem Herzinfarkt, nach instabiler Angina pectoris (Non-STEMI-Infarkt) und nach Bypassoperation, nach Herztransplantation und bei Zustand nach implantierbarem Kardioverterdefibrillator.

Definition, Aufgaben und Ziele

> Nach dem Positionspapier zur AHG der DGPR aus dem Jahre 2004 definiert sich die AHG „als eine Gruppe von Patienten mit chronischen Herzkreislaufkrankheiten, die sich auf ärztliche Verordnung unter Überwachung und Betreuung des anwesenden Herzgruppenarztes und einer dafür qualifizierten Fachkraft trifft.

Gemeinsam werden im Rahmen des ganzheitlichen Konzepts durch Bewegung- und Sporttherapie, Erlernen von Stressmanagementtechniken, Änderung im Ess- und Genussverhalten und durch psychosoziale Unterstützung Folgen der Herzkrankheit kompensiert und Sekundärprävention angestrebt" (2). Die überwiegende Anzahl der Patienten in der AHG weisen eine KHK mit oder ohne einen Infarkt bzw. mit und ohne Revaskularisierungsmaßnahmen auf. Zunehmend finden sich in den Gruppen aber auch Patienten nach Herzklappenoperationen und mit Herzinsuffizienz.

Je nach Belastbarkeit der Patienten nehmen sie entweder an Trainingsgruppen (Belastbarkeit ≥ 1 W/kg KG) oder an Übungsgruppen (Belastbarkeit < 1 W/kg KG) teil. Aus organisatorischen Gründen sind gemischte Gruppen häufig. Aufgrund der erfolgten Eingangs- bzw. regelhaft jährlich anfallenden Kontrolluntersuchung wird für den einzelnen Patienten die Belastungsintensität anhand einer Trainingsherzfrequenz festgelegt, wobei die Herzfrequenzmessung durch eine Pulsuhr erfolgen sollte. Die Empfehlung der DGPR zur Teilnahmehäufigkeit beträgt mindestens ein- bis zweimal pro Woche mit einer Dauer von 60–90 min. Dabei beinhaltet das Konzept selbstverständlich die mehrmals pro Woche möglichst täglich durchgeführte körperliche Aktivität (z.B. spazieren gehen) in Eigeninitiative.

> Die AHG versteht sich als ein integraler Bestandteil einer am langfristigen Erfolg orientierten umfassenden Versorgung von Patienten mit chronischen Herzerkrankungen (3).

Durch strukturierte Langzeitbetreuung wird eine Stabilisierung des in der Phase II erreichten Therapieerfolgs erwartet und dadurch langfristig eine Verbesserung des klinischen Verlaufs der Erkrankung induziert (6). Dabei richten sich die **Ziele** in der AHG nach den allgemeinen Therapiezielen der kardiologischen Rehabilitation (Tab. 14.**1**). Auch wenn in den AHG die ausdauerorientierte körperliche Aktivität bzw. Bewegungstherapie im Vordergrund steht, sollte somit der ganzheitliche Ansatz Berücksichtigung finden.

Studien

Leider ist die Effektivität bezüglich Morbidität und Mortalität der AHG wissenschaftlich nicht ausreichend untersucht und es liegen keine randomisierten kontrollierten Studien vor. Umso bedeutsamer ist deshalb eine **Fall-Kontroll-Studie** (4), die Langzeitwirkungen durch eine AHG untersucht hat. Die Kontrollgruppe (KG, n = 75) wurde durch Matchpairing aus einer Gruppe von 12560 Patienten ausgewählt, die in wesentlichen Kriterien mit denen der AHG-Teilnehmer (n = 75) übereinstimmten. Eingeschlossen wurden Patienten nach Myokardinfarkt und/oder Bypassoperation. Die mittlere Beobachtungsdauer betrug 7,5 Jahre.

Die Teilnahme an einer AHG führte zu einer körperlichen Leistungssteigerung um 50 Watt, während die Kontrollgruppe keine Veränderungen aufwies ($p < 0,01$).

Tabelle 14.1 Ziele der Herzgruppenarbeit (2)

Somatische Ziele	Funktionale Ziele	Edukative Ziele	Psychosoziale Ziele
➤ Verbesserung krankheitsbedingter Bewegungseinschränkungen und Anleitung zur eigenständigen Durchführung funktioneller Übungs- und Trainingsformen ➤ Verbesserung/Stabilisierung der kardiopulmonalen Belastbarkeit ➤ Positive Beeinflussung der somatischen Risiko- sowie Schutzfaktoren ➤ Aufbau und Verbesserung der Körperwahrnehmung	➤ Stabilisierung der körperlichen und geistigen Belastbarkeit für die Berufsausübung und das Alltagsleben ➤ Förderung der krankheitsangepassten Ausübung von Alltagshandlungen und Freizeitaktivitäten	➤ Verbesserung des Wissens über Erkrankung und deren Risikofaktoren ➤ Entwicklung einer gesundheitsorientierten Handlungskompetenz ➤ Anpassung des Ess-, Ernährungs- und Genussverhaltens ➤ Erwerb praktischer Fertigkeit zur Selbstkontrolle und adäquater Reaktionsweisen ➤ Motivation zur gesundheitsorientierten Verhaltensänderung ➤ Entwicklung einer umfassenden Therapietreue (Compliance) ➤ Beherrschung von Notfallsituationen	➤ Unterstützung bei der Krankheitsverarbeitung (Coping) ➤ Entwicklung von Stressbewältigungsstrategien ➤ Förderung der individuellen psychosozialen Schutzfaktoren ➤ Verbesserung der allgemeinen Befindlichkeit

Obwohl sich bezüglich der kardiovaskulären Risikofaktoren kein signifikanter Unterschied zwischen den Gruppen ergab, wiesen die Patienten in den AHG weniger kardiale Beschwerden ($p < 0{,}01$) und geringere belastungsinduzierte Angina-pectoris-Symptomatik ($p < 0{,}01$) auf. Auch nahmen die AHG-Teilnehmer zum Zeitpunkt der Nachbeobachtung signifikant weniger kardial wirksame Medikamente ein (AHG = 3,06 vs. KG = 3,81; $p < 0{,}01$). Es traten in der AHG signifikant ($p < 0{,}01$) weniger Reinfarkte auf (AHG = 3 vs KG = 19) und auch die Anzahl der notwendig werdenden Koronardilatationen war signifikant ($P < 0{,}05$) (AHG = 6 vs KG = 19) reduziert.

Zusammenfassend waren die kardiale Morbidität in der AHG um 54 % reduziert und dadurch die Behandlungskosten um 47 % geringer (4).

Schnittstellenproblematik und Weiterentwicklung

Auch wenn sich in den letzten Jahrzehnten die ambulanten Herzgruppen bzgl. ihrer Anzahl erfreulich entwickelt haben, muss doch festgestellt werden, dass nur eine ungenügende Zahl jener, für die das Angebot einer ambulanten Herzgruppe in Frage kommt, diese auch in Anspruch nehmen. Durchlaufen Patienten keine kardiologische Rehabilitationsmaßnahme der Phase II, so ist die Wahrscheinlichkeit, dass sie sich einer ambulanten Herzgruppe anschließen, äußerst gering. Aber auch nach einer stationären oder ambulanten Rehabilitationsmaßnahme nehmen je nach Erhebung nur in einzelnen Regionen bis zu 40 % der entlassenen Patienten an einer ambulanten Herzgruppe teil. Meistens liegt der Anteil deutlich niedriger.

Die Gründe hierfür sind vielfältig. Die Situation ließe sich sicher dadurch verbessern, dass schon während der Rehabilitation dem Patienten eine ganz konkrete Empfehlung für eine Herzgruppe einschließlich Ort und Telefonnummer mit auf den Weg gegeben wird und nicht nur die Empfehlung, sich einer Herzgruppe anzuschließen. Hier wäre die Zusammenarbeit zwischen Rehabilitationskliniken und den jeweiligen Landesorganisationen zu optimieren. Die Entwicklung der letzten Jahre jedoch zeigt, dass viele Patienten mit instabiler Angina und Non-STEMI-Infarkt gar nicht mehr in die Rehabilitation kommen.

> ! Es wird deshalb zunehmend wichtig, die niedergelassenen Allgemeinärzte, Internisten und Kardiologen zu überzeugen, ihre Patienten in die ambulanten Herzgruppen einzugliedern.

Unstrittig ist es sicher auch, dass die AHG-Träger ihr Angebot bezüglich Ort, Zeit und Durchführung attraktiver gestalten müssen.

Dies gilt besonders aufgrund der Tatsache, dass durch die begrenzte Kostenübernahme des Rehabilitationssports Patienten dafür gewonnenen werden müssen, auch anschließend auf eigene Kosten in der Herzgruppe zu verbleiben. Dazu ist es notwendig, dem Patienten auch durch entsprechende Schulungsmaßnahmen die Qualität des Angebots und die Bedeutung deutlich zu machen. Auf diesem Gebiet ist von vielen Rehabilitationsträgern im letzten Jahr eine deutliche Verbesserung erzielt worden, weitere Maßnahmen sind aber sicher notwendig.

Hier wird es langfristig sinnvoll sein, die AHGs in das Disease Management Programm „KHK" zu verankern und die Schnittstellen zwischen Akutklinik, Rehabilitationsklinik und ambulanter Rehabilitation vielleicht auch über die Form einer integrierten Versorgung zu verbessern. Daneben muss eine leitliniengerechte Therapie in die Herzgruppen Einzug finden und diese sich auch speziellen Anforderungen an eine komplexere Therapie stellen. So ist zu wünschen, dass in Ballungszentren Herzgruppen mit Schwerpunkt „Herzinsuffizienz" oder „KHK und Diabetes" oder „Kinderherzgruppen" entstehen, da hierdurch eine optimierte, an den Bedürfnissen orientierte Therapie möglich ist. Diese Gruppen können über die direkte Sporttherapie hinaus auch telefonisch oder via telemedizinischer Vorrichtung überwacht und gesteuert werden.

Die Öffnung von so genannten Fitness-Studios oder sogar Etablierung eigener, speziell mit Geräten ausgestatteter Trainingszentren wäre hier sicherlich zukunftsweisend. Diese speziellen Therapieansätze müssen ggf. auch höher honoriert werden, sodass sich auch zukünftig Herzgruppenärzte finden, die diese Therapien fachkundig konzipieren und begleiten. Dadurch ließe sich der Stellenwert einer Rehabilitationsmaßnahme auch im Vergleich zu einer medikamentösen Therapie verdeutlichen.

Grundsätzlich wird den meisten Patienten von den Landesorganisationen und auch der DGPR empfohlen, eine dauerhafte Teilnahme an der ambulanten Herzgruppe auf eigene Kosten durchzuführen.

Diese Empfehlung basiert auf der Tatsache, dass die koronare Herzerkrankung in der Regel eine fortschreitende Erkrankung ist und deshalb das komplexe Angebot der AHG besonders wichtig und wertvoll ist. Die DGPR hat sich aber auch mit anderen Möglichkeiten beschäftigt und ein Positionspapier zu so genannten **„Nachfolgegruppen"** (1) erarbeitet, die ohne ärztliche Präsenz geführt werden. Die Teilnahme setzt einen stabilen Krankheitszustand und das Durchlaufen einer ambulanten Herzgruppe über die Regeldauerzeit voraus. Selbstverständlich wird es vor allen Dingen für jüngere Patienten mit stabilem klinischem Beschwerdebild langfristig auch möglich sein, sich an dem Breitensportangebot der Vereine zu beteiligen bzw. in Eigeninitiative aktiv zu bleiben.

Literatur

1. Berke H, Bötig S, Held K, et al. Nachfolgegruppe (NG) zur Rehabilitation von Herz-Kreislauferkrankungen. Positionspapier der DGPR. Koblenz: Eigenverlag, 2005.
2. Bjarnason-Wehrens B, Böthig S, Brusis OA, et al. Herzgruppe. Positionspapier der DGPR. Z Kardiol 2004; 93: 839–47.
3. Bjarnason-Wehrens B, Held K, Karoff M. Herzgruppen in Deutschland – Status quo und Perspektiven. Herz 2006; 6; 559–565.
4. Buchwalsky G, Buchwalsky R, Held K. Langzeitwirkungen der Nachsorge in einer ambulanten Herzsportgruppe. Eine Fall-/Kontrollstudie. Z Kardiol 2002; 91: 139–46.
5. Bundesarbeitsgemeinschaft für Rehabilitation (BAR). Rahmenvereinbarungen über den Rehabilitationssport und das Funktionstraining vom 1.1.2007. Frankfurt am Main: Eigenverlag, 2007: im Druck.
6. Dietz R, Rauch B. Leitlinie zur Diagnose und Behandlung der chronischen koronaren Herzerkrankung der Deutschen Gesellschaft für Kardiologie, Herz- und Kreislaufforschung (DGK). In Kooperation mit der Deutschen Gesellschaft für Prävention und Rehabilitation von Herz-Kreislauferkrankungen (DGPR) und der Deutschen Gesellschaft für Thorax-, Herz- und Gefäßchirurgie (DGTHG). Z Kardiol 2003; 92: 501–21.
7. Graf C, Bjarnason-Wehrens B, Löllgen H. Ambulante Herzgruppe in Deutschland – Rückblick und Ausblick. Dtsch. Z. f. Sportmed. 2004; 12: 339–346.
8. Vereinbarung zur Durchführung und Finanzierung des Rehabilitationssports (Vereinbarung Rehasport 2003-VdAk/AEV). Siegburg: VdAk/AEV, 2003.

14.3.2 Disease-Management-Programme

K. Held

Das Wichtigste in Kürze

Disease-Management-Programme wurden 2002 eingeführt und umfassten Ende 2006 mehrere Krankheiten, darunter die KHK. Ziel der Disease-Management-Programme ist es, die Therapieprozesse chronisch Kranker übergreifend über die einzelnen Versorgungsstrukturen zu koordinieren und auf der Grundlage medizinischer Evidenz zu optimieren.

Ziele und Anforderungen

Strukturierte Behandlungsprogramme (Disease-Management-Programme) verfolgen das **Ziel**, die Behandlungs- und Betreuungsprozesse chronisch Kranker über die Grenzen der einzelnen Versorgungssektoren hinweg zu koordinieren und auf der Grundlage medizinischer Evidenz zu optimieren. Dadurch sollen insbesondere Folgeerkrankungen vermieden und es soll eine effektivere und wirtschaftlichere Versorgung gewährleistet werden. Rechtsgrundlage für die DMPs sind das Sozialgesetzbuch V (§ 137 f) und die Risikostruktur-Ausgleichsverordnung (RSAV) (3).

DMPs müssen zu ihrer Zulassung Anforderungen genügen, die vom Bundesversicherungsamt (BVA) geprüft werden. Der (frühere) Koordinierungsausschuss entwickelte Empfehlungen für diese strukturierten Behandlungsprogramme, die vom Bundesgesundheitsministerium im Bundesgesetzblatt veröffentlicht werden.

DMPs wurden im Jahre 2002 eingeführt. Bis Ende 2006 waren vom BVA Programme für folgende Krankheiten zugelassen

- Diabetes mellitus Typ I und II,
- Brustkrebs,
- Koronare Herzkrankheit (KHK),
- Asthma bronchiale und
- Chronisch obstruktive Lungenerkrankungen (COPD).

Die „Anforderungen an strukturierte Behandlungsprogramme für koronare Herzkrankheit (KHK)" traten mit der 7. Verordnung zur Änderung der Risikostruktur-Ausgleichsverordnung (7. RSA-ÄndV) am 1.5.2003 in Kraft (1).

DMP Koronare Herzkrankheit

Als **Therapieziele des DMP KHK** werden im Abschnitt 1.3 Reduktion der Sterblichkeit, der kardiovaskulären Morbidität und die Steigerung der Lebensqualität, insbesondere durch Vermeidung von Angina-Pectoris-Beschwerden und Erhaltung der Belastungsfähigkeit genannt.

Die Rehabilitation wird im Abschnitt 1.6 behandelt und hier u.a. festgestellt: „Die kardiologische Rehabilitation ist Bestandteil einer am langfristigen Erfolg orientierten, umfassenden Versorgung von KHK-Patienten". Dennoch werden die Indikationen zur Rehabilitation in 1.7.4 beschränkt auf die klassischen Indikationen der Anschlussheilbehandlung/Anschlussrehabilitation nach akutem Koronarsyndrom und koronarer Revaskularisation (Kapitel 14.3.3). Ferner „sind Rehabilitationsmaßnahmen insbesondere zu erwägen bei Patienten mit stabiler Angina Pectoris (bzw. chronischer Herzinsuffizienz) und dadurch bedingten limitierenden Symptomen nach Ausschöpfung konservativer, interventioneller und/oder operativer Maßnahmen".

Die in der Versorgung seit Jahrzehnten etablierten ambulanten Herzgruppen wurden nicht in das DMP KHK aufgenommen.

Bis Ende 2005 waren 2731 Anträge beim BVA eingegangen und 1221 Zulassungsbescheide für ein DMP KHK erteilt worden. Am Jahresende 2006 liegen über 3000 Anträge vor und werden ca. 2800 Zulassungsbescheide erteilt sein.

Die Evaluation des DMP KHK durch ein dazu Ende 2005 bestelltes Institut steht bisher noch aus.

Literatur

1. Disease-Management-Programm koronare Herzkrankheit (KHK)
2. Verordnung zur Änderung der Risikostruktur-Ausgleichsverordnung, Bundesgesetzblatt 2003, Teil I, Nr. 16:554–568
3. www.bundesversicherungsamt.de

14.3.3 Nachsorge und Integrierte Versorgung

G. Bönner, B. Rauch

Das Wichtigste in Kürze

Um Patienten optimal betreuen zu können, ist eine enge Zusammenarbeit der verschiedenen Sektoren des Gesundheitswesens erforderlich. Für die kardiologische Rehabilitation bedeutet dies eine enge Einbindung in die Versorgungsabläufe zwischen Akutkrankenhaus und/oder Herzzentrum einerseits und der ambulanten Versorgung durch die niedergelassenen Ärzte und Arztpraxen andererseits. Diesem Anspruch wird Modellen zur integrierten Versorgung und in den „Disease Management"-Programmen Rechnung getragen.

Einleitung

Unter integrierter Versorgung versteht man die Zusammenfassung der verschiedenen Versorgungssektoren im Gesundheitssystem zur Optimierung der Patientenbetreuung in speziellen Indikationen.

Die Notwendigkeit solcher Versorgungsformen ist schnell zu erkennen, wenn man bedenkt, dass in Untersuchungen zur Schnittstellenproblematik zwischen ambulanter und stationärer Versorgung zutage kam, dass nach Entlassung der Patienten aus der stationären Betreuung nur etwa 25 % aller Empfehlungen messbar umgesetzt werden. Die Einführung von Leitlinien hat an dieser Situation nur wenig geändert (3).

Interessant ist hierbei, dass der Umsetzungsgrad von Empfehlungen aus dem Krankenhaus in der Praxis stark von der jeweiligen Maßnahme abhängt. So werden Empfehlungen zur Reduktion einer Pharmakotherapie in 80 % der Fälle beachtet, während Empfehlungen zur Intensivierung der Therapie nur zu 30–40 % umgesetzt werden. Lebensstiländerungen werden z.T. gar nicht weiterverfolgt. Auch bei der Wundversorgung können erhebliche Schnittstellenprobleme auftreten, sei es aus finanziellen, terminlichen oder fachlichen Gründen.

Kalkulationen haben ergeben, dass sich durch eine gute Vernetzung von ambulanter und stationärer Versorgung die Mortalität z.B. bei Herzinsuffizienz um 20 % und das kumulative Risiko einer Mortalität und Hospitalisation um 18–27 % reduzieren ließe (3).

Eine integrierte oder vernetzte Versorgung kann nur dann erfolgreich sein, wenn ihr ein von allen Beteiligten akzeptierter und auch verpflichtender Behandlungspfad zugrunde liegt. Sinnvoll erscheint auch, dass die Behandlung sektorenübergreifend erfolgt. So können z.B. in der Rehabilitation die vorbehandelnden Akutmediziner als auch die nachbehandelnden Hausärzte die Visiten begleiten und so die Therapie nachwirkend oder vorbereitend mitgestalten.

Der **kardiologischen Anschlussheilbehandlung** kommt bei der integrierten Versorgung ein besonderer Stellenwert zu, da sie die Feineinstellung der Therapie nach der immer kürzer werdenden Akutphase vorzunehmen hat und die Wiederherstellung der Teilhabe am Alltag und Beruf sichern muss. Die Bedeutung der kardialen Rehabilitation hat deshalb auch in dem Disease-Management-Programm Koronare Herzkrankheit ihren Niederschlag gefunden. In diesem zur Zeit gültigen **Programm für die chronisch kranken Koronarpatienten** ist die Rehabilitation als integraler Bestandteil der umfassenden Therapie bei folgenden **4 Indikationen** empfohlen (1):

1. Koronare Herzkrankheit nach akutem Koronarsyndrom mit und ohne Katheterintervention.
2. Koronare Herzkrankheit nach operativen Eingriffen wie Bypassanlage, Aneurysmektomie oder Ventrikelreduktionsplastik.
3. Koronare Herzkrankheit mit konsekutiver chronischer Herzinsuffizienz bei eingeschränkter individueller Alltagsbelastbarkeit trotz Ausschöpfung konservativer, interventioneller und/oder operativer Maßnahmen.
4. Koronare Herzkrankheit mit stabiler Angina pectoris und dadurch bedingten, individuell limitierenden Symptomen nach Ausschöpfung konservativer, interventioneller und/oder operativer Maßnahmen, besonders bei ausgeprägter, ambulant nicht beherrsch-

barer Risikofaktorensituation, erhöhtem Schulungsbedarf oder individuellen Compliance-Problemen.

Als Diagnosen für die integrierte Versorgung bieten sich neben der koronaren Herzkrankheit auch die einmal dekompensierte Herzinsuffizienz und die operierten Herzklappenvitien an.

Ziele und Aufbau der integrierten Versorgung

Der Aufbau einer integrierten Versorgung verfolgt Ziele auf verschiedenen Ebenen. Auf den Patienten bezogen steht die Steigerung der Lebensqualität im Vordergrund. Das medizinische Ziel ist die Verbesserung der spezifischen Krankheitsprognose durch die Optimierung des Behandlungsablaufs. Ökonomisch soll eine integrierte Versorgung die Therapiekosten trotz verbesserter Betreuung senken. Ermöglicht werden kann dieses ökonomische Ziel durch Vermeidung von Doppeluntersuchungen, durch rationelleren Pharmakaeinsatz und nicht zuletzt auch durch eine Absenkung der Rehospitalisierungsrate der Patienten.

Eine integrierte Versorgung sollte derart aufgebaut sein, dass möglichst viele Patienten einer spezifischen Diagnose in diese Form der Betreuung eingeschlossen werden können. Der Einschluss des Patienten ist aber kein reiner Verwaltungsakt, sondern selbst bei guter Definition der Versorgungspfade muss die Indikationsstellung durch den Krankenhausarzt erfolgen, um individuellen Nuancierungen im Krankheitsverlauf gerecht zu werden. Die integrierte Versorgung soll bei chronischen Krankheitsbildern noch vor dem Auftreten von Komplikationen in der ambulanten Versorgung beginnen. Bei akuten Verläufen beginnt die integrierte Versorgung optimalerweise in dem Krankenhaus, in das der Patient erstmalig wegen seiner Krankheit eingewiesen wurde. Dann kann die geplante Versorgungskette ablaufen, die schließlich mit der Langzeitnachsorge im ambulanten Versorgungssektor verankert wird.

In der gesamten Versorgungskette hat die **Betreuung des Patienten auf 4 Ebenen** zu laufen:

- 1. Ebene: Patient und Hausarzt.
- 2. Ebene: Patient und Facharzt (Kardiologe/Angiologe) und Fachpersonal (Rehabilitationsschwester).
- 3. Ebene: Patient und Akutklinik mit ihrem Fachteam (Kardiologen/Angiologen, Intensivmediziner, Pharmakologen etc.).
- 4. Ebene: Patient und Rehabilitationseinrichtung mit ihrem interdisziplinären Team (Kardiologen/Angiologen, Rehabilitationsmediziner, Psychologen, Ernährungsteam, Sozialberater, Physiotherapeuten etc.).

Im Rahmen der integrierten Versorgung ist neben der medizinischen Betreuung auf eine angemessene Information, Aufklärung und Schulung der Patienten zu achten. Die Ergebnisse der Langzeitbetreuung des Patienten sind zeitgerecht zu kontrollieren, um so ggf. die Therapiestrategie zu überdenken oder auch zu korrigieren.

Der Erfolg kann z.B. an spezifischen Leistungs- oder Laborparametern objektiviert werden (9). Die **Qualitätskontrollen** haben das Ziel, die Patientenfälle zu evaluieren, das Programm zu verfeinern und die Akkreditierung der beteiligten Zentren regelmäßig zu bestätigen.

Problematisch kann es werden, wenn das Hauptziel einer integrierten Versorgung nur in einer raschen initialen Kostenersparnis gesehen wird. Bedeutend wichtiger ist es, das Augenmerk auf einen **langfristigen günstigen Effekt** zu richten. Eine möglicherweise akute Kostenreduktion sollte primär dafür genutzt werden, spezielle Therapiemöglichkeit zur Verbesserung der Langzeitprognose aufzubauen. Hierzu gehören z.B. folgende Punkte:

- die Etablierung der vakuumunterstützten Wundbehandlung,
- die Einstellung einer Nachsorgeschwester oder
- die Einrichtung einer telemedizinischen Überwachung der Patienten.

Eine solche verbesserte Betreuung des Patienten ist initial evtl. nur kostenneutral, führt dann in der Folgezeit aber durch geringere Rehospitalisierungsraten und weniger Komplikationen zu erheblichen sekundären Kosteneinsparungen. So konzipiert kann die integrierte Versorgung dann langfristig ökonomisch attraktiv sein.

Stärker als bisher geplant sollten in die integrierte Versorgung evaluierte Nachsorgeprogramme einbezogen werden. Besonders interessant ist die Entwicklung von telemedizinischen Überwachungen des Patienten, da mittels Telemedizin die Nachsorge optimiert werden kann und ungünstige Entwicklungen früh erfasst werden. Dies kann die Zahl der Krankenhauseinweisungen deutlich reduzieren.

Erfolg der integrierten Versorgung

In Studien, die den Erfolg der Rehabilitation überprüften, wurde klar aufgezeigt, dass eine strukturierte Rehabilitation die medizinische Behandlung des Patienten verbessert, seine Lebensqualität erhöht und in der Regel die Teilhabe an der Arbeit oder dem Alltagsleben sichert oder wiederherstellt. Ein oder zwei Jahre nach der Rehabilitation verfallen die Patienten aber wieder in ihre alten Lebensgewohnheiten und die konsequente Überwachung und Einstellung der Herzkreislaufrisikofaktoren wird schwächer. Deshalb werden in Fachkreisen immer mehr Stimmen laut, die eine systematische und kontinuierliche Nachsorge der chronisch kranken Patienten fordern.

> ! In ersten wissenschaftlichen Untersuchungen mit randomisiertem, kontrollierten und einfach-blinden Design wurde ein signifikanter Vorteil der strukturierten Nachsorge auf die Einstellung der Herzkreislaufrisikofaktoren, besonders bei Patienten mit überlebtem Myokardinfarkt, aufgezeigt.

In der **LINa-Studie** (2) wurden 340 Patienten über 2 Jahre in einem strukturierten Nachsorgeprogramm alle 4 Monate für einen Tag in der Klinik nachbetreut. Bei Patienten mit Myokardinfarkt wurde das kardiovaskuläre Risiko vor und nach der Nachsorge mittels eines modifizierten Procam-Scores kalkuliert. Hierbei wurden die nicht beeinflussbaren Risikofaktoren aus der Kalkulation ausgeschlossen. Es zeigte sich, dass anhaltend über 2 Jahre das Risiko der Patienten signifikant gesenkt werden konnte.

In der **INKA-Studie** (5), in der 402 Patienten der kardialen Rehabilitation über 1 Jahr alle 3 Monate nachbetreut wurden, kam es zu einer signifikanten Reduktion des Nikotinkonsums und der systolischen Blutdruckwerte. In der **HANSA-Studie** (7) an 420 Patienten mit einer Nachsorge an 3 halben Tagen über 1 Jahr wurde in der Therapiegruppe eine bessere Einstellung des Risikoscores und der körperlichen Aktivität beobachtet. Als Konsequenz dieser positiven Ergebnisse ist nun als erstes validiertes Nachsorgeprogramm das **KARENA-Programm** (6) etabliert worden. Es baut auf der Methodik der HANSA-Studie auf und wird von der Deutschen Gesellschaft für Prävention und Rehabilitation von Herzkreislauferkrankungen empfohlen.

Nachsorgeprogramme INA und IRENA

Die Nachsorgeprogramme der Deutschen Rentenversicherungen (DRV) Bund und Land IRENA und INA sind nicht auf die langfristige Nachsorge der Patienten angelegt, sondern haben das Ziel, den Patienten unmittelbar im Anschluss an die Rehabilitation nachzubetreuen und ihn so schneller wieder in den Arbeitsprozess zu reintegrieren.

Im **IRENA**-Programm (4) der DRV Bund werden die Patienten in der Regel in den ersten 3 Monaten nach Entlassung aus der Rehabilitationsklinik zwei- bis dreimal pro Woche an einem Nachmittag nachbetreut. Das Programm wird individuell nach den Bedürfnissen des Patienten ausgerichtet. Im **INA**-Programm (8) der DRV Land kommen die Patienten an 2 Tagen in der Woche zur Fortsetzung der Rehabilitation in die Klinik. Die Dauer schwankt zwischen 6 und 12 Wochen. Das Programm wird auch hier individuell an die Bedürfnisse des Patienten angepasst. Nachuntersuchungen nach 6 und 24 Monaten haben gezeigt, das durch das Nachsorgeprogramm signifikant mehr Patienten an ihren Arbeitsplatz zurückkehrten und so weniger Berentungen nötig waren (13,7 % in der Nachsorgegruppe und 36,8 % in der Kontrollgruppe; $p < 0{,}01$).

Die zeitliche Begrenzung der Programme erlaubt aber keine Aussage zum Langzeitrisiko der Patienten. Deshalb ist es im Einzelfall durchaus sinnvoll, die Nachsorgeprogramme der DRV mit den oben erwähnten evaluierten langfristigen Nachsorgeprogrammen zu kombinieren.

Literatur

1. Bönner G. Rehabilitation bei KHK. In: Deutscher Hausarztverband e.V. und AOK Bundesverband: Hausarzt-Handbuch Koronare Herzkrankheit (KHK). MED.KOMM Verlag 2004; 81–84
2. Bönner G, Komnik E. Regelmäßige Nachsorge als Teil der kardialen Rehabilitation nach akuter Myokardischämie. Die LVA-Infarkt-Nachsorge-(LINa)-Studie. Herzmedizin 2006; 23: 28–35
3. Buser P, Brunner-LaRocca HP, Leventhal M, et al. Empfehlungen zur vernetzten Betreuung von Herzinsuffizienzpatienten in der Schweiz. Schweizerische Ärztezeitung 2006; 87: 1943–1952
4. Deutsche Rentenversicherung Bund: Rahmenkonzeption Intensivierte Reha-Nachsorge „IRENA" incl. „Curriculum Hannover". Erstellt durch Bundesversicherungsanstalt für Angestellte 2002
5. Hahmann HW, Wüsten B, Nuss B, Muche R, Rothenbacher D, Brenner H. Intensivierte kardiologische Nachsorge nach stationärer Anschlussheilbehandlung. Ergebnisse der INKA-Studie. Herzmedizin 2006; 23: 36–41
6. Hoberg E, Rieger H.KARENA –Kardiovaskuläres Rehanachsorgeprogramm. Eine interaktive Schulung für Patienten (CD). AstraZeneca 2005
7. Hoberg E, Stockinger J, Bestehorn K, Wegscheider K für die HANSA-Studiengruppe.Verbesserung des Risikofaktorenprofils durch drei halbtägige Auffrischungskurse innerhalb des ersten Jahres nach kardiologischer Rehabilitation. Ergebnisse der HANSA-Studie. Z. Kardiol 2002; 91: S5-S28
8. Karoff M, Röseler S, Lorenz C, Kittel J. Intensivierte Nachsorge (INA) – ein Verfahren zur Verbesserung der beruflichen Reintegration nach Herzinfarkt und/oder Bypassoperation. Z Kardiol 2000; 89: 1–11
9. Völler H, Klein G, Gohlke H, Dovifat C, Binting S, Müller-Nordhorn J, Willich SN für die PIN-Studiengruppe. Sekundärprävention Koronarkranker nach stationärer Rehabilitation. Dtsch Med Wochenschr 2000; 125: 1457–1461

14.3.4 Telemedizin

M. Middeke, Ch. Zugck

Das Wichtigste in Kürze

Die Telemedizin erlebt insbesondere auch im Bereich der Kardiologie einen rasanten Aufschwung. Gerade Patienten mit schwerer chronischer Herzinsuffizienz können von der telemedizinischen Überwachung profitieren, da (sich anbahnende) Komplikationen schneller erkannt und behandelt werden können. Ziele der Telemedizin sind auch, die Selbstkontrolle der Patienten zu fördern und Krankenhausaufenthalte zu vermeiden.

Definition

Telemedizin beinhaltet den elektronischen Austausch patientenbezogener diagnostischer und therapeutischer Daten. Durch einen intelligenten Alarm-Algorithmus können Vitalparameter (z.B. EKG, Blutdruck, Herzfrequenz und/oder Körpergewicht) mehrerer Patienten gleichzeitig von einer Person überwacht werden, um ggf. durch eine frühzeitige telefonische oder elektronische Intervention eine drohende Hospitalisierung zu vermeiden.

Die telemedizinische Betreuung von Patienten mit kardiovaskulären Erkrankungen erscheint nach den bisherigen Erfahrungen sehr gut geeignet, die Behandlungsqualität und die nachhaltige Betreuung von chronisch Kranken deutlich zu verbessern. Eine telemedizinische (Mit-)Betreuung könnte die Funktion einer zentralen Service- und Informationsplattform übernehmen, welche den Informations- und Datenfluss zwischen Patient, Akut-Krankenhaus, Rehabilitationseinrichtung und niedergelassenem Arzt steuert und die Kommunikation der verschiedenen Leistungserbringer unseres Gesundheitssystems optimiert.

Damit entwickelt sich die Telemedizin zu einer wichtigen zusätzlichen Behandlungssäule, um bestehende Sektorengrenzen zu überwinden.

Telemedizin in der Rehabilitation

Das Konzept der telemedizinischen Betreuung bietet für die Rehabilitationseinrichtung große Chancen, die Behandlungskette unter Beteiligung der betreuenden Hausärzte und Kardiologen nicht abreißen zu lassen (Abb. 14.**4**).

Dies soll exemplarisch am **Beispiel der chronischen Herzinsuffizienz** dargestellt werden, da diese Patientengruppe aufgrund ihrer hohen (Re-)Hospitalisierungsrate eine hohe gesundheitsökonomische Relevanz besitzt.

Trotz der Etablierung neuer, die Prognose verbessernder Therapiestrategien, z.B. Einsatz von Betablockern, ACE-Hemmern, AT_1-Rezeptorblockern und Aldosteronantagonisten, ist die Lebenserwartung herzinsuffizienter Patienten weiterhin deutlich eingeschränkt und entspricht in fortgeschrittenen Stadien mit einer 5-Jahresletalität von bis zu 50% derjenigen von Patienten mit einem Tumorleiden (4). Eine Herzinsuffizienz ist mit einer **progredienten Abnahme von Lebensqualität** und körperlicher Leistungsfähigkeit verbunden.

Häufige Hospitalisierungen, lange Phasen von Arbeitsunfähigkeit sowie ein hohe Rate an krankheitsbedingter Erwerbsunfähigkeit haben erhebliche gesundheitsökonomische und gesamtwirtschaftliche Konsequenzen. Alleine die direkten Kosten der stationären Behandlung herzinsuffizienter Patienten belaufen sich in Deutschland auf ca. 2,7 Mrd Euro pro Jahr (3). Der Hauptanteil dieser Kosten (70%) fällt nicht auf medikamentöse Versorgung oder teure Interventionen, wie Schrittmacher/Defibrillatoren oder Herztransplantationen, sondern vielmehr auf die **zahlreichen Krankenhausaufenthalte** herzinsuffizienter Patienten. Dem Krankenhausreport ist zu entnehmen, dass die durchschnittliche Verweildauer herzinsuffizienter Patienten aktuell noch immer mehr als 14 Tage beträgt (3). Darüber hinaus ist mit einer weiteren signifikanten Zunahme der Hospitalisierungsrate zu rechnen.

Andererseits ist es unbestritten, dass sich durch eine leitlinienkonforme medikamentöse Therapie der Krankheitsverlauf günstig beeinflussen, die Hospitalisierungsrate quantitativ senken und die Prognose herzinsuffizienter Patienten signifikant verbessern lassen.

Maßnahmen zur Optimierung des Managements herzinsuffizienter Patienten sollten sich allerdings nicht nur auf eine verbesserte Umsetzung medikamentöser Therapiestrategien beschränken, sondern sollten auch zusätzliche Ansätze umfassen, die es ermöglichen, rascher auf Veränderungen des klinischen Zustandes reagieren zu können und dem Patienten hierdurch ein größeres Maß an Sicherheit im Umgang mit seiner Erkrankung bieten. Hierzu scheint künftig ein besser koordinierter, multidisziplinärer Ansatz erforderlich.

Telemedizinisches Betreuungskonzept

Im Gegensatz zur Standardversorgung erhalten die telemedizinisch betreuten Patienten Messgeräte zur Bestimmung von Herzfrequenz, Blutdruck und Körpergewicht. Die täglich gemessenen Werte werden an das telemedizinische Zentrum übermittelt. Die Daten werden zunächst im telemedizinischen Zentrum überprüft

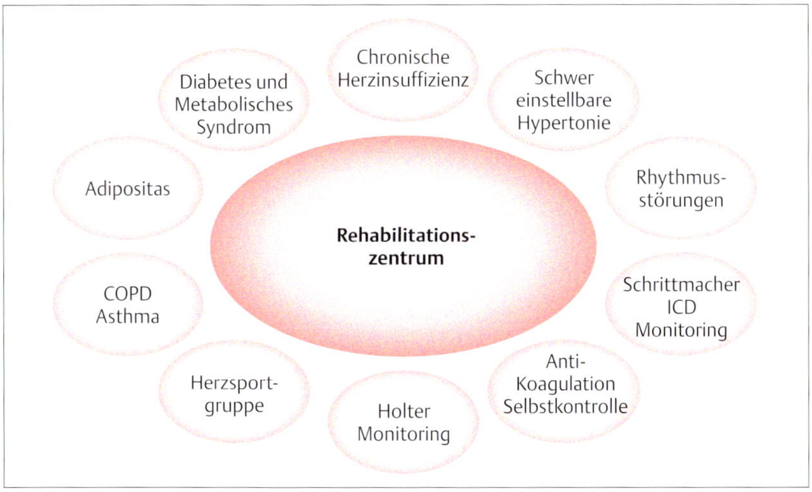

Abb. 14.**4** Telemedizinische Indikationen in der kardiologischen Rehabilitation.

und anhand einer elektronischen Patientenakte mit individuell festgesetzten Grenzwerten verglichen. So wird eine optimierte Therapieführung und -steuerung ermöglicht und die betreuenden Hausärzte und Kardiologen werden regelmäßig über den Verlauf des Patienten informiert.

Werden individuell festgelegte Grenzwerte unter- bzw. überschritten, wird sofort ein Alarm ausgelöst, sodass umgehend therapeutische Maßnahmen eingeleitet werden können. Unabhängig von Alarmreaktionen kann der Patient in Abhängigkeit vom Gesamtrisiko und in Abstimmung mit dem betreuenden Haus- bzw. Facharzt regelmäßig (z.B. einmal pro Woche oder zweimal monatlich) telefonisch kontaktiert und in standardisierter Form von einem speziell ausgebildeten Fachpersonal befragt werden. Das **Ziel** ist dabei, die medikamentöse Compliance zu fördern und möglichst frühzeitig hinweisende Veränderungen im Gesundheitszustand des Patienten zu erkennen.

Schulungsmaßnahmen zur Pharmakotherapie und den nichtmedikamentösen Maßnahmen, wie Ernährung, Bewegung, Selbstmessung von Blutdruck, Blutzucker, Gerinnung usw., ergänzen das Programm, und stärken den Patienten im selbstverantwortlichen Umgang mit sich und seiner Erkrankung.

Viel wichtiger noch ist, dass so ein Arzt-Patienten-Kontakt frühzeitig hergestellt werden kann, um eine drohende Hospitalisierung zu verhindern, z.B. bei Gewichtsanstieg, der einen Alarm verursacht. Bei kardiopulmonalen Symptomen und ernsthaften Beschwerden ist das telemedizinische Zentrum ganzjährig rund um die Uhr für den Patienten zur Beratung und ggf. zur Verordnung einer vom Hausarzt zuvor definierten Bedarfstherapie erreichbar.

Erste Ergebnisse in Deutschland bestätigen die **positiven internationalen Erfahrungen**:

- Deutliche Senkung der Rehospitalisierungsrate, der Krankenhaustage und damit der Gesamtbehandlungskosten (1, 2, 5).
- Gleichzeitig kommt es zu einer signifikanten Senkung der Mortalität im Beobachtungszeitraum über ein 1 Jahr (1).
- Die medikamentöse Compliance wird verbessert und führt zu einem geringen Anstieg der Ausgaben für Medikamente (1).

Folgende **telemetrische Applikationen** stehen bereits zur Verfügung, bzw. sind der Erprobung:

- Waage,
- Blutdruckgerät,
- EKG (in „event"- oder „Holter"-Funktion),
- O_2-Sättigung,
- Aktimeter,
- Peak flow,
- Blutzucker,
- INR und
- Herzschrittmacherabfrage (kontinuierlich bzw. „on-demand").

Damit lässt sich ein weites Indikationsspektrum abdecken, welches für die kardiologische Rehabilitation von Interesse ist, denn die in den letzten Jahren erreichte Mortalitäts- und Morbiditätsreduktion ist im Wesentlichen von einer konsequenten – über lange Zeit sich hinziehenden – Umsetzung des empfohlenen Therapieregimes abhängig.

Literatur

1. Kielblock B, Frye Ch, Kottmair S, Siegmund-Schultze E, Middeke M. Senkung der Mortalität und der Gesamtbehandlungskosten bei chronischer Herzinsuffizienz durch telemetrisch unterstützte Betreuung. Dtsch Med Wochenschr 2007; 132: 417–22
2. Korb H, Adrian A, Baden D, et al. Telemonitoring bei chronischer Herzinsuffizienz: Effektivität unter klinischen und gesundheitsökonomischen Aspekten. In: G Steyer, Th Tolxdorff (Hrsg. bit for bit – Halbzeit auf dem Weg zur Telematikinfrastruktur. Berlin: Akademische Verlagsgesellschaft Aka GmbH 2005: 170–177
3. Statistisches Bundesamt Deutschland, Gesundheitswesen, Anzahl der Gestorbenen nach Kapiteln der ICD-10; 2004. www.destatis.de/basis/d/gesu/gesutab19.htm
4. Stewart S, MacIntyre K, Hole DJ, Capewell S, McMurray JJ. More ‚malignant' than cancer? Five-year survival following a first admission for heart failure. Eur J Heart Fail 2001; 3: 315–22
5. Zugck C, Frankenstein L, Nelles M, et al. Proof of concept: Reduktion der Hospitalisierungsrate und -dauer durch telemetrische Betreuung bei chronischer Herzinsuffizienz führt zu signifikanter Kostenreduktion. In: Sonderdruck, Berlin, Telemed 2006, ISBN-Nr. 3-89838-073-4

15 Qualitätssicherung in der Rehabilitation

15.1 Vorbemerkungen

B. Rauch

Das Wichtigste in Kürze

Die Qualität einer Maßnahme ist durch das Ausmaß gekennzeichnet, in dem gewünschte und vorab definierte Ergebnisse erzielt werden. Um eine gute Qualität zu erzielen, müssen bestimmte Voraussetzungen in Bezug auf Strukturen und Prozesse erfüllt sein. Die Qualität von Strukturen und Prozessen wiederum definiert sich allein aus den erzielten Ergebnissen.

Die Gewährleistung einer bestmöglichen Qualität ist ein selbstverständlicher Anspruch des Patienten an die Leistungsanbieter. Doch was ist Qualität? Qualität definiert sich als „Gesamtheit der charakteristischen Eigenschaften einer Person oder Sache" (1). Damit ist noch kein Werturteil abgegeben, d.h. „die Qualität" kann gut oder schlecht sein. Sobald von Qualitätssicherung gesprochen wird, wird jedoch automatisch von der Sicherung einer „guten Qualität" ausgegangen. Aber auch hier stellt sich wieder die Frage, was im Bereich der kardiologischen Rehabilitation unter einer „guten Qualität" verstanden wird.

„Gute Qualität" ist zunächst eine subjektive Einschätzung, und es ist davon auszugehen, dass Patienten, Leistungsanbieter und Kostenträger je nach Interessenslage unterschiedliche Kriterien und Maßstäbe für eine gute Qualität einer Rehabilitationsleistung zugrunde legen.

Selbst innerhalb der Gruppe der Patienten dürfte unter guter Qualität Unterschiedliches verstanden werden. Unabhängig von individuell unterschiedlichen Ansprüchen an Strukturen und Komfort einer Einrichtung darf jedoch davon ausgegangen werden, dass sich für den Patienten die gute Qualität einer medizinischen Maßnahme primär an deren Ergebnissen definiert. Das heißt die gute Qualität orientiert sich an dem Ausmaß, in dem prädefinierte Rehabilitations- und Therapieziele erreicht werden. Diese Ziele ergeben sich u.a. aus dem Gesundheitsstatus, dem bisherigen Krankheitsverlauf und der individuellen Situation und den Bedürfnissen des Patienten.

Die Berücksichtigung der individuellen Situation des Patienten wird damit zu einem zentralen Qualitätskriterium jeder Rehabilitationsmaßnahme.

Um die Rehabilitations- und Therapieziele zu erreichen, d.h. um eine gute Ergebnisqualität zu gewährleisten, bedarf es bestimmter Voraussetzungen in Bezug auf die Struktur (Standort, Räumlichkeiten, Ausrüstung und Personal = Strukturqualität) und auf die inhaltlichen und organisatorischen Abläufe (= Prozessqualität) einer Einrichtung. Strukturen und Prozesse sind somit Mittel, um eine gute Qualität, d.h. eine gute Ergebnisqualität, zu erreichen. Struktur- und Prozessqualität definieren sich über den Grad der Ergebnisqualität und sind an der mit ihnen ereichbaren Ergebnisqualität zu messen und ggf. zu ändern und anzupassen.

Eine Beschränkung der Qualitätssicherung medizinischer Einrichtungen auf die Evaluation der Struktur- und Prozessqualität ist nur dann als hinreichend und sinnvoll zu begründen, wenn deren enge Assoziation zur Ergebnisqualität wissenschaftlich erwiesen oder zumindest kausal gut zu begründen ist.

In der **kardiologischen Rehabilitation** hat man sich dennoch lange ohne diesen wissenschaftlichen Nachweis auf die Erfassung der Struktur- und Prozessqualität beschränkt. Auch die gesetzgeberische Verpflichtung der Rehabilitationseinrichtungen zur Umsetzung von primär prozessorientierten Qualitätsmanagementprogrammen lässt die Orientierung an der Ergebnisqualität vermissen. Dennoch wird von Seiten der Kostenträger intensiv nach praktikablen und aussagekräftigen Möglichkeiten zur Messung der Ergebnisqualität gesucht. Seit 2007 ist auch ein Register zur routinemäßigen Erfassung wichtiger Rehabilitations- und Therapieziele in einer zunächst noch begrenzten Anzahl von kardiologischen Rehabilitationseinrichtungen etabliert.

Literatur

1. Brockhaus, Die Enzyklopädie, Band 17

15.2 Leitlinien der Fachgesellschaften

K. Held

Das Wichtigste in Kürze

Ziel der Leitlinien ist es, durch systematische Entscheidungshilfen Morbidität und Mortalität zu senken sowie die Lebensqualität der Patienten zu verbessern. Ob Leitlinien diese Ziele erreichen, ist ungenügend belegt. Grundlage von Leitlinien sind evidenzbasierte Empfehlungen. Diese sind für den komplexen Bereich Rehabilitation ungleich schwieriger zu erlangen als für umschriebene Krankheitsbilder. Auch deshalb beruhen Anforderungen an die kardiologische Rehabilitation in Deutschland v.a. auf Empirie und Konsensentscheidungen.

Dennoch gibt es wichtige Leitlinien für die integrierte Versorgung kardiologischer Patienten in Deutschland, die z.T. von mehreren Fachgesellschaften gemeinsam erstellt wurden.

! Leitlinien sollen als systematische Entscheidungshilfen und Empfehlungen für das ärztliche Vorgehen die Behandlungsqualität zum Nutzen des kranken Menschen optimieren.

Als **Ziele** werden somit eine verminderte Morbidität und Mortalität sowie eine verbesserte Lebensqualität angestrebt. Der gesetzliche Anspruch fordert aber nicht nur eine verbesserte Versorgung des chronisch Kranken als „Objekt", sondern auch als „Subjekt" im Sinne seiner „informierten Partizipation". Ob Leitlinien diesen Ansprüchen genügen, ist auch einige Jahre nach einer kritischen Bestandsaufnahme (10) bisher nur selten mit solider Evidenz belegt.

Kernstück jeder Leitlinie ist die aus einer systematischen Literaturrecherche gewonnene Evidenz unterschiedlicher Qualität, die zu Empfehlungen mit unterschiedlicher Gewichtung führt.

Die Abfassung einer Rehabilitations-Leitlinie steht allgemein vor dem **Problem**, dass Rehabilitation als eine komplexe multimodale und multidisziplinäre Versorgungsstruktur, wie sie sich aus dem biopsychosozialen Selbstverständnis der Rehabilitation ergibt, ungleich schwieriger zu evaluieren ist als abgegrenzte Krankheitsbilder, Interventionen oder Medikamente. Rehabilitation wird in Leitlinien daher eher als Summe ihrer Teile (z.B. somatischer, psychosozialer und edukativer Bereich) und nicht als Ganzes evaluiert und dargestellt.

! Die Evidenz ist dabei bisher noch umso härter, je näher sie an der Akutmedizin (z.B. Sekundärprävention) ist und umso schwächer, je rehabilitationsspezifischer (z.B. Schulung, psychologische Interventionen) sie ist.

Zusätzliche **spezifisch deutsche Schwierigkeiten** bestehen darin, dass randomisierte Studien hier bisher wegen sozialrechtlicher und ethischer Bedenken nicht zur Verfügung stehen. Bis auf vereinzelte kontrollierte Untersuchungen überwiegen multizentrische Beobachtungs- und Kohortenstudien. Es wird daher meist auf Studien, Metaanalysen und Leitlinien aus dem angloamerikanischen Ausland, wie z.B. aus Schottland (9) oder Neuseeland (8) zurückgegriffen.
Ein weiteres Hindernis für die Versorgungsforschung stellt das Fehlen kumulierter Daten aus der Gesetzlichen Krankenversicherung dar, die mit der Rentenversicherung der wichtigste Träger der Rehabilitation ist.

Von der Fachgesellschaft „Deutsche Gesellschaft für Prävention und Rehabilitation von Herz-Kreislauferkrankungen e.V." (DGPR) und ihren Vorgängerinnen (Kapitel 3.2.2) wurden über 30 Positionspapiere erarbeitet, die neben inhaltlichen vorwiegend auch Fragen der Struktur- und Prozessqualität betreffen. Insbesondere die „Empfehlungen zu Standards der Prozessqualität in der kardiologischen Rehabilitation"(2–5) stellen nach methodischen Kriterien Vorläufer heutiger Leitlinien dar.

! An ihnen zeigt sich exemplarisch, dass Anforderungen an die Struktur- und Prozessqualität der kardiologischen Rehabilitation in Deutschland v.a. auf Empirie und Expertenkonsens beruhen, meist normativ verstärkt durch die Rehabilitationsträger.

Einen **Meilenstein** in der Entwicklung einer integrierten Versorgung stellt die „Leitlinie zur Diagnose und Therapie der chronischen koronaren Herzerkrankung"(6) dar, die in Kooperation der kardiologischen (DGK), thoraxchirurgischen (DTGHTH) und Reha- (DGPR)-Fachgellschaften entstand. Sie diente als eine wichtige Quelle für die „Nationale Versorgungs-Leitlinie chronische KHK"(7), die den Konsens der 6 für das Thema relevanten Fachgesellschaften darstellt. Beide Leitlinien stimmen überein in der Aussage: „Die kardiologische Rehabilitation ist Bestandteil einer am langfristigen Erfolg orientierten, umfassenden Versorgung von Herzpatienten" (6), die mit dem stärksten Empfehlungsgrad versehen wurde (7).

Während diese beiden Leitlinien mehrerer Fachgesellschaften das umschriebene Krankheitsbild der chronischen koronaren Herzkrankheit unter dem Aspekt einer integrierten Versorgung darstellen, wird die gesamte Versorgungsstruktur der kardiologischen Rehabilitation unter Beteiligung vieler Fachleute und insbesondere des interdisziplinären Teams in der „Deutschen Leitlinie zur Rehabilitation von Patienten mit Herz-Kreislauferkrankungen (DLL-KardReha)" (1) erstmalig nach den methodischen Kriterien der Leitlinienerstellung behandelt.

Literatur

1. Bjarnason B, Held K, Hoberg E, Karoff M, Rauch B. Deutsche Leitlinie zur Rehabilitation von Patienten mit Herz-Kreislauferkrankungen (DLL-KardReha) (in Vorbereitung 2006/07)
2. Deutsche Gesellschaft für Prävention und Rehabilitation von Herz-Kreislauferkrankungen e.V. Empfehlungen zu

Standards der Prozessqualität in der kardiologischen Rehabilitation (Teil 1). Herz/Kreislauf 2000; 32: 141–145
3. Deutsche Gesellschaft für Prävention und Rehabilitation von Herz-Kreislauferkrankungen e.V. Empfehlungen zu Standards der Prozessqualität in der kardiologischen Rehabilitation (Teil 2). Herz/Kreislauf 2000; 32: 294–297
4. Deutsche Gesellschaft für Prävention und Rehabilitation von Herz-Kreislauferkrankungen e.V. Empfehlungen zu Standards der Prozessqualität in der kardiologischen Rehabilitation (Teil 3). Herz/Kreislauf 2000; 32: 378–380
5. Deutsche Gesellschaft für Prävention und Rehabilitation von Herz-Kreislauferkrankungen e.V. Empfehlungen zu Standards der Prozessqualität in der kardiologischen Rehabilitation (Teil 4). Z. Kardiol 2002; 91: 99–101.
6. Dietz R, Rauch B. Leitlinie zur Diagnose und Therapie der chronischen koronaren Herzerkrankung der Deutschen Gesellschaft für Kardiologie, Herz- und Kreislaufforschung (DGK) in Kooperation mit der Deutschen Gesellschaft für Prävention und Rehabilitation von Herz-Kreislauferkrankungen (DGPR) und der Deutschen Gesellschaft für Thorax-, Herz- und Gefäßchirurgie (DGTHG). Z. Kardiol. 2003; 92: 501–521
7. Nationale Versorgungs-Leitlinie chronische KHK. http://www.khk.n-v-l.de
8. New Zealand Guidelines Group (NZGG), New Zealand Heart Foundation. Cardiac Rehabilitation. Best Practice Evidence-Based Guideline. 2002 (cited 2005 June 21) available from: http://www.nzgg.org.nz/guidelines/dsp guideline popup.cfm?guidelineCatID=32&guidelineID=1
9. Scottish Intercollegiate Guidelines Network (SIGN). Cardiac Rehabilitation. A National Clinical Guideline. 2002 (Cited:2005 Jun 21). Available from: http://www.sign.ac.uk/guidelines/fulltext/57/index.html
10. Woolf SH, Grol R, Hutchinson A, Eccles M, Grimshaw J. Potential benefits, limitations, and harms of clinical guidelines. BMJ 1999; 318: 527–530

15.3 Leitlinien der Deutschen Rentenversicherung

S. Brüggemann

Das Wichtigste in Kürze

Die Leitlinien der Deutschen Rentenversicherung sind eng mit der Qualitätssicherung verknüpft. Im Unterschied zu den „klassischen" Leitlinien in Form von Therapiealgorithmen zeichnen sich die Prozess-Leitlinien der Deutschen Rentenversicherung durch einen modularen Aufbau aus, in dem nicht der einzelne Patient, sondern vielmehr die Gesamtheit aller Rehabilitanden einer Einrichtung im Zentrum der Betrachtung steht.

Einleitung

Evidenzbasierte Leitlinien sind ein zentrales Thema in der Diskussion um die Weiterentwicklung des Gesundheitswesens. Als systematisch entwickelte Entscheidungshilfen unterstützen sie die Entscheidungsfindung bei medizinischen Problemen. Die gesetzliche Rentenversicherung fördert wegen der Bedeutung von Rehabilitationsleitlinien seit 1998 Forschungsprojekte zur Erstellung von Leitlinien für den Rehabilitationsprozess mit dem Ziel, die rehabilitative Behandlung auf eine wissenschaftliche, evidenzbasierte Grundlage zu stellen. Die erste fertig gestellte Rehabilitations-Leitlinie ist die Leitlinie für die Rehabilitation bei koronarer Herzkrankheit (4). Die Erstellung der Leitlinien ist eng mit der Reha-Qualitätssicherung der Deutschen Rentenversicherung verknüpft.

Aufbau und Inhalt der Leitlinien

Im Unterschied zu den „klassischen" Leitlinien in Form von Therapiealgorithmen zeichnen sich die **Prozess-Leitlinien der Deutschen Rentenversicherung** dadurch aus, dass sie modular aufgebaut sind und nicht der einzelne Patient, sondern die Gesamtheit aller Rehabilitanden einer Einrichtung im Zentrum der Betrachtung steht.

Bei der Entwicklung der Leitlinie wurden in einem ersten Schritt im Rahmen einer Literaturanalyse vier Therapiebereiche der Rehabilitation von Patienten mit koronarer Herzkrankheit identifiziert, deren therapeutische Wirksamkeit wissenschaftlich nachgewiesen ist:

- Bewegungstherapie,
- Edukation,
- Psychologie und
- Sozialarbeit.

Weitere Therapiemodule ergeben sich aus dem gesetzlichen Auftrag der Rehabilitationsträger (1).

So genannte **evidenzbasierte Therapiemodule** (ETM), die auf diesen inhaltlichen Vorgaben beruhen, wurden anschließend mit Wissenschaftlern, Rehabilitationsklinikern und anderen Berufsgruppen inhaltlich auf das deutsche Versorgungssystem zugeschnitten (3). Aus dem Gesamtangebot der im Rahmen dieses Diskussionsprozesses fertig gestellten ETM und der in ihnen enthaltenen therapeutischen Leistungen kann für den Einzelnen eine individuell angepasste Therapie zusammengestellt werden.

Die Leitlinie gibt für jedes Therapiemodul an, welches therapeutische Ziel verfolgt wird und mit welcher Frequenz und Dauer ein Rehabilitand entsprechende Leistungen erhalten soll. Zusätzlich ist definiert, welche Therapieleistungen aus der Klassifikation therapeutischer Leistungen (KTL), die routinemäßig im Rahmen der Qualitätssicherung in jedem Entlassungsbericht dokumentiert werden, dazu geeignet sind, die Anforderungen des Moduls abzudecken.

Gleichzeitig definiert die Leitlinie die durchschnittliche Mindestanzahl von Rehabilitanden, die in einer Rehabilitationseinrichtung die entsprechenden Leistungen in ausreichender Menge erhalten soll. Hierdurch ist eine Bewertung der therapeutischen Intensität einzelner Rehabilitationseinrichtungen möglich. Im Rahmen der Qualitätssicherung der Rehabilitation werden nicht gerechtfertigte Varianzen zwischen Rehabilitationseinrichtungen reduziert und die Versorgung chronisch Kranker auf wissenschaftlicher und qualitätsgesicherter Grundlage verbessert (2).

Die Leitlinie für die **Rehabilitation bei koronarer Herzkrankheit** besteht aus folgenden evidenzbasierten Therapiemodulen (Tab. 15.**1**). Tabelle 15.**2** zeigt exemplarisch das ETM 7b Risikogruppenschulung.

Die Leitlinie ist im Internet unter www.deutsche-rentenversicherung.de zugänglich.

Neben den Leitlinien zum Rehabilitationsprozess entwickelt die Deutsche Rentenversicherung seit 1996 Leitlinien zur Rehabilitationsbedürftigkeit und zur sozialmedizinischen Beurteilung der Leistungsfähigkeit, mit deren Hilfe der sozialmedizinische Entscheidungsprozess weiter systematisiert wird. Entsprechende Leitlinien gibt es für die koronare Herzkrankheit und die arterielle Hypertonie.

Literatur

1. Bitzer EM, Aster-Schenck I, Klosterhuis H, Dörning H, Rose S. Entwicklung einer evidenzbasierten Leitlinie zur kardiologischen Rehabilitation – Phase 1: Bewertende Literaturanalyse. Rehabilitation 2002; 41(4): 226–236
2. Bitzer EM, Brüggemann S, Klosterhuis H, Dörning H. Akzeptanz und Praktikabilität der Leitlinie für die Rehabilitation bei koronarer Herzkrankheit. Rehabilitation 2006; 45: 203–212
3. Bitzer EM, Klosterhuis H, Dörning H, Rose S. Entwicklung einer evidenz-basierten Leitlinie zur kardiologischen Rehabilitation – Phase 2: Vergleichende Analyse des Ist-Zustandes der in der kardiologischen Rehabilitation erbrachten Leistungen auf der Basis der KTL-Statistik. Rehabilitation 2003; 42(2): 83–43
4. Brüggemann S Klosterhuis H. Leitlinien für die medizinische Rehabilitation – eine wesentliche Erweiterung der Qualitätssicherung. RV aktuell 2005; 52(10/11): 467–475

Tabelle 15.**1** Evidenzbasierte Therapiemodule der Leitlinie für die Rehabilitation bei KHK

ETM 1	Ausdauertraining
ETM 2	Körperliches Fähigkeitstraining
ETM 3	Sport und Bewegungsspiele
ETM 4	Kraft-, Muskelaufbautraining
ETM 5a	Ernährungsschulung – theoretisch
ETM 5b	Ernährungsschulung – praktisch
ETM 6	Information und Motivation
ETM 7a	Basisschulung
ETM 7b	Risikogruppenschulung
ETM 8	Psychologische Beratung und Therapie
ETM 9	Stressbewältigung
ETM 10	Entspannungstraining
ETM 11	Tabakentwöhnung
ETM 12a	Klinische Sozialarbeit – Soziale und sozialrechtliche Beratung
ETM 12b	Klinische Sozialarbeit – Unterstützung der beruflichen Integration
ETM 12c	Klinische Sozialarbeit – Organisation der Nachsorge

Tabelle 15.**2** Evidenzbasierte Therapiemodule (ETM) Koronare Herzkrankheit (exemplarisch für ETM 7b: Risikogruppenschulung)

Therapeutische Inhalte	Schulung für definierte Risikogruppen in der Rehabilitation bei koronarer Herzkrankheit in Form einer strukturierten Schulung (curricularer Aufbau der Lerninhalte, manualisierte Lerninhalte, interaktive Schulungsform)		
Formale Ausgestaltung	Dauer pro Rehabilitation:	mind. 135 min	
	Häufigkeit pro Rehabilitation:	mind. 3-mal, empfohlen entsprechend KTL	
KTL-Leistungseinheiten	k15	Patientenschulung zur Quickwertselbstbestimmung	45 min
	k17	Strukturiertes Schulungsprogramm für Typ 2 Diabetiker	45–60 min
	k18	Patientenschulung zur Blutdruckselbstmessung	45 min
Mindestanteil entsprechend zu behandelnder Rehabilitanden	25 %		

15.4 Externes Qualitätssicherungsverfahren der Deutschen Rentenversicherung

U. Beckmann

Das Wichtigste in Kürze

Ziele der Gesetzlichen Rentenversicherung beim Aufbau einer externen Qualitätssicherung waren, unterschiedliche Aspekte der Rehabilitationsqualität zu berücksichtigen, möglichst viele Rehabilitanden und Reha-Einrichtungen einzubeziehen sowie regelmäßig Daten zu erheben und auszuwerten. Durch regelmäßige Qualitätsberichte lassen sich die Einrichtungen nicht nur extern miteinander vergleichen, sondern jede Einrichtung kann die Ergebnisse auch für ihre interne Qualitätssicherung nutzen.

Qualitätssicherung der medizinischen Rehabilitation der gesetzlichen Rentenversicherung

Beim Aufbau der externen Qualitätssicherung (QS) für die stationäre Rehabilitation hat sich die Gesetzliche Rentenversicherung durch folgende **Zielvorstellungen** lenken lassen (3):

- Berücksichtigung der unterschiedlichen Aspekte der Rehabilitationsqualität,
- Einbeziehung möglichst vieler Rehabilitanden und Rehabilitationseinrichtungen
- Etablierung regelmäßiger Datenerhebungen.

Qualitätsunterschiede in der rehabilitativen Versorgung werden durch eine kontinuierliche Berichterstattung aufgezeigt, die den Dialog der Verantwortlichen aus den Rehabilitationseinrichtungen mit den Vertretern der Leistungsträger fördert. Damit ist eine wesentliche Voraussetzung für eine kontinuierliche Qualitätsentwicklung geschaffen (1). Von den zurzeit insgesamt rund 950 an der externen Qualitätssicherung der Rentenversicherung beteiligten stationären Rehabilitationseinrichtungen oder eigenständigen Fachabteilungen haben ca. 80 die Indikation Kardiologie.

Bei der externen QS der Rentenversicherung wurde ein umfangreiches Instrumentarium entwickelt, um indikationsbezogen Rehabilitationseinrichtungen in Bezug auf Struktur-, Prozess- und Ergebnisqualität zu vergleichen. Zu diesem Instrumentarium gehören:

- Strukturerhebungsbogen zur Erfassung der Ausstattung der Rehabilitationseinrichtung,
- Patientenfragebogen
- Peer-Review-Verfahren zur Beurteilung der Arztberichte und der Rehabilitationsprozesse.

Neue bzw. modifizierte QS-Instrumente (Klassifikationssystem für therapeutische Leistungen, Rehabilitations-Leitlinien, Kap. 15.3) für weitere Versorgungs- und Indikationsbereiche sind hinzugenommen (2, 4).

Die eingesetzten Instrumente und Verfahren der Reha-Qualitätssicherung der gesetzlichen Rentenversicherung sowie aktuelle Informationen sind im Internet auf der Homepage der Deutschen Rentenversicherung (http://www.deutsche-rentenversicherung.de) abrufbar.

Nutzung von Routinedaten zur Qualitätsmessung

Da die Rentenversicherung ein seit Jahren gut ausgebautes Dokumentationssystem besitzt, besteht die Möglichkeit, ohne zusätzlichen Aufwand Routinedaten zur Qualitätsmessung einzusetzen, z.B. zur Dokumentation der therapeutischen Leistungen und zur Vergleichsgruppenbildung. Darüber hinaus dienen die Versichertendaten und die Angaben aus dem ärztlichen Rehabilitations-Entlassungsbericht zur Beschreibung der Rehabilitanden und möglicher Einflussgrößen (Alter, Geschlecht, Diagnosen etc.) auf die Ergebnisqualität. Zur Ergebnisbewertung werden auch die routinemäßig vorliegenden Informationen über den Erwerbsverlauf nach Rehabilitation herangezogen. Durch Visitationen von Vertretern der Leistungsträger werden die vorliegenden Daten „vor Ort" überprüft (5).

Eine umfassende Qualitätsbewertung der Rehabilitationseinrichtungen ist einerseits für eine Belegung durch die Rentenversicherung notwendig; andererseits werden die erhobenen Daten der Qualitätssicherung auch für versorgungsorientierte und wissenschaftliche Fragestellungen genutzt.

Aufwand der Qualitätssicherung für die Beteiligten

Insgesamt soll der Aufwand für die Rehabilitanden, Leistungsträger und Leistungserbringer akzeptabel bleiben. Dazu werden sowohl die Konzipierung neuer Verfahren als auch die Erprobung in Modellprojekten sowie die Routinedurchführung durch die Rentenversicherung finanziert. Die Vertreter der Leistungserbringer nehmen aktiv am Peer-Review-Verfahren teil und beteiligen sich im Rahmen von Expertenworkshops, Anwenderbefragungen etc. an den Neuentwicklungen. Damit wird sichergestellt, dass die QS-Instrumente den Erfordernissen der Rehabilitationspraxis angepasst werden, in deren Mittelpunkt eine konsequente Patientenorientierung steht.

Vorgaben des Gesetzgebers zur Qualitätssicherung (§ 20 Sozialgesetzbuch [SGB] IX)

Die QS-Aktivitäten sollen den Zugang zur Rehabilitation und Teilhabe sowie die Durchführung der rehabilitativen Leistung v.a. in Bezug auf den behinderten Menschen berücksichtigen.

> Im Mittelpunkt der Leistungen zur Teilhabe stehen die individuellen Bedürfnisse des Leistungsberechtigten, nicht die Interessen der Rehabilitationsträger und Leistungserbringer.

Zur Sicherung und Weiterentwicklung der Qualität der Rehabilitationsleistungen fordert § 20 Abs. 1 SGB IX die Durchführung vergleichender Qualitätsanalysen durch die Rehabilitationsträger – externe Qualitätssicherung. Die Leistungserbringer sind nach § 20 Abs. 2 SGB IX zu einem internen Qualitätsmanagement verpflichtet. Sie sollen durch zielgerichtete, systematische Verfahren und Maßnahmen die Qualität der Versorgung nicht nur gewährleisten, sondern auch kontinuierlich verbessern. Hierbei soll die externe Qualitätssicherung durch die Leistungsträger das einrichtungsinterne Qualitätsmanagement fördern.

Qualitätsorientierte Managementstrukturen als eine Voraussetzung für die Wirksamkeit der externen Qualitätssicherung

Durch die Ergebnisse der externen Qualitätssicherung der Rentenversicherung erhält die einzelne Rehabilitationseinrichtung die Möglichkeit, ihre Ergebnisse in Bezug auf wesentliche Qualitätsaspekte mit anderen Rehabilitationseinrichtungen zu vergleichen. Damit dient die Reha-Qualitätssicherung nicht nur der externen Qualitätssicherung durch die Rentenversicherung, sondern auch der Intensivierung des einrichtungsinternen Qualitätsmanagements. Stärken und Schwachstellen können erkannt und qualitätssichernde und -verbessernde Maßnahmen zielgerichtet eingeleitet werden. Der Nachweis der Qualität der erbrachten Leistung kann durch Zertifizierung oder Teilnahme an Akkreditierungsverfahren erfolgen (6). Dabei wird die kontinuierliche Qualitätsentwicklung der Rehabilitation weiterhin durch eine aussagekräftige Berichterstattung unterstützt.

Welche neuen Entwicklungen sind zu erwarten?

Die Reha-Qualitätssicherung der Rentenversicherung wurde zunächst für die stationäre medizinische Rehabilitation entwickelt, ist jedoch grundsätzlich auch für andere Bereiche der Rehabilitation anwendbar, wie ambulante Rehabilitation, Rehabilitation von Kindern und Jugendlichen sowie Leistungen zur Teilhabe am Arbeitsleben. Zur Entwicklung der Qualitätssicherung in der ambulanten medizinischen Rehabilitation wurde von der gesetzlichen Renten- und Krankenversicherung ein gemeinsam finanziertes Pilotprojekt durchgeführt. Die im Rahmen des wissenschaftlich begleiteten Pilotprojekts für die Indikationsbereiche muskuloskelettale und kardiologische Erkrankungen entwickelten QS-Instrumente werden derzeit sukzessive im Rahmen der Reha-Qualitätssicherung der Deutschen Rentenversicherung an den Routineeinsatz adaptiert. Zunächst ist die Einführung des Peer-Review-Verfahrens vorgesehen.

Im Fokus der Weiterentwicklung der externen Qualitätssicherungsverfahren der Rentenversicherung werden weiterhin die Verbesserung und Unterstützung der Patientenorientierung bei Leistungen zur Teilhabe stehen. Dazu wird die leitlinienorientierte Versorgung im Zusammenhang mit den Ergebnissen der Rehabilitation und der Nachhaltigkeit des Rehabilitationserfolgs für die Qualitätssicherung genutzt.

Literatur

1. Beckmann U, Klosterhuis H, Mitschele A. Qualitätsentwicklung durch Qualitätssicherung – Erfahrungen aus zehn Jahren Qualitätssicherung der Rehabilitation. Die Angestelltenversicherung 2005; 52(9): 431–438
2. Bitzer EM, Dörning H, Beckmann U, Sommhammer B, Zander J, Klosterhuis H. Verbesserte Dokumentation als Grundlage für Reha-Qualitätssicherung – Weiterentwicklung der Klassifikation therapeutischer Leistungen (KTL). RV aktuell 2006; 53 (im Druck)
3. Egner U, Gerwinn H, Buschmann-Steinhage R. Stand der Qualitätssicherung in der Rehabilitation der gesetzlichen Rentenversicherung. Rehabilitation 2006; 45(4): 221–231
4. Klosterhuis H. Rehabilitations-Leitlinien als Instrument der Qualitätssicherung der Rehabilitation. Zeitschrift für ärztliche Fortbildung und Qualitätssicherung im Gesundheitswesen 2005; 99(1): 41–46
5. Meixner K, Lubenow B, Brückner U, Gerdes N. Weiterentwicklung und Validierung eines Verfahrens zur Visitation von Rehabilitationseinrichtungen. Rehabilitation 2006; 45(3): 152–160
6. Widera T. Interne Qualitätsmanagement-Systeme in der medizinischen Rehabilitation. Deutsche Rentenversicherung 2006; 61(4–5): 279–299

15.5 Peer-Review-Verfahren

M. Glattacker, W.H. Jäckel

Das Wichtigste in Kürze

Peer-Review-Verfahren stellen international eine der häufigsten Formen der externen Qualitätsbewertung im Gesundheitswesen dar (7). Neben der Qualitätsmessung verfolgen diese Verfahren das Ziel, Aktivitäten der Qualitätsverbesserung zu fördern (8).

Einleitung

Bezogen auf den rehabilitativen Versorgungsbereich wurde im Jahre 1997 im Rahmen des Qualitätssicherungsprogramms (QS-Programm) der gesetzlichen Rentenversicherungsträger (GRV) in der stationären Rehabilitation unter Mitwirkung zahlreicher Experten aus Rehabilitationskliniken und der Rentenversicherung ein Peer-Review-Verfahren entwickelt (5). Dieses wird dort seit 1999 routinemäßig zur Prüfung der Prozessqualität eingesetzt (1).

Im Jahr 2000 wurde das Konzept des Peer-Review in adaptierter Form in das QS-Programm der Gesetzlichen Krankenkassen (GKV) in der medizinischen Rehabilitation integriert (QS-Reha-Verfahren: Qualitätssicherungsprogramm der Gesetzlichen Krankenkassen in der stationären medizinischen Rehabilitation; 4). Im Zuge der Harmonisierungsbestrebungen zur Vereinheitlichung der QS-Programme der Leistungsträger wurde das Verfahren im Jahr 2002 bezogen auf den stationären Bereich für die somatischen Indikationsgebiete gemeinsam von GRV und GKV weiterentwickelt (3) und wird in dieser Form seither verbindlich in den QS-Programmen beider Leistungsträger eingesetzt.

Das Peer-Review stellt damit im Bereich der stationären medizinischen Rehabilitation ein etabliertes Verfahren zur Prüfung der Prozessqualität dar und fand darüber hinaus in adaptierter Form auch in dem von GRV und GKV initiierten Pilotprojekt der Qualitätssicherung in der ambulanten medizinischen Rehabilitation Anwendung.

Grundlage und Inhalte des Peer-Review

Grundlage des Peer-Review ist die Beurteilung der Prozessqualität auf Basis anonymisierter Entlassberichte und dazugehöriger Therapiepläne durch geschulte leitende Ärzte aus Rehabilitationseinrichtungen der entsprechenden Indikation („Peers“). Die Bewertung erfolgt anhand einer „Checkliste qualitätsrelevanter Prozessmerkmale“, welche die zu überprüfenden Qualitätsmerkmale umfasst. Die indikationsspezifischen Bewertungskriterien sind in einem Manual hinterlegt.

Um eine **möglichst objektive Bewertung** zu gewährleisten, werden die Peers im Rahmen einer mehrtägigen Schulung mit dem Verfahren und den Beurteilungsmaßstäben vertraut gemacht. Der Verfahrensablauf sieht in den stationären QS-Programmen beider Leistungsträger vor, dass jeweils rund 20 zufällig ausgewählte Entlassberichte und Therapiepläne das Peer-Review durchlaufen. Um Urteilstendenzen zwischen den Peers auszugleichen, werden die Behandlungsfälle einer Klinik per Zufall auf mehrere Peers verteilt. Dieses randomisierte Verteilungsverfahren kontrolliert die unterschiedliche „Bewertungsstrenge“ der Peers weitgehend und trägt damit zu einer Verbesserung der Reliabilität des Verfahrens bei (2).

Die aktuelle, trägerübergreifende Version der Peer-Review-Checkliste umfasst **52 Prozessmerkmale** zu den Bereichen „Anamnese“, „Diagnostik“, „Therapieziele und Therapie“, „Klinische Epikrise“, „Sozialmedizinische Epikrise“, „Weiterführende Maßnahmen und Nachsorge“ und „Gesamter Rehabilitationsprozess“, die anhand so genannter „Mängelkategorien“ beurteilt werden. Für jeden Bereich der Checkliste wird ferner eine zusammenfassende Bewertung abgegeben, und abschließend erfolgt eine aggregierte Bewertung der Qualität des gesamten Rehabilitationsprozesses.

In Ergänzung zu den Mängelkategorien werden für die zusammenfassenden Bewertungen so genannte **„Qualitätspunkte“** (11-stufige Skala) vergeben, die es den Peers ermöglichen, in Bezug auf die übergeordneten Inhaltsbereiche eine differenziertere Qualitätsbeurteilung abzugeben. Zum anderen erlaubt diese Methodik – im Gegensatz zu den Mängelkategorien, deren optimale Bewertung in einer Abwesenheit von Mängeln liegt – eine positiv konnotierte Bewertung. Gegenüber der Vorgängerversion ist die aktuelle Checkliste schlanker geworden, indem optionale Bewertungskriterien und für Altersrentenempfänger irrelevante Kriterien eingeführt wurden. Ferner wurden Checkliste und Manual z.B. durch die Anpassung an den Leitfaden zum einheitlichen Entlassbericht der GRV und die Berücksichtigung der Terminologie der ICF (Internationale Klassifikation der Funktionsfähigkeit, Behinderung und Gesundheit, 10) auch inhaltlich weiterentwickelt.

Bedeutung des Peer-Review

Neben der klinikspezifischen und klinikvergleichenden Bewertung der Prozessqualität im Kontext der externen QS-Programme der Leistungsträger kann das Peer-Review-Verfahren genutzt werden, um Problemstellen in der Rehabilitationspraxis zu identifizieren. So zeigt beispielsweise eine klinikübergreifende Auswertung von 9627 Berichten aus 561 Kliniken, die sich im Jahr 2000 am Peer-Review der GRV in den somatischen Indikationsbereichen beteiligten, dass sich der Anteil „deutlicher“ oder „gravierender Mängel“ bezüglich der zusammenfassenden Bewertung des gesamten Rehabilitationsprozesses indikationsübergreifend zwischen 26 % und 39 % bewegt. Dabei wurden insbesondere diejenigen Prozessmerkmale von den Peers als verbesserungsbedürftig angesehen, die eine Dokumentation der Einschätzungen der subjektiven Konzepte des Patienten erfordern (2). In einer Analyse von 9886 Berichten aus 562 Kliniken, die im Jahre 2003 das Peer-Review der GRV durchliefen, wurden diese Befunde weitgehend bestätigt (AQMS: Abteilung Qualitätsmanagement und Sozialmedizin, Universitätsklinikum Freiburg, unveröffentlichter Bericht).

Im Hinblick auf die Effektivität bzw. Effizienz von Peer-Review-Verfahren fehlen zwar bislang eindeutige Erkenntnisse zur Verbesserung des Outcomes durch diese Verfahren (9), ein „Impact" auf die Verbesserung von Prozessen ist jedoch insbesondere dann zu erwarten, wenn die Identifikation von Qualitätsmängeln mittels „Feedback"-Strategien um qualitätsfördernde Interventionen ergänzt wird (6).

Literatur

1. Egner U, Gerwinn H, Schliehe F. Das bundesweite Reha-Qualitätssicherungsprogramm der gesetzlichen Rentenversicherung. Zeitschrift für Ärztliche Fortbildung und Qualitätssicherung 2002; 96: 4–9
2. Farin E, Carl C, Lichtenberg S, Jäckel WH, Maier-Riehle B, Rütten-Köppel E. Die Bewertung des Rehabilitationsprozesses mittels des Peer-Review-Verfahrens: Methodische Prüfung und Ergebnisse der Erhebungsrunde 2000/2001 in den somatischen Indikationsbereichen. Rehabilitation 2003; 42: 323–334
3. Farin E, Carl C, Jäckel WH, Rütten-Köppel E, Maier-Riehle B, Berghaus U. Die Weiterentwicklung des Peer-Review-Verfahrens in der medizinischen Rehabilitation. Rehabilitation 2004; 43: 162–165
4. Farin E, Gerdes N, Jäckel WH, Follert P, Klein K, Glattacker M. „Qualitätsprofile" von Rehabilitationskliniken als Modell der Qualitätsmessung in Einrichtungen des Gesundheitswesens. Gesundheitsökonomie und Qualitätsmanagement 2003; 8: 191–204
5. Jäckel WH, Maier-Riehle B, Protz W, Gerdes N. Peer Review: Ein Verfahren zur Analyse der Prozessqualität stationärer Rehabilitationsmaßnahmen. Rehabilitation 1997; 36: 224–232
6. McClellan WM, Hodgin E, Pastan S, McAdams L, Soucie M. A randomized evaluation of two health care quality improvement program (HCQIP) interventions to improve the adequacy of hemodialysis care of ESRD patients: feedback alone versus intensive intervention. Journal of the American Society of Nephrology 2004; 15(3): 754–760
7. Shaw C. External assessment of health care. British Medical Journal 2001; 322: 851–854
8. Sheahan SL, Simpson C, Rayens MK. Nurse practitioner peer review: process and evaluation. Journal of the American Academy of Nurse Practitioners 2001;13:140–145
9. Simoes E, Boukamp K, Mayer ED, Schmahl FW. Gibt es Belege für den Impact qualitätssichernder/-fördernder Verfahren in anderen Ländern? Gesundheitswesen 2004; 66: 370–379
10. World Health Organization. International Classification of Functioning, Disability and Health (ICF). Genf: WHO 2001

15.6 Patientenbefragungen

H. Raspe

Das Wichtigste in Kürze

Mittels Patientenbefragung lassen sich Aspekte der Indikationsqualität, Struktur- und Prozessqualität sowie Ergebnisqualität erfassen. Bei der Auswertung der Fragebögen sind bestimmte Punkte zu beachten. Hierzu gehören die Vergleichbarkeit zweier Einrichtungen, die Qualität des Fragebogens, die Güte und der Umfang der Stichprobe und die statistische Auswertung. Weiterhin zu berücksichtigen ist, dass gesundheitliche Effekte u.a. durch die Gesundheit zu Beginn und durch das Ausmaß der vorangegangenen Arbeitsunfähigkeit beeinflusst werden.

Patientenbefragungen als Instrument der Qualitätssicherung

Patientenbefragungen sind ein seit langem und oft genutztes Mittel der Qualitätsbeobachtung medizinischer Leistungen. Es lassen sich folgende Punkte erfassen:

- Aspekte der **Indikationsqualität** (Indikatoren der subjektiven Gesundheit, subjektive Indikation und Behandlungsziele der Patienten vor Behandlungsbeginn),
- der für sie wahrnehmbaren **Struktur- und der Prozessqualität** (u.a. Infrastruktur, Behandlungsprozesse, Personal-Patient-Beziehungen)
- der **Ergebnisqualität**, v.a. im Bereich subjektiver Beschwerden und Symptome und deren Veränderung.

Aus ökonomischen Gründen werden in aller Regel hoch standardisierte Fragebögen zum Selbstausfüllen verwandt. **Zufriedenheitsfragen** zielen auf zusammenfassende retrospektive Beurteilungen der Patienten zu potenziell jeder der genannten Grundqualitäten (z.B. Zufriedenheit mit Kliniksauswahl, Zimmerausstattung, medizinische Betreuung, Behandlungsergebnisse). Ihr Schwerpunkt liegt bei Struktur- und Prozessmerkmalen und globalen Bewertungen (Zufriedenheit mit der Einrichtung, der gesamten Behandlung, ihrem Ergebnis). Die Bewertung erfolgt direkt und explizit, z.B. durch die Vergabe von Schulnoten. Es ist bekannt, dass Zufriedenheitsfragen immer (auch für die Kliniker) überraschend positive Ergebnisse bringen, je allgemeiner gefragt wird, um so deutlicher.

Anspruchsvoller ist die Erfassung der **Ergebnisqualität**. Hier kommt es auf **Veränderungen** des subjektiven Gesundheitszustandes und seiner Risikofaktoren an. Diese können unterschiedlich erfasst werden:

- **direkt** durch Fragen nach selbst beobachteten Verbesserungen oder Verschlechterungen oder
- **indirekt** durch den Vergleich zweier Statusmessungen (z.B. Schmerzintensität am Anfang und Ende einer Behandlung).

Die letztere Methode ist die in der klinischen Forschung übliche. Die Ergebnisse beider Methoden stimmen wenig überein (6). Wenn eine Eingangsmessung nicht durchgeführt werden kann, ist es möglich, das Ausgangsproblem und sein Ausmaß mit befriedigender Reliabilität und Validität „ex post" schätzen zu lassen („erinnertes Prä").

Neben der Auswahl der Methode der Veränderungsmessung ist die der **Effektparameter** bedeutsam. Hier ist, unter Berücksichtigung krankheitsspezifischer Struktur-, Funktions- und Fähigkeitsstörungen grundsätzlich eine Orientierung an der Internationalen Klassifikation der Funktionsfähigkeit, Behinderung und Gesundheit (ICF) (1) möglich (Probleme und Einschränkungen der Anwendung des ICF im Indikationsgebiet der Kardiologie werden im Kapitel 7.1 diskutiert).

Von **zielorientierter Ergebnismessung** spricht man, wenn Patient und Arzt am Anfang einer Behandlung vereinbaren, welche Ziele in der Behandlung im Vordergrund stehen sollen. Die Veränderungsmessung konzentriert sich dann auf diese gemeinsam vereinbarten Merkmale. Solche Zielvereinbarungen wirken sich offenbar positiv auf die Resultate aus (zu weiteren methodischen Details zu Patientenbefragungen siehe (8)).

Patientenbefragungen in der Qualitätssicherung der medizinischen Rehabilitation
(Kap. 15.4)

Patientenfragebögen werden von verschiedenen Akteuren entwickelt und genutzt; zu nennen sind:

- **Kliniker**, die sich selbst evaluieren wollen,
- **Kliniken**, die sich z.B. in Qualitäts- oder „Benchmarking"-Gemeinschaften untereinander vergleichen wollen,
- **Klinikträger**, die die Leistungen ihrer Einrichtungen und Mitarbeiter beobachten wollen,
- **Kostenträger**, die Kliniken und Klinikträger unterscheiden oder im Zeitverlauf verfolgen wollen und
- **Wissenschaftler** mit unterschiedlichen Fragestellungen.

Inzwischen haben sowohl die Gesetzliche Rentenversicherung (RV) als auch die Unfallversicherung und die Krankenversicherung eigene Fragebögen und Programme entwickelt. Sie verwirklichen sehr unterschiedliche Modelle:

- **Messmodelle** („was wird mit welchen Einzelfragen, Skalen erhoben?"),
- **Stichprobenmodelle**, **Erhebungsmodelle** (Fragebogen-„Layout", „wann und wie sind Befragungen organisiert?"),
- **Auswertungsmodelle** (Datenreduktion, Veränderungsmessung, Vergleiche, Fallmixadjustierung, Statistiken?) und
- **Berichtsmodelle** (Adressaten, welche Tabellen, Graphiken?).

Es ist nicht bekannt, welche Konsequenzen sich aus den angedeuteten Unterschieden ergeben und welche Verfahren der Qualitätsentwicklung welcher Zielsetzung am dienlichsten sind.

Das Programm der Deutschen Rentenversicherung (Kap. 15.4)

Im Rahmen des Qualitätssicherungsprogramms der Gesetzlichen Rentenversicherung werden Patientenfragebögen seit 1994 entwickelt und genutzt (3, 5, 4). Der seit Jahren im Bereich der stationären Rehabilitation eingesetzte Fragebogen (7) wurde 2005/2006 einer durchgreifenden Überarbeitung unterzogen. Beibehalten werden Stichprobenbildung (zufällig aus dem Rehabilitandenkontingent des so genannten federführenden RV-Trägers), einzeitige Erhebung ca. 3 Monate nach Abschluss der Rehabilitation, einmalige Erinnerung bei ausbleibender Antwort auf das Primäranschreiben (Gesamtrücklauf bisher rund 70%) und Routinen zur Einhaltung der Datenschutzbestimmungen. Die Berichtsroutine ist dagegen verändert.

Der Fragebogen erfasst folgende Bereiche:

- (erinnerter) Gesundheitszustand vor der Rehabilitation (z.B. „Mögliche Belastungen vor der Reha:" „Bei mir traten Schmerzen auf – gar nicht, leicht, mäßig, stark, sehr stark").
- Zufriedenheitsteil (z.B. „Haben Sie folgende Behandlungen erhalten?" „Krankengymnastik einzeln oder in der Gruppe: nein – ja; war die Behandlung sehr schlecht, schlecht, teils/teils, gut, sehr gut").
- Umfang definierter Behandlungsverfahren (z.B. durch Ärzte, Pflegepersonen, Psychologen, Vorträge/Schulungen; „Umfang viel zu wenig, zu wenig, genau richtig, zu viel, viel zu viel").
- „Rating"-Fragen (sie zielen auf eine direkte Beurteilung z.B. durch Schulnoten oder die gestufte Zustimmung/Ablehnung positiv formulierter Feststellungen wie „Die Ärztin oder der Arzt in der Rehabilitationsklinik war einfühlsam und verständnisvoll").
- „Reporting"-Fragen. Sie adressieren beobachtbare Sachverhalte (z.B. „Wann fand die ausführliche ärztliche Aufnahmeuntersuchung statt? Am Aufnahmetag, am 2., 3., 4. Tag, nach dem 4. Tag?"). Hier erfolgt die Bewertung durch die Fragenden, nicht die Befragten. Solchen Fragen wird eine größere Validität zugesprochen.
- Fragen zur Rehabilitationsnachsorge und ihrer Organisation.
- Fragen zu wahrgenommenen Veränderungen der eingangs berichteten Probleme „durch die Rehabilitation", zu Globalbeurteilungen der gesamten Rehabilitation und zur Demographie.

Die bisher vorliegenden Daten zeigen, dass die Zufriedenheit mit dem ärztlichen und Pflegedienst in der Regel hoch ist (Mittelwerte über 4 von 5 möglichen Punkten). Nach wie vor ergeben sich schlechtere Beurteilungen in den Bereichen Zielvereinbarung, Rehabilitationsplanung, Bewältigung von Krankheitsfolgen und Nachsorge.

Untersuchungen sehr großer Gruppen von Rehabilitanden zeigen regelmäßig, dass eine Vielzahl von Patientenmerkmalen wie Alter, Geschlecht, Schulbildung, Wohnregion, RV-Träger, Erwerbsstatus nur einen geringen Einfluss auf die Zufriedenheitsmaße haben. Die gesundheitlichen Effekte sind sehr deutlich beeinflusst durch das Ausgangsniveau des Gesundheitszustands und die Frage nach laufendem oder ins Auge gefassten Rentenverfahren sowie dem Umfang vorangegangener Arbeitsunfähigkeit.

Praktische Hinweise zum Lesen und Umsetzen von Ergebnissen aus Rehabilitandenbefragungen

In aller Regel werden Ergebnisse von Patientenbefragungen an die verantwortlichen Einrichtungen (z.B. Rehaklinik, Tagesklinik) zurückgegeben. Dort sollten sie neben der Leitung auch die Person erreichen, die für das Qualitätsmanagement verantwortlich ist. Bevor voreilige Schlüsse gezogen werden, ist zu fragen nach

- der Qualität des Befragungsinstruments,
- der Stichprobenbasis und -größe und damit auch nach der Genauigkeit der Qualitätsschätzungen,
- der Vergleichbarkeit der Verhältnisse (z.B. Vergleichbarkeit der zum Vergleich herangezogenen Einrichtungen),
- den verwendeten statistischen Kennzahlen und Tests unter Berücksichtigung der Datenniveaus und -qualitäten
- Bedeutung und Ausmaß der festgestellten Abweichungen.

Zentrale Herausforderungen an die Qualitätssicherung durch Patientenbefragungen in der Rehabilitation sind:

- die Verfahren der einzelnen Kostenträger zu vereinheitlichen. Es ist den Rehabilitationseinrichtungen schwer zuzumuten, sich mit 3 und mehr QS-Programmen auseinanderzusetzen,
- externe und freiwillige interne Befragungen mit dem internen Qualitätsmanagement zu verbinden. Hierzu bedarf es eigener Vorkehrungen und Routinen.
- die QS-Ergebnisse mit geeigneten Konsequenzen für die untersuchten Einrichtungen zu verknüpfen.

Literatur

1. Bundesarbeitsgemeinschaft für Rehabilitation (Hrsg.). ICF-Praxisleitfaden. Trägerübergreifender Leitfaden für die praktische Anwendung der ICF (Internationale Klassifikation der Funktionsfähigkeit, Behinderung und Gesundheit) bei Zugang zur Rehabilitation. Frankfurt/M. 2006
2. Deck R, Raspe H. Regionale Qualitätssicherung in der medizinischen Rehabilitation: Qualitätsgemeinschaft. medizinische Rehabilitation in Schleswig-Holstein – Initiative und Erprobung. Rehabilitation 2006; 45: 146–151
3. Dorenburg U, Huck-Langer K, Nischan P, Winnefeld M. Kontinuierliche, klinikvergleichende Patientenbefragung im Reha-Qualitätssicherungsprogramm der Rentenversicherung: Konzept, Methodik, Erfahrungen. In: Satzinger W, Trojan A, Kellermann-Mühlhoff P (Hrsg.). Patientenbefragungen in Krankenhäusern. Sankt Augustin, Asgard 2001: 361–369
4. Egner U, Gerwinn H, Schliehe F. Das bundesweite Reha-Qualitätssicherungsprogramm der gesetzlichen Rentenversicherung. ZaeFQ 2002; 96: 4–9
5. Kawski S, Koch U. Qualitätssicherung in der medizinsichen Rehabilitation in Deutschland. Bundesgesundheitsbl 47; 2004: 111–117
6. Kohlmann T, Raspe H: Zur Messung patientennaher Erfolgskriterien in der medizinischen Rehabilitation: Wie gut stimmen „indirekte“ und „direkte“ Methoden der Veränderungsmessung überein? Rehabilitation 1998; 37, Suppl. 1: 30–37
7. Raspe H, Weber U, Voigt S, et al. Qualitätssicherung durch Patientenbefragungen in der medizinischen Rehabilitation: Wahrnehmungen und Bewertungen von Rehastrukturen und -prozessen („Rehabilitandenzufriedenheit“). Rehabilitation 1997; 36: XXXI-XLII
8. Satzinger W, Raspe H: Weder Kinderspiel noch Quadratur des Kreises. Eine Übersicht über methodische Grundprobleme bei Befragungen von Krankenhauspatienten. in: Satzinger W, Trojan A, Kellermann-Mühlhoff P (Hrsg.): Patientenbefragungen in Krankenhäusern. Sankt Augustin, Asgard 2001: 41–80

15.7 Modelle zum internen Qualitätsmanagement (QM)

W. Müller-Fahrnow, K. Held, M. Karoff, K. Spyra

Das Wichtigste in Kürze

Der Gesetzgeber verlangt von den Rehabilitationskliniken ein internes Qualitätsmanagement. Hierzu gibt es verschiedene Programme. Die besonderen Bedürfnisse der Rehabilitation werden in dem so genannten IQMP berücksichtigt. Darüber hinaus kann das IQMP an die Struktur an die jeweilige Rehabilitationseinrichtung sinnvoll angepasst werden kann.

Einleitung

Qualitätssicherung (QS) und -management (QM) beinhalten Aufgaben, die der Gesundheitsversorgung im Allgemeinen und der medizinischen Rehabilitation im Besonderen prinzipiell immanent sind (11). Daran anknüpfend ist es in Deutschland im letzten Jahrzehnt zu einer zunehmenden institutionellen Ausdifferenzierung von externer QS und internem QM in der medizinischen Rehabilitation gekommen. **Kennzeichen dieser neuen Entwicklung** sind u.a.:

- gesetzliche Regelungen,
- Vereinbarungen der Kostenträger zu QS und QM,

- die Einführung entsprechender Programme durch die Kostenträger bzw. Rehabilitationskliniken und nicht zuletzt
- eine begleitende Qualitätsforschung.

Letztere zeichnet sich u.a. dadurch aus, dass (inter)national anerkannte Prinzipien und Modelle für QS und QM rehabilitationsspezifisch bzw. indikationsbezogen ausgestaltet werden (9). In diesem Zusammenhang wurde an der Charité Universitätsmedizin Berlin im Auftrag des Instituts für Qualitätsmanagement im Gesundheitswesen GmbH (IQMG), getragen vom Bundesverband Deutscher Privatkliniken e.V. (BDPK), ein neues rehabilitationsspezifisches Programm für das interne QM, das **I**ntegrierte-**Q**ualitäts-**M**anagement-**P**rogramm-Reha (IQMP-Reha), entwickelt (6). Das Programm wird im Folgenden vorgestellt. Dabei wird besonders auf den indikationsspezifischen Katalog zur Rehabilitation bei Herzkreislaufkrankheiten (KHK) eingegangen.

Gesetzliche Anforderungen an das interne QM

Im Bereich der gesetzlichen Krankenversicherungen wurden Krankenhäuser, Vorsorge- und Rehabilitationseinrichtungen seit 1989 vom Gesetzgeber zur Qualitätssicherung verpflichtet (SGB V, §§ 135–139). Trägerübergreifende Regelungen traten im Bereich der Rehabilitation erstmals mit dem SGB IX § 20 in Kraft, wonach seit 2001 alle „Erbringer von Leistungen" gesetzlich verpflichtet sind, „ein Qualitätsmanagement sicher(zustellen), das durch zielgerichtete und systematische Verfahren und Maßnahmen die Qualität der Versorgung gewährleistet und kontinuierlich verbessert." Auf dieser Grundlage haben die Kostenträger erste Vereinbarungen zu den grundsätzlichen Anforderungen an QS und QM in der Rehabilitation in einer gemeinsamen Empfehlung (2) verabschiedet.

Zwischenzeitlich wurde im „Eckpunktepapier der Bundesregierung zur Gesundheitsreform 2006" festgelegt, dass künftig alle Rehabilitationskliniken verpflichtet sind, ein umfassendes internes Qualitätsmanagement aufzubauen und dieses extern zertifizieren zu lassen. Der (2.) Arbeitsentwurf des GKV-Wettbewerbsstärkungsgesetzes (GKV-WSG) regelt entsprechend die grundsätzlichen Fragen der externen QS und des internen QM im § 20 SGB IX neu. Danach vereinbaren die Spitzenverbände der Rehabilitationsträger die grundsätzlichen Anforderungen an ein einrichtungsinternes QM sowie ein einheitliches, unabhängiges Verfahren, mit dem deren Erfüllung nachzuweisen ist (SGB IX, § 20, Abs. 2a).

Um die Anforderungen, die der Gesetzgeber somit verbindlich für das interne QM in den Rehabilitationskliniken festgeschrieben hat, erfüllen und nachweisen zu können, bedarf es in der Praxis eines geeigneten Instruments. Dieses muss in der Lage sein, den Aufbau eines umfassenden internen QM-Systems in den Rehabilitationskliniken zu unterstützen. Dabei sollten sowohl die (inter)national vorliegenden Entwicklungen im Bereich des QM berücksichtigt als auch die Anforderungen an die medizinische Rehabilitation umfassend abgebildet werden. Ein solches Programm liegt erstmals mit dem Integrierten Qualitäts-Management-Programm-Reha vor.

Grundcharakteristika des IQMP-Reha

Das IQMP-Reha (Abb. 15.**1**) basiert auf dem EFQM-Modell für Excellence (5), einem international ausgewiesenen Konzept für eine entwicklungsorientierte „Immer-Besser-Strategie". Es ist kompatibel zu anderen national wie international anerkannten QM-Modellen (u.a. DIN EN ISO (4), KTQ (7), DEGEMED (3)), die u.a. in Rehabilitationskliniken bereits seit längerem eingesetzt werden (8).

> Das IQMP-Reha bildet als erstes Programm für das interne QM in der medizinischen Rehabilitation die inhaltlichen Anforderungen an die Struktur-, Prozess- und Ergebnisqualität umfassend ab.

Für die Entwicklung des IQMP-Reha wurden u.a. konzeptionelle Anforderungen der Rehabilitationsträger und Fachgesellschaften, Qualitätsanforderungen aus den externen QS-Programmen der Kostenträger und

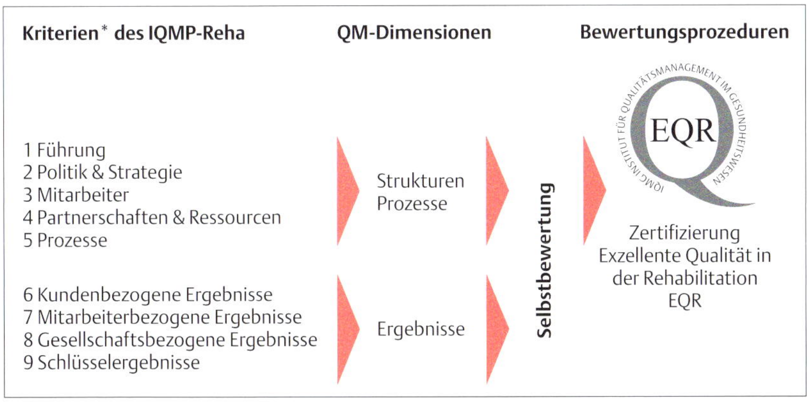

Abb. 15.**1** Instrumente der Logik und Bewertung nach IQMP-Reha (Übersicht).

die gesetzlichen Anforderungen an QS und QM in der Rehabilitation (s.o) berücksichtigt. Weiter enthält das Programm auch Anforderungen stationärer Versorgung, die sowohl für Krankenhäuser wie auch für Rehabilitationseinrichtungen gelten (10).

Die Umsetzung des IQMP-Reha bis hin zur Zertifizierung ist über das Originalverfahren (IQMP-Reha), jedoch auch über andere Zugänge (u.a. DIN EN ISO, KTQ) erreichbar. Die Rehabilitationseinrichtungen können sich also der Methode ihrer Wahl bedienen und dabei ggfs. auf Vorleistungen und -erfahrungen mit anderen internen QM-Programmen aufbauen. Die Schnittstelle zu Programmen wie DIN EN ISO, KTQ und ProCum Cert wird durch „Crosswalks" instrumentell und praxiswirksam unterstützt.

Das IQMP-Reha kann aufgrund seines modularen und methodenkompatiblen Aufbaus von den Rehabilitationskliniken flexibel eingesetzt werden, und zwar in folgenden Situationen:

- bei Vorerfahrungen mit anderen QM-Systemen, um diese rehabilitationsspezifisch weiterzuentwickeln,
- bei Neueinstieg, um handlungsanleitend den Aufbau eines umfassenden rehabilitationsspezifischen QM-Systems zu unterstützen.

Systematik des IQMP-Reha

Die Gliederung des IQMP-Reha folgt auf der obersten Ebene den 9 Kriterien des EFQM-Modells:

- „Führung",
- „Politik und Strategie",
- „Mitarbeiter",
- „Partnerschaften und Ressourcen",
- „Prozesse",
- „Kundenbezogene Ergebnisse",
- „Mitarbeiterbezogene Ergebnisse",
- „Gesellschaftsbezogene Ergebnisse" und
- „Schlüsselergebnisse".

Die rehabilitationsspezifische inhaltliche Ausgestaltung findet auf den nachgeordneten Gliederungsebenen (Abb. 15.**2**) statt: Über die Teilkriterien und so genannte Indikatorbereiche bzw. Indikatoren wird der konkrete Konzeptbezug zur medizinischen Rehabilitation hergestellt. Die Indikatoren verstehen sich als Hinweise auf Handlungsfelder, die für die Rehabilitationskliniken relevant sein können, nicht jedoch als obligatorisch zu erfüllende Kriterien. Sie können in Abhängigkeit vom Anforderungsprofil der Klinik erweitert, reduziert oder modifiziert werden.

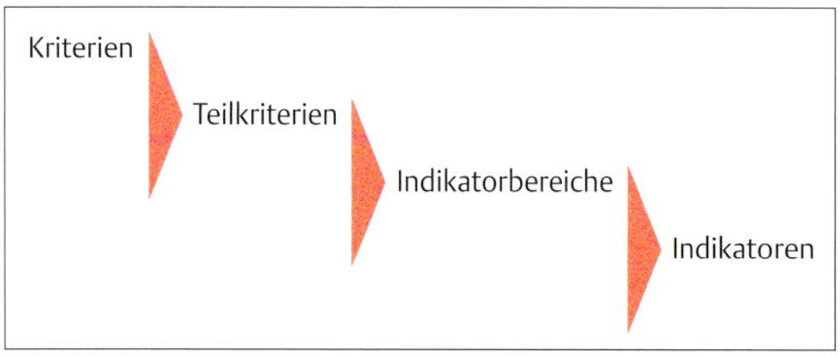

Abb. 15.**2** IQMP-Reha: Hierarchischer Aufbau der Systematik.

Im Vergleich zu EFQM wird mit dem IQMP-Reha der Aufwand für die Pflichtbausteine damit flexibel auf die konkreten Qualitätserfordernisse der Kliniken angepasst. Das EFQM-Modell zeichnet sich durch Offenheit und Flexibilität aus, was Spielräume für die individuelle Ausgestaltung eröffnet. Dieser Ansatz, den das IQMP-Reha aus dem EFQM-Modell für Excellence übernommen hat, wird mitunter wegen des Fehlens ausformulierter formaler Regelungen hinterfragt. Die Flexibilität in der Anwendbarkeit ist jedoch einer der entscheidenden Vorteile, gerade auch gegenüber stärker ausgeprägten Formalisierungen. Das Konzept der Excellence lässt sich nicht auf starre Handlungsregeln – etwa im Sinne einer Checkliste – reduzieren.

> ! Der Katalog des IQMP-Reha bildet vielmehr eine stringente und umfassende Struktur, die auf die spezifische Situation der Einrichtung zugeschnitten werden kann, indem Rahmenanforderungen eigeninitiativ und kreativ ausgestaltet werden.

Der indikationsspezifische Katalog „Kardiologie" zum IQMP-Reha

Das IQMP-Reha ist grundlegend indikationsübergreifend angelegt. Es stehen jedoch ergänzend spezifische Anforderungskataloge für die „Mutter-Vater-Kind-Rehabilitation" sowie für die 5 quantitativ bedeutsamsten Indikationen der medizinischen Rehabilitation in Deutschland zur Verfügung, darunter für Herzkreislauferkrankungen. Die indikationsspezifischen Kataloge enthalten Anforderungen, die nur und ausschließlich für die jeweilige Indikation gelten. Dadurch wird – im Unterschied zu anderen Verfahren mit indikationsspezifischen QM-Gestaltungen – eine Doppelung von Anforderungsbeschreibungen vermieden.

Die Kataloge verstehen sich als ein Hilfsmittel für die praxisnahe indikationsspezifische Ausgestaltung des IQMP-Reha; sind jedoch kein weiterer „Pflichtbaustein". Sie konkretisieren die Punkte aus dem IQMP-Reha, für die indikationsspezifisch jeweils unterschiedliche Ausgestaltungen vorliegen. Dabei wird der in fachspezifischen Veröffentlichungen reproduzierte Erkenntnisstand, einschließlich der entsprechenden Fachterminologie, ebenso berücksichtigt wie die einschlägigen veröffentlichten konzeptionellen Anforderungen der Bundesarbeitsgemeinschaft für Rehabilitation (BAR), der Kostenträger und der Fachgesellschaften.

Der Kardiologie-Katalog fasst die inhaltlichen Anforderungen an die Struktur-, Prozess- und Ergebnisqualität von kardiologischen Rehabilitationseinrichtungen zusammen.

Die indikationsspezifischen Kataloge sind – ebenso wie das gesamte IQMP-Reha – als „lernende" Systeme konzipiert.

Dabei werden die mit der Systematik vorgegebenen Rahmenanforderungen an ein umfassendes internes QM-System entsprechend dem Erkenntnisfortschritt, aber auch in Abhängigkeit von den gesellschaftlichen Bedingungen, ständig fortgeschrieben.

Selbstbewertung und Zertifizierung

Das IQMP-Reha sieht eine Selbstbewertung für das gesamte Verfahren und eine Zertifizierung (bisher) nur für die Struktur- und Prozessqualität vor. Das Zertifikat trägt die Bezeichnung „**E**xzellente **Q**ualität in der **R**ehabilitation"(EQR).

Für die Bewertung wird ein handhabbares Instrumentarium bereitgestellt. Der Bewertungsmodus folgt einer vereinfachten EFQM-Philosophie. Für die formale Bewertung aller Kriterien sieht das IQMP-Reha Qualitätsstufen im Intervall von „0" bis „10" vor. Mit dieser Skalierung wird die Punktbewertung zwischen 0 und 100 aus dem EFQM-Modell vereinfacht.

Für die Zertifizierung sind formal folgende Möglichkeiten konzipiert:

- IQMP-Reha-Zertifizierung ohne zusätzliche Anbindung an DIN EN ISO/KTQ,
- IQMP-Reha-Zertifizierung in Kombination mit dem DIN EN ISO-Zertifikat und in Kombination mit dem KTQ-Zertifikat.

Für Rehabilitationseinrichtungen in kirchlicher Trägerschaft besteht die Möglichkeit, das IMP-Reha-Verfahren in einer Version zu nutzen, welche ihre spezifische konfessionelle Qualitätsphilosophie einbezieht. Für alle Verfahren wurden formale Grundlagen mit den jeweiligen akkreditierten Zertifizierungsträgern vereinbart. Die konfessionelle Zertifizierungsgesellschaft proCum-Cert ist Kooperationspartner des IQMG und bietet die Möglichkeit einer Zertifizierung nach IQMP-Reha für den kirchlichen Bereich.

Mit dem IQMP-Reha liegt somit ein Verfahren vor, welches die gesetzlichen Anforderungen an ein internes Qualitätsmanagement erfüllt und damit auch die Voraussetzung für das zu erwartende einheitliche Zertifizierungsverfahren in der medizinischen Rehabilitation erfüllt. Es werden gleichzeitig bestehende unterschiedliche Vorerfahrungen und strukturelle Anforderungen der Reha-Kliniken integriert.

Fazit

Einrichtungsinternes QM ist eine genuine Aufgabe der Gesundheitseinrichtungen. Es gehört zu deren Selbstverständnis, dass die Wahl der QM-Methoden, deren inhaltliche Strukturierung und Umsetzung in eigener Verantwortung wahrgenommen werden. Auf der anderen Seite muss das QM die Einrichtungen in die Lage versetzen, den vom Gesetzgeber sowie von den Kosten- und Leistungsträgern geforderten Verpflichtungen nachzukommen. Den spezifischen Belangen der Rehabilitation werden dabei im IQMP in besonderem Maße Rechnung getragen.

Literatur

1. Bundesarbeitsgemeinschaft für Rehabilitation (BAR) (Hrsg.). Rahmenempfehlungen für die ambulante kardiologische Rehabilitation, Frankfurt a.M. 2005
2. Bundesarbeitsgemeinschaft für Rehabilitation BAR (Hrsg.) Gemeinsame Empfehlung „Qualitätssicherung" nach § 20 Abs. 1 SGB IX vom 27.3.2003
3. Deutsche Gesellschaft für Medizinische Rehabilitation DEGEMED (Hrsg.) Internes Qualitätsmanagement: Zertifizierungsverfahren, Basischeckliste Version 3.0 und indikationsspezifische Module Version 2. Rheinbach: Druckpartner Moser
4. Deutsches Institut für Normung e.V. (DIN) Qualitätsmanagement: Normen. DIN-Taschenbuch, Band 226, Berlin 07/2001
5. European Foundation for Quality Management EFQM, Deutsche Gesellschaft für Qualität e.V. DGQ. Das EFQM-Modell für Excellence, Version für Öffentlichen Dienst und soziale Einrichtungen. DGQ, Frankfurt am Main 2003
6. Institut für Qualitätsmanagement im Gesundheitswesen GmbH IQMG (Hrsg.) IQMP-Reha, Integriertes Qualitätsmanagement-Programm-Reha, Manual. 1./2. Auflage, Eggersdorfer Druck- und Verlagshaus, 01/2004, 2006
7. Kooperation für Transparenz und Qualität KTQ (2002). KTQ-Manual inkl. KTQ-Katalog Version 4.1 für den Einsatz im Routinebetrieb. Gesamtwerk, 2. Auflage, Deutsche Krankenhaus Verlagsgesellschaft mbH, 07/2003
8. Müller-Fahrnow W, Reineke B, Saß A-Ch. Qualitätsmanagement in deutschen Rehakliniken, Erste Ergebnisse einer Bestandsaufnahme. f & w – führen und wirtschaften im Krankenhaus 5; 2002: 19. Jg.
9. Müller-Fahrnow W, Spyra K, Egner U. QS und QM in der medizinischen Rehabilitation: Historische Wurzeln und Bedeutung. In: Bundesarbeitsgemeinschaft für Rehabilitation (Hrsg.): Rehabilitation und Teilhabe. Wegweiser für Ärzte und andere Fachkräfte der Rehabilitation, 3. Aufl. Köln: Deutscher Ärzte-Verlag 2005: 33–39
10. Müller-Fahrnow W, Spyra K, Saß A-CH, Reineke B. Das integrierte Qualitätsmanagementprogramm (IQMP) – ein innovatives QM-Konzept für die medizinische Rehabilitation. In: Hellmann, W: Handbuch integrierte Versorgung. Strategien, Konzepte, Praxis. Landsberg/Lech: Ecomed MEDIZIN, Verlagsgruppe Hüthig Jehle Rehm GmbH, 4. Ergänzungslieferung 2005
11. Müller-Fahrnow W, Spyra K. Qualitätsmanagement in Einrichtungen der medizinischen Rehabilitation – Rehabilitationswissenschaftlicher Ansatz für die Integration verschiedener methodischer Zugänge. In: Schubert H-J, Zink KJ. Qualitätsmanagement im Gesundheits- und Sozialwesen. Neuwied/Kriftel: Luchterhand 2001: 304–324

15.8 Register

H. Völler, R. Reibis

Das Wichtigste in Kürze

Register sollten eine exakt beschriebene Zielpopulation aufweisen und zugleich diese Zielpopulation vollständig oder zumindest repräsentativ abbilden. Sie sind damit keine Datensammlungen. Erfüllen Register bestimmte Anforderungen, so können sie für die Qualitätssicherung sehr wichtige Informationen liefern. Im Mittelpunkt von Registern steht die Übertragbarkeit von Ergebnissen (externe Validität) – damit ergänzen sie randomisierte kontrollierte Studien (interne Validität).

Bei der Verwendung des Wortes Register wird im Allgemeinen nicht differenziert zwischen dem Vorgang der Registrierung, d.h. dem gezielten Sammeln von Daten (Methodik) und dem entstandenen Produkt, der Datei oder Datensammlung. Auch werden die Begriffe Register-Studien und Studien-Register gleichermaßen verwandt. Tatsächlich weisen z.B. das MONICA-Register (2) und die Framingham-Studie (1) als klassische Kohortenstudien viele Gemeinsamkeiten auf.

Register sollten dabei durch **2 Merkmale** gekennzeichnet sein:

- Zum einen durch die Existenz einer exakt beschriebenen Zielpopulation, meist definiert durch eine Personencharakteristik (z.B. Koronare Herzkrankheit) oder eine therapeutische Maßnahme (z.B. antihypertensive Therapie),
- zum anderen durch den Anspruch einer vollständigen oder zumindest repräsentativen Abbildung der Zielpopulation.

Durch diese Merkmale heben sie sich von ungeordneten Datensammlungen ab, die ohne klare Zielvorstellungen und ohne Kontrolle des Zugangswegs erhoben werden.

Bislang zeichneten sich Register überwiegend durch einen niedrigen Evidenzgrad aus, da die Zielgruppe oft unklar und die Teilnehmer oft willkürlich selektioniert wurden. Aufgrund eines unzureichenden Monitorings wiesen Register zudem nicht selten eine schlechte Datenqualität auf, sie wurden nicht ausreichend statistisch kontrolliert und lieferten somit verzerrte Informationen, die häufig überinterpretiert wurden.

! Register können im Rahmen der Qualitätssicherung jedoch eine Informationsquelle erster Güte sein, wenn ein Protokoll mit Zielsetzungen und definierten Ein- und Ausschlusskriterien (definierte Zielpopulationen) vorliegt sowie ein Monitoring inklusive Audit zur Qualitätssicherung erfolgt (3). Darüber hinaus muss ein Auswertungskonzept vorliegen, wobei eine statistische Modellrechnung Pflicht ist und ausreichend Auswertungskapazitäten zur Verfügung gestellt werden müssen.

Damit ergeben sich folgende **Anforderungen an wissenschaftliche Register**:

- Protokoll mit Benennung der Zielsetzung,
- definierte Zielpopulation,
- standardisierte Vorgehensweise („Standard Operating Procedures" – SOPs),
- Überprüfen von Erfassungs- und Fragebögen auf Plausibilität, Reliabilität und Validität,
- Festlegung von „Follow-up"-Zeitpunkten bzw. Wiederholungsfrequenzen,
- „Monitoring/Audit",
- Lenkungskomitee („Steering Committee", „Critical Event Commitee"),
- Auswertungsplan
- Auswertungskapazitäten.

Im Rahmen von multizentrischen Registern wird die interne um die externe Qualitätssicherung erweitert und erlaubt im direkten Vergleich mit anderen teilnehmenden Zentren ein „Benchmarking". Register können einerseits Schwachstellen offenbaren, andererseits Voraussetzungen für die Optimierung von Abläufen schaffen.

Register und randomisierte kontrollierte Studien. Werden diese Anforderungen an Register erfüllt, können die Register bezüglich ihres Evidenzgrades hoch eingestuft werden. Während Register Informationen zur Wirkung (**„effectiveness"** – therapeutischer Effekt) und Effizienz (**„efficiency"** – Ressourceneffekt) liefern und somit die Versorgungswirklichkeit abbilden, beinhalten RCTs nur Angaben zur Wirksamkeit (**„efficacy"** – klinisch pharmakologischer Effekt). Dieser Nachweis bezieht sich häufig auf einen primären Endpunkt und ist zeitlich begrenzt, sodass Langzeiteffekte mit evtl. auftretenden Nebenwirkungen unbekannt bleiben. Fragen zur Dosierung, Applikationsformen und Dauer sowie auch zur Sicherheit von Therapieverfahren bleiben oft unbeantwortet. Darüber hinaus sind der Beitrag zur Lebensqualität sowie die ökonomische Bilanz ungeklärt.

Eine Beantwortung der offen gebliebenen, für die ärztliche Praxis oft wichtigen Fragen ist daher zumeist nur mit Hilfe von Registern möglich.

! Bei einem Register steht demnach die Übertragbarkeit bzw. Generalisierbarkeit im Mittelpunkt (so genannte externe Validität), bei der Studie die Vergleichbarkeit der Teilpopulationen zur Optimierung der Antwort auf die Fragestellung (so genannte interne Validität). Somit stehen Register und Studien nicht in Konkurrenz zueinander, sondern ergänzen sich.

Bedingungen für die erfolgreiche Erstellung eines Registers. Der Erfolg eines medizinischen Registers hängt essenziell von der Mitarbeit der beteiligten Einrichtungen ab. Akzeptanz und Motivation können gesteigert werden, wenn alle Mitarbeiter den unmittelbaren Nutzen erkennen und regelmäßig über Zwischenanalysen informiert werden. Darüber hinaus muss bei der Planung eines Registers eine exakte Kostenkalkulation vorgenommen werden, um den im Arbeitsalltag nicht unerheblichen zusätzlichen Aufwand adäquat honorieren zu können.

Literatur

1. Castell WP, Garrison RJ, Wilson PWF. Incidence of coronary heart disease and lipoprotein cholesterol levels. The Framingham Study. JAMA 1986; 256: 2835–38
2. Löwel, H, Lewis M, Hörmann A, Keil U. Case finding, data quality aspects and comparability of myocardial infarction registers: results of a south German register study. J Clin Epidemiol 1991; 44: 249–260
3. Wegscheider K. Medizinische Register: Nutzen und Grenzen. Bundesgesundheitsbl-Gesundheitsforsch-Gesundheitsschutz 2004; 47: 416–21

16 Wissenschaftliche Grundlagen der kardiologischen Rehabilitation

16.1 Allgemeine Bemerkungen zum Begriff „Evidenz“

Sicht des Klinikers

F. Niroomand

Das Wichtigste in Kürze

Der Medizin müssen wissenschaftliche Ansprüche zugrunde liegen; dafür ist es nötig, Therapien innerhalb von Studien auszuprobieren, die nach standardisierten Methoden durchgeführt werden. Hier sind der Goldstandard prospektive, randomisierte, kontrollierte und geblindete Studien. Trotz definierten Kriterien für solche Studien sind Schwierigkeiten mit z.B. Einschluss- und Ausschlusskriterien, der Dauer des Beobachtungszeitraums, der Wahl der Endpunkte und der Beurteilung des Nutzens zu beachten. Die erzielten Ergebnisse sind Voraussetzung für wissenschaftlich fundierte klinische Entscheidungen. Sie können aber nicht die alleinige Grundlage dafür sein – hier sind z.B. auch ärztliche Erfahrung und pathophysiologische Aspekte von Bedeutung.

Wieso „evidenzbasierte Medizin“?

Medizin in ihrer breiten Anwendung muss wissenschaftlichen Ansprüchen genügen können. Ihr sollten deshalb auf experimenteller Basis gegründete Erkenntnisse zugrunde liegen, die in ihrer Richtigkeit überprüfbar (falsifizierbar) sind.

Idealerweise wären alle Patienten so gut erforscht, das sich genau vorhersagen ließe, welchen Effekt eine bestimmte Behandlung für sie hätte. Aufgrund der hohen Komplexität des menschlichen Organismus und der hohen Variabilität zwischen den Individuen sind diesem Ansatz auf absehbare Zeit enge Grenzen gesetzt. Wir sind darauf angewiesen, unsere Therapien auszuprobieren. Um einem wissenschaftlichen Anspruch zu genügen, bedarf es standardisierter Methoden.

! In der Medizin liegen aus methodischer Sicht die größten Probleme in der Beeinflussung der Ergebnisse durch die „Vorurteile“ des behandelnden Arztes (bias) und den „Erwartungen“ des Patienten (Plazeboeffekt). Aus diesen Gründen haben sich **prospektive, randomisierte, kontrollierte und geblindete Studien** als Goldstandard für die Beurteilung von Behandlungsmöglichkeiten herausgebildet.

Der mit solchen Studien erzielte Fortschritt ist so groß, dass die der Methode inhärenten Beschränkungen gelegentlich übersehen werden, und die anderen Bestandteile der medizinischen Urteilsbildung, persönliche Erfahrung und pathophysiologisches Verständnis, in den Hintergrund zu geraten drohen. Das Problem hat Salium Yusuf, der an zahlreichen großen Studien in der kardiovaskulären Medizin maßgebend beteiligt war, jüngst wie folgt formuliert: „As clinicians we seem to have lost our medical judgement, let alone our ability to view data and evidence.“ (World Congress of Cardiology, Barcelona 2006).

Ein- und Ausschlusskriterien

Ein unüberwindliches Problem von klinischen Studien liegt in der großen Variabilität der biologischen und pathophysiologischen Merkmale der Patienten. Die Merkmale der untersuchten Population werden durch die Ein- und Ausschlusskriterien einer Studie festgelegt. An den Extremen einer sehr weiten und sehr engen Fassung dieser Kriterien wird die Problematik deutlich.

Sehr weit gefasste Kriterien, z.B. alle Patienten mit einem Bluthochdruck (entspricht etwas vereinfacht den Einschlusskriterien der ALLHAT-Studie, 1), bilden einen individuellen Patienten so unscharf ab, dass die Übertragbarkeit des Studienergebnisses auf ihn spekulativ bleibt. Nicht nur bleiben die individuellen Merkmale des Patienten unberücksichtigt, sondern auch das, was behandelt werden soll, ist in diesem Fall nur vage umschrieben. Dieses Problem ist Medizinern wohl bewusst und deshalb werden in Studien mit weiten Einschlusskriterien oft Untergruppen gebildet, die zumindest ein weiteres Merkmal tragen. An dieser Stelle treten allerdings nun Statistiker auf den Plan und ziehen die statistische Aussagekraft solcher Analysen zu Recht in Frage. Wir haben es dabei mit dem klassischen Fall der Tragödie zu tun, deren Wesen bekanntlich im zerstörerischen Aufeinandertreffen von zwei Protagonisten besteht, die beide im Recht sind.

Alternativ kann eine Studie mit sehr **engen Ein- und Ausschlusskriterien** durchgeführt werden. Ein Beispiel hierfür ist die erste MADIT-Studie zur Prävention des rhythmogenen Herztodes bei Patienten nach einem Myokardinfarkt (6). Aber auch in diesen Studien kann man in aller Regel seine Patienten nicht wieder finden. So wird geschätzt, dass die MADIT-Kriterien nur auf 1 % aller Postinfarktpatienten zutreffen.

Welche Auswege führen aus diesem Dilemma? Die erste Antwort mag etwas paradox klingen, aber mit jeder weiteren, gut durchgeführten Studie schließt sich die Lücke ein wenig. Die Unsicherheit lässt sich auch dadurch auf ein erträglicheres Maß reduzieren, dass wenigstens das untersuchte Krankheitsbild möglichst gut definiert ist. Je besser unser pathophysiologisches Verständnis des Untersuchungsgegenstandes, desto besser wird die statistische Wertigkeit und um so leichter der Transfer in den Klinikalltag.

Schließlich sollten die Ergebnisse randomisierter Studien nach Möglichkeit durch Registerstudien ergänzt werden.

Studienendpunkte

Die **Wahl der Endpunkte** legt fest, auf welchen Nutzennachweis die Studie zielt. Zur Wahl stehen:

- Surrogatparameter, z.B. die Häufigkeit ventrikulärer Extrasystolen im Langzeit-EKG oder der Cholesterinwert im Blut,
- die Symptomatik, z.B. die körperliche Belastbarkeit,
- Morbiditäten, wie Herzinfarkt und Schlaganfall oder
- die Sterblichkeit.

Die erstgenannten Endpunkte werden „weich“ genannt, die letzten in aufsteigender Folge gelten als „harte“ Endpunkte.

Probleme bei der Wahl der Endpunkte. Eine Unsitte ist es, weiche Endpunkte, wie die Zahl der Krankenhausaufnahmen, mit harten Endpunkten, wie der Sterbensrate, zu kombinieren, um die Ereignisrate zu erhöhen. Eine weitere Manipulation besteht, wenn bei der Auswertung nur eine bestimmte Ursache für die Mortalität Eingang findet, z.B. die kardiovaskuläre Mortalität. Von solchen technischen Unreinheiten abgesehen besteht das grundsätzliche Problem, dass schwere Ereignisse, wie der Tod, bei halbwegs gesunden Menschen a priori und unabhängig von der Behandlung während einer gewöhnlichen Studiendauer von 2–5 Jahren sehr selten eintreten. Dadurch lenken Studien mögliche Behandlungen in Richtung schwerstkranker Patienten. Im nachfolgenden Kapitel zum Problem der Zeit wird der mögliche Unsinn dabei deutlich. In letzter Konsequenz kann es dazu führen, dass eine Therapie genau jenen Patienten, die am meisten profitieren würden, vorenthalten bleibt. Weiche Endpunkte treten zwar wesentlich häufiger ein, ihre klinische Relevanz bleibt jedoch oft zweifelhaft.

Auch ist es nur begrenzt möglich, **Befindlichkeiten** so zu erfassen, dass dies wissenschaftlichen Ansprüchen genügt. Irrtümlich hat das zu einer falschen Geringschätzung dieses Faktors geführt, der ja im Leben der Menschen wichtig ist. Bei einer halbwegs zuverlässigen Evaluation der Befindlichkeit muss der Vergleich möglichst kurzfristig und intraindividuell (nicht interindividuell) erfolgen, da Vergleiche zum Befinden von zwei verschiedenen Menschen oder nach längeren Zeiträumen nur begrenzt möglich sind. Wenn uns aber kurzfristig unterschiedliche Bedingungen geboten werden, können wir in der Regel sehr gut unterscheiden, welche uns angenehmer ist.

Beispiel. Das wird deutlich, wenn man sich die im Ergebnis zunächst völlig unverständlichen Analysen beim Vergleich von Einkammer- und Zweikammer-Schrittmachersystemen genauer betrachtet. Diese hatten ergeben, dass zwischen beiden Stimulationsmodalitäten bezüglich der Lebensqualität allenfalls geringe Vorteile bei Zweikammer-Stimulation bestehen (7). War jedoch ein Wechsel zwischen beiden Stimulationsmöglichkeiten durch einfache Umprogrammierung des implantierten Zweikammergeräts möglich, so beobachtete man eine sehr hohe „Cross-over“-Rate (Umsteigen von der Ausgangsbehandlung) zugunsten der Zweikammerstimulation (5). Dieser Tatbestand wird jedoch beim interindividuellen Vergleich auf Basis der (wissenschaftlich gesehen korrekten) „intention to treat“-Analyse nicht sichtbar.

Das Problem der Zeit

Kurzer Beobachtungszeitraum. Es gibt viele gute Gründe, den Beobachtungszeitraum für eine Studie kurz zu halten. Dazu zählen die erforderliche Patientenmitarbeit (Compliance), Studienkosten und der wissenschaftliche Ehrgeiz der Untersucher; am wichtigsten aber dabei sind das Interesse an einer möglichst raschen Umsetzung von Innovationen und die Relevanz der Studienergebnisse in einem sich rasch wandelnden Umfeld.

Ein **Beispiel für die Problematik** ist der Vergleich der koronaren Bypasschirurgie mit der perkutanen Koronargefäßdilatation. Diese Untersuchungen waren bei Studienende durch die raschen Entwicklungen in beiden Disziplinen stets überholt. Nicht selten werden Studien sogar vorzeitig abgebrochen, da die untersuchte Behandlung zu gut oder zu schlecht abschneidet, um eine Fortführung der Studie ethisch zu rechtfertigen.

Langer Beobachtungszeitraum. Ebenso gute Gründe sprechen für lange Nachbeobachtungszeiten. Hierzu zählen:

- die Zuverlässigkeit der Wirkung (Gefahr der falschen Extrapolation von Akuteffekten),
- das wahre Ausmaß des Nutzens und
- die Relevanz des Nutzens.

Letzteres ist besonders bei den „weichen“ Endpunkten ein Problem. Ein aktuelles Beispiel sind „Medikamente frei setzende Stents“, die im Vergleich zu unbeschichteten Stents eine deutliche Abnahme der Wiedereinengung von Herzkranzgefäßen nach Aufdehnung bewirken, langfristig aber möglicherweise ein erhöhtes Risiko von Herzinfarkten und Sterblichkeit tragen (2).

Ein gutes **Beispiel für die Notwendigkeit langer Nachbeobachtungen** bietet die 12-Jahres-Nachbeobachtung von Patienten aus der SOLVD-Studie (4). Bei der ursprünglichen SOLVD-Studie handelte es sich um eine der ersten großen Studien zur Behandlung der Herzmuskelschwäche und Herzinsuffizienz mit ACE-Hemmern (3). In dieser Studie mussten die Teilnehmer eine Einschränkung der linksventrikulären Ejektionsfraktion ≤ 35 % aufweisen. Die Patienten wurden weiter in zwei Gruppen unterteilt. Die erste Gruppe bildete die „Behandlungsgruppe" und wies neben der Einschränkung der Pumpfunktion auch klinische Symptome einer Herzinsuffizienz auf. Die zweite Gruppe hatte noch keine solchen Symptome und bildete die „Präventionsgruppe".

Nach etwa 3,5 Jahren, dem vorläufigen Ende der Studie, hatten die mit ACE-Hemmern behandelten Patienten der „Behandlungsgruppe" einen deutlichen Überlebensvorteil gegenüber der Kontrollgruppe. In der Präventionsgruppe war dieser Vorteil jedoch nicht auszumachen. Nach 12 Jahren jedoch bietet sich ein völlig anderes Bild: Inzwischen ist der Überlebensvorteil in beiden Gruppen gleich groß. In der Präventionsgruppe finden sich noch genügend Überlebende, die auch in Zukunft weiter von der Behandlung profitieren dürften, während in der Behandlungsgruppe praktisch alle Patienten, mit oder ohne ACE-Hemmer-Behandlung, verstorben sind.

Wie bewerten wir den klinischen Nutzen?

Die am häufigsten verwendete Angabe zur Quantifizierung des Nutzens einer Therapie ist die **relative Risikoreduktion**. Der Begriff drückt bereits aus, dass diese Größe für sich betrachtet nichts über das Ausmaß des Nutzens aussagt. Deshalb wird inzwischen meist die absolute Risikoreduktion und die sich daraus ableitende Zahl der Patienten mitgenannt, die behandelt werden müssen, um ein unerwünschtes Endpunkt-Ereignis zu verhindern („number needed to treat"). Leider ist auch diese Zahl häufig irreführend. Das liegt daran, dass sich die Endpunkte in aller Regel nicht wirklich eliminieren lassen, sondern lediglich zeitlich nach hinten verschoben werden.

Am einfachsten ist dies beim Endpunkt der Sterblichkeit zu erkennen, da bislang keine Therapie unsterblich macht. Der einzige relevante Nutzen einer Therapie bemisst sich damit im Zeitraum, um den ein unerwünschtes Ereignis verschoben wird. Es ist eine der Merkwürdigkeiten in der nach Wissenschaftlichkeit strebenden Medizin, dass diesem banalen Tatbestand so gut wie gar nicht Rechnung getragen wird. Das mag auch daran liegen, dass diese Zahlen manchmal sehr ernüchternd aussehen. Auf Basis der CURE-Studie (8) empfehlen die kardiologischen Fachgesellschaften bei Patienten mit Myokardinfarkt ohne ST-Streckenhebungen im EKG eine einjährige Therapie mit dem ADP-Rezeptorantagonisten Clopidogrel. Betrachtet man die Ergebnisse der CURE-Studie wie dargelegt, so stellt man fest, dass mit dieser Behandlung ein kombinierter Endpunkt, der praktisch alleine durch erneute Herzinfarktereignisse getragen wird, um 6,3 Tage nach hinten verschoben wird.

Zusammenfassend sollten bei der Durchführung klinischer Studien die genannten Einschränkungen und Fehlerquellen berücksichtigt werden. Allein auf der Basis solcher Studien lassen sich medizinische Entscheidungen nicht begründen. Sie sind aber unabdingbare Voraussetzung für eine Medizin mit empirisch wissenschaftlichem Anspruch.

Sicht des Statistikers

K. Wegscheider

Das Wichtigste in Kürze

Bis ins 20. Jahrhundert hinein basierte die klinische Entscheidungsfindung ausschließlich auf Intuition, klinischer Erfahrung und pathophysiologischer Begründung. Lehrmeinung und Expertenurteil allein entschieden über die Einschätzung von Therapien, eine empirische Prüfung fand nicht statt. Ausschließlich auf die Beobachtung einzelner Menschen gestützt war die Medizin nicht in der Lage, Therapien adäquat einzuschätzen, deren Wirkungen von Patient zu Patient variieren, sich erst spät entfalten oder nur unter bestimmten Umständen eintreten. Therapeutische Fortschritte wurden in vielen Bereichen erst mithilfe der im 20. Jahrhundert entwickelten epidemiologischen und statistischen Instrumente möglich. Randomisierte klinische Studien, geplante Beobachtungsstudien und systematische Register mit hoher Datenqualität leisten heute entscheidende Beiträge zur Therapiebewertung. Mit dem Begriff „Evidenz" wird die empirisch begründete Erkenntnis über die Gesamtheit der Wirkungen einer Therapie bezeichnet. Evidenzbasierte Medizin erhebt die vorliegende Evidenz zur Richtschnur ärztlichen Handelns.

Warum „evidenzbasierte Medizin"?

Als Grundprinzip wird der Maßstab der „Evidenz" heute auch in den Rehabilitationswissenschaften überwiegend zumindest verbal anerkannt. Es erscheint allgemein unvernünftig, eine Therapie in einer Form anzuwenden (oder zu versagen), die der Evidenzlage zuwiderläuft. In der Praxis gibt es allerdings eine Reihe von Problemen:

- Wie findet man Evidenz?
- Wer bewertet sie?
- Welche Rolle spielt der Patientenwunsch?
- Wie bewältigt man die Informationsfülle?
- Wie verhält man sich bei sich widersprechenden Leitlinien oder bei Patienten, die offensichtlich nicht in die Leitlinien passen?

Das prinzipielle Bekenntnis zur Evidenzbasierung mit der Medizin erspart somit nicht die vertiefte Auseinandersetzung mit dem Einzelfall. Die evidenzbasierte Medizin ist denn auch eher eine Lehrbewegung und eine Methode, durch systematische Beschäftigung mit der Empirie zu vernünftigen klinischen Entscheidungen zu kommen. Von einigen der Schwierigkeiten auf diesem Weg soll im Folgenden die Rede sein.

Ein- und Ausschlusskriterien

Eine Studie bezieht sich stets auf ein Kollektiv, das durch die Ein- und Ausschlusskriterien der Studie definiert wird. Die Übertragbarkeit der Ergebnisse auf andere Kollektive steht prinzipiell dahin. Ebenso ist ungewiss, in welchem Ausmaß das Studienergebnis für jedes Mitglied und jede Untergruppe des Studienkollektivs gültig ist. Zwar kann man die Homogenität prinzipiell z.B. durch Subgruppenanalysen prüfen; dieser Prüfung sind jedoch durch das begrenzte statistische Auflösungsvermögen Grenzen gesetzt. Studienergebnisse lassen immer nur bedingt Schlüsse auf den Einzelfall zu. Zwar schiebt sich die Erkenntnisgrenze mit jeder Studie weiter hinaus. Es bleibt jedoch immer ein nicht zu vernachlässigender Rest von Unaufgeklärtem und Zufälligkeit. Diese Begrenzung ist naturgegeben und sollte kein Grund für Tragödien zwischen Methodikern und Medizinern sein, sind sie doch beide denselben Gesetzen unterworfen.

Bei jedem einzelnen Studienvorhaben müssen sich im Übrigen die Planer entscheiden, ob sie mehr Betonung auf die interne Validität legen (d.h. eine enge Indikationsstellung und Verzicht auf breite Übertragbarkeit, um die Homogenität zu fördern und die Chancen zu erhöhen, dass das therapeutische Prinzip belegt werden kann, vgl. MADIT) oder die externe Validität hochhalten und ein praxisnahes breites Studienkollektiv mit großer Heterogenität, aber guter Verallgemeinerbarkeit anstreben. Beide Ziele lassen sich nicht gleichzeitig erreichen. Erst verschieden angelegte Studien in ihrer Gesamtheit (nicht: in ihrem Mittel) können ein umfassendes Bild der Wirkungen einer Therapie zeichnen.

Zur Evidenzfindung bedarf es daher des systematischen Reviews und einer Meta-Analyse, die die Variabilität im Blick behält.

Studienendpunkte

Oberstes Auswahlprinzip für die Studienendpunkte sollte die klinische Relevanz sein. Dabei gibt es eine natürliche Abfolge im Verlauf der Entwicklung einer Therapie. Am Anfang stehen symptomnahe und nahe am Wirkort der Therapie befindliche Endpunkte im Mittelpunkt (z.B. die Blutdrucksenkung bei einer antihypertensiven Therapie). Ist diese Hürde genommen, folgen Morbiditätsendpunkte, Lebensqualität und schließlich die Mortalität. Keine der Endpunktstudien kann durch eine frühere ersetzt werden. Kombinationsendpunkte sind dabei wie ihre häufigsten Bestandteile einzuordnen. Sie sind schon aus technischen Gründen sinnvoll, weil sonst schlimmere Therapieergebnisse bei der Auswertung nicht mitgezählt würden und die Therapie zu gut erscheinen würde.

Eine Begrenzung bei der Wahl der Studienendpunkte sollte man stets im Auge behalten: Studien können nur abbilden, was gemessen werden kann. Vor diesem Hintergrund sind die jahrelangen Bemühungen, die Lebensqualität messbar zu machen, und deren schlussendlicher Erfolg aus klinischer wie methodischer Sicht gar nicht hoch genug zu bewerten. Andere Aspekte wie etwa die Lebensbewältigung und der Lebensstil sind bis heute nicht gut messbar und daher in Gefahr, bei der Evidenzfindung unberücksichtigt zu bleiben. Die Messprobleme mögen dazu beigetragen haben, dass weite Teile der Rehabilitationsmedizin bis heute eine unzureichende Evidenzlage aufweisen.

Das Problem der Zeit

Morbidität und Mortalität erfordern große Studien, da viele Patienten und lange Nachbeobachtungszeiten erforderlich sind. Sie tragen dann aber in der Regel auch die entscheidenden Erkenntnisse zur Therapiebewertung bei. Hersteller oder Protagonisten von Therapien neigen zur verkürzten Konzentration auf schnell sichtbare Kurzerfolge. Der Arzt muss demgegenüber das langfristige Wohlergehen des Patienten stets im Auge haben.

Langfristigfolgen von Interventionen können im Übrigen oft nicht in randomisierten Studien untersucht werden, weil es nicht gelingt, die Studienbedingungen über so lange Zeit zu kontrollieren. Hier können Erkenntnisse aus Registern hilfreich sein. Eine zu starke Verengung des Evidenzbegriffes auf randomisierte Studien ist nicht angemessen. Wenn einmal ein prinzipieller Wirksamkeitsnachweis erfolgt ist, sollten alle verfügbaren Informationsquellen unter Beachtung ihrer spezifischen Grenzen zur Gesamtbeurteilung herangezogen werden.

Wie bewerten wir den klinischen Nutzen?

Signifikant niedrige relative Risiken belegen die prinzipielle Wirksamkeit einer Therapie. Sie sagen jedoch für sich genommen nichts über die Effizienz einer Therapie in einem bestimmten Kollektiv aus. Die Einschätzung hängt entscheidend von der Häufigkeit (Prävalenz) des Studienendpunktes im betrachteten Kollektiv ab. Eine Therapie, die sehr effizient in einem Hochrisiko-Kollektiv ist, kann völlig ineffizient in einem Niedrig-Risiko-Kollektiv sein. Aus relativem Risiko und Prävalenz lässt sich die „number needed to treat (NNT)“ für das jeweilige Kollektiv ausrechnen. Für die Bewertung des Nutzens einer Therapie ist es von Vorteil, das relative Risiko zusammen mit der NNT für verschiedene Kollektive zu betrachten.

Umgang mit fehlender Evidenz

Die Abwesenheit von Evidenz ist sorgfältig zu unterscheiden von der Evidenz der Abwesenheit eines Interventionseffektes. Grundsätzlich ist in solchen Fällen nicht genau bekannt, ob eine Therapie wirksam ist oder nicht. Über den Umgang mit evidenzarmen Räumen in der Medizin besteht keine Einigkeit. Die Verhaltensweisen reichen von unkontrollierter Experimentierlust bis zur Ablehnung der Finanzierung. Dieser Zustand kann auf Dauer niemand wirklich befriedigen. Kollektive Anstrengungen zur Schließung von Evidenzlücken auch und gerade in den Rehabilitationswissenschaften liegen daher im Interesse aller.

Literatur

1. ALLHAT Officers and Coordinators for the ALLHAT Collaborative Research Group. Major outcomes in high-risk hypertensive patients randomized to angiotensin-converting enzyme inhibitor or calcium channel blocker vs diuretic: The Antihypertensive and Lipid-Lowering Treatment to Prevent Heart Attack Trial (ALLHAT). JAMA. 2002; 288 (23): 2981–97.
2. Camenzind E, Steg PG, Wijns W. Stent thrombosis late after implantation of first-generation drug-eluting stents: a cause for concern. Circulation 2007; 115 (11): 1440–1455
3. Effect of enalapril on survival in patients with reduced left ventricular ejection fractions and congestive heart failure. The SOLVD Investigators. [No authors listed] New Engl J Med 1991; 325 (5): 293–302
4. Jong P, Yusuf S, Rousseau MF, Ahn SA, Bangdiwala SI. Effect of enalapril on 12-year survival and life expectancy in patients with left ventricular systolic dysfunction: a follow-up study. Lancet. 2003; 361 (9372): 1843–8
5. Lamas GA, Lee KL, Sweeney MO et al. Mode Selection Trial in Sinus-Node Dysfunction. Ventricular pacing or dual-chamber pacing for sinus-node dysfunction. N Engl J Med 2002; 346 (24): 1854–62
6. Moss AJ, Hall WJ, Cannom DS et al. Improved survival with an implanted defibrillator in patients with coronary disease at high risk for ventricular arrhythmia. Multicenter Automatic Defibrillator Implantation Trial Investigators. N Engl J Med. 1996; 335 (26): 1933–40
7. Toff WD, Camm AJ, Shekan JD, United Kingdom Pacing and Cardiovascular Events Trial Investigators. Single-chamber versus dual-chamber pacing for high-grade atrioventricular block. N Engl J Med 2005; 353 (2): 145–55
8. Yusuf S, Zhao F, Mehta SR, et al. Effects of clopidogrel in addition to aspirin in patients with acute coronary syndromes without ST-segment elevation. N Engl J Med 2001; 345 (7): 494–502

16.2 Die Entwicklung der Rehabilitationswissenschaften in Deutschland und international

R. Buschmann-Steinhage

Das Wichtigste in Kürze

Die Rehabilitationsforschung in Deutschland entwickelte sich – gefördert v.a. von der Rentenversicherung – zunächst eher außerhalb der Universitätsklinken und der Humanmedizin. Erst durch den gemeinsamen Förderschwerpunkt „Rehabilitationswissenschaften" von Rentenversicherung und Bundesforschungsministerium gelang ihr der Durchbruch. Über regionale Forschungsverbünde und zahlreiche Forschungsprojekte verankerte sie sich zunehmend in Forschung und Lehre.

Im internationalen Vergleich hat die Rehabilitationsmedizin in Deutschland einen eher präventiven Charakter: sie soll auch erst drohende Behinderungen verhindern. Deutlich von der Akutmedizin abgegrenzt verfügt sie über relativ viele Reha-Einrichtungen. Die wissenschaftlichen Ergebnisse der Reha-Forschung sinnvoll in die Praxis umzusetzen, ist zentrales Anliegen der Rehabilitationsträger. Dazu gibt es verschiedene Ansätze – aber eine solche Umsetzung braucht Zeit und Geduld.

Entwicklungen seit 1989

Schaut man 17 Jahre zurück, also etwa in das Jahr 1989, dann beschäftigten sich damals in der Bundesrepublik Deutschland im Kern zwei **Universitätsinstitute** intensiv mit der medizinischen Rehabilitation: Die Abteilung für Rehabilitationspsychologie an der Universität Freiburg unter Prof. Koch und das Institut für Sozialmedizin an der Universitätsklinik Lübeck unter Prof. Raspe, der einen Stiftungslehrstuhl der Landesversicherungsanstalt Schleswig-Holstein innehatte.

Im gleichen Jahr nahm die Kommission zur Weiterentwicklung der medizinischen Rehabilitation in der gesetzlichen Rentenversicherung, die so genannte **Reha-Kommission** des Verbandes Deutscher Rentenversicherungsträger (VDR) ihre Arbeit auf (16). Zu ihr gehörte der Arbeitsbereich „Wissenschaft und Lehre", der von Dr. Schuntermann geleitet wurde. Derselbe Dr. Schuntermann leitete im VDR ein Referat mit drei Mitarbeitern, das zwar nicht Forschungsreferat genannt wurde, de facto aber ein solches war. Eine Reihe von Projekten wurden vom VDR gefördert, und zwar aus einem Haushaltstitel „Wissenschaftliche Untersuchungen zur Verbesserung von Rehabilitationsleistungen", der auf einen Beschluss der Mitgliederversammlung des VDR aus dem Jahr 1975 zurückging.

Auch verschiedene Rentenversicherungsträger, z.B. die Bundesversicherungsanstalt für Angestellte (BfA), förderten Projekte zur Reha-Forschung.

Außerhalb der Rentenversicherung gab es den Förderschwerpunkt „Rehabilitation von Krebskranken" des **Bundesministeriums für Forschung und Technologie** (BMFT), dessen Projekte sich allerdings eher der Psycho-Onkologie als der Rehabilitationsforschung subsummieren ließen (9).

> Trotz dieser schwierigen Ausgangssituation folgten in den letzten 15–20 Jahren mehrere erfolgreiche Entwicklungen, durch welche die medizinische Rehabilitation in der Wissenschaft stärker verankert wurde.

Die schon erwähnte Reha-Kommission des VDR empfahl in ihrem Abschlussbericht von 1992 den Ausbau der Rehabilitationsforschung, und zwar an den Universitäten und Hochschulen ebenso wie bei den Rehabilitationsträgern und Rehabilitationseinrichtungen. Der VDR trat mit diesem Anliegen an den Bundesminister für Forschung und Technologie (BMFT), damals Prof. Riesenhuber, heran und das Ministerium gab grünes Licht für die Vorbereitung einer Förderinitiative zur Rehabilitationsforschung. Eine Arbeitsgruppe um Prof. Koch erarbeitete ein entsprechendes Konzept (11) und nach mehrjährigen Beratungen in den Gremien des VDR sowie Gesprächen zwischen BMFT und Rentenversicherung konnte 1996 die erste Bekanntmachung zum **Förderschwerpunkt „Rehabilitationswissenschaften"** veröffentlicht werden.

Das war der Startschuss zu einem ambitionierten Förderprogramm, in dessen Rahmen in zwei Förderphasen rund 150 Forschungsprojekte in acht regionalen Forschungsverbünden durchgeführt wurden (2, 10, 17).

Die Rentenversicherung baute ihre rehabilitationswissenschaftlichen Arbeitsbereiche aus – sowohl im VDR als auch bei den Rentenversicherungsträgern. Die Rehabilitationswissenschaftlichen Kolloquien entwickelten sich aus kleinen Anfängen zu einem großen, jährlich stattfindenden rehabilitationswissenschaftlichen Kongress.

Verankerung der Rehabilitation

Einiges wurde so erreicht, die Rehabilitationswissenschaften immer mehr in der Wissenschaft verankert. Heute beschäftigen sich Universitätsinstitute an vielen Orten mit (v.a. medizinischer) Rehabilitation: Berlin (Prof. Müller-Fahrnow), Bremen (Prof. Petermann), Freiburg (Prof. Bengel, Prof. Jäckel), Halle (Prof. Mau, Prof. Behrens, Prof. Slesina), Hamburg (Prof. Koch), Lübeck (Prof. Raspe), Münster (Prof. Muthny), Ulm (Prof. Jacobi), Würzburg (Prof. Faller) usw.

Viele Rentenversicherungsträger fördern die Rehabilitationsforschung, z.T. über Fördervereine und -gesellschaften. Der Grundsatz- und Querschnittsbereich der Deutschen Rentenversicherung Bund verfügt über einen rehabilitationswissenschaftlichen Arbeitsbereich; auch bei manchen Rentenversicherungsträgern existieren solche Arbeitseinheiten. Es gibt viele forschungsaktive Rehabilitationseinrichtungen sowohl unter den Rehabilitationseinrichtungen der Rentenversicherung als auch bei den privat Getragenen.

Seit 2000 arbeitet die Deutsche Gesellschaft für Rehabilitationswissenschaften (DGRW) als wissenschaftliche Fachgesellschaft für das Gesamtgebiet der Rehabilitation. Schon lange gibt es die Deutsche Gesellschaft für Prävention und Rehabilitation von Herz-Kreislauferkrankungen (DGPR). In anderen wissenschaftlichen Fachgesellschaften entstanden Sektionen für Rehabilitation. Schließlich ist inzwischen ein **neuer Förderschwerpunkt „Chronische Krankheiten und Patientenorientierung"** zur versorgungsorientierten Forschung ausgeschrieben worden, der vom BMBF, der Rentenversicherung und der Krankenversicherung gemeinsam finanziert wird.

Ein Zeichen für die wachsende Anerkennung der Rehabilitationsforschung in der Fachöffentlichkeit ist das **Votum des Sachverständigenrats** zur Begutachtung der Entwicklung im Gesundheitswesen in seinem Gutachten zum Förderschwerpunkt „Rehabilitationswissenschaften":

> „Der Rat würdigt diese Aktivitäten als einen wichtigen Schritt, der die notwendige Verwissenschaftlichung und Evaluationsfähigkeit der medizinischen Rehabilitation vorantreibt. Bislang haben die vielfältigen Bemühungen und Forschungsaktivitäten im Bereich der Rehabilitation nicht das Maß an ärztlicher und öffentlicher Aufmerksamkeit und Anerkennung erfahren, das sie verdient hätten." (15).

Der Förderschwerpunkt „Rehabilitationswissenschaften" war erfolgreich. Das methodische Niveau der Forschung ist gestiegen. Erkennbar ist dies insbesondere an der vermehrten Realisierung randomisierter Studien. Die Verstetigung der Arbeit in den Forschungsverbünden stärkt die rehabilitationswissenschaftliche Infrastruktur langfristig. Für die vielen interessanten und weiterführenden Ergebnisse sei auf das Schwerpunktheft 5/2005 der Zeitschrift „Die Rehabilitation" verwiesen, das Übersichtsarbeiten zu zentralen Themen aus dem Förderschwerpunkt enthält (4, 6, 12, 13, 14, 18).

Rehabilitationsforschung in Deutschland und international

Zusammengefasst zeichnet sich die Rehabilitationsforschung in Deutschland durch folgende Merkmale aus:

- Sie legt ihren Schwerpunkt auf die medizinische Rehabilitation.
- Sie hat sich zunächst weitgehend außerhalb der Universitäten und Hochschulen und getrennt von der Humanmedizin entwickelt.
- Die Forschung arbeitet eng mit den Rehabilitationsträgern (v.a. der Rentenversicherung) zusammen.
- Die deutsche Rehabilitationsforschung spiegelt – wenn auch nicht vollständig – das Spektrum und die Ausrichtung der Rehabilitation in Deutschland wider.

Letzteres charakterisiert auch die internationale Rehabilitationsforschung, d.h. sie berücksichtigt, dass Rehabilitation im Ausland oft Teil der Krankenbehandlung ist. Zumindest gilt dies für die medizinische Rehabilitation. Rehabilitation anderswo wird oft weniger differenziert/spezialisiert erbracht und weniger ganzheitlich als in Deutschland. Sie ist viel stärker auf Behinderungen im engeren Sinne ausgerichtet (z.B. nach Schädel-Hirn-Trauma oder Schlaganfall oder bei angeborenen Behinderungen), während die **Rehabilitation in Deutschland stärker präventiv** orientiert ist und nach § 3 SGB IX den Eintritt einer Behinderung einschließlich einer chronischen Krankheit möglichst von vornherein verhindern soll.

Die Rentenversicherung erbringt Rehabilitationsleistungen schon dann, wenn die Erwerbsfähigkeit zwar noch nicht gemindert, aber doch bereits „erheblich gefährdet" ist (§ 10 SGB VI). International wird die medizinische Rehabilitation seltener stationär und in spezialisierten Einrichtungen durchgeführt, erkennbar beispielsweise am Konzept der „community-based rehabilitation“ (CBR).

Der **Umfang der rehabilitativen Versorgung** ist in Deutschland höher als in den meisten anderen Ländern. So gibt es in Deutschland bei rund 80 Mio. Einwohnern knapp 200 000 Betten in 1600 Vorsorge-/Rehabilitationseinrichtungen (1), während es in Spanien bei 40 Mio. Einwohnern 1462 Betten in 18 speziellen medizinischen Rehabilitationseinrichtungen gibt, dazu 204 Rehabilitationsabteilungen in Allgemeinkrankenhäusern (hauptsächlich in den Indikationen Orthopädie/Rheumatologie und Neurologie; im Wesentlichen mit dem Ziel der Bewegungsförderung/-erhaltung) (7). Auch die kardiologische Rehabilitation ist in Großbritannien und den USA weniger häufig als bei uns (5).

Die Ausrichtung der internationalen Rehabilitationsforschung an Behinderungen im engeren Sinne wird exemplarisch an den prioritären Forschungsthemen des National Institute on Disability and Rehabilitation Research (NIDDR) in den USA deutlich: deafness, low vision, spinal cord injury, long-term mental illness, aging with a disability, management of independent living centers, drugs and disability.

Ausblick

Für die Rentenversicherung als Rehabilitationsträger ist es ein zentrales Anliegen, die Forschungsergebnisse in die Praxis der medizinischen Rehabilitation umzusetzen (3), v.a. als Umsetzung im engeren Sinne, als Veränderung der Praxis der medizinischen Rehabilitation, in den Rehabilitationseinrichtungen, bei den Rehabilitationsträgern, bei anderen Beteiligten.

Am Beispiel des Themenfeldes Patientenschulung zeigt sich die Komplexität der Umsetzung: In einer gesonderten Umsetzungsphase des Förderschwerpunkts „Rehabilitationswissenschaften“ analysieren zwei Projekte die modellhafte Einführung bzw. Optimierung von strukturierten Patientenschulungsprogrammen in ausgewählten Reha-Kliniken (mit wissenschaftlicher Begleitung und gesundheitsökonomischen Analysen). Das Projekt „Zentrum Patientenschulung“ arbeitet an einer Bestandsaufnahme von Patientenschulungsprogrammen und bereitet Serviceangebote für Rehabilitationseinrichtungen vor. Die Rentenversicherung selbst stärkt die Umsetzung über eine differenzierte Einbeziehung der Patientenschulung in die Klassifikation Therapeutischer Leistungen (KTL) und in das Reha-Qualitätssicherungsprogramm der Rentenversicherung.

! Wichtig: Umsetzung von Reha-Forschungsergebnissen braucht Zeit. Menschen müssen überzeugt werden. Deshalb braucht es auch Geduld: Menschen ändern sich langsamer als Technologien; und so ist die Umsetzung von Ideen und Programmen dort schwieriger und langwieriger, wo Menschen ihr Erleben und Verhalten ändern müssen (und nicht nur ein neues Medikament oder ein neues technisches Diagnoseverfahren eingesetzt werden muss).

Literatur

1. Bruckenberger E. Abstimmung statt Dualismus zwischen Krankenhäusern und Vorsorge- oder Rehabilitationseinrichtungen. In: Akademie für Gesundheitsförderung in der Rehabilitation. Reha 2000. Qualität statt Quantität. Schwabenheim: Peter Sabo: 1996
2. Buschmann-Steinhage R, Gerwinn H, Klosterhuis H, Mitreiter R. Der Förderschwerpunkt „Rehabilitationswissenschaften“ – ein Förderprogramm und seine Umsetzung. Rehabilitation 1998; 37 (Suppl. 2): S71–S77
3. Buschmann-Steinhage R, Zwingmann C. Förderschwerpunkt „Rehabilitationswissenschaften“ – Ergebnisse und Umsetzung. Deutsche Rentenversicherung 2003; 6–7: 405–423
4. Faller H, Reusch A, Vogel H, Ehlebracht-König I, Petermann F. Patientenschulung. Rehabilitation 2005; 44: 277–286
5. Grande G, Badura B. Die Rehabilitation der KHK aus gesundheitssystemanalytischer Perspektive. In: Jordan J, Bardé B, Zeiher AM. Statuskonferenz Psychokardiologie (Band 3). Frankfurt: VAS 2001
6. Haaf HG. Ergebnisse zur Wirksamkeit der Rehabilitation. Rehabilitation 2005; 44: 259–276
7. Hohmann J. Gesundheits-, Sozial- und Rehabilitationssysteme in Europa. Bern: Huber 1998
8. Klosterhuis H, Zwingmann C, Gerwinn H. Umsetzung von Forschungsergebnissen und Effekte auf den Ausbau und die Stabilisierung der rehabilitationswissenschaftlichen Infrastruktur aus der Sicht der Rentenversicherung. Rehabilitation 2005; 44: 316–322
9. Koch U, Potreck-Rose F. Krebsrehabilitation und Psychoonkologie. Berlin: Springer 1990
10. Koch U, Schliehe F, Aufderheide E. Stand und Entwicklung der rehabilitationswissenschaftlichen Forschung. Rehabilitation 1998; 37 (Suppl. 2): S66-S70
11. Koch U, Gerdes N, Jäckel W, et al. Verbundforschung Rehabilitationswissenschaften: Vorschlag zu einer Förderinitiative. Deutsche Rentenversicherung 1995; 7–8: 491–513
12. Krauth C, Hessel F, Klingelhöfer HE, Schweikert B, Hansmeier T, Wasem J. Gesundheitsökonomische Evaluation von Rehabilitationsprogrammen im Förderschwerpunkt Rehabilitationswissenschaften. Rehabilitation 2005; 44: 297–306
13. Müller-Fahrnow W, Greitemann B, Radoschewski FM, Gerwinn H, Hansmeier Th. Berufliche Orientierung in der medizinischen Rehabilitation und Leistungen zur Teilhabe am Arbeitsleben. Rehabilitation 2005; 44: 287–296
14. Raspe H. Bedarf an rehabilitativen Leistungen: Theorie und Empirie. Rehabilitation 2005; 44: 325–334
15. Sachverständigenrat für die Konzertierte Aktion im Gesundheitswesen. Bedarfsgerechtigkeit und Wirtschaftlichkeit. Gutachten 2000/2001 (Band III.1: Über-, Unter- und Fehlversorgung. Grundlagen, Übersichten, Versorgung chronisch Kranker). Baden-Baden: Nomos 2000
16. Verband Deutscher Rentenversicherungsträger. Bericht der Reha-Kommission. Empfehlungen zur Weiterentwicklung der medizinischen Rehabilitation in der gesetzlichen Rentenversicherung. Frankfurt am Main: 1992
17. Zwingmann C, Buschmann-Steinhage R, Gerwinn H, Klosterhuis H. Förderschwerpunkt „Rehabilitationswissenschaften“: Ergebnisse – Umsetzung – Erfolge und Perspektiven. Rehabilitation 2004; 43: 260–270
18. Zwingmann C, Moock J, Kohlmann Th. Patientennahe Assessmentinstrumente in der deutschsprachigen Rehabilitationsforschung – Aktuelle Entwicklungen aus dem Förderschwerpunkt „Rehabilitationswissenschaften“. Rehabilitation 2005; 44: 307–315

16.3 Aktuelle Ergebnisse aus Studien und Registern

H. Völler

Das Wichtigste in Kürze

Für Deutschland gibt es zur Wirksamkeit einer dreiwöchigen kardiologischen Anschlussrehabilitation keine Daten aus einem randomisierten Studiendesign. Dennoch erlauben Ergebnisse von Studien, die einzelne Reha-Module untersuchten, sowie Registerdaten Rückschlüsse bzgl. der Effektivität einer Rehabiliation kardiologischer Patienten. Günstige Effekte ergaben sich durch (langfristiges) körperliches Training, Raucherentwöhnung sowie Reduktion kardiovaskulärer Risikofaktoren wie Hypertonie und Hyperlipidämie. Diese Effekte bleiben jedoch dauerhaft nur erhalten, wenn geeignete Nachsorgeprogramme zur Verfügung stehen.

Einleitung

Obgleich in Deutschland seit über 30 Jahren kardiologische Rehabilitation durchgeführt wird, gibt es keine Daten über die Wirksamkeit einer dreiwöchigen Anschlussrehabilitation im randomisierten Studiendesign (RCT). Nach einer soeben durchgeführten Recherche einer Lübecker Arbeitsgruppe an über 5000 Literaturangaben waren 383 Publikationen aus 107 Studien verwertbar (26). Da jedoch für Deutschland kein RCT ermittelt werden konnte, wird im Folgenden schwerpunktmäßig auf die Effekte der einzelnen Module eines Reha-Programms (z.B. körperliches Training, Raucherentwöhnung) oder auf Registerdaten eingegangen.

Körperliches Training

Eine Übersicht über die Wirksamkeit trainingsbasierter kardiologischer Rehabilitation hinsichtlich unterschiedlicher kardiologischer Diagnosen ist der Tabelle 16.**1** zu entnehmen (39).

Effekte. Die Auswirkungen körperlichen Trainings wurden in Deutschland bereits in den frühen 80er Jahren des letzten Jahrhunderts von Schuler et al. untersucht (27, 23). Dabei war die verbesserte Belastbarkeit auf eine gesteigerte Endothelfunktion einerseits sowie auch auf eine Zunahme der Mitochondriendichte zurückzuführen (10, 13). Diese Veränderungen führen bei Patienten mit stabiler Angina pectoris zu einer deutlichen Abnahme von Angina pectoris und geringerer Komplikationsrate im Vergleich zu denjenigen, die sich einer perkutanen koronaren Intervention (PCI) unterzogen haben (12).

Diese positiven Effekte können allerdings nur bei Fortdauer der körperlichen Aktivität auch jenseits fest definierter Studienprotokolle aufrechterhalten werden. Daher müssen Patient und Arzt ein Ziel vereinbaren, und zwar bereits während der Rehabilitation. Nach Sniehotta et al. ließ sich dadurch eine signifikante Steigerung der körperlichen Aktivität im weiteren Verlauf erzielen (28).

Körperliches Training galt bis Mitte der 1990er Jahre bei Patienten mit reduzierter Pumpfunktion als obsolet. Zwei Arbeitsgruppen haben systematisch sowohl die Auswirkungen unterschiedlicher Trainingsformen (Intervall, Ausdauer) als auch die pathophysiologischen Adaptationsmechanismen erarbeitet. Meyer et al. haben die positiven Effekte eines Intervallstrainings nach vorangegangenem steilen Rampentest untersucht (19, 20). Heute liegen auch ähnliche Daten bei wohldosiertem Ausdauertraining sowie auch Krafttraining vor (3).

Grundlage dieser positiven Effekte sind wiederum eine verbesserte Endothelfunktion mit einhergehender Erniedrigung des peripheren Widerstandes (11). Zusätzlich wird die verbesserte Belastbarkeit durch antiinflammatorische Effekte in der peripheren Muskulatur erzielt (6).

Die Bedeutung einer verbesserten Belastbarkeit beschränkt sich nicht nur auf selektionierte Studienpopulationen, sondern bestimmt auch die **Prognose** konsekutiver Patienten mit linksventrikulärer Dysfunktion nach kardiologischer Rehabilitation im Alltag (34). Hierbei wird das Überleben vornehmlich durch die Höhe der Belastbarkeit bestimmt. Die Durchführung einer leitliniengerechten Therapie ist dabei wesentliche Voraussetzung (25). Begleitend muss der Patient eine Schulung erfahren; mit dem Ziel eines besseren Krankheitsverständnisses und damit verbundener besserer Compliance. Zu erwartende Krankenhausaufenthalte lassen sich häufig durch folgende Punkte verringern (18, 29):

- mit einer gesteigerten Medikamentenadhärenz,
- der Vereinbarung eines Zielgewichts sowie auch
- der Übermittlung von Alltagsempfehlungen (Ernährung, Pneumokokken und Influenza-Impfungen und Erkennung von Dekompensationszeichen).

Obgleich heute bereits jeder fünfte Patient als Indikation zur Rehabilitation ein angeborenes oder erworbenes **Klappenvitium** aufweist, sind die Daten systematischer Untersuchungen zur Wirksamkeit der kardiologischen Rehabilitation bereits älter als 15 Jahre (5, 8). Zu der inzwischen häufig durchgeführten Rekonstruktion bei **Mitralklappeninsuffizienz** oder zur Konditionierung nach Ross-Operation mit Allo- und Homograft bei Aortenklappenstenose liegen unzureichende Untersuchungen vor.

Raucherentwöhnung

Ca. 40 % der Patienten mit koronarer Herzkrankheit rauchen bis zum Indexereignis (z.B. Myokardinfarkt). Hierbei gibt es deutliche Altersunterschiede. Bei jungen Patienten mit vorzeitiger Atheromatose ist nahezu jeder Dritte, bei älteren Patienten jeder 10. aktiver Rau-

Tabelle 16.**1** Wirksamkeit trainingsbasierter kardiologischer Rehabilitation

Diagnose	Belastbarkeit	Lebensqualität	Morbidität	Mortalität
Myokardinfarkt	+++	+++	++	+++
CABG Operation	+++	+++	++	++
Stabile AP	+++	+++	+	+
PCI	+++	++	+	?
Herzinsuffizienz	+++	++	+	+
Transplantation	+++	++	?	?
Klappenersatz	+++	++	?	?

CABG: aortokoronarer Bypass-Graft; PCI: percutane Coronarintervention; AP: Angina pectoris;
+++ eindeutiger Wirksamkeitsnachweis (Evidenz)
++ guter Wirksamkeitsnachweis
+ begrenzter Wirksamkeitsnachweis
? unsicherer Wirksamkeitsnachweis

cher (32). Zusätzlich haben in jeder Altersgruppe mehr als 40 % das Rauchen länger als 3 Monate vor dem Ereignis beendet. Aus Registern ist bekannt, dass ca. 5 % aller Patienten auch während der Rehabilitation den Nikotinkonsum fortsetzen sowie weitere 5 % ihn nach Entlassung wieder aufnehmen (36).

! Systematische Untersuchungen zur Wirksamkeit der Raucherentwöhnung sollten nicht auf der Selbstauskunft des Patienten beruhen.

Twardella et al. konnten an 1029 Patienten (mittleres Alter 59 Jahre, 85 % Männer) zeigen, dass auf der einen Seite 44 % derjenigen, die vorgaben, weiter zu rauchen, einen negativen Conitinspiegel aufwiesen, auf der anderen Seite jedoch auch jeder vierte Conitin-positiv war, der angab, das Rauchen eingestellt zu haben (30). Die Re-Klassifizierung nach Objektivierung des Rauchverhaltens hat bezüglich der Prognose eine nicht unerhebliche Bedeutung, da die Effektivität einer anhaltenden Nikotinabstinenz im Vergleich zu Rauchern verstärkt wird.

! Das Risiko, ein erneutes kardiovaskuläres Ereignis zu erleiden, ist bei Nichtrauchern um 56 %, bei Ex-Rauchern um 46 % und bei denjenigen, die nach dem kardialen Ereignis nikotinabstinent bleiben, um 29 % gegenüber denjenigen reduziert, die weiterhin Nikotin konsumieren (31).

Kardiovaskuläre Risikofaktoren

Die Effekte von Lebensstiländerungen mit Aufnahme einer regelmäßigen Aktivität und gesunder Kostform lassen sich nicht von der ebenfalls in den Leitlinien großer Fachgesellschaften verankerten pharmakologischen Sekundärprävention trennen. In Deutschland sind bereits Mitte der 1990er Jahre in der kardiologischen Rehabilitation große multizentrische Register mit definiertem Patienteneinschluss durchgeführt worden, die zunächst v.a. die Umsetzung evidenzbasierter Medizin bei kardiovaskulären Risikofaktoren, wie **arterielle Hypertonie oder Hyperlipidämie** untersuchten (1, 14, 35).

! Dabei reduzierten sich sämtliche Risikofaktoren signifikant für die Zeit der Rehabilitation (Abb. 16.**1**).

An großen Registern mit Einschluss von 47 000 Patienten in mehr als 100 Rehabilitationskliniken erfolgte die Therapie zielwertorientiert (38). In Abbildung 16.**2** wird der Zusammenhang zwischen dem Aufnahme- und Entlassungswert für das LDL-Cholesterin dargestellt. In 80,7 % waren sowohl Werte bei Aufnahme als auch Entlassung bestimmt worden. Während bei Aufnahme noch 80,5 % der Patienten den Zielwert für LDL-Cholesterin < 100 mg/dl überschritten, war das zur Entlassung bei 47 % der Fall. Bei einer durchschnittlichen Senkung von 50 mg/dl (35 %) lagen 47 % der Patienten mit initial erhöhten LDL-Werten > 100 mg/dl bei Entlassung im Zielbereich.

Danach schlossen sich Register zu bestimmten Risikogruppen an. Bezüglich der arteriellen Hypertonie mit linksventrikulärer Hypertrophie wurde darüber hinaus auch ein Vergleich mit anderen Versorgungsstrukturen (kardiologische Facharztpraxen) vorgenommen (37). Aus Abbildung 16.**3** wird deutlich, dass im Vergleich der systolischen Blutdruckwerte bei Aufnahme und Entlassung eine deutlich bessere Zielwerteinstellung in Rehabilitationskliniken gelingt. Während in Kliniken bei Entlassung noch jeder dritte Patient dieser Hochrisikopopulation (32,9 %) den Zielwert (RR > 140 mmHg systolisch) überschritt, war dies in kardiologischen Praxen bei mehr als der Hälfte der Patienten der Fall (56,9 %).

Nachsorge

! Die ausgezeichneten Effekte der Rehabilitation ließen sich leider im Verlauf nicht aufrechterhalten.

Während Blutdruck und Cholesterinwerte innerhalb weniger Monate wieder auf das Ausgangsniveau stiegen, stieg das Gewicht sogar überproportional an (36). Eine Verbesserung der Schnittstellenproblematik zwischen stationärer und ambulanter Versorgung verbesserte die Situation nur marginal (7). Vielversprechender und dem Charakter einer chronischen Erkrankung auch angemessener ist die Entwicklung von Nachsorgeprogrammen. Neben zwei Fallkontrollstudien (4, 9) zeigte sich im randomisierten Ansatz der HANSA-Studie (Halbtägliche Auffrischungskurse nach Stationärer Anschlussrehabilitation) an 420 Patienten ein signifikant verbessertes Risikoprofil (15).

Erwähnenswert ist, dass es sowohl für die Rehabilitationsphase als auch für das Nachsorgeprogramm geschlechtsspezifische Unterschiede gibt: Frauen tragen eine höhere Risikolast (2, 21).

Prognose/Risikostratifizierung

Zielauftrag der kardiologischen Rehabilitation ist, die Teilhabe der Patienten zu erhöhen. Für zunehmend ältere Patienten bedeutet das die Wiedererlangung der Selbstständigkeit, für jüngere den Erhalt der Arbeitsfähigkeit mit dem Ziel der beruflichen Wiedereingliederung, die je nach Sozialisation zwischen 50 % (Arbeitern) und 70 % (Angestellte) liegt (17, 22).

Voraussetzung vorangestellter Überlegungen ist jedoch eine gute **Prognose** mit niedriger Morbidität und Mortalität. Ungeachtet fehlender Zuweisungskriterien weisen Patienten nach einer Rehabilitation eine vergleichsweise gute Prognose auf. In eigenen Untersuchungen beträgt die Mortalität im Verlauf von 18 Monaten 4,2 % (16). Diese Beobachtung wird durch das ACOS-Register bestätigt (24). Von nahezu 10 000 Patienten mit akutem Koronarsyndrom verstarben innerhalb eines Jahres 17,6 % ohne nachfolgende Rehabilitationsmaßnahme im Vergleich zu 4,6 % mit einer solchen Maßnahme. Diese Daten sind Ergebnis einer multivariaten Analyse mit Adjustierung für soziodemografische Parameter (Alter, Geschlecht) und Komorbidität.

Dennoch bedürfen auch Patienten in der kardiologischen Rehabilitation einer Risikostratifizierung hinsichtlich ihrer Prognose. Diese ist im Wesentlichen von der **linksventrikulären Pumpfunktion** und der damit verbundenen **Rate plötzlicher Herztodesfälle** abhängig. Während Patienten mit ungestörter LV-Funktion nach 18 Monaten eine Mortalität von 1 % aufweisen, liegt sie bei denjenigen mit einer Ejektionsfraktion ≤ 30 % bei 18 % (16).

Soeben ist ein Register mit dem Einschluss von 10 500 Patienten zur Identifizierung lebensbedrohlicher Arrhythmien nach Myokardinfarkt abgeschlossen worden (32). In dem Prevention of Sudden Cardiac Death (PreSCD)-Register wiesen nur 2,5 % eine Ejektionsfraktion ≤ 30 % auf und erfüllten somit die formalen Kriterien der Primärprävention des plötzlichen Herztodes mit einem implantierbaren automatischen Cardioverter Defibrillator (ICD). Bei drei Viertel der potenziellen Patienten erlaubt jedoch deren Allgemeinzustand (Komorbidität) den Einsatz dieser Therapie nicht.

Die Entscheidungskriterien für bzw. gegen eine ICD-Implantation wurden einer Cox-Regression sowie CART-(Classification and Regression Trees)-Analyse unterzogen. Bei letzterer handelt es sich um einen Entscheidungsbaum, der die diagnostische/therapeutische Entscheidungsmatrix der Ärzte abbildet.

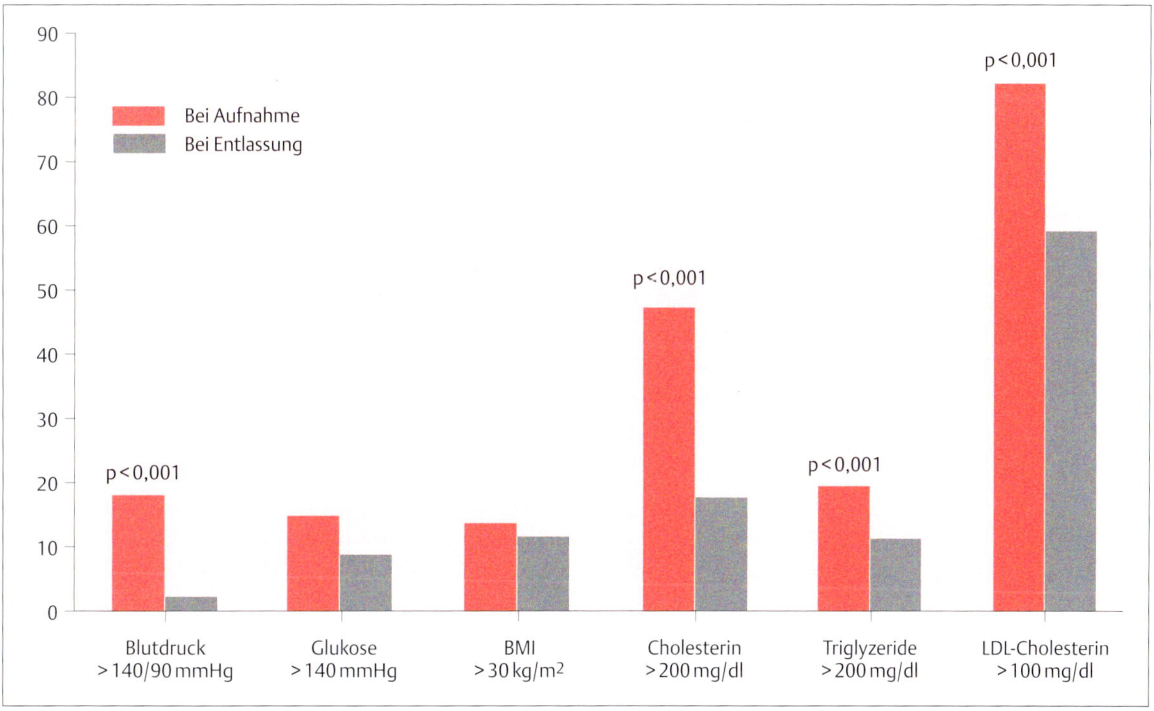

Abb. 16.1 Veränderungen der Häufigkeit pathologisch erhöhter Risikofaktoren während der Rehabilitation.

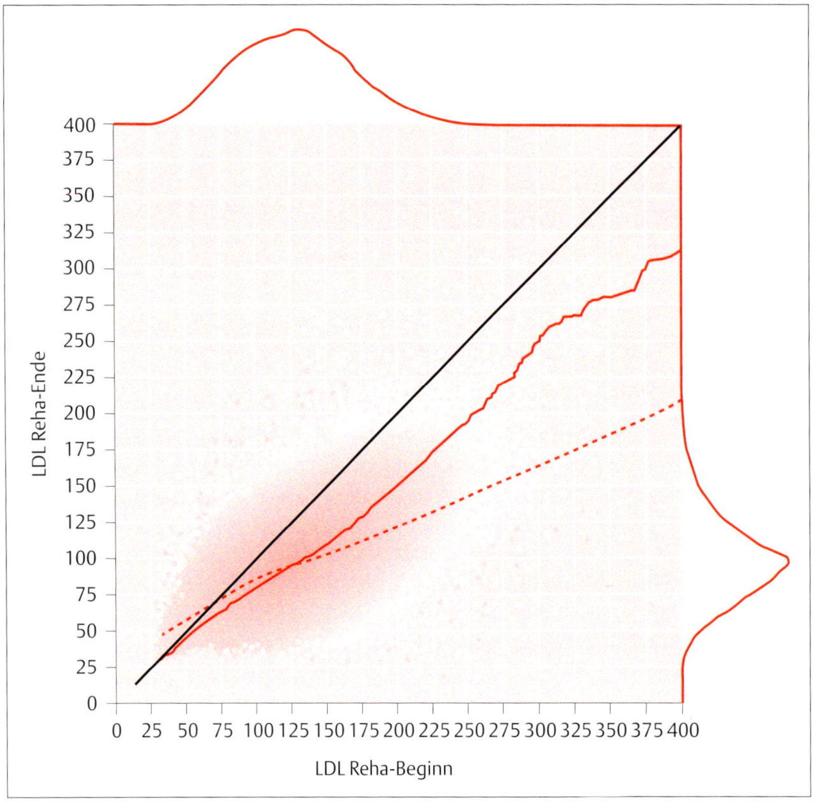

Abb. 16.**2** Darstellung des Zusammenhangs zwischen Aufnahme- und Entlassungswert des LDL-Cholesterins mittels Lowess-Regression (gestrichelte rote Linie), und Quantilendiagramm (rote Linie: symmetrische Analyse des Zusammenhangs). Die Überschneidung von blauer und roter Linie stellt den Interventionswert (LDL-Cholesterin 110 mg/dl) dar.

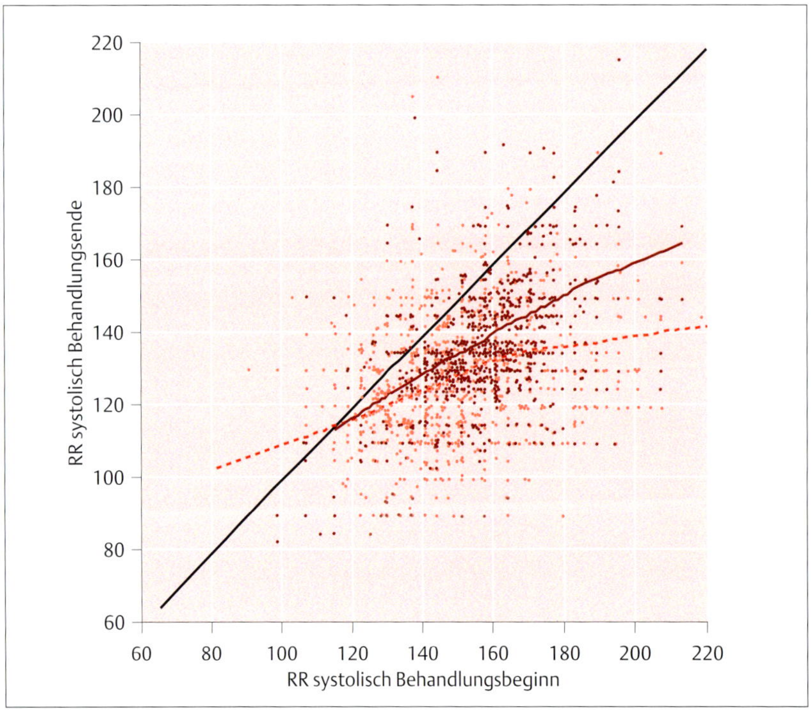

Abb. 16.**3** Veränderung systolischer Blutdruckwerte von Behandlungsbeginn zu Therapieende bei stationärer (gestrichelte rote Regressionslinie) und ambulanter (rote Regressionslinie) Versorgung.

Hierbei spiegelte sich ein leitlinienkonformes Handeln wider, da bei Vorliegen einer Ejektionsfraktion ≤ 30 % die Wahrscheinlichkeit einer ICD-Implantation nahezu 90-fach im Vergleich zu denjenigen mit erhaltener Pumpfunktion erhöht war (Odd ratio 86,053; 95 % CI 32,95–224,77; p < 0,001).

Eine **kardiale Synkope in der Anamnese** (Odds ratio 4,39; 95 % CI 1,89–10,17; p < 0,001) war ebenso eine diskriminierende Größe wie eine **nichtanhaltende ventrikuläre Tachykardie** im Langzeit-EKG (3,98; 95% CI 1,53–10,35; p < 0,001). Mit beiden Analysen konnten 90 % der Implantationen nachvollzogen werden, wie in der „Receiver Operating Characteristics Curve" (ROC) abzulesen ist (Abb. 16.**4**).

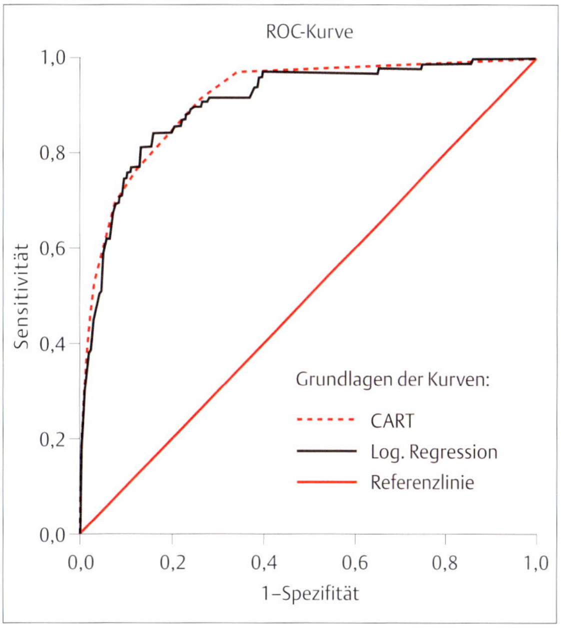

Abb. 16.**4** Die in die Propensity-Analyse eingegangenen Kriterien (Ejektionsfraktion, Alter des Patienten, Zeitdauer vom Indexereignis, Synkope in der Anamnese und periinfarzielle Reanimation) erklären sowohl mit der Regressionsanalyse (schwarz) als auch mit der CART-Analyse (rot gestrichelt) 90 % der Implantationsentscheidungen (ROC: Receiver Operating Characteristics Curve).

Literatur

1. Baessler A, Fischer M, Hengstenberg C, et al. Die stationäre Rehabilitation verbessert die Umsetzung der Therapierichtlinien zur Sekundärprävention bei Patienten mit koronarer Herzerkrankung. Z Kardiol. 2001; 90: 646–654
2. Bjarnason Gender B, Grande G, Loewel H, Völler H, Mittag O. Gender specific issues in cardiac rehabilitation: Do women with ischemic heart disease need specially tailored programs? Eur J Cardiovasc Prev Rehabil. 2007; 14: 163–177
3. Bjarnason-Wehrens B, Mayer-Berger W, Meister ER, Baum K, Hambrecht R, Gielen S. German Federation for Cardiovascular Prevention and Rehabilitation. Recommendations for resistance exercise in cardiac rehabilitation. Recommendations of the German Federation for Cardiovascular Prevention and Rehabilitation. Eur J Cardiovasc Prev Rehabil. 2004; 11: 352–361
4. Bönner G. Regelmäßige Nachsorge als Teil der kardialen Rehabilitation nach akuter Myokardischämie. Herzmedizin 2006; 23: 28–35
5. Carstens V, Behrenbeck DW, Hilger HH. Exercise capacity before and after cardiac valve surgery. Cardiology 1983; 70: 41–9
6. Gielen S, Adams V, Mobius-Winkler S, et al. Anti-inflammatory effects of exercise training in the skeletal muscle of patients with chronic heart failure. J Am Coll Cardiol 2003; 42: 861–868.
7. Gohlke H, Jarmatz H, Zaumseil J, Bestehorn K, Jansen C, Hasford J. Einfluss eines optimierten Schnittstellenmanagements auf die Langzeiteffektivität der kardiologischen Rehabilitation. DMW 2000; 125: 1452–1456
8. Gohlke-Barwolf C, Gohlke H, Samek L, et al. Exercise tolerance and working capacity after valve replacement. J Heart Valve Dis. 1992; 1: 189–195
9. Hahmann HW, Wüsten B, Nuß B, Muche R, Rothenbacher D, Brenner H. Intensivierte kardiologische nachsorge nach stationärer Anschlussheilbehandlung. Herzmedizin 2006; 23: 36–41
10. Hambrecht R, Adams V, Erbs S, et al. Regular physical activity improves endothelial function in patients with coronary artery disease by increasing phosphorylation of endothelial nitric oxide synthase. Circulation 2003; 107: 3152–3158
11. Hambrecht R, Gielen S, Linke A, et al. Effects of exercise training on left ventricular function and peripheral resistance in patients with chronic heart failure: A randomized trial. JAMA 2000; 283: 3095–3101
12. Hambrecht R, Walther C, Mobius-Winkler S, et al. Percutaneous coronary angioplasty compared with exercise training in patients with stable coronary artery disease: a randomized trial. Circulation 2004; 109: 1371–1378
13. Hambrecht R, Wolf A, Gielen S, et al. Effect of exercise on coronary endothelial function in patients with coronary artery disease. N Engl J Med 2000; 342: 454–460
14. Held K, Mueller-Fahrnow W, Karoff M, Nowwosadeck E. CARO – die DGPR-Studie: Ergebnisse der Sekundärprävention. Praev Rehabil 1999; 11: 223–226
15. Hoberg E, Stockinger J, Bestehorn K, Wegscheider K für die HANSA-Studiengruppe. Verbesserung des Risikofaktorenprofils durch drei halbtägige Auffrischungskurse innerhalb des ersten Jahres nach kardiologischer Rehabilitation – Ergebnisse der HANSA-Studie. Z Kardiol 2002; 91 (Suppl. 5): 28 (P141)
16. Kamke W, Dovifat C, Herbstleb J, Wegscheider K, Glatz J, Völler H. Prognostische Faktoren nach Myokardinfarkt im Jahre 2000 – Analyse von 939 revaskularisierten Patienten. Z. Kardiol 2004; 93: Suppl: 3 V 1637
17. Korsukewitz C. Medizinische Rehabilitation kardiologischer AHB-Patienten der Deutschen Rentenversicherung Bund. Herzbericht 2005; S 130
18. Krumholz HM, Amatruda J, Smith GL, et al. Randomized trial of an education and support intervention to prevent readmission of patients with heart failure. J Am Coll Cardiol 2002; 39: 83–89
19. Meyer K, Foster C, Georgakopoulos N, et al. Comparison of left ventricular function during interval versus steady-state exercise training in patients with chronic congestive heart failure. Am J Cardiol 1998; 82: 1382–1387
20. Meyer K, Stengele E, Westbrook S, et al. Influence of different exercise protocols on functional capacity and symptoms in patients with chronic heart failure. Med Sci Sports Exerc. 1996; 28: 1081–1086
21. Mittag O, China C, Hoberg E, et al. Outcomes of cardiac rehabilitation with versus without a follow-up intervention rendered by telephone (Luebeck follow-up trial): overall and gender-specific effects. Int J Rehabil Res. 2006; 29: 295–302

22. Muller-Nordhorn J, Gehring J, Kulig M, et al. [Return to work after cardiologic rehabilitation] Soz Praventivmed. 2003; 48: 370–378
23. Niebauer J, Hambrecht R, Velich T, et al. Attenuated progression of coronary artery disease after 6 years of multifactorial risk intervention: role of physical exercise. Circulation 1997; 96: 2534–2541
24. Rauch B, Schneider S, Gitt A, et al. on behalf of the ACOS investigators. Short-term cardiac rehabilitation after myocardial infarction – results from acute coronary syndrome registry. Eur Heart J 2005; 26: P 3033
25. Reibis R, Dovifat C, Dissmann R, et al. Implementation of evidence-based therapy in patients with systolic heart failure from 1998–2000. Clin Res Cardiol 2006; 95: 154–161
26. Schramm S, Mittag O, Hüppe A, Meyer T, Raspe H. Wirksamkeit kardialer Rehabilitation (Phase II) in Deutschland: „Getting the Evidence". Herzmedizin 2006; 23: 95
27. Schuler G, Hambrecht R, Schlierf G, et al. Regular physical exercise and low-fat diet. Effects on progression of coronary artery disease. Circulation 1992; 86: 1–11
28. Sniehotta FF, Scholz U, Schwarzer R, Behr H, Fuhrmann B, Kiwus U, Völler H. Long-Term Effects of Two Psychological Interventions on Physical Exercise and Self-Regulation After Coronary Rehabilitation. Int J Behav Med 2005; 12: 244–255
29. Stewart S, Horowitz JD. Home-based intervention in congestive heart failure: long-term implications on readmission and survival. Circulation. 2002; 105: 2861–2866
30. Twardella D, Kupper-Nybelen J, Rothenbacher D, Hahmann H, Wusten B, Brenner H. Short-term benefit of smoking cessation in patients with coronary heart disease: estimates based on self-reported smoking data and serum cotinine measurements. Eur Heart J 2004; 25: 2101–2108
31. Twardella D, Rothenbacher D, Hahmann H, Wusten B, Brenner H. The underestimated impact of smoking and smoking cessation on the risk of secondary cardiovascular disease events in patients with stable coronary heart disease: prospective cohort study. J Am Coll Cardiol 2006; 47: 887–889
32. Völler H, Bestehorn K, Benecke H, Renner H, Wegscheider K. Risk factor management in patients with premature coronary artery disease. Eur Heart J 2005; 26; P 2305
33. Völler H, Block M, Klein H, et al. Low rate of prophylactic ICD-Implantation in real life 2 years after MADIT II – the German situation unmasked by the Prevention of Sudden Cardiac Death II – Registry. Eur Heart J 2005; 26: P 2705
34. Völler H, Dovifat C, Ehrlich B, et al. Predictors of Mortality in 1,346 Patients With Heart Failure Scheduled for Guideline-Based Treatment. J Am Coll Cardiol 2004; 43 (Suppl 5): 10069–110
35. Völler H, Hahmann H, Gohlke H, et al. Effects of inpatient rehabilitation on cardiovascular risk factors in patients with coronary heart disease. PIN-Study Group. Dtsch Med Wochenschr. 1999; 124: 817–823
36. Völler H, Klein G, Gohlke H, et al. PIN-Studiengruppe. Secondary prevention in coronary patients after inpatient rehabilitation. Dtsch Med Wochenschr. 2000; 125: 1457–1461
37. Völler H, Sonntag FJ, Thiery J, Wegscheider K, Luft FC, Bestehorn K. Management of high-risk patients with hypertension and left ventricular hypertrophy in Germany: differences between cardiac specialists in the inpatient and outpatient setting. BMC Public Health 2006; 6: 256
38. Völler H, Bestehorn K, Wegscheider K. ROG-study: control of blood pressure and lipid profil in routine cardiovascular rehabilitation. Eur Heart J 2003; 24; Suppl: P3311
39. Williams MA, Ades PA, Hamm LF, et al. Clinical evidence for a health benefit from cardiac rehabilitation: an update. Am Heart J 2006; 152: 835–841

17 Mustertherapiepläne

Im Folgenden werden exemplarisch Therapiepläne für die Hauptdiagnosegruppen in der kardiologischen Rehabilitation dargestellt. Kapitel 17.1 beschreibt systematisch die wichtigsten Maßnahmen und Kapitel 17.2 stellt die Maßnahmen in einen konkreten „Stundenplan". Patienten aus den hier dargestellten Indikationen können grundsätzlich eine ambulante oder stationäre Rehabilitation erhalten. Die Differentialindikation „ambulant" versus „stationär" wird in Kapitel 14 behandelt.

17.1 Die wichtigsten diagnostischen und therapeutischen Maßnahmen im Rehabilitationsalltag

M. Keck

In der Rehabilitationsklinik ist innerhalb weniger Wochen ein umfangreiches Therapieprogramm zu absolvieren. Hierbei ist vor allem auf eine Individualisierung der Therapiepläne ein besonderes Augenmerk zu lenken. Auf der anderen Seite ist ein optimales Maß an Standardisierung erforderlich, um im Alltag mögliche personelle und räumliche Ressourcenbeschränkungen einzelner Rehabilitationskliniken auffangen zu können. Bei der Therapieplangestaltung ist vor allem auf folgende Punkte Wert zu legen:

- Erhebung, Bewertung und Bilanzierung medizinischer und psychologischer Befunde, insbesondere unter dem Aspekt von Leistungseinbußen und Leistungsreserven (ICF)
- Notwendigkeit der Information der Betroffenen über Krankheit und Anleitung zum kompetentem Selbstmanagement
- Durchführung spezieller somatischer Therapien (z.B. Bewegungstherapie, Therapie der Risikoerkrankungen) und Bewertung Ihrer Ergebnisse
- Entwicklung kompensatorischer körperlicher und kognitiver Fähigkeiten
- Unterstützung bei der seelischen Bewältigung von Krankheit und Behinderung
- Beratung und Hilfe bei der Bewältigung der sozialen Folgen

Bei Festlegung des endgültigen Therapieplans sind weiter folgende Gesichtspunkte zu berücksichtigen:

- Festlegung eines individuellen Therapieplans für jeden Patienten
- Reflexion und ggf. Revision von Behandlungszielen im Verlauf der Behandlung
- Erreichen gemeinsamer therapeutischer Standards (individuell und klinikbezogen)
- Terminierung der notwendigen diagnostischen Leistungen
- Gegebenenfalls manuelle oder EDV-unterstützte Leistungserfassung

Hinzukommen Ergebnisse des therapeutischen Teams mit Austausch von sachlichen Informationen und emotionalen Aspekten bei der Behandlung von Problempatienten.

Für die vier Hauptdiagnosegruppen der kardiologischen Rehabilitation werden die notwendigen diagnostischen, therapeutischen und edukativen Maßnahmen tabellarisch dargestellt. Einzelheiten zum Vorgehen und zu Besonderheiten finden sich in den vorangegangenen Kapiteln.

Tabelle 17.1 Indikation: Nach akutem Koronarsyndrom – diagnostische, therapeutische und edukative Maßnahmen

Diagnostik	
➤ Routine	➤ Evaluation der Vorbefunde ➤ Ruhe-EKG ➤ Echokardiographie ➤ Belastungs-EKG Beginn/Ende ➤ Labor mit Verlaufskontrolle ➤ psychologischer Eingangstest
➤ V. a. relevante Rhythmusstörungen	➤ 24-Std.-Langzeit-EKG
➤ arterielle Hypertonie	➤ 24-Std.-Blutdruckmessung
➤ COPD, unklare Atemnot	➤ Lungenfunktion
➤ V. a. bekannte arterielle Verschlusskrankheit	➤ Doppler-/Duplex-Sonographie untere Extremitäten, extrakranielle Hirnarterien
➤ neue/persistierende Ischämie	➤ Re-Koronarangiographie in Absprache mit Herzzentrum
➤ sonstige potenziell therapierelevante Beschwerden/Symptome innerhalb und außerhalb des Indikationsgebiets	➤ weiterführende Diagnostik nach Indikation, ggf. unter fachärztlicher Konsiliarbetreuung
Therapie somatischer Bereich	
Medizinische Therapie	➤ medikamentöse Einstellung
Physiotherapie ➤ Routine	➤ Fahrradergometertraining ➤ medizinische Trainingstherapie (MTT) ➤ Terraintraining ➤ Gymnastik
➤ bei Bedarf	➤ Krankengymnastik
Ergotherapie ➤ bei Bedarf	➤ Gedächtnistraining ➤ Training der Feinmotorik ➤ ggf. Arbeitsplatzsimulation
Edukativer Bereich	
➤ Routine	➤ Arztvisiten ➤ Verhalten im Notfall ➤ Seminar: Herz-Kreislauf-Erkrankungen, Herzinfarkt ➤ Seminar: Risikofaktoren/-erkrankungen ➤ Seminar: arterielle Hypertonie ➤ Seminar: gesunde Ernährung ➤ Seminar: medikamentöse Therapie ➤ Seminar: körperliches Training ➤ Seminar: Rauchen und Alltagsdrogen
➤ bei Bedarf	➤ individuelle Ernährungsberatung ➤ Lehrküche auch für Angehörige ➤ Schulung: Gewichtsmanagement ➤ Schulung: Diabetes mellitus Typ II ➤ Schulung: arterielle Hypertonie ➤ Schulung: Raucherentwöhnung
Psychologischer Bereich	
➤ Routine	➤ interaktives Seminar: Krankheit und Alltag ➤ autogenes Training ➤ progressive Muskelentspannung
➤ psychologisch relevanter Befund ➤ Patientenwunsch	➤ psychologische Einzelgespräche
Sozialer Bereich	
➤ Routine	➤ Beratung zur beruflichen Wiedereingliederung (stufenweise Wiedereingliederung?)
➤ bei Bedarf	➤ allgemeine soziale Beratung ➤ Rehabilitationsberater der Rentenversicherung

Tabelle 17.5 Stundenpläne für die Therapie nach **akutem Herzinfarkt und perkutaner koronarer Intervention**

Ambulante Rehabilitation 1. Woche *)					
Uhrzeit	**Montag**	**Dienstag**	**Mittwoch**	**Donnerstag**	**Freitag**
7.30 – 8.00					
8.00 – 8.30	**Aufnahme**	Reha-Pflege: Puls, Blutdruck, Gewicht, Laborkontrollen			
8.30 – 9.00					
9.00 – 9.30	Reha-Betreuer Pflegedienst	Gymnastik, Rückenschule	Med. Trainings-therapie (MTT)	Visite	Gymnastik, Rückenschule
9.30 – 10.00	Ärztliche Untersuchung	Ergometer-training	Ergometer-training	Ergometer-training	Ergometer-training
10.00 – 10.30	Technische und psychologische Untersuchung	Interaktives Seminar: Herz-Kreislauf	Gruppe: Leben mit der Krankheit	Interaktives Seminar: Risikofaktoren	Gruppe: Leben mit der Krankheit
10.30 – 11.00					
11.00 – 11.30	Arztgespräch Therapieplan	Entspannung Autogenes Training I	Entspannung Progressive Muskelrelax. I	Entspannung Autogenes Training II	Entspannung Progressive Muskelrelax. II
11.30 – 12.00					
12.00 – 12.30	Mittagessen, Lehr-Buffet				
12.30 – 13.00	Mittagspause				
13.00 – 13.30	Vortrag Bedeutung der Reha	Terraintraining o. MTT**)	Terraintraining o. MTT	Terraintraining o. MTT	Terraintraining o. MTT
13.30 – 14.00					
14.00 – 14.30		Nichtraucher-Training I	Übergewicht-gruppe I	Nichtraucher-Training II	Übergewicht-gruppe II
14.30 – 15.00					
15.00 – 15.30					

Ambulante Rehabilitation 2. Woche *)					
Uhrzeit	**Montag**	**Dienstag**	**Mittwoch**	**Donnerstag**	**Freitag**
7.30 – 8.00					
8.00 – 8.30					
8.30 – 9.00					
9.00 – 9.30	Gymnastik	Gymnastik	Gymnastik	Gymnastik	Gymnastik
9.30 – 10.00	Visite	Ergometer-training	Ergometer-training	Ergometer-training	Ergometer-training
10.00 – 10.30	Interaktives Seminar: Training	Gruppe: Leben mit der Krankheit	Interaktives Seminar: Ernährung	Gruppe: Leben mit der Krankheit	Interaktives Seminar: Stressbewältigung
10.30 – 11.00					
11.00 – 11.30	Entspannung Autogenes Training III	Entspannung Progressive Muskelrelax. III		Sozialberatung	Entspannung Autogenes Training IV
11.30 – 12.00				Visite	
12.00 – 12.30	Mittagessen, Lehr-Buffet			Mittagessen, Lehr-Buffet	
12.30 – 13.00	Mittagspause		Lehrküche	Mittagspause	
13.00 – 13.30	Terraintraining o. MTT**)	Terraintraining o. MTT		Terraintraining o. MTT	Terraintraining o. MTT
13.30 – 14.00					
14.00 – 14.30	Seminar Typ 2 Diabetes I	Nichtraucher-Training III		Übergewicht-gruppe III	Seminar Typ 2 Diabetes II
14.30 – 15.00					

Tabelle 17.5 Fortsetzung von S. 281

Ambulante Rehabilitation 3. Woche *)					
Uhrzeit	**Montag**	**Dienstag**	**Mittwoch**	**Donnerstag**	**Freitag**
7.30 – 8.00					
8.00 – 8.30	Reha-Pflege: Puls, Blutdruck, Gewicht, Laborkontrollen				
8.30 – 9.00					
9.00 – 9.30	Gymnastik	Gymnastik	Gymnastik	Gymnastik	Gymnastik
9.30 – 10.00	Visite	Ergometer-training	Ergometer-training	Ergometer-training	Ergometer-training
10.00 – 10.30	Interaktives Seminar: Bluthochdruck	Gruppe: Leben mit der Krankheit	Interaktives Seminar: Medikamente	Gruppe: Leben mit der Krankheit	Ärztliches Abschluss-gespräch
10.30 – 11.00					
11.00 – 11.30	Entspannung Autogenes Training V	Entspannung Progressive Muskelrelax. IV	Entspannung Autogenes Training VI	Technische Abschluss-untersuchung	Entspannung Freie Gestaltung
11.30 – 12.00					
12.00 – 12.30	Mittagessen, Lehr-Buffet				
12.30 – 13.00	Mittagspause				
13.00 – 13.30	Terraintraining o. MTT**)	Terraintraining o. MTT	Terraintraining o. MTT	Terraintraining o. MTT	Terraintraining o. MTT
13.30 – 14.00					
14.00 – 14.30	Schulung Blutdruck-selbstkontrolle	Seminar Typ 2 Diabetes III	Schulung Blutdruck-selbstkontrolle	Physikalische Therapie	
14.30 – 15.00	Physikalische Therapie				
15.00 – 15.30					

*) Patienten nach akutem Herzinfarkt (akutes Koronarsyndrom) können auch in einer stationären Rehabilitationseinrichtung behandelt werden.
**) MTT = Medizinische Trainingstherapie

17.2.2 Nach koronarer Bypass-Operation

(siehe auch Tab. 17. 6)

Patient

54 Jahre alt, berufstätig, verheiratet

Diagnose

- Koronare Dreigefäßerkrankung mit Hauptstammstenose
- Z.n. koronarer Bypass-Operation

Therapierelevante Merkmale

- Eingeschränkte körperliche Belastbarkeit durch
  - Postoperativ Vorhofflimmern
  - Wundheilungsstörung
  - Restriktive Ventilationsstörung
  - Atemnot und Thoraxschmerzen
- Störung der Kreislauf- und Stoffwechselfunktion durch
  - Arterielle Hypertonie
  - Hypercholesterinämie

Rehabilitations-/Therapieziele

- Wiederherstellung der körperlichen Leistungsfähigkeit durch
  - Konversion in Sinusrhythmus
  - Behandlung der Wundheilungsstörung
  - Körperliche Remobilisierung und Training
  - Therapie der operationsbedingten Lungenfunktionsstörung
- Erhaltung der Leistungsfähigkeit durch Risikoreduktion
  - Aufklärung und Schulung über die präventiv erforderlichen Lebensstiländerungen
  - Senkung des Blutdrucks und des Cholesterinspiegels
- Berufliche Wiedereingliederung

Ambulante Nachsorge

- **Aufnahme in „Disease Management" Programm koronare Herzkrankheit**
- **Leitliniengerechter Therapieplan**
  - **Patienten-Therapiebuch**: Medikamente, Blutdruck, Puls/Rhythmus, Cholesterin, körperliches Training
  - **Hausärztliche Versorgung**: Vorstellung 1 Woche nach Entlassung
  - **Ambulante kardiologische Kontrolluntersuchungen**: Vorstellung 3 Monate nach Entlassung (niedergelassener Fachkardiologe)
  - **Ambulante Herzgruppe**

Optional, abhängig von Vereinbarungen mit Kostenträger:

- **Langzeit-„Reminder"** (Telephon/Anschreiben): Cholesterin, Blutdruck, körperliches Training
- **Dokumentation und jährliche Verlaufsauswertung (Register)**

Tabelle 17.6 Stundenpläne für die Therapie nach **koronarer Bypass-Operation**

Ambulante Rehabilitation 1. Woche *)

Uhrzeit	Montag	Dienstag	Mittwoch	Donnerstag	Freitag
7.30 – 8.00					
8.00 – 8.30	**Aufnahme**	Reha-Pflege: Puls, Blutdruck, Gewicht, Wundversorgung, Laborkontrollen			
8.30 – 9.00					
9.00 – 9.30	Aufnahme Reha-Betreuer Pflegedienst	Atem-Thorax-gymnastik	Atem-Thorax-gymnastik	Visite	Atem-Thorax-gymnastik
9.30 – 10.00	Ärztliche Untersuchung	Ergometer-training	Ergometer-training	Ergometer-training	Ergometer-training
10.00 – 10.30	Technische und psychologische Untersuchung	Interaktives Seminar: Herz-Kreislauf	Gruppe: Leben mit der Krankheit	Interaktives Seminar: Risikofaktoren	Gruppe: Leben mit der Krankheit
10.30 – 11.00					
11.00 – 11.30	Arztgespräch Therapieplan	Entspannung Autogenes Training I	Entspannung Progressive Muskelrelax. I	Entspannung Autogenes Training II	Entspannung Progressive Muskelrelax. II
11.30 – 12.00					
12.00 – 12.30			Mittagessen, Lehr-Buffet		
12.30 – 13.00			Mittagspause		
13.00 – 13.30	Vortrag: Bedeutung der Reha	Terraintraining	Terraintraining	Terraintraining	Terraintraining
13.30 – 14.00					
14.00 – 14.30			Physikalische Therapie		
14.30 – 15.00					

Ambulante Rehabilitation 2. Woche *)

Uhrzeit	Montag	Dienstag	Mittwoch	Donnerstag	Freitag
7.30 – 8.00					
8.00 – 8.30			Reha-Pflege: Puls, Blutdruck, Gewicht, Wundversorgung, Laborkontrollen		
8.30 – 9.00					
9.00 – 9.30	Atem-Thorax-gymnastik	Atem-Thorax-gymnastik	Atem-Thorax-gymnastik	Atem-Thorax-gymnastik	Atem-Thorax-gymnastik
9.30 – 10.00	Visite	Ergometer-training	Ergometer-training	Ergometer-training	
10.00 – 10.30	Interaktives Seminar: Training	Gruppe: Leben mit der Krankheit	Interaktives Seminar: Ernährung	Interaktives Seminar: Medikamente	
10.30 – 11.00					Lehrküche
11.00 – 11.30	Entspannung Autogenes Training III	Entspannung Progressive Muskelrelax. III	Entspannung Autogenes Training IV	Sozialberatung	
11.30 – 12.00				Visite	
12.00 – 12.30			Mittagessen, Lehr-Buffet		
12.30 – 13.00			Mittagspause		
13.00 – 13.30	Terraintraining	Terraintraining	Terraintraining	Terraintraining	Terraintraining
13.30 – 14.00					
14.00 – 14.30			Physikalische Therapie		
14.30 – 15.00					

Tabelle 17.6 Fortsetzung von S. 284

Ambulante Rehabilitation 3. Woche *)					
Uhrzeit	**Montag**	**Dienstag**	**Mittwoch**	**Donnerstag**	**Freitag**
7.30 – 8.00					
8.00 – 8.30	Reha-Pflege: Puls, Blutdruck, Gewicht, Wundversorung, Laborkontrollen				
8.30 – 9.00					
9.00 – 9.30	Med. Trainingstherapie (MTT)	Med. Trainingstherapie (MTT)		Med. Trainingstherapie (MTT)	Med. Trainingstherapie (MTT)
9.30 – 10.00	Visite	Ergometertraining		Ergometertraining	Ergometertraining
10.00 – 10.30	Interaktives Seminar: Stressbewältigung	Gruppe: Leben mit der Krankheit	Elektrokonversion	Gruppe: Leben mit der Krankheit	Ärztliches Abschlussgespräch
10.30 – 11.00					
11.00 – 11.30	Entspannung Autogenes Training V	Entspannung Progressive Muskelrelax. IV		Technische Abschlussuntersuchung	Entspannung Freie Gestaltung
11.30 – 12.00					
12.00 – 12.30	Mittagessen, Lehr-Buffet		überwachte Ruhe	Mittagessen, Lehr-Buffet	
12.30 – 13.00	Mittagspause			Mittagspause	
13.00 – 13.30	Terraintraining	Terraintraining	Arzt-Check	Terraintraining	Terraintraining
13.30 – 14.00					
14.00 – 14.30	Physikalische Therapie			Physikalische Therapie	
14.30 – 15.00					

*) Patienten nach koronarer Bypass-Operation können selbstverständlich auch in einer stationären Rehabilitationseinrichtung behandelt werden.

17.2.3 Nach Dekompensation bei chronischer Herzinsuffizienz
(siehe auch Tab. 17.7)

Patient

45 Jahre, berentet

Diagnose

- Idiopathische dilatative Kardiomyopathie
- Hochgradig reduzierte LV-Funktion
- Chronische Niereninsuffizienz im Stadium der kompensierten Retention

Rehabilitations-/Therapierelevante Merkmale

- Deutlich eingeschränkte Leistungsfähigkeit und Teilhabe durch
  - Grenzkompensierte Herzinsuffizienz
- Zusätzliches Risiko einer weiteren Einschränkung der Teilhabe durch:
  - Mangelhafte Aufklärung und Compliance
  - Depressive Reaktion

Rehabilitation-/Therapieziele

- Verbesserung der Herzfunktion und der körperlichen Leistungsfähigkeit: durch:
  - Optimierung der medikamentösen Therapie
  - Schrittweise Mobilisierung und Training
- Erhaltung der Herzfunktion und der Teilhabe:
  - Schulung des Patienten
  - Motivation zur Teilnahme an ambulanter Herzinsuffizienzgruppe
  - Psychische Stabilisierung

Ambulante Nachsorge

- **Leitliniengerechter Therapieplan**
- **Patienten-Therapiebuch:** Medikamente, Blutdruck, Puls, Gewicht, Symptomatik (Ödeme?, Atemnot? Schwindel?)
- **Hausärztliche Kontrolle:** 1 Woche nach Entlassung
- **Ambulante kardiologische Kontrolle:** 1 Monat nach Entlassung
- **Ambulante Herzinsuffizienzgruppe mit regelmäßiger Schulung**
- **Ambulante Psychotherapie**

Abhängig von den Vereinbarungen mit Kostenträger:

- **Langzeit-„Reminder" (Telephon-„Nursing"):** Blutdruck, Puls, Gewicht, Befinden, Medikamente
- **Telemedizin**

Tabelle 17.7 Stundenpläne für die Therapie **nach Dekompensation bei chronischer Herzinsuffizienz**

Stationäre Rehabilitation 1. Woche *) **)					
Uhrzeit	**Montag**	**Dienstag**	**Mittwoch**	**Donnerstag**	**Freitag**
7.30 – 8.00		Frühstück			
7.30 – 8.00	**Aufnahme**				
8.00 – 8.30		Reha-Pflege: Puls, Blutdruck, Gewicht, Laborkontrollen			
8.30 – 9.00		Atem-Thoraxgymnastik			
9.00 – 9.30	Reha-Betreuer Pflegedienst				
9.30 – 10.00	Ärztliche Untersuchung		Ergometer-training	Ergometer-training	Ergometer-training
10.00 – 10.30	Technische und psychologische Untersuchungen	Interaktives Seminar: Herz-Kreislauf	Gruppe: Leben mit der Krankheit	Interaktives Seminar: Risikofaktoren	Gruppe: Leben mit der Krankheit
10.30 – 11.00					
11.00 – 11.30	Arztgespräch Therapieplan	Physiklalische Therapie	Entspannung Progressive Muskelrelax. I	Visite mit Herzinsuffizienz-schulung	Entspannung Progressive Muskelrelax. II
11.30 – 12.00		Visite			
12.00 – 12.30	Mittagessen, Lehr-Buffet				
12.30 – 13.00					
13.00 – 13.30	Mittagspause				
13.30 – 14.00					
14.00 – 14.30	Vortrag Bedeutung der Reha	Terraintraining Gruppe I	Terraintraining Gruppe I	Terraintraining Gruppe I	Terraintraining Gruppe I
14.30 – 15.00					
15.00 – 15.30		Physikalische Therapie			
15.30 – 16.00					
16.00 – 16.30		Psycholog. Einzelgespräch		Psycholog. Einzelgespräch	
16.30 – 17.00					
17.00 – 17.30			Ergotherapie		Ergotherapie
17.30 – 18.00					
Ab 18.00	Abendessen, Freizeit				

Tabelle 17.7 Fortsetzung von S. 287

Stationäre Rehabilitation 2. Woche *) **)					
Uhrzeit	**Montag**	**Dienstag**	**Mittwoch**	**Donnerstag**	**Freitag**
7.30 – 8.00	Frühstück				
7.30 – 8.00					
8.00 – 8.30	Reha-Pflege: Puls, Blutdruck, Gewicht, Laborkontrollen				
8.30 – 9.00	Atem-Thoraxgymnastik				
9.00 – 9.30	Atem-Thorax-gymnastik	Atem-Thorax-gymnastik	Atem-Thorax-gymnastik	Atem-Thorax-gymnastik	Atem-Thorax-gymnastik
9.30 – 10.00	Visite	Ergometer-training	Ergometer-training	Ergometer-training	Ergometer-training
10.00 – 10.30	Interaktives Seminar: Training	Gruppe: Leben mit der Krankheit	Interaktives Seminar: Ernährung	Gruppe: Leben mit der Krankheit	Interaktives Seminar: Medikamente
10.30 – 11.00					
11.00 – 11.30	Diagnostik: Echo-Kontrolle Rö-Thorax	Entspannung Progressive Muskelrelax. III	Visite mit Herzinsuffizienz-schulung	Sozialberatung	Entspannung Autogenes Training I
11.30 – 12.00				Visite	
12.00 – 12.30	Mittagessen, Lehr-Buffet				
12.30 – 13.00					
13.00 – 13.30	Mittagspause				
13.30 – 14.00					
14.00 – 14.30	Terraintraining	Terraintraining	Terraintraining	Terraintraining	Terraintraining
14.30 – 15.00					
15.00 – 15.30					
15.30 – 16.00	Med. Trainings-therapie (MTT)	Ergotherapie	Med. Trainings-therapie (MTT)	Ergotherapie	Med. Trainings-therapie (MTT)
16.00 – 16.30					
16.30 – 17.00	Physikalische Therapie	Psycholog. Einzelgespräch	Physikalische Therapie	Psycholog. Einzelgespräch	Physikalische Therapie
17.00 – 17.30					
17.30 – 18.00					
Ab 18.00	Abendessen, Freizeit				

Tabelle 17.**7** Fortsetzung von S. 288

<table>
<tr><th colspan="6">Stationäre Rehabilitation 3. Woche *) **)</th></tr>
<tr><th>Uhrzeit</th><th>Montag</th><th>Dienstag</th><th>Mittwoch</th><th>Donnerstag</th><th>Freitag</th></tr>
<tr><td>7.30 – 8.00</td><td colspan="5">Frühgymnastik</td></tr>
<tr><td>7.30 – 8.00</td><td colspan="5">Frühstück</td></tr>
<tr><td>8.00 – 8.30</td><td colspan="5" rowspan="2">Reha-Pflege: Puls, Blutdruck, Gewicht, Laborkontrollen</td></tr>
<tr><td>8.30 – 9.00</td></tr>
<tr><td>9.00 – 9.30</td><td>Thorax-gymnastik</td><td>Thorax-gymnastik</td><td>Thorax-gymnastik</td><td>Thorax-gymnastik</td><td>Thorax-gymnastik</td></tr>
<tr><td>9.30 – 10.00</td><td>Visite</td><td>Ergometer-training</td><td>Ergometer-training</td><td>Ergometer-training</td><td>Ergometer-training</td></tr>
<tr><td>10.00 – 10.30</td><td rowspan="2">Interaktives Seminar: Bluthochdruck</td><td rowspan="2">Gruppe: Leben mit der Krankheit</td><td rowspan="2">Visite mit Herzinsuffizienz-schulung</td><td rowspan="2">Gruppe: Leben mit der Krankheit</td><td rowspan="2">Ärztliches Abschluss-gespräch</td></tr>
<tr><td>10.30 – 11.00</td></tr>
<tr><td>11.00 – 11.30</td><td rowspan="2">Entspannung Autogenes Training II</td><td rowspan="2">Entspannung Progressive Muskelrelax. IV</td><td rowspan="2">Entspannung Autogenes Training III</td><td rowspan="2">Technische Abschluss-untersuchung</td><td rowspan="2">Entspannung Freie Gestaltung</td></tr>
<tr><td>11.30 – 12.00</td></tr>
<tr><td>12.00 – 12.30</td><td colspan="5" rowspan="2">Mittagessen, Lehr-Buffet</td></tr>
<tr><td>12.30 – 13.00</td></tr>
<tr><td>13.00 – 13.30</td><td colspan="5" rowspan="2">Mittagspause</td></tr>
<tr><td>13.30 – 14.00</td></tr>
<tr><td>14.00 – 14.30</td><td rowspan="2">Terraintraining</td><td rowspan="2">Terraintraining</td><td rowspan="2">Terraintraining</td><td rowspan="2">Terraintraining</td><td rowspan="2">Terraintraining</td></tr>
<tr><td>14.30 – 15.00</td></tr>
<tr><td>15.00 – 15.30</td><td></td><td></td><td></td><td></td><td></td></tr>
<tr><td>15.30 – 16.00</td><td></td><td>Physikalische Therapie</td><td></td><td>Physikalische Therapie</td><td>Physikalische Therapie</td></tr>
<tr><td>16.00 – 16.30</td><td>Med. Trainings-therapie (MTT)</td><td></td><td>Med. Trainings-therapie (MTT)</td><td></td><td></td></tr>
<tr><td>16.30 – 17.00</td><td></td><td>Psycholog. Einzelgespräch</td><td></td><td>Med. Trainings-therapie (MTT)</td><td>Med. Trainings-therapie (MTT)</td></tr>
<tr><td>17.00 – 17.30</td><td></td><td></td><td></td><td></td><td></td></tr>
<tr><td>17.30 – 18.00</td><td></td><td></td><td></td><td></td><td></td></tr>
<tr><td>Ab 18.00</td><td colspan="5">Abendessen, Freizeit</td></tr>
</table>

*) In der Regel findet auch am Samstagvormittag ein Programm statt (Training, Schulung, physikalische Therapie)
**) Die Rehabilitation von Patienten mit Herzinsuffizienz ist grundsätzlich auch ambulant durchführbar.

17.2.4 Nach prothetischem Herzklappenersatz (siehe auch Tab. 17.8)

Patient

68 Jahre alt, berentet

Diagnose

Z.n. Doppelklappenersatz wegen kombiniertem Mitralvitium III (– IV) und kombiniertem Aortenvitium III

- Chronisches Vorhofflimmern
- Mäßig reduzierte LV-Funktion

Therapierelevante Merkmale

- Eingeschränkte Belastbarkeit durch
  - Chronisches Vorhofflimmern und Neigung zur Tachyarrhythmie
  - Mäßig reduzierte LV-Funktion
  - Postthorakotomiesyndrom
- Risiko der Chronifizierung einer eingeschränkten Teilhabe durch
  - Reaktive Depression

Rehabilitations-/Therapieziele

- Behandlung des Postthorakotomiesyndroms
- Wiederherstellung der körperlichen Leistungsfähigkeit:
  - Stabilisierung der Herzfrequenz bei Neigung zur Tachyarrhythmie
  - Körperliche Remobilisierung und angepasstes Training
- Erhaltung der Funktion und Leistung des Herzens (Herzklappenprothesen):
  - Schulung zur INR-Selbstbestimmung – Aufklärung über Endokarditisprophylaxe
- Psychische Stabilisierung

Ambulante Nachsorge

- **Leitliniengerechter Therapieplan**
- **Patienten-Therapiebuch mit Marcumarplan:** Medikamentes, Blutdruck, Puls, Gewicht, Temperatur, INR mit Marcumardosis
- **Hausärztliche Kontrolle:** Vorstellung 1 Woche nach Entlassung
- **Ambulante kardiologische Kontrolle:** Vorstellung 1 Monat nach Entlassung: Echokontrolle der Pumpfunktion und der Prothesenfunktion; sonographische Kontrolle des Pleuraergusses
- **Ambulante Herzgruppe**

Abhängig von Vereinbarung mit Kostenträger:

- **Langzeit-„Reminder“** (Telephon/Anschreiben): INR, Endokarditisprophylaxe
- **Dokumentation und jährliche Verlaufsauswertung**

Tabelle 17.8 Stundenpläne für die Therapie nach **prothetischem Herzklappenersatz**

Stationäre Rehabilitation 1. Woche *) **)					
Uhrzeit	**Montag**	**Dienstag**	**Mittwoch**	**Donnerstag**	**Freitag**
7.30 – 8.00		Frühstück			
7.30 – 8.00	**Aufnahme**				
8.00 – 8.30		Reha-Pflege: Puls, Blutdruck, Gewicht, Wundversorgung, Laborkontrollen			
8.30 – 9.00					
9.00 – 9.30	Aufnahme Reha-Betreuer Pflegedienst	Atem-Thorax-gymnastik	Atem-Thorax-gymnastik	Visite	Atem-Thorax-gymnastik
9.30 – 10.00	Ärztliche Untersuchung		Röntgen-Thorax	Ergometer	Ergometer-training
10.00 – 10.30	Technische und psychologische Untersuchungen	Interaktives Seminar: Herz-Kreislauf	Gruppe: Leben mit der Krankheit	Interaktives Seminar: Risikofaktoren	Gruppe: Leben mit der Krankheit
10.30 – 11.00					
11.00 – 11.30	Arztgespräch Therapieplan	Psycholog. Einzelgespräch		Psycholog. Einzelgespräch	
11.30 – 12.00					
12.00 – 12.30	Mittagessen, Lehr-Buffet				
12.30 – 13.00					
13.00 – 13.30	Mittagspause				
13.30 – 14.00					
14.00 – 14.30	Vortrag Bedeutung der Reha	Terraintraining	Terraintraining	Terraintraining	Terraintraining
14.30 – 15.00					
15.00 – 15.30	Physikalische Therapie (einschließlich Inhalieren)				
15.30 – 16.00					
16.00 – 16.30		Ergotherapie		Ergotherapie	
16.30 – 17.00			Entspannung Progressive Muskelrelax. I		Entspannung Progressive Muskelrelax. II
17.00 – 17.30					
17.30 – 18.00					
Ab 18.00	Abendessen, Abendveranstaltungen, Freizeit				

Tabelle 17.**8** Fortsetzung von S. 291

Stationäre Rehabilitation 2. Woche *) **)					
Uhrzeit	**Montag**	**Dienstag**	**Mittwoch**	**Donnerstag**	**Freitag**
7.30 – 8.00			Frühstück		
7.30 – 8.00					
8.00 – 8.30			Reha-Pflege: Puls, Blutdruck, Gewicht, Wundversorgung, Laborkontrollen		
8.30 – 9.00					
9.00 – 9.30	Atem-Thorax-gymnastik	Atem-Thorax-gymnastik	Atem-Thorax-gymnastik	Atem-Thorax-gymnastik	Atem-Thorax-gymnastik
9.30 – 10.00	Visite	Ergometer-training	Ergometer-training	Ergometer-training	Ergometer-training
10.00 – 10.30	Aufklärung u. Schulung Herzklappen	Gruppe: Leben mit der Krankheit	Interaktives Seminar: Ernährung	Gruppe: Leben mit der Krankheit	Interaktives Seminar: Medikamente
10.30 – 11.00					
11.00 – 11.30		Entspannung Progressive Muskelrelax. III		Sozialberatung	INR-Schulung
11.30 – 12.00				Visite	
12.00 – 12.30			Mittagessen, Lehr-Buffet		
12.30 – 13.00					
13.00 – 13.30			Mittagspause		
13.30 – 14.00					
14.00 – 14.30	Terraintraining	Terraintraining	Terraintraining	Terraintraining	Terraintraining
14.30 – 15.00					
15.00 – 15.30	Inhalieren	INR-Schulung	Inhalieren	INR-Schulung	Inhalieren
15.30 – 16.00					
16.00 – 16.30	Psycholog. Einzelgespräch		Psycholog. Einzelgespräch		Med. Trainings-therapie (MTT)
16.30 – 17.00		Ergotherapie		Ergotherapie	
17.00 – 17.30			Med. Trainings-therapie (MTT)		
17.30 – 18.00					
Ab 18.00			Abendessen, Abendveranstaltungen, Freizeit		

Tabelle 17.8 Fortsetzung von S. 292

Stationäre Rehabilitation 3. Woche *) **)					
Uhrzeit	**Montag**	**Dienstag**	**Mittwoch**	**Donnerstag**	**Freitag**
7.30 – 8.00	Frühgymnastik				
7.30 – 8.00	Frühstück				
8.00 – 8.30	Reha-Pflege: Puls, Blutdruck, Gewicht, Wundversorgung, Laborkontrollen				
8.30 – 9.00					
9.00 – 9.30	Atem-Thorax-gymnastik	Atem-Thorax-gymnastik	Atem-Thorax-gymnastik	Atem-Thorax-gymnastik	Atem-Thorax-gymnastik
9.30 – 10.00	Visite	Ergometer-training	Ergometer-training	Ergometer-training	Ergometer-training
10.00 – 10.30	Interaktives Seminar: Bluthochdruck	Gruppe: Leben mit der Krankheit	INR-Schulung	Gruppe: Leben mit der Krankheit	Ärztliches Abschluss-gespräch
10.30 – 11.00					
11.00 – 11.30	Entspannung Progressive Muskelrelax. IV		Arzt-Check + Echo	Technische Abschluss-untersuchung	Entspannung Freie Gestaltung
11.30 – 12.00					
12.00 – 12.30	Mittagessen, Lehr-Buffet				
12.30 – 13.00					
13.00 – 13.30	Mittagspause				
13.30 – 14.00					
14.00 – 14.30	Terraintraining	Terraintraining	Terraintraining	Terraintraining	Terraintraining
14.30 – 15.00					
15.00 – 15.30					
15.30 – 16.00		Med. Trainings-therapie (MTT)		Med. Trainings-therapie (MTT)	
16.00 – 16.30	Ergotherapie		Ergotherapie		
16.30 – 17.00		Psycholog. Einzelgespräch		Psycholog. Einzelgespräch	
17.00 – 17.30					
17.30 – 18.00					
Ab 18.00	Abendessen, Freizeit				

*) In der Regel findet im Rahmen der stationären Rehabilitation auch am Samstagvormittag ein Programm statt mit Training, Schulung und physikalischer Therapie

**) Geeignete Patienten nach Herzklappenoperation können auch in einer ambulaten Rehabilitationseinrichtung behandelt werden

Sachverzeichnis

I

J

K

L

S

T